中医医学科学理论丛书

科学中医整体调控医学

——代表医学发展方向的中医学

李立希 著

中医古籍出版社

图书在版编目（CIP）数据

科学中医整体调控医学：代表医学发展方向的中医学/李立希主编.—北京：中医古籍出版社，2015.3
ISBN 978-7-5152-0748-3

Ⅰ.①科… Ⅱ.①李… Ⅲ.①中医学-研究 Ⅳ.①R2

中国版本图书馆 CIP 数据核字（2014）第 305798 号

科学中医整体调控医学
李立希 著

责任编辑 孙志波
封面设计 陈娟
出版发行 中医古籍出版社
社　　址 北京东直门内南小街 16 号（100700）
印　　刷 北京金信诺印刷有限公司
开　　本 880mm×1230mm，1/32
印　　张 15.875
字　　数 412 千字
版　　次 2015 年 3 月第 1 版　2015 年 3 月第 1 次印刷
书　　号 ISBN 978-7-5152-0748-3
定　　价 38.00 元

谨以此书纪念杰出科学家钱学森院士有关中医的讲话

“21 世纪医学的发展方向是中医。

“医学的方向是中医的现代化，而不存在什么其他途径。西医也要走到中医的道路上来。

“就是说我们要搞的中医现代化，是中医的未来化，也就是 21 世纪我们要实现的一次科学革命，是地地道道的尖端科学。

“中医的理论完全是宏观的、整体的理论，它没有分析，没有深入到人体的结构、各部位、细胞和细胞以下，所以它的优点是整体观，但是它的缺点也是因为它仅仅有整体，就整体论整体。

“我们说的将来的科学革命，要从微观一直到整体，把它连起来。

“我一直宣传中国的传统医学，几千年的实践所总结出来的经验确实是我们的珍宝，但过去乃至现在，有许多人认为这与现代科学对不上号。实际上，恰恰是我们祖国医学所总结出来的东西跟今天最先进的科学能够对上号……如果把西方的科学同中医所总结的理论以及临床实践结合起来，那将是不得了的。

“回顾建国（新中国成立）初年，国家当时就已明确了中医的重要性，而且又提出了中医要现代化的要求。但是怎么现代化的问题，后来好像变成了所谓的中西医结合，那就是说，把中医看作是不科学的，要用西医科学使中医现代化。但是，这样一种方法能否取得成功，现在看来是值得考虑的。在几年前的一次会议上，我见到邝安坤教授，他是中西医结合的著名专家，那天晚上我们谈得很融洽，我当时就向他讲，中西医结合，用西医把中医科学化恐怕是做不到的，因为中医的指导思想与西医差别太大，中医的特点在于从整体、从系统来看问题。邝教授听我谈完后说，他搞中西医结合已30年，也感到有点走不下去了，所以他听到我提出另外一个方向，感到很高兴，这大概是四五年前的事。也就是说，他搞了30年的中西医结合式的中医现代化，到头来感到很苦恼，这就说明问题不那么简单。”

……

关于《科学中医整体调控医学》一书的说明

1. 选题方向　重大科学问题的“岐黄工程”：中医药理论传承与创新。（中国中医科学院科学技术大会，2006年6月3日）

2. 本书的中心主题　能代表医学发展方向的中医学是什么？

3. 本书的主要工作

（1）本书坚持“把西方的科学同中医所总结的理论以及临床实践结合起来”的原则，发现了以神经－内分泌－免疫（NEI）为主导的“人体整体调控网络”是连接中西医学的桥梁，并在此基础上建立起既能体现中医学科的实质和精华，又能适应现代诊疗的全新中医理论体系，也是代表未来医学发展方向的中医学——科学中医整体调控医学。

（2）本书全面论述了“中医整体调控医学”是传统中医学的合理内核；在“人体整体调控网络”科学概念的基础上，进一步阐明了中医“气”与中医“证”的科学内涵，中医治病整体调控机理，实现了科学“理法方药”的统一，夯实了“中医整体调控医学”的现代生物学基础。

（3）本书系统研究并科学论证了肾/命门调控系统、经络调控系统、脾主运化调控系统、心主血脉调控系统、肝主疏泄调控系统与肺主呼吸调控系统的科学内涵，并介绍了在这些新理论指导下用中医药治疗现代病的例子。

4. 读者　本书可供中级以上中西医科研、临床工作人员阅读。

内容提要

本书采用科学方法研究中医，提出了新概念、新思路，是极具特色的中医研究专著。本书坚持“把西方的科学同中医所总结的理论以及临床实践结合起来”的原则，发现了以NEI为主导的“人体整体调控网络”是连接中西医学的桥梁，并在此基础上建立起既能体现中医学科的实质和精华，又能适应现代诊疗的全新中医理论体系，也是代表未来医学发展方向的中医学——科学中医整体调控医学。本书全面论述了“中医整体调控医学”是传统中医学的合理内核；在“人体整体调控网络”科学概念的基础上，进一步阐明了中医“气”与中医“证”的科学内涵，中医治病整体调控机理，实现了科学“理法方药”的统一，夯实了“中医整体调控医学”的现代生物学基础。本书系统研究并科学论证了肾/命门调控系统、经络调控系统、脾主运化调控系统、心主血脉调控系统、肝主疏泄调控系统与肺主呼吸调控系统的科学内涵。

本书内容十分丰富，是一本可供中级以上中西医科研、临床工作人员阅读的参考书。

作者简介

李立希，男，应用数学副教授，广东工业大学计算机学院软件研究所原所长。

主要论著

[1] 李立希．科学中医整体调控医学［M］．

[2] 李立希，管悦，孙桂珍．科学中医气学基础［M］．北京：中医古籍出版社，2009.

[3] 李立希，管悦，孙桂珍．中医药治病疗效的机理研究［M］．北京：中医古籍出版社，2009.

[4] 李立希，李粤，管悦，等．中医医学科学理论研究［M］．北京：中医古籍出版社，2008.

[5] 李立希，杨春燕，李铧汶．可拓策略生成系统［M］．北京：科学出版社，2006.

[6] 李立希，李铧汶．可拓策略生成方法与技术研究［J］．数学的实践与认识，2006，36（1）：190－193.

[7] 李立希，李铧汶，杨春燕．可拓学在数据挖掘中的应用初探讨［J］．中国工程科学，2004，6（7）：53－59.

[8] 李粤，李立希，吴学谋．泛系方法论与幻方构造［J］．应用数学和力学，2000，21（7）：675－678.

[9] 李立希，李 嘉．可拓知识库系统及其应用［J］．中国工程科学，2001，3（3）：61－64.

[10] 李立希．泛系分析与《内经》[M] //雷顺群．《内经》多学科研究．南京：江苏科技出版社，1990：6.

[11] 李立希，孟庆云．中医证辨论治的泛系数学模型[J]（Ⅰ，Ⅱ）．辽宁中医，1986（6，7）．

[12] 李立希，沈士芳．泛系方法论与专家系统[J]．中医系统工程，1986.

[13] 李立希．泛系医学：多学科研究医学的一个新专题[J]．医学与哲学，1986（2）．

手机：18903053358

E - mai：lilixi_ gdut@ 163. com

2013 - 08 - 18

选择廿一世纪的最新科技
成果与中医学结合　邓铁涛

国医大师邓铁涛教授为作者题词

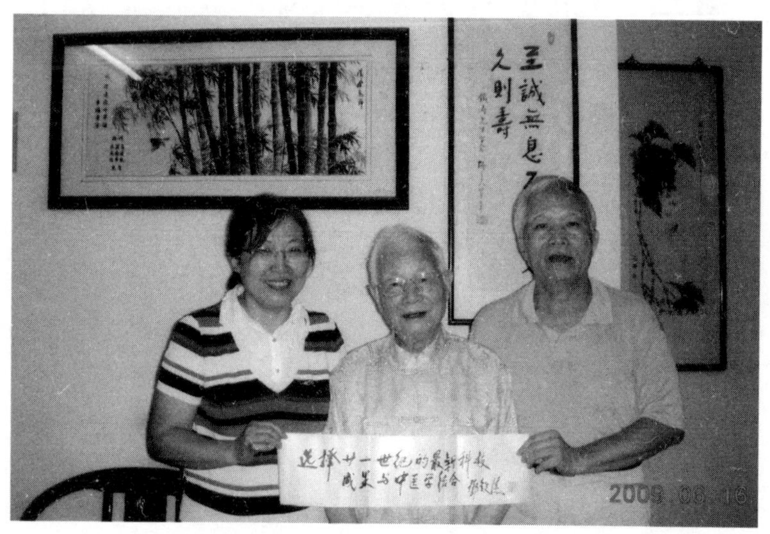

国医大师邓铁涛教授与作者照相留念

李主希教授：您好！

手示及大作早已收到，迟复为歉！大作引用我们之研究成果，幸甚！中医药学乃中华文化之瑰宝，是几千年来先哲智慧与无数前人以生命共同研究出来的一门以人为本与大自然和谐共处的东方优秀文化之代表。21世纪西方科学未能理解，已为以西方为准的科学家们无法接受，但推而不倒，因有疗效。神舟航天飞船也要服中药了。祝贺您的岐黄工程取得丰硕之成果。

匆复 祝

秋安

邓铁涛

二〇〇八年十一月四日

国医大师邓铁涛教授给作者的一封信

肾虚与科学

——沈自尹院士的中西医结合研究心路历程

主　编　董竞成　蔡定芳

编　委　张新民　吴　斌　黄建华

李立希教授惠存

沈自尹
2012.9.17

中科院沈自尹院士赠送大作《肾虚与科学》

前　言

实现中华民族伟大复兴，就是中华民族近代以来最伟大的梦想！实现中医复兴，是实现中华民族复兴的重要一环。两者都是我的梦想。

当今世界，中医在西医的冲击下，人们对中医的前景充满担忧。中医路在何方？中医如何走向世界，如何紧跟时代发展，不断开拓创新？中医的发展方向是：立足国学、走向科学。

“科学”一词自近代被引入中国以来，中医药就一直与“科学”有一种“剪不断，理还乱”的情结。20世纪以来，中医药在管理、医疗、教学、科研上遇到的种种困难和问题，其深层次的原因，归根到底无不与“中医药是否是科学有关”。中医是不是科学？中医哪些内容是科学，哪些内容是糟粕？如何来证明中医的科学性？

1905年，启蒙思想家严复在其所译的《穆勒名学》按语中将中医药归为风水、星相、算命一类的方术，他认为包括中医在内的九流之学，“虽极思，有其不能言其所以然者矣。……其例之立根于臆造，而非实测之所会通故也”。1915年，陈独秀在《新青年》创刊号上发表《敬告青年》一文中对中医药进行了批判：“医不知科学，既不解人身之构造，复不事药性之分析，菌毒传染，更无闻焉；惟知附会五行生克寒热阴阳之说……其想象之最神奇者，莫如‘气’之一说……试遍索宇宙间，诚不知此‘气’之为何物!”从此，中医药的科学性被打上了一个大大的问号。否定者认为中医连治病的机制都说不清（指用现代科技语言、逻辑来表述），怎么会是科学呢？20世纪早期新文化运动的一位重量级人物的观点就极其具有代表性：西医能说清楚道理，治不好病也是科学；中医不能说清楚道理，治好了病也不是科学。这种说法到现在也普遍存在于人们的头脑里。

20世纪50年代，毛泽东同志对中医药予以了高度评价后，虽然大家在口头上都会说“中医药是一门伟大的传统医药科学”，但在实际工作以及一些管理部门制定政策中，却没有将中医药作为科学，或一门虽然与西方科学不同但同样正确的知识体系来对待。至今仍有不少学者坚持用他们信奉的狭隘的科学观来评判中医药，如有人长期在网上发布“中医能治好病也是伪科学”“中医是最大的伪科学”，有的人则在媒体上公开宣称“中医基本理论阴阳五行是伪科学”等所谓科学高见，有的甚至提出“中医是巫术，应该扬弃”的观点。2006年可以说是“废除中医”的声音一片喧嚣。

中医药的生存发展问题已被讨论了几十年，但总是陷入老调重弹的怪圈之中，几十年前谈的问题，今天还在“老生常谈”，几十年前想解决的问题“现在仍然是问题”，就像进入一个“魔圈”，绕来绕去总绕不出来。“什么是科学”，“中医药到底是不是科学”，“如果说中医药是科学，那么，它又是一门什么样的科学”，“如果说不是，那么，中医药又是什么呢”……从根本上搞清楚这一系列问题，是历史赋予我们的重任。我们必须研究相关的三个问题：其一是“中医是不是科学”？其二是“中医连治病的机制都说不清，怎么会是科学呢”？其三是“‘气’之为何物”？

解决问题的最优方法是中医与现代科学相结合，从而用现代科学的语言与方法来论证中医的科学性。同时，要回到科学的源头，客观地论证中医的科学地位。

2008年10月出版的《中医医学科学理论研究》一书回到科学的源头，客观地论证中医的科学地位，并系统地阐述了中医医学科学理论。中医学是医学复杂性科学，它是以整体论为基础的，沿着“临床实践与实验+取象比类法与模型”的方法建立起来的认知体系与方法。取象运数是中医思维的主要方法，“象数”模型是中医学的主要理论工具。该书的特色是实现传统中医与现代科学相结合，深入挖掘中医理论的科学内涵，并用西方科学的语言与方法来论述天人相应理论、整体调控医学理论、藏象学说与辨证论治，并对用现代科学方法处理中医药数据做了详细的介绍。

2009年1月出版的《中医药治病疗效的机理研究》一书坚持“继承不泥古，发扬不离宗”的原则，总结近几十年来运用包括现代医学在内的现代科学技术手段和方法研究中医药学的丰硕成果，提出了“人体整体调控网络”的概念。该书认为，中医药治病疗效的机理是中医药与当代科学最重要的结合点之一，所谓中医药的治病机理，即是在病证结合中，中医药对NEI网络各调节通路的具体影响及其分子网络作用机制(证所对应的调控中心及其所属众多分子网络)。该书针对现代疑难病，选择既有临床实践且疗效可靠，组方相对稳定、可重复性强，又能在中医理论指导下经过现代科学实验研究的方剂，其中大多来源于优秀的博士论文。该书不仅系统研究了中药与方剂治病疗效的机理，也对相应的证的科学内涵进行了深入探讨；该书不仅有利于促进中医现代临床疗效的提高，而且也为中医药理论注入了现代科学基础。该书以大量的科学事实说明中医临床疗效是有科学依据的。

2009年9月出版的《科学中医气学基础》一书在"21世纪的科学"——复杂巨系统科学指导下，从"系统生物学和信息医学"角度研究中医学与现代医学的共同点，进一步阐述了"人体整体调控网络"的概念；总结了新中国成立以来对传统中医气学规范化研究的成果，认为传统中医气学所谓的"气"是人机体中具有调节、推动功能或具有能量作用的微物质；在上述两点的基础上给出了"现代气"的概念，然后系统阐述"现代气"的重要组成部分。该书系统研究并阐述了气虚、阳虚、阴虚、气郁、气虚血虚、气虚血瘀、气滞血瘀与"现代气"的密切关系，相应中医药对"现代气"的影响；该书提出并论证了称之为"经络-人体整体调控网络"的经络模型是客观存在的，并在此基础上系统研究并阐述了针灸穴位是怎样作用于内脏器官、作用途径与针灸治病原理。该书以大量的科学事实说明，"人体整体调控网络"调节机制失调，"现代气"紊乱是患病的根本原因。中医学的各证候正是"人体整体调控网络"调节机制失调时机体不同的功能态，治疗的最终目的是激发和提高"人体整体调控网络"的调节能力，使人体恢复健康。而中药与针灸的治病机制，主要是通过对"现代气"的影响，从而实施对"人体整体调控网络"的有效调节。该书不仅从理论上为中医气学注入了现代科学基础，系统阐述了科学中医气学的基本内容，而且也提供了许许多多能以中医药理论为指导、有科学实验背景的中医治疗气病现代临床经验。

以上三本专著正面回应了"中医是否科学"，2009年12月24日，《中国中医药报》以"系统研究中医理论的三本力著"为题目，对三本书做了综述报道。

享誉海内外的杰出科学家和我国航天事业的奠基人，中国科学院、中国工程院资深院士钱学森不仅对我国航天事业做出了杰出的贡献，对中医学亦有深入的思考和独到的见解。他早在20世纪80年代就提出“中医现代化，是中医的未来化，也就是21世纪我们要实现的一次科学革命，是地地道道的尖端科学”，进而提出“中医的现代化可能引起医学的革命，而医学的革命可能要引起整个科学的革命”等观点，曾在社会上引起很大的反响，为大家指明了中医的发展方向。我是一名中医业余爱好者，二十多年来，他那句激励了无数中医人的预言——21世纪医学的发展方向是中医，也成为我努力奋斗的目标。

如何理解钱老有关中医的讲话呢？我的体会是：

其一，从历史背景看，20世纪80年代初，钱学森相继提出系统科学、思维科学和人体科学三大科学思想体系，目光所向几乎涉及到当今自然科学的绝大部分领域。他以独特的睿智首先肯定了中医理论，并发现了传统中医的特殊价值。后来发表了极具鼓舞人心的预测：“21世纪医学的发展方向是中医。”显然并不是孤立的一件事。

其二，“把中医看作是不科学的，要用西医科学使中医现代化……恐怕是做不到的，因为中医的指导思想与西医差别太大”。

其三，要实现中医现代化，必须“把西方的科学同中医所总结的理论以及临床实践结合起来”，必须“要从微观一直到整体，把它连起来”，“实际上，恰恰是我们祖国医学所总结出来的东西跟今天最先进的科学能够对上号”。

事实上，在中医现代化问题上，科技界，特别是中医学术界的杰出代表，他们与钱老的思路是相通的：

戴汝为院士在《系统学及系统复杂性与中医药理论研究的探讨》一文中指出：

复杂性科学是诞生于秩序与混沌边缘的科学。系统复杂性问题与当今科学的四大前沿——生命科学、物质科学、信息科学和认知科学中大量的关键科学问题密切相关。新时期的人体健康问题既关注生物化学作用的分子信息，同时应注重人体作为一个整体的系统特性，更在开始注意研究在社会和自然环境中的人。这种科学观正在逐渐冲破经典科学还原论的认识论局限，开始采用系统复杂性的思维方式。从整体论出发，以复杂系统等研究作为手段，探索解决中医药学发展中的复杂问题。这对于推进中医药学理论研究具有深远意义。

在中国中医科学院在北京举办的第六次中医药发展讲坛上，卫生部副部长兼国家中医药管理局局长王国强表示，以复杂的巨系统理论作为中医药科学研究的方法论基础，这是给了我们一个开拓思路，多视角去观察、研究中医的途径和方法。我们要深入思考，仔细揣摩，在研究中可能就会有豁然开朗、茅塞顿开的感觉。中医药科学研究的发展，需要有外在的力量，也就是外在的科学技术和方法论的支持，实现多学科交叉融合来促进中医药的创新发展。

陈竺院士在《系统生物学——21 世纪医学和生物学发展的核心驱动力》一文中指出："系统生物学是21 世纪医学和生物学发展的核心驱动力。"对人体健康和病理状态的充分了解，需要对人体的系统结构和动力学进行深入的研究；对重要人类疾病的控制和预防，需要发展新的、系统的模式，包括从机理性研究到临床诊断、治疗，再到伦理学和政府卫生政策的制定都需要与时俱进。中医和现代医学在系统生物学的基础上进行整合将为医学的发展带来革命性的变化。

孟庆云在《祖国医学的继承与创新》一文中指出："中医现代化，创新比继承更重要。"在祖国医学发展的历程中，继承与创新是永恒的主题，这不仅是一个理论问题，也是一个实践问题。继承是中医药学立身之本，祖国医学的理论体系是首先应继承的内容。当然，继承不是简单地重复，任何继承都是辩证地继承，继承也需要充分利用现代科学方法和技术手段，继承的方法和手段也要不断创新。从中医发展历史经验看，传统的发展就是通过创新实现超越，传统的发展是创新。中医学有继承性，也有时代性。作为一门科学，提高其学术价值，在适应现代化社会中增强医学功能，创新则更为重要。中医现代化是当代中医学发展的主旋律。中医现代化，创新比继承更重要。利用现代科学技术，开展多学科研究中医药，特别是借鉴新的科学思想，吸收新技术是创新的根本途径。中医药学是一个开放的体系，它依傍于东方科学文化背景，每一个时代它都吸收、融合了当时的科学技术而有所发展。当代中医学要发展和创新，就必须和现代科技结合。中医药学和现代科技的结合，实现中医现代化是创新的实践，也是创新的目标。

著名中医药学家、国医大师邓铁涛教授在《继往开来，开创中医学发展新局面》一文中指出："选择21世纪的最新科技成果与中医学结合。"多学科交叉是很好的，现在世界上的潮流就是多学科的结合，社会科学家、自然科学家等各专业学者，如果对中医有兴趣的话都参与进来，大家可以共同把中医药事业发展壮大。中医药不仅是中医的，还是炎黄子孙的，是中华民族的，将来还是世界的。

沈自尹院士在《基因科学和21世纪中医药学的走向》一文中指出：随着后基因组时代的来临，医学科学研究将发生革命性的变化。中医药在功能基因调控方面具有潜在的优势。因此，遵循中医学研究本身的内在规律，充分利用功能基因组学的研究成果，建立中医"证"的基因表达谱，将是21世纪中医药学的主要发展趋势。

李梢、王永炎院士在《医学研究中系统论与还原论的关联关系》一文中指出：总之，以系统生物学为标志的现代科技的大规模整合，将有望解释一些医学领域中长期困惑的问题，如疾病表型-基因型复杂的内部结构、疾病过程中基因与环境的相互作用、对抗性治疗手段引发的疾病异质性，以及中医整体观、辨证论治、方剂综合作用，乃至方法论意义上关于还原论、系统论的长期论争。因此，从信息与系统的角度，“实体到功能”与“关系到功能”的不断交融，将有助于充分认识健康与疾病的机理，推动医学科学研究；中医学的未来，可望为生命科学及人类健康做出应有的贡献。

在中国中医科学院2011年科技工作大会上，张伯礼院长表示，应努力探索在市场条件下的举国体制，中国中医科学院要推倒围墙、敞开大门，面向海内外、国内外的科技工作者开放，团结各学科的同人，参与中医药的研究。坚持“走出去”“请进来”，积极引进先进的经验和技术，与各兄弟院所一起创建中医药科研的共同体，使多学科交流融汇，以整体的力量，集成的优势，面向世界、面向未来，推动中医药学术进步，促进中医药国际化，实现中医药创新发展。

钱老认定：要实现“中医现代化”，必须“把西方的科学同中医所总结的理论以及临床实践结合起来”，必须“要从微观一直到整体，把它连起来”。

中医是一个复杂大系统，首先必须解决的是选择什么样的内容。我们的宗旨是，应该选择中医特色与优势的部分，与最新的科学技术相结合，使中医学术得到相应的发展，从而形成中医特色的医学体系。

中医理论体系的核心思想集中体现了中医特色与优势。那么，中医理论体系的核心思想是什么？王永炎院士认为：“‘和合’是中国文化的重要价值及精髓。在和合思想的浸润下，中医药理论得以发明、发展及完善。从阴阳、五行的理论模型到‘天人合一’‘形神统一’‘阴平阳秘’‘谨察阴阳所在而调之，以平为期'等理论观点，处处体现着'和合思想'的精髓。差异是构成和谐、协调的根本前提。因此，和合就是差分、异质元素及多元要素形成和谐关系，是融合冲突、优化结构和功能的过程与结果，是差分和异质获得和合的整合。此外，和合还是多样性的事物相互联系的必然选择。药物配伍的功能效应通过配伍体现为'七情和合'，方剂中的药物通过'君臣佐使'的等级结构，达到'宣摄合和'，制剂过程实现'剂和众味'的目的。剂型及其加工制作方法也是影响方剂功效的重要因素。'和合'思想是传统方剂配伍追求的目标与境界。"

从现代生命科学看，稳态观是中医理论体系的核心。中医稳态观又与整体观、"阴平阳秘"和"阴阳自和"密切相关。从系统论的观点看，中医整体观念是中医稳态观的基础。中医整体观念的主要内涵有二：①人体是一个统一的不可分割的整体。藏象学说认为人体以心、肝、脾、肺、肾五脏为中心，通过经络有规律的循行和交会，把五脏、六腑、五官、九窍、四肢百骸联络起来，组成五大功能系统，即心系统、肝系统、脾系统、肺系统和肾系统。五脏系统各有其特定的功能，通过气、血、精、津液的作用，五脏各功能系统（子系统）的功能活动相互协调，完成人体统一的功能活动，使系统整体功能处于有序、协调和稳定状态。②人体与外界环境有密切的联系，在能动地适应外界环境过程中，维持自身的协调和稳定，即所谓"人与天地相应也"（《灵枢·邪客》）。

中医学的生命观、健康观和疾病观的根本是"阴平阳秘"，《素问·生气通天论》说："凡阴阳之要，阳密乃固，两者不和，若春无秋，若冬无夏，因而和之，是谓圣度。故阳强不能密，阴气乃绝，阴平阳秘，精神乃治；阴阳离决，精气乃绝。""阴平阳秘"是《内经》运用阴阳五行理论对人体生命统一规律的总结，是对生命活动中各种功能之间复杂关系及有机联系的概括。“阴平阳秘”用以概括生命的最佳状态，乃是整体结果而言，是阴阳运动达到合和时的有序和稳定化，其形成和维持过程中，包含有阴阳之间的多重运动形式及相互作用。事物不断地变化，统称为“气化”。气机有运动变化，《素问·六微旨大论》说：“升降出入，无器不有。”《素问·生气通天论》指出：“生之本，本于阴阳。”说明生命运动本源于阴阳的矛盾运动。《内经》认为生命体与自然一样，也存在着清浊、升降、出入、动静、化气成形等多种对立属性的物质及运动形式。如《素问·阴阳应象大论》说：“清阳出上窍，浊阴出下窍；清阳发腠理，浊阴走五脏；清阳实四肢，浊阴归六腑。”阴阳有盛衰、消长、转化等运动。五行有生克、乘侮等运动变化。不管形式有多种多样，都强调要达到“阴平阳秘”。

阴阳自和，是指阴阳双方自动维持和自动恢复其协调平衡状态的能力和趋势。在现存可考的中医文献中，最早论“阴阳自和”的是张仲景的《伤寒论》，有两条经文讲：“凡病，若发汗，若吐，若下，若亡血、亡津液，阴阳自和者，必自愈。”“问曰：病有不战、不汗出而解者何也？答曰：其脉自微，此以曾发汗，若吐，若下，若亡血，以内无津液，此阴阳自和，必自愈，故不战不汗出而解也。”主要是指治当汗、吐、下而用有过，损伤津血，机能不衰，阴阳会自和，病可自愈。仲景以来，关于“阴阳自和”的理论和实践，概言之包括三方面基本内容：一是人身存在着“阴阳自和”的机制，它是祛病向愈的内在根据和客观基础；二是治疗不论得宜与否，均应诊察和依靠“阴阳自和”，只要“阴阳自和”必能自愈；三是不要仅着眼于症状的纠正，而要以“阴阳自和”为枢机，调理阴阳促其“自和”，病必自愈。

根据以上所述，本书提出“中医整体调控医学”的概念。其中，“调控”的基本信息是指调节、控制。调控医学是建立在人躯体里有一套完整的应激系统，调节机体内外环境的调控功能，使之保持相对平衡的认识之上。所谓“整体调控医学”，其特点是以人为本。“整体”是指在处理局部（如器官、细胞等）与有机整体（包括机体与外界的关系）关系时更重视整体，即着眼于人躯体里有一套完整的应激系统，调节机体内外环境的调控功能；“整体调控”是指在处理组织器官与其调控功能关系时更重视后者，如更重视有机整体调控功能在疾病发生过程中的作用，更重视有机整体调控功能在疾病恢复过程中的作用，更重视中医治疗方法对有机整体调控功能作用。

中医阴阳学说、气机升降学说、经络学说、以《伤寒杂病论》为其代表著作的经方学派与方剂作用的整体综合调节理论是传统中医学的基本内容，显然具有“整体调控医学”的特点。其中，“扶阳法”是以中医阴阳学说为基础的中医整体调控医学实例，黄元御学术流派是以中医气机升降学说为基础的中医整体调控医学实例，而针灸疗法是以中医经络学说为基础的中医整体调控医学实例。以中医阴阳学说、气机升降学说、经络学说与方剂作用的整体综合调节理论为核心理论的“中医整体调控医学”是传统中医学的合理科学内核。坚持“继承不泥古，发扬不离宗”的原则。本书第1章“‘中医整体调控医学’是传统中医学的合理科学内核”全面论述了“中医整体调控医学”的内容。

显然，中医整体调控医学现代化也是中医现代化的核心内容。“整体调控医学”着眼于人躯体里有一套完整的应激系统，调节机体内外环境的调控功能，因此，中医整体调控医学现代化的关键是找到人躯体里存在“阴阳自和”或“对外反应与自我调节”的系统，从而夯实“中医整体调控医学”的现代生物学基础。

把西方的科学同中医相结合，属于多学科研究中医、依据中医的特点，近二十年来更加重视“选择21世纪的最新科技成果与中医学结合”，如复杂性科学、系统生物学和信息医学、神经–内分泌–免疫网络理论、分子细胞生物学与后基因组学。其中，神经–内分泌–免疫网络为用微观分子的活动来认识机体整体功能的有力工具。神经–内分泌–免疫网络学说的提出和发展，打破了传统现代医学还原论的束缚，与几千年来中医理论提倡的整体观念可谓不谋而合、殊途同归，并在一定程度上为来源于长期临床实践的中医理论提供了现代医学证据。

人体是一个超大规模的自动控制系统。本书系统总结了多学科研究中医的成果，发现了以NEI为主导的“人体整体调控网络”，就是人躯体里存在的“从微观一直到整体连起来”“阴阳自和”或“对外反应与自我调节的”系统；“人体整体调控网络”科学概念是连接中西医学的桥梁。

本书第2章“‘人体整体调控网络’是‘科学中医整体调控医学’的基石”阐述了以NEI为主导的“人体整体调控网络”科学概念是“科学中医整体调控医学”的基石。本章在“人体整体调控网络”科学概念的基础上，进一步阐明了中医“气”与中医“证”的科学内涵，中医药对“人体整体调控网络”的调节，针灸穴位对“人体整体调控网络”的调节，组分配伍中药对“人体整体调控网络”的调节，“异病同治”机理与“人体整体调控网络”相关，实现了科学“理法方药”的统一，夯实了“中医整体调控医学”的现代生物学基础。

火神派注重阳气：肾阳为本，人身赖之。“天一生水，在人身为肾，一点真阳，含于二阴之中，居于至阴之地，乃人立命之根，真种子也。”“人生立命全在坎中一阳”。“坎中一阳”

即肾阳，为人身阳气之本，立命之根，这是郑钦安在注重阳气的基础上进一步提出的观点。第3章“肾/命门调控系统”从现代临床与实验角度科学论证了肾/命门与“人体整体调控网络”关系密切，系统阐述了以沈自尹院士为首的一批中国学者在长期科学研究的基础上，发现中医学肾/命门与NEI网络存在本质联系，其调控中心在下丘脑，提出肾/命门-神经-内分泌-免疫网络学说。并在此基础上，通过“以药测证”的科学实验研究，进一步提出肾虚证两大基因网络调控路线图谱，奠定了肾/命门-分子细胞调控系统。从“整体调控医学”的角度看，肾/命门是人机体具有全局性的最重要的调控系统。

中医将人体视为不可分割的整体，认为人体各部分之间存在着复杂而有规律的相互联系，这种联系是通过经络来实现的。因此，经络是体现中医整体医学的基础。经络本质的阐明对认识中医整体医学的科学内涵具有重要的意义。第4章“经络调控系统”阐述了“经络”与“人体整体调控网络”的关系，“经气”“调气”与“现代气”的关系，“经络-人体整体调控网络”经络模型，并在此基础上系统研究并阐述了针刺穴位是怎样作用于内脏器官、作用途径，进一步深入研究了针灸治病的整体调控功能。

在第5章至第8章，从现代临床与实验角度科学论证了脾主运化调控系统、心主血脉调控系统、肝主疏泄调控系统与肺主呼吸调控系统等以及相关证与“人体整体调控网络”的密切关系，分别阐述了其科学内涵；在“人体整体调控网络”科学概念的基础上，本书建立起既能体现中医学科的实质和精华，又能适应现代诊疗的全新中医理论体系，也是代表未来医学发展方向的中医学——科学中医整体调控医学。

沈自尹院士指出：“自从Basedovsky提出了著名的神经内

分泌免疫网络学说，神经、内分泌、免疫三个系统已不是过去认为的彼此不相干，各司其功能，各行其职，而是构成了一个完整的网络系统，这是现代医学从局部观点到整体观点的一大进步，并已成为国际上研究的热点之一，但还缺少调节平衡的手段。”“值得深思的是现代医学揭示了大量的机体内部的调节机制，以至达到分子水平，但缺少调节的手段，也很少有意识地应用一对或一组相反的药物进行有效的调节性治疗。”“中医则根据‘有诸内必形诸外’，从由表知里的认识方法，针对各种证候进行药物配伍，组成最优选的处方，这种复方里常常包含着相反作用的配伍，在各个水平上进行调节而达到整体功能的平衡。这种微观水平的调节在有证可辨时是如此，对于隐性的证或尚未显于外表的体内隐潜性变化亦是如此。显示补益药是立足于调动机体巨大的自稳调节与储备潜力，使得人体在已经失衡状态下获得新的动力，以多环节、多途径的整体调节作用方式来达到治病的目的，可以说这是补益药对机体功能的‘再调整’，这或许就是对复杂的人体进行‘调理’能获得卓著疗效的奥秘。”“西方科学家所探索的基因治疗方法是遵循经典的单基因遗传病采用单基因植入进行治疗的思路，很少顾及单基因植入对绝大多数多基因失衡的情况会造成新的不平衡，因此，目前在实验室研究出的许多有关基因治疗的结果，能否应用在复杂的人体上都还是未知数。而中医学遵循整体观念，也就是说从人体整个系统去调节，以达到新的平衡。中医药对于疾病或证候的治疗是立足于调节基因的表达和基因产物的功能，这正是其优势所在。”

“科学中医整体调控医学”强调的是调节、整合，这正是中医的特色和精华所在，它代表医学的发展方向，也为西医的发展指明一条新的路子，“西医也要走到中医的道路上来”。如果西医不走这一条新的路子，中医药必将逐步取代西医药的大部分临床阵地。

一个偶然的原因，促使加快书写《科学中医整体调控医学》一书。2011 年 10 月 4 号中午接到电话，87 岁的岳母中风病危，下午我们即乘飞机从广州赶往太原市。望诊：躺在床上全身不能动，昏迷，双瞳孔放大。大家叫我拿主意，我擅长治中风后遗症，但没有见过岳母的这种病情。确定先针刺放血急救，同时联系做 CT 检查，后确诊为脑出血，出血量为 100 毫升。大家开会决定，不送医院，在家由我负责治疗。为了给岳母治病，我连续在太原住了半年多，主要靠自学的中医知识，运用中医的针刺、艾灸与中药，帮助岳母渡一个又一个的难关，资深的专业医师来看后认为是“创造了奇迹”。这次终身难忘的经历，也使我进一步体会到中医药是“伟大的宝库”“应当努力发掘，加以提高”，更迫切期望“科学中医整体调控医学”能早日为人类造福，于是就加速书写《科学中医整体调控医学》一书。但我个人 的力量是有限的，中医的崛起需要更多的人来研究，需要政府给予更多扶持，需要国人抛弃偏见，需要中医从业者不断开拓创新。期望中医更好地造福中华民族、造福全人类！

本书参考了国内外许许多多学者的文章和研究成果，谨向他们表示衷心的感谢。特别是，中科院沈自尹院士赠送大作《肾虚与科学》，国医大师邓铁涛教授赠送大作《中医五脏相关学说研究》与《中医大辞典》，中医理论家孟庆云研究员几十年来给予支持与鼓励，在此致以衷心的感谢。

目　录

附录

第1章 “中医整体调控医学”是传统中医学的合理科学内核

本章提出“中医整体调控医学”的概念，并认为以中医阴阳学说、气机升降学说、经络学说、《伤寒杂病论》为其代表著作的经方学派与方剂作用的整体综合调节理论为核心理论的“中医整体调控医学”是传统中医学的合理科学内核。

1.1 中医整体调控医学

钱老认定：要实现“中医现代化”，必须“把西方的科学同中医所总结的理论以及临床实践结合起来”。

中医是一个复杂大系统，首先必须解决的是选择什么样的内容。我们的宗旨是，应该选择中医特色与优势的部分，与最新的科学技术相结合，使中医学术得到相应的发展，从而形成中医特色的医学体系。

中医理论体系的核心思想集中体现了中医特色与优势。那么，中医理论体系的核心思想是什么？王永炎院士认为：“‘和合’是中国文化的重要价值及精髓。在和合思想的浸润下，中医药理论得以发明、发展及完善。从阴阳、五行的理论模型到‘天人合一’‘形神统一’‘阴平阳秘’‘谨察阴阳所在而调之，以平为期’等理论观点，处处体现着‘和合思想’的精髓。差异是构成和谐、协调的根本前提。因此，和合就是差分、异质元素及多元要素形成和谐关系，是融合冲突、优化结构和功能的过程与结果，是差分和异质获得和合的整合。此外，和合还是多样性的事物相互联系的必然选择。药物配伍的功能效应通过配伍体现为‘七情和合’，方剂中的药物通过‘君臣佐使’的等级结构，达到‘宣摄合和’，制剂过程实现‘剂和众味’的目的。剂型及其加工制作方法也是影响方剂功效的重要因素。‘和合’思想是传统方剂配伍追求的目标与境界。”

从现代生命科学看，稳态观是中医理论体系的核心。中医稳态观又与整体观、“阴平阳秘”和“阴阳自和”密切相关。从系统论的观点看，中医整体观念是中医稳态观的基础。中医整体观念的主要内涵有二：①人体是一个统一的不可分割的整体。藏象学说认为人体以心、肝、脾、肺、肾五脏为中心，通过经络有规律的循行和交会，把五脏、六腑、五官、九窍、四肢百骸联络起来，组成五大功能系统，即心系统、肝系统、脾系统、肺系统和肾系统。五脏系统各有其特定的功能，通过气、血、精、津液的作用，五脏各功能系统（子系统）的功能活动相互协调，完成人体统一的功能活动，使系统整体功能处于有序、协调和稳定状态。②人体与外界环境有密切的联系，在能动地适应外界环境过程中，维持自身的协调和稳定，即所谓“人与天地相应也”（《灵枢·邪客》）。

中医学的生命观、健康观和疾病观的根本是“阴平阳秘”，《素问·生气通天论》说：“凡阴阳之要，阳密乃固。两者不和，若春无秋，若冬无夏。因而和之，是谓圣度。故阳强不能密，阴气乃绝；阴平阳秘，精神乃治；阴阳离决，精气乃绝。”“阴平阳秘”是《内经》运用阴阳五行理论对人体生命统一规律的总结，是对生命活动中各种功能之间复杂关系及有机联系的概括。“阴平阳秘”用以概括生命的最佳状态，乃是整体结果而言，是阴阳运动达到合和时的有序和稳定化，其形成和维持过程中，包含有阴阳之间的多重运动形式及相互作用。事物不断地变化，统称为

“气化”。气机有运动变化，《素问·六微旨大论》说：“升降出入，无器不有。”《素问·生气通天论》指出：“生之本，本于阴阳。”说明生命运动本源于阴阳的矛盾运动。《内经》认为生命体与自然一样，也存在着清浊、升降、出入、动静、化气成形等多种对立属性的物质及运动形式。如《素问·阴阳应象大论》说：“清阳出上窍，浊阴出下窍；清阳发腠理，浊阴走五脏；清阳实四肢，浊阴归六腑。”阴阳有盛衰、消长、转化等运动。五行有生克、乘侮等运动变化。不管形式有多种多样，都强调要达到“阴平阳秘”。

阴阳自和，是指阴阳双方自动维持和自动恢复其协调平衡状态的能力和趋势。在现存可考的中医文献中，最早论“阴阳自和”的是张仲景的《伤寒论》，有两条经文讲：“凡病，若发汗，若吐，若下，若亡血、亡津液，阴阳自和者，必自愈。”“问曰：病有不战、不汗出而解者何也？答曰：其脉自微，此以曾发汗，若吐，若下，若亡血，以内无津液，此阴阳自和，必自愈，故不战不汗出而解也。”主要是指治当汗、吐、下而用有过，损伤津血，机能不衰，阴阳会自和，病可自愈。仲景以来，关于“阴阳自和”的理论和实践，概言之包括三方面基本内容：一是人身存在着“阴阳自和”的机制，它是祛病向愈的内在根据和客观基础；二是治疗不论得宜与否，均应诊察和依靠“阴阳自和”，只要“阴阳自和”必能自愈；三是不要仅着眼于症状的纠正，而要以“阴阳自和”为枢机，调理阴阳促其“自和”，病必自愈。

根据以上所述，本章提出“中医整体调控医学”的概念。其中，“调控”的基本信息是指调节、控制。调控医学是建立在人躯体里有一套完整的应激系统，调节机体内外环境的调控功能，使之保持相对平衡的认识之上。所谓“整体调控医学”，其特点是以人为本。“整体”是指在处理局部（如器官、细胞等）与有机整体（包括机体与外界的关系）关系时更重视整体，即着眼于人躯体里有一套完整的应激系统，调节机体内外环境的调控功能；“整体调控”是指在处理组织器官与其调控功能关系时更重视后者，如更重视有机整体调控功能在疾病发生过程中的作用，更重视有机整体调控功能在疾病恢复过程中的作用，更重视中医治疗方法对有机整体调控功能的作用。中医阴阳学说、气机升降学说、经络学说与方剂作用的整体综合调节理论是传统中医学的基本内容，显然具有“整体调控医学”的特点。其中，“扶阳法”是以中医阴阳学说为基础的中医整体调控医学实例，黄元御学术流派是以中医气机升降学说为基础的中医整体调控医学实例，而针灸疗法是以中医经络学说为基础的中医整体调控医学实例。

以中医阴阳学说、气机升降学说、经络学说、《伤寒杂病论》为其代表著作的经方学派与方剂作用的整体综合调节理论为核心理论的“中医整体调控医学”是传统中医学的合理科学内核，本书所说的“科学中医整体调控医学”，则是“中医整体调控医学”与现代科学的结晶。

1.2 中医阴阳学说与扶阳学派

1.2.1 中医阴阳学说

阴阳学说是在气一元基础上建立起来的中国古代的对立统一理论，属于中国古代唯物主义和辩证法范畴。阴阳学说认为，世界是物质性的整体，宇宙间一切事物不仅其内部存在着阴阳对立统一，而且其发生、发展和变化都是阴阳二气对立统一的结果。

我国古代医学不可避免地受这些哲学思想的影响。阴阳学说作为古人的说理工具和方法论，已逐渐地渗透和融入到《内经》的基础理论体系中，使得《内经》的医学理论在阴阳学说中得到了解释或阐明，用于解释人体的组织结构、生理功能、病理现象，概括病邪的性质等，用于指导疾病的诊断、治法的确立等，使阴阳学说与《内经》有机地结合，成为中医药理论体系之根基，并奠定了中医药理论的基础。《素问·生气通天论》指出：“自古通天者，生之本，本于阴阳。天地之间，六合之内，其气九州九窍、五脏、十二节，皆通乎天气。”《素问·阴阳应象大论》说：“阴阳者，天地之道也，万物之纲纪，变化之父母，生杀之本始，神明之府也，治病必求于本。”“故积阳为天，积阴为地，阴静阳躁，阳生阴长，阳杀阴长。”又说：“水为阴，火为阳。阳为气，阴为味。”……这些都说明阴阳对立统一是宇宙间事物的发生、发展变化的规律。宇宙中生命的起源，以及人类的一切生命活动也受这对立统一法则的支配。

中医学把阴阳学说应用于医学，形成了中医阴阳学说，促进了中医理论体系的形成和发展。中医阴阳学说是理解和掌握中医理论体系的一把钥匙。“明之阴阳，如惑之解，如醉之醒。”（《灵枢·病传》）“设能明彻阴阳，则医理虽玄，思过半矣。”（《景岳全书·传忠录》）中医学用阴阳学说阐明生命的起源，人体的生理功能、病理变化、疾病的诊断和防治的根本规律。阴阳学说贯穿于中医学的理、法、方、药，长期以来，一直有效地指导着实践。中医阴阳学说大大发展了古代阴阳学说。阴阳学说所包含的合理科学内核，在指导中国传统医学的理论体系及临床实践中，已有力地论证了其合理性和科学性。

阴阳学说的基本内容包括：阴阳对立制约、阴阳互根互用、阴阳交感与互藏、阴阳消长、阴阳转化、阴阳自和与平衡等几个方面。

在中国古代，阴阳之气的量化有两套系统，分别源于不同的天文宇宙观。其一是二阴二阳系统，其二是三阴三阳系统。

阴阳学说作为中医学理论体系的纲领和指导思想，它贯穿藏象、经络、病因、病机、诊法、治则等各个方面。兹分述如下。

季钟朴在《十论中医生理学与中西医相结合》一书中说：“现代生理学中的对立统一规律几乎在各个生理系统、器官水平，甚至细胞水平、分子水平都离不开对立统一平衡规律的作用。例如神经系统的兴奋作用和抑制作用的对立统一，交感神经和副交感神经的对立统一，乙酰胆碱和肾上腺素的对立统一，内分泌系统的雌激素和睾丸酮的对立统一，各种消化腺的分泌和抑制分泌，消化道的蠕动和抑制蠕动，肾脏的利尿和抗利尿，细尿管的分泌和重吸收，各种肌肉的收缩与舒张，体温（皮肤、肺等）调节的保温与散热，血液的凝固与抗凝，感觉系统的光亮与黑暗感觉，颜色感觉的红绿与黄蓝，痛与抗痛，营养系统的消化、吸收、排泄、新陈代谢，呼吸系统中气体交换，心血管系统中心缩和心舒，全身体液的各种因素的对立统一调节平衡，酸碱平衡，离子平衡，还有免疫系统的抗原与抗体等等。

"尽管对立统一、动态平衡的规律在生命活动中无所不在，可以说它是生命现象中的普遍规律，但现代生理学并没有像中医学那样把阴阳作为整个医学的总纲，并没有把阴阳对立统一学说作为生理学的指导思想。现代生理学家像 Claude Bernard 以及 Cannon 提出了稳态平衡（Homeostasis）的概念，它是在根据机体适应外界时调整整个机体内各部分作用，以保持机体内环境恒定这个意义上提出来的，而不是在作为生理学的普遍规律和指导思想这样高度提出的。所以说中医生理学与现代生理学既有它的共同之处，又各有它不同的特点。"

祝世讷在《再论阴平阳秘不等于阴阳平衡》一文中认为，"阴平阳秘"作为人的健康态，在生命活动的不同方面和不同层次上，有些变量呈现出"平衡"。如水电平衡、酸碱平衡、血糖平衡、代谢平衡，以及其他一些物理的、化学的平衡等，可用"平衡"做具体描述。但是，这些指标的"平衡"不过是"阴平阳秘"的一些具体表现，其中的任何一项，或各项的相加和，并不就是"阴平阳秘"本身。人身阴阳和"阴平阳秘"不仅有量的内容，而且有质的内容，阴和阳的变化，分别都包含着量的变化和质的变化，其质的变化主要是指运化能力、运化机制，呈现为其质态。阴阳的虚实，可表现为量上的多少，而其内在本质是运化能力和机制的强弱与盛衰，即其质态的变化，中医更加注意和强调的是质的方面。“平”首先是指“阴”的运化能力和机制这种质态的最佳；“秘”首先是指“阳”的运化能力和机制这种质态的最佳；“阴平阳秘”是阴和阳的最佳质态的和合。再次，阴和阳之间的关系也不仅是量的，更重要的是质的，即由阴“藏精”的性质、功能与阳“化气”的性质、功能所形成和保持的阴阳之间特定的相互作用的能力和机制，主要是“互根”“互生”“互化”“互用”，及由此而呈的“阴阳自和”。“阴平阳秘’，是“阴阳自和’的过程和结果，这是阴阳关系的质态的最佳。“阴平阳秘”作为人身的健康态，它不只是“稳定”，更重要的是“有序”，需要注意和强调阴阳各自内部及阴阳之间的有序化机制。阴和阳都是远离平衡的物质、能量、信息运化过程，“阴平”和“阳秘”分别是阴和阳这种运化过程的有序化、稳定化。“阴平阳秘”是阴阳之间物质、能量、信息交换与转化过程的有序化、稳定化，其形成和维持有特定的自组织机制，即阴阳之间互根、互生、互化、互用而“阴阳自和”。总之，“阴平阳秘”这种“稳态”的“有序”性质和“自组织”机制，是“平衡”概念根本无法描述和表达的，需要做出更深入的研究和揭示。

“阴阳自和”思想的核心不在“和”而在“自”。“以和为贵”是中国哲学的一个基本观点，讲求阴阳之间的和合、协和是阴阳学说的一个重要思想。但在“阴阳自和”这里，思想更深入了一个层次，即着重于揭示阴阳之间的“和”是怎样实现的。世界上有多种多样的“和”“合”，其形成的机制有两种截然不同的情况：一种是主要靠外力的控制而组合成的，是“他和”；另一种是主要靠内在力量自我实现的，是“自和”。那么，阴阳之间的“和”是怎样实现的呢？“阴阳自和”观非常明确地强调了是靠阴阳的内在力量自我实现的，是“自和”，而不是靠外力支配的“他和”。中医学的“阴阳自和”论具有极高的科学价值。尽管它在理论上尚不完备，但它毕竟已经触及并有效地驾驭了少量的自组织特性和规律，为研究人身自组织现象打开了一扇大门，由此前进，可全面揭示人的健康和疾病乃至整个生命活动过程的自组织特性和规律，这不仅会有力地促进中医学的现代发展，而且将对整个医学和现代科学做出重要贡献。

1.2.2　扶阳学派

扶阳学派属于以中医阴阳学说为基础的中医整体调控医学范例。

扶阳学派是近现代中医药学上比较活跃的新兴学术流派之一，以比较完善的自身中医理论体系和独特的诊疗技法以及显著的临床疗效而著称，尤以重用姜附的“火神派”为代表。所谓火神派，是指以郑钦安为开山宗师，理论上推崇阳气，临床上强调温扶阳气，以善用附子、姜（生姜、干姜、炮姜）、桂（肉桂、桂枝）等辛热药物著称的一个医学流派。

1.2.2.1　扶阳学派理论

(1) 扶阳学派理论核心是“阳主阴从”。

扶阳学派理论以中医阴阳学说为基础，其理论核心是“阳主阴从”。人体阳气的生理病理早在《内经》中就有比较系统的认识，并把阳气置于非常重要的地位，如《素问·生气通天论》说：“阳气者，若天与日，失其所，则折寿而不彰，故天运当以日光明……”中医阴阳学说的核心，存在阳主阴从的关系。阳气是机体生命活动的原动力，人体的阳气存之则生，失之则死。正如清代的扶阳宗师郑钦安先生在《医理真传》中说：“子不知人之所以立命者，在活一口气乎？气者，阳也。阳行一寸，阴即行一寸；阳停一刻，阴即停一刻。可知阳者，阴之主也。阳气流通，阴气无滞，自然胀病不作。阳气不足，稍有阻滞，百病丛生。”阳为阴之主，气为血之帅，气行血随，气滞血瘀，气停就血停。这说明了在正常生理状态下，人体生命始终存在着阳主阴从的关系，阴平阳秘的状态是以阳为主导的阴阳动态平衡。病变的实质是阳为主导地位的阴阳二者的关系遭到了破坏，阴虚的本质是阳的不足，是阳气化生阴精的功能受到了影响。

（2）火神派注重阳气，肾阳为本

郑钦安学术思想的最基本观点，是从阴阳立论，认为元阴元阳即肾中真阴真阳，是人身立命之根本。在人身各种阳气中，他又特别推重肾阳即元阳，认为肾阳是人身立命之根本，当然也是人体疾病善恶转化的关键。

"人生立命全在坎中一阳"，"坎中一阳"即肾阳，为人身阳气之本，立命之根，这是郑钦安在注重阳气的基础上进一步提出的观点。人身阳气有上、中、下部位之分，上焦有心肺之阳，中焦有脾胃之阳，下焦有肝肾之阳，但是，"下阳为上、中二阳之根"，下焦肾阳是上焦、中焦阳气之根。也就是说，在诸种阳气中，他又特别强调肾中阳气的作用，称之为"真阳""元阳""真气""真火""龙火"。"肾中真阳为真气，即真火"。

1.2.2.2 火神派的特点

（1）首重扶阳，善用姜附

郑钦安最重要的学术观点是重视阳气，在人身各种阳气中，他又特别推重肾阳，认为肾阳是人身立命之根本，这是就正常生理而言。那么在病理状态下，他自然也重视阳气，认为"万病皆损于阳气"，"阳气无伤，百病自然不作。有阳则生，无阳则死。"也就是说阳气衰弱与否是疾病善恶转化的关键。故其治病立法，首重扶阳，临证时首先考虑元气损伤情况，以辛热之药扶阳抑阴，善用姜、附、四逆汤之类的方药，形成非常鲜明的用药风格，以至创立了一个十分独特的医学流派——"火神派"。

1）首重扶阳，元气为本

郑钦安注重阳气，我们在前面已经充分论述，这无疑是他倡导火神派的理论基础。那么在人体患病时，他自然也要以元气为本，倡导扶阳，对扶阳抑阴有着深刻的认识，形成独具特色的扶阳理论。这方面郑氏有很多论述，下面归纳三点：

①病有万端，治之但扶真元

他说："外感内伤，皆本此一元有损耳。""病有万端，亦非数十条可尽，学者即在这点元气上探求盈虚出入消息，虽千万病情，亦不能出其范围。"（《医法圆通·卷三》）"仲景立法，只在这先天之元阴、元阳上探取盛衰，不专在后天之五行生克上追求。附子、大黄，诚阴阳二症之大柱脚也。"（《医理真传·卷二》）

郑氏推崇扶阳思想的真谛，即并非"头痛医头，脚痛医脚"的对症下药，而是"治之但扶其真元"，从扶阳着手，以元气为本，此乃"握要之法"。

②阴证三候，皆宜扶阳

郑氏归纳的扶阳法的适应证是："大凡阳虚阴盛之人，满身纯阴，虽现一切证形，如气喘气短，痰多咳嗽，不食嗜卧，面白唇青，午后、夜间发热，咽痛，腹痛泄泻，无故目赤，牙痛，腰痛膝冷，足软手弱，声低息微，脉时大时劲，或浮或空，或沉或细，种种不一，皆宜扶阳。"（《医法圆通·卷三》）显然，这不仅指纯阴之证，还包括真气上浮和虚阳外越（均属阴盛格阳）以及阳虚欲脱诸多阴火假热之证，笔者将纯阴之证、阴盛格阳、阳虚欲脱称之为"阴证三候"，郑钦安正是主张阴证三候，皆宜扶阳，这一点十分重要。因为纯阴之证运用扶阳是正法正治，谁都会用。郑氏独到之处在于对潮热、出血、目赤、耳肿、唇红、牙痛等诸多阴盛格阳和阳虚欲脱引起的阴火假热病证，均倡导温热扶阳，这不仅需要学识，更需要丰富的经验，这也正是郑氏扶阳理论中最独到之处，后面我们将详细论之。

③三阳不足，分别扶之

阳气有上、中、下三部之分，治疗应该"按定上、中、下病情消息”，“随其所伤而调之”（《医理真传·卷二》）。所谓“病情有定向，用药有攸分”，这是郑氏扶阳法用药的一个很具体的原则。“真阳或不足于上，真阴之气即盛于上而成病，用药即当扶上之阳，以协于和平。真阳或不足于中，真阴之气即盛于中而成病，用药即当扶中之阳，以协于和平。真阳或不足于下，真阴之气即盛于下而成病。用药即当扶下之阳，以协于和平。此三阳不足，为病之主脑也。”总之，“损之于何脏何腑，即在所发之处求之，用药自有定见”（《医理真传·卷二》）。具体用药则讲究圆通活法，“有当轻清以扶阳者，大、小建中之类是也；有当温养以扶阳者，甘草干姜汤、理中汤之类是也；有当辛温、辛热以扶阳者，四逆、白通之类是也。此皆治阳虚之要诀也”（《医理真传·卷二》）。

2）善用姜附，独树一帜

理论上郑钦安推崇扶阳原则，在具体遣方用药上，则以善用附子、干姜、四逆汤等温热方药著称，形成非常鲜明的用药风格，以至人誉“郑火神”“姜附先生”。

在扶阳法中郑氏最推崇的药物是附子，道理何在？他说：“用药者须知立极之要而调之。”“热不过附子，甜不过甘草，推其极也。古人以药性之至极，即以补人身立命之至极，二物相须并用，亦寓回阳之义。”“非附子不能挽欲绝之真阳”。郑钦安反复提到：“附子大辛大热，足壮先天元阳。”“能补坎中真阳，真阳为君火之种，补真火即是壮君火也。”“桂、附、干姜，纯是一团烈火，火旺则阴自消，如日烈而片云无。况桂、附二物，力能补坎离中之阳，其性刚烈至极，足以消尽僭上之阴气，阴气消尽，太空为之廓廊，自然上下奠安，无偏盛也。”（《医理真传·卷二》）

总之，他认为附子为热药“立极”之品，用以“补人身立命之至极”的元阳，自是顺理成章。后来祝味菊先生称附子“为百药之长”，唐步祺先生称“附子为热药之冠”，应该都是从郑氏对附子的推崇演绎而来。

归纳郑钦安善用附子、干姜的经验和独特风格，可以概括为广用、重用、早用、专用等几个特点，下面分别述之。

①广用

郑钦安治疗阴证几乎方方不离附子，认为：“凡一切阳虚诸症，如少气、懒言，身重，恶寒，声低息短，舌润、舌黑，二便清利，不思水饮，心悸，神昏、不语，五心潮热，喜饮热汤，便血、吐血，闭目妄语，口臭难禁，二便不禁，遗尿遗屎，手足厥逆，自汗，心慌不寐，危候千般难以枚举，非姜附何以能胜其任，而转危为安也乎?”（《伤寒恒论·问答》）仲景应用附子，以“脉微细，但欲寐”为指征，病至少阴方用。郑氏则提出“凡一切阳虚诸症”均可应用，不必等到病至少阴方用。显然，郑氏扩大了附子的使用范围。

②重用

郑钦安认为：“阴盛极者，阳必亡，回阳不可不急，故四逆汤之分两，亦不得不重。”（《医理真传·卷三》）其书中随处即有“峻补坎阳”“大补元阳”“大剂四逆汤”之语。例如，他治疗阴证口臭，虽见口臭，而却纯阴毕露，即以大剂白通、四逆、回阳等方治之。“若二三剂后不见症减，认为病重药轻，仍宜此法重用多服。”（《医法圆通·卷一》）可以说，他善用附子，不仅体现在广泛应用附子上，更主要的是体现在重用附子的剂量上。虽然郑氏没有留下医案，但据唐步祺先生讲，郑氏用附子常至100克、200克……超越常规用量，可谓前无古人。很多文献都记载“他常用大剂姜、桂、附等辛温燥烈之药，治愈阳虚重证而饮誉蜀中”。能用附子也许并不难，能用超大剂量者方显胆识与风格，人们称之为“郑火神”，也许更多的是惊叹于他所使用的超常剂量。仲景应用附子，最大量是3枚（桂枝附子汤及白术附子汤），约合今80克，而且主要用于治疗寒湿痹痛。用于回阳时，四逆辈类方最多不过大附子1枚，约合30克。所以郑氏用量显然超过仲景，这正是火神派超常之处，显出其独特风格。后世火神派传人如吴佩衡、范中林、唐步祺、李可、卢崇汉等用附子也常至 100 克、200 克甚至更多，确实显出鲜明的用药风格。后人常常议论火神派的惊世骇俗，主要就指他们投用附子时的超常剂量，"令人咂舌"。郑氏在其书中未提到重用附子时须先煎，而祝、吴、范氏等用附子时均倡导先煎 1 ~ 3 个小时，这一点应该提醒注意。

③早用

郑氏扶阳，提倡早用姜附，"务见机于早"，稍见阳虚端倪即应用之，免致虚阳上浮、外越甚至酿成脱症，延至病势严重时才用。他在论述四逆汤时指出："细思此方，既能回阳，则凡世之一切阳虚阴盛为病者为皆可服也。何必定要见以上病形（指头痛如裂、气喘促等阳虚欲脱之状）而始放胆用之，未免不知几也。夫知几者，一见是阳虚症而即以此方，在分量轻重上斟酌，预为防之，方不致酿成纯阴无阳之候也。酿成纯阴无阳之候，吾恐立方之意固善，而追之不及，反为庸庸者所怪也。怪者何？怪医生之误用姜、附，而不知用姜、附之不早也。"（《医理真传·卷二》）四逆汤本为阳虚厥逆而设，不要等到阳虚欲脱时才用，"务审机于先"，他强调"凡见阴气上腾诸症，不必延至脱时而始用回阳，务见机于早，即以回阳镇纳诸方投之，方不致酿成脱症之候……凡见阳之下趋诸症，不必定要现以上病情（指四肢厥逆，二便失禁已成脱症）而始用逆挽，务审机于先，即以逆挽益气之法救之，自可免脱症之祸矣"（《医理真传·卷一》）。

④专用

郑钦安与张景岳在理论上都重视阳气，但在具体用药上则大相径庭。张景岳温补讲究阴阳互济，熟地与附子常常同用，体现阴中求阳；郑钦安则专用姜、附等纯阳温热之药，讲究单刀直入，不夹阴药。在《医法圆通》"阳虚一切病证忌滋阴也"一节中他明确表示："凡阳虚之人，多属气衰血盛，无论发何疾病，多缘阴邪为殃，切不可再滋其阴。若更滋其阴，则阴愈盛而阳愈消，每每酿出真阳外越之候，不可不知。”

郑氏反复批驳了世习对附子等药的偏见，其一是“阴阳不明”，当用而不会用：“世人畏附子、干姜，不啻砒毒，即有当服附子，而亦不肯服者，不胜屈指矣。嗟呼！阴阳不明，医门坏极。”（《医法圆通·卷二》）其二是喜清恶温，专究平稳，当用而不敢用：“只因世风日下，不究病之阴阳，专究方药之平稳。不知水懦弱，民狎而玩之，多死焉。火猛烈，民望而畏之，鲜死焉。总之，水能生人，亦能死人；火能生人，亦能死人……学者苟能洞达阴阳之理，自然头头是道，又奚疑姜、附之不可用哉。”（《医法圆通·卷四》）

（2）郑钦安常用扶阳方药举隅

郑钦安用药讲究精纯不杂，其用于扶阳之品主要是附子、干姜、生姜、炮姜、肉桂、桂枝、吴茱萸等，辅助用药主要有甘草、砂仁、半夏、丁香、茯苓等等。药味颇精，所谓“随拈二三味，皆是妙法奇方”也。其中，“补坎阳之药，以附子为主”，附子自是首选药物。干姜用为补脾阳主药。桂枝用为补心肺阳气主药。肉桂用以补下焦阳气，兼善气化，小便不利者多用之。如“前后二便不利，三五日亦不觉胀，腹痛，舌青滑，不思饮食者……此下焦之阳虚，而不能化下焦之阴也。方用四逆汤加安桂”（《医理真传·卷二》）。吴茱萸用为厥阴主药。如“病后两乳忽肿如盘，皮色如常，微痛，身重喜卧，不思一切饮食者……此阴盛而元气发于肝胃也。乳头属肝，乳盘属胃，故决之在肝胃也。此病当与附子理中汤加吴茱萸”（《医理真传·卷二》）。又如“两胁忽肿起一埂，色赤如朱，隐隐作痛，身重，爪甲青黑者……此厥阴阴寒太盛，逼出元阳所致也。夫两胁者，肝之部位也，方用四逆汤重加吴茱萸”（《医理真传·卷二》）。凡见气机上逆者，多加砂仁、吴茱萸、半夏、丁香等，如“反胃者……有因胃阳不足，中寒顿起，蔽其下行之机者，法宜温中降逆，如理中加吴萸、半夏之类是也”（《医理真传·卷四》）。

关于方剂，郑钦安提倡“经方、时方俱无拘执”，但作为一个伤寒学家，他确实偏重经方，善用经方，有道是“知其妙者，以四逆汤、白通汤、理中、建中诸方，治一切阳虚证候，决不有差……有当轻清以扶阳者，大小建中之类是也。有当温养以扶阳者，甘草干姜汤、理中汤之类是也。有当辛温辛热以扶阳者，四逆、白通之类是也。此皆治阳虚之要诀也”（《医理真传·卷四》）。

但四逆汤作为其最常用方，视为“补火种之第一方”。他认为“四逆汤力能扶先天之真阳”，并非专为少阴立法，而上、中、下三部之法俱备，所以大大扩展了四逆汤的治疗范围。他说：“四逆汤一方，乃回阳之主方也……姜、附、草三味即能起死回生，实有令人难尽信者。余亦始怪之，而终信之。信者何？信仲景之用姜附而有深义也。故古人云：热不过附子。可知附子是一团烈火也。凡人一身全赖一团真火，真火欲绝，故病见纯阴，仲景深通造化之微，知附子之力能补先天欲绝之火种，用之以为君。又虑群阴阻塞不能直入根蒂，故佐以干姜之辛温而散，以为前驱，荡尽阴邪，迎阳归舍，火种复兴，而性命立复，故曰回阳。阳气即回，若无土覆之，光焰易熄，虽生不永，故继以甘草之甘，以缓其正气。缓者，即伏之之意也。真火伏藏，命根永固，又得重生也，此方胡可忽视哉。”（《医理真传·卷二》）

1.2.2.3 火神派温阳法

火神派以附子为主药，常用的九种温阳配伍方法，包括几十个代表方剂及其常用药物，基本上涵盖了火神派的主要治疗大法和方剂，合而成为火神派温阳法的常用套路。

（1）温阳法

所谓温阳法是指温扶阳气的治法。一般而论，人身阳气有上、中、下部位之分。上焦有心肺之阳，中焦有脾胃之阳，下焦有肝肾之阳，应当分别温之。温心肺之阳有桂枝甘草汤、补坎益离丹等温脾胃之阳，通常称之为“温中”，代表方有理中汤、甘草干姜汤等。温肝肾之阳则有四逆汤及其类方“四逆辈”等。但是，“下阳为上、中二阳之根”（郑钦安语），即下焦肾阳是上焦、中焦阳气之根。“人生立命全在坎中一阳”，“坎中一阳”即肾阳，为人身阳气之本，立命之根。郑钦安特别强调肾中阳气的作用，称之为“真阳”“元阳”“真火”“龙火”。因此，在火神派的概念中，所谓温阳主要指的是温肾阳，而不是指温心肺、脾胃之阳。所以本书所称温阳法，即指温扶肾阳之法。

毫无疑义，温阳法为火神派的核心治法。由于温通脾胃阳气有其独特的重要性，虽然亦属温阳范畴，我们单列“温中法”。

温阳法主要以附子为主药，常用者还有肉桂、桂枝、干姜、吴茱萸等，代表方则是四逆汤及其类方“四逆辈”。所谓“四逆辈”一般指下列8方：四逆汤、四逆加人参汤、茯苓四逆汤、干姜附子汤、通脉四逆汤、通脉四逆加猪胆汁汤、白通汤、白通加人尿猪胆汁汤。

温阳法主要适用于三阴证，概括为一切阴证，所谓“以三阴方治疗三阴证，虽失不远”。至于阴证的判认标准，则以郑钦安的“阳虚辨诀”为圭臬。

根据临床实际以及火神派医家的经验，温阳法中以四逆汤、通脉四逆汤、白通汤、大回阳饮最为常用。另外，温通心阳的补坎益离丹较为多用，扶阳温肝法亦有其独特地位。

（2）温中法

所谓温中法，是指温扶中焦脾胃阳气的治法，与温阳法温扶肾阳相对而言，它更专注于中焦阳气。郑钦安虽称“下阳为上、中二阳之根”，即下焦肾阳是上焦、中焦阳气之根，但当阳虚仅限于中焦脾胃，不涉及下焦肾阳，所谓病情轻浅者，可选用专门温扶脾胃阳气的治法和方药。

温中法的代表方有理中丸（汤）、甘草干姜汤、吴茱萸汤以及补脾名方如补中益气汤、四君子汤、大建中汤加附子等，六君子汤加附子则归入温化法中。常用药物则以干姜、高良姜、甘草、吴茱萸、川椒等为代表，其适应证则以中焦脾胃阳气虚弱诸症为准。其特点为多虚、多湿、多寒。

（3）温补法

所谓温补法，是指温阳药与补益药相配伍的治法。

温补法适用阴寒而兼气虚阴损之类的病证。《医学心悟·医门八法》所称“温之与补，有相兼者，有不必相兼者。虚而且寒，则兼用之，若寒而不虚，即专以温药主之”。

祝味菊先生也用附子，同时推崇张景岳之学，继承了温补派思想，对久病虚损之人尤擅此法。这一点似与郑钦安、吴佩衡等强调专用附子的特点有所不同。

（4）温潜法

所谓温潜法，是指温阳药与潜镇药配合的治法。温阳以治阳虚之本，药如附子、肉桂、四逆汤之属；潜镇以治浮阳之标，药多为金石、介类质重下坠之品，如磁石、龙骨、牡蛎、龟甲等，适用阴盛于内、阳浮于外的病证。

温潜法的代表方有潜阳封髓丹、桂枝甘草龙骨牡蛎汤、卢氏扶阳安髓止痛汤等。

（5）温散法

所谓温散法，即温阳法与辛散法合用，祝味菊亦称其为“温辛法”。温阳以治阳虚，辛散以解表，温辛并行。辛散法以麻黄、细辛、桂枝、生姜等药为代表，与附子等配合而成温辛法。

本法以麻黄附子细辛汤为代表，其他名方还有桂枝去芍药加麻黄附子细辛汤、乌头汤、桂枝芍药知母汤、戴氏乌附麻辛桂姜汤、阳和汤加附子、补一大药汤等。

（6）温利法

所谓温利法，即温阳法与利水法合用，用于阳虚兼有水饮肿湿之证。温阳以治阳虚，利水以治水饮，温利合法，共奏温阳利水之功。由于水为阴邪，阳虚之人进一步发展，气化不利，水湿停聚，很容易见到浮肿、咳喘、眩晕、小便不利等水气病证。因此，温利法是十分常见的配伍治法。

温阳常用附子、肉桂、干姜以及四逆汤等温热方药，利水则多用五苓散、薏苡仁等方药，一般还配合木香、砂仁、沉香等行气之品。温利法的代表方有真武汤、茯苓四逆汤、四逆五苓散、温氏奔豚汤、实脾散等。

（7）温化法

所谓温化法，即温阳法与化痰祛湿法合用，用于阳虚兼有痰湿之证。

温阳常用附子、肉桂、干姜以及四逆汤等温热方药，化痰则多用二陈、瓜蒌、薤白等方药，一般常配合辛散、行气之品。代表方有四逆合瓜蒌薤白汤、小青龙汤加附子、四逆二陈麻辛汤、四逆合六君子汤等。

（8）温下法

所谓温下法，即温阳法与攻下法合用，用于阳虚兼有里实积聚之证，亦称之为“寒结”“阴结”。

温阳常用附子、干姜及四逆辈，攻下则多用硝、黄、承气汤等方药，一般还配合枳实、川厚朴等行气之品，代表方有大黄附子汤、温脾汤以及温阳方与攻下方合用等。

（9）温清法

所谓温清法，即温阳法与清热法合用，用于寒热兼见的错杂病证。

温阳常用附子、干姜以及四逆汤等温热方药，清热多用石膏、黄芩、黄连等药，代表方有薏苡附子败酱散、乌梅丸、徐氏连附龙磁汤等。

1.2.2.4 火神派的临证特色

（1）阴阳为纲判分万病

郑钦安学术思想的最基本观点，是以阴阳为纲，认识人体生理、病理，辨证、识病，选方、用药等等一切医学问题，由此出发，郑氏所论乾坤坎离、脏腑生克、五行六气、三焦六经、气血水火、外感内伤等均以阴阳为纲，形成非常鲜明的学术体系。因此他"认证只分阴阳""功夫全在阴阳上打算"，并把这种观念称之为"阴阳至理"。

1）阴阳为纲，判分万病

郑钦安以《易经》《内经》《伤寒论》为宗，"沉潜于斯二十余载，始知人身阴阳合一之道，仲景立方垂法之美。""思之日久，偶悟得天地一阴阳耳，分之为亿万阴阳，合之为一阴阳。于是以病参究，一病有一病之虚实，一病有一病之阴阳，至此始明仲景之六经还是一经，人身之五气还是一气，三焦还是一焦，万病总是在阴阳之中。"（《医法圆通·郑序》）

"一病有一病之阴阳""万病总是在阴阳之中"，突出阴阳作为辨证总纲的地位，这就是郑氏临床辨证最基本的学术思想，这一观点他称之为"阴阳至理"。因此他以阴阳为纲判分万病，"认证只分阴阳""功夫全在阴阳上打算"。在郑氏学说中，"阴阳至理"是一个非常重要的概念，一部《医理真传》通篇都贯穿着这一学术思想。

"认证只分阴阳"，以阴阳为纲统分万病，体现了《内经》"善诊者，察色按脉，先别阴阳"的精神，具有高屋建瓴、执简驭繁的辨证特点，郑钦安在其著作中，反复阐述这一观点。

总而言之，郑钦安在辨证论治中，只讲"阴阳至理"，反对头痛医头，脚痛医脚，袭用"套方套药"的世习；只在阴阳两纲上求根本，不在诸病名目上寻枝叶；认证只分阴阳，不在"五行生克上追求"。套用《内经》的一句话说，就是"谨熟阴阳，无与众谋"，这在历代医家中确实独树一帜，诚如郑氏自述："虽非万举万当，亦可为医林一助云尔。"

2）阴阳两纲，各有实据

既然“认证只分阴阳”“功夫全在阴阳上打算”，那么，临床辨认阴阳就是头等大事了。郑氏在《医理真传》自序中开宗明义，就强调阴阳辨证的地位和作用：“医学一途，不难于用药，而难于识症。亦不难于识症，而难于识阴阳。”他认为，“识阴阳”是诊病最重要的课题。全书通篇从阴阳角度来阐述医理，探求病因，据证立法用方。

但是，“阴虚与阳虚，俱有相似处，学者每多不识，以致杀人。”那就应该制定、掌握判别阴阳的标准，郑钦安称之为“阴阳实据”。他强调“阴阳务求实据，不可一味见头治头，见咳治咳，总要探求阴阳盈缩机关与夫用药之从阴从阳变化法窍”。

在《医理真传》“钦安用药金针”中他再一次明确：“予考究多年，用药有一点真机与众不同。无论一切上中下诸病，不同男妇老幼，但见舌青，满口津液，脉息无神，其人安静，唇口淡白，口不渴，即渴而喜热饮，二便自利者，即外现大热，身疼头痛，目肿，口疮，一切诸症，一概不究，用药专在这先天立极真种子上治之，百发百中。若见舌苔干黄，津液枯槁，口渴饮冷，脉息有神，其人烦躁，即身冷如冰，一概不究，专在这先天立极之元阴上求之，百发百中。”这就是郑氏所谓的“阴阳实据”或称“阴阳辨诀”，亦即判断阴虚阳虚的“秘诀”。在《医理真传》卷二、卷三中，他还分别列举 31 条阳虚病证，29 条阴虚病证，采取问答形式，一症一解，详加论证，“以便学者参究”。

总而言之，辨认任何病证，“总在考究阴阳实据为要”。“挈定阴阳实据治之，发无不中”（《医法圆通·卷一》）。能做到这一点，用郑的话来说，“便可超人上乘，臻于神化”。火神派医家根据郑氏“阴阳为纲”的理论，积累很多治验案例，读者可以互相参看。

任何一种学术观点都是有其适应范围的。分析郑钦安关于阴阳实据的论述，可以看出，所谓阴阳两纲主要是指阳虚、阴虚，亦即寒热两类病变。这与广义的阴阳概念分别指里、虚、寒证和表、实、热证有所不同。因此在谈到郑钦安阴阳两纲时要明确两点：一、有表证时当先顾表，郑氏反复强调这一点，"审无表证"，方可再辨阴阳。二、对里实证如七情、痰湿、食滞等症，当按治疗实证方法处理，这也不属阴阳两纲范畴，可以《金匮》杂病论之。在《医法圆通》论治胃病不食等多种杂病时，郑氏亦反复强调这一点。总之，按郑氏所说，要"察究外内虚实""按定阴阳虚实、外感内伤治之"，这是严密完整的说法。

（2）详辨阴证，多有创见

"万病起于一元伤损"，郑钦安推崇阳气，临证时首先考虑阳气损伤情况，对阳虚阴盛亦即阴证有着丰富的经验和全面的认识。由于阴证表现复杂多变，且常有假象，人多不识，因此郑钦安对于阴证的辨识具有十分重要的意义。为了论述方便起见，按其程度由轻到重分出纯阴之象、阴盛格阳（含虚阳上浮和虚阳外越）、阳虚欲脱三种证候，郑氏对其分别做了非常详细的论述，我们将其归纳为郑氏所论"阴证三候"或称"阴证三层次"。尤其是由阳虚衍化而出现的种种变证，如阴盛格阳（含真气上浮和阳虚外越）、阳虚欲脱等证候的认识和论述细致入微，能勘破重重迷雾，辨伪存真，指明阴火之症，有着独到而深刻的认识，这是他学术思想中最精华的部分。成都中医学院的郭子光教授认为郑氏"于阳虚辨治所积累之独到经验，确是祖国医学中一份珍贵宝藏"，即是指此而论。

（3）阳药运行，须知反应

桂、附、干姜等辛热之品大多药性峻猛，古人即有"桂枝下咽，阳盛则毙"之训，而且附子具有一定毒性，这些都使得医家畏之若虎，不敢轻用，加上喜清恶温、贪图平稳之流俗，无疑都影响了辛热药物的使用。此外，服用辛热药物确实可能引起一些不适之感甚至剧烈反应，颇似"变证蜂起"，使得病人惊惧，医家疑惑，乃至中断用药，迷失正确治疗方向。当然，在已经出现异常反应的情况下，继续使用辛热药物，确实存在风险，应当慎重。因此，弄清服用热药反应，判认其是正常还是异常反应，药误还是药效，病进还是病退，无疑是十分重要的问题，用郑钦安的话讲，“此道最微，理实无穷，学者当须细心求之”。

郑钦安认为，凡服药后常有“变动”，要知道这些变动有的是“药与病相攻者，病与药相拒者”，属于正常的药物反应，“岂即谓药不对症乎？”他善用姜附，尤其对热药之反应有着丰富的经验和深刻的体会，这也是其善用姜附的重要体现。郑氏对服用姜附等热药反应的认识，集中体现在《医法圆通》中“服药须知”一节中，认真学习可以从中得到十分宝贵的经验。

他说：“初服辛温，有胸中烦躁者，有昏死一二时者，有鼻血出者，有满口起疱者，有喉干喉痛、目赤者，此是阳药运行，阴邪化去，从上窍而出也。以不思冷水吃为准，即吃一二口冷水，皆无妨。服辛温四五剂，或七八剂，忽咳嗽痰多，日夜不辍，此是肺胃之阴邪，从上出也，切不可清润。服辛温十余剂后，忽然周身面目浮肿，或发现斑点，痛痒异常，或汗出，此是阳药运行，阴邪化去，从七窍而出也，以饮食渐加为准。服辛温十余剂，或二十余剂，或腹痛泄泻，此是阳药运行，阴邪化去，从下窍而出也。但人必困倦数日，饮食懒餐。其中尚有辛温回阳，而周身反见大痛大热者，阴陷于内，得阳运而外解也，半日即愈。”

以上这些反应郑氏均认定为“阳药运行，阴邪化去”的正常反应，乃是药效，不可疑为药误。要知道，未服阳药之前，机体阴盛阳虚，正气无法抗邪，故无激烈的反应。服用阳药之后，阳气振奋，兴起抗邪，正邪交争，矛盾尖锐对立，故有形似异常，实则正常的剧烈反应。提示后学，这是正邪相争的关键时刻，切不可为表面现象所迷惑中断治疗，或改投清凉，误入歧途。

至于表现各异如“有胸中烦躁者，有昏死一二时者，有鼻血出者，有满口起疱者，有喉干喉痛、目赤者”“忽咳嗽痰多，日夜不辍”“忽然周身面目浮肿，或发现斑点，痛痒异常，或汗出”

“或腹痛泄泻”等等，乃是阴邪分别从上窍、从肺胃、从周身、从下窍等不同部位而出的原因使然，与邪气所在部位、药物作用脏腑有关。这是郑氏多年经验积累所得，见解深刻，可谓发前人所未发，足以为后世指点迷津。

由于胸中烦躁、鼻出血、满口起疱等症状似乎为火热之象，容易令人疑惧，当此之时，郑氏提出一个辨识标准：“以不思冷水吃为准，即吃一二口冷水，皆无妨。”这提示津液未伤，并非过用或误用阳药所伤，这就设下了一条确认药效而非药误的底线。此外郑氏还提出一个辨识标准，“以饮食渐加为准”，提示脾胃健和，自是佳兆，毋庸自扰。还有，郑氏还提出这些“异常反应”，可自行消退，一般都能“三五日自已”“半日即愈”等，无须过虑。这是由于正邪交争，“变证”遽发，随着正胜邪祛，这些“变证”自然自行消退。这几条标准，深刻地把握了“阳药运行，阴邪化去”的病理变化本质，具有很高的临床指导价值，可让医家守定真情，坚持既定方案，“切不可清润”。

此外，郑氏还总结了其他一些服用热药之反应，如发热身疼、小便痛甚、口中异常气味等，均系切身体会，世人难以见识，均属“阳药运行，阴邪化去”的正常反应。如“久病与素秉不足之人，忽见身疼，而却不发热者，是里有寒也……但服温里之药，多有见大热身疼甚者，此是阴邪溃散，即愈之征，切不可妄用清凉以止之”（《医法圆通·卷三》）。又如淋证，“但服回阳等方，初次小便虽痛甚，而尿来觉快者，气机将畅，而病当解也。此道最微，理实无穷，学者当须细心求之”（《医理真传·卷二》）。还有，“阳虚阴盛之人，投以辛甘化阳二三剂，即有现口苦、口酸、口淡、口辛、口甘等味，又服二三剂，而此等病形即无。予仔细推究，皆缘真阳失职，运转力乖，兼之服药停积未去，今得辛甘化阳之品，运转复行，积滞即去，故口中一切气味出矣。味者不识此理，见酸即治酸，见苦即治苦，鲜不增病。医理之微，不诚难哉”（《医法圆通·卷一》）。

1.3 中医气机升降学说与黄元御“气机升降圆”

1.3.1 中医气机升降学说

气的升降出入贯穿宇宙一切有生命活动的始终。人居“上下之位，气交之中”，人体生命活动自然离不开这一规律，升降是生命运动的基本形式。气机升降学说是中医学从动态角度出发，对脏腑特性、气化功能以及整个人体生命活动的高度概括。气的升降出入运动是人体生命的根本，气的升降出入运动一旦停止，就意味着生命的终结。故《素问·六微旨大论》说：“非出入，则无以生长壮老已；非升降，则无以生长化收藏。是以升降出入，无器不有。”升和降，是对立的两个方面。这两个方面，既互相对立又互相联结，既互相制约又互相依赖。升降学说是中医学理论体系的重要组成部分，是中医阴阳学说在气机的动态消长转化过程中的具体运用。升，谓上升，是升其清阳之气；降，谓下降，是降其浊阴之气。五脏六腑的气化正是在这种“升已则降，降已而升，升中有降，降中有升”的状态中，共同维系着这个机体的新陈代谢平衡的。气机升降理论贯穿于中医生理学、病理学、诊断学、治疗学和方药学等各个方面。调理脏腑升降，是临床上不可忽视的环节。深入探讨气机升降理论，不仅具有理论意义，而且有助于提高临床疗效。

1.3.2 黄元御“气机升降圆”

黄元御学术流派的特点是气机升降圆，也是典型的中医整体调控医学的例子。

1.3.2.1 黄元御的“气机升降理论与模型”

《四圣心源》这本书是黄元御所有著作中水平最高的一本，代表了他的巅峰之作，是他所有的医学体悟、理论体系的一个汇总，集大成者。而《四圣心源》这本书，它的理论体系就是中医气机升降学说，就是黄元御一直强调的本气为病。他在写《伤寒悬解》的时候已经说得很清楚了，写《伤寒悬解》《伤寒说意》，他就认为外邪和自身的正气这是相对而言，对于疾病来讲，真正引起疾病的还是自身正气、本气为主，外邪是助缘、诱因而已。《内经》里面讲“正气存内，邪不可干”，这就是他的理论基础，就是他立论的根源。所以他讲所有的疾病，他阐述对疾病的认识，他的立方，他的方意，全都是站在本气为病的根基上，所有的论点都是从自身正气、本气为病的角度来论述的，这是他一个很重要的特点。那么，本气，就是自身的正气，是一个什么样的结构模式呢？就是气机升降，土枢四象。中气为枢纽，左升右降一转，转起来了，成为一个圆圈（图 1－1），这就是理论体系。

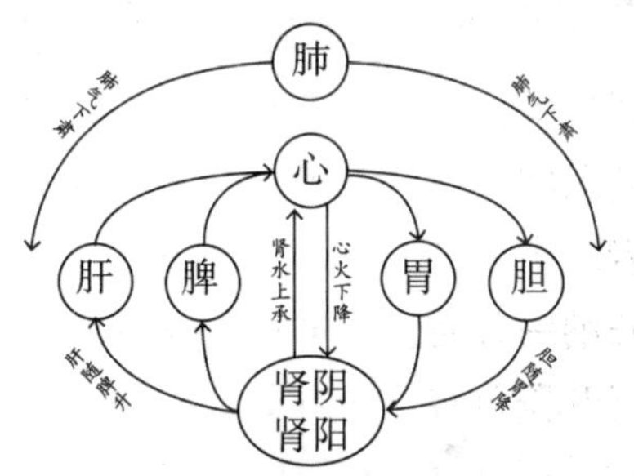

图 1－1 黄元御气机升降图

1.3.2.2 彭子益继承和发展了黄元御的气机升降圆学说

彭子益认为，黄元御坚持了河图的圆运动中医学的原理系统，应“法其是处，戒其偏处”：“尝谓中医书籍，惟黄氏当得住一个‘偏’字。有整个乃可言偏，无整个即不能言偏，惟黄氏有整个也。整个者，整个河图也。整个河图是圆阴阳平和则圆，阴多则往下不圆矣，阳多则往上不圆矣。故读黄氏须于系统学有把握之后，乃可读之，自能法其是处，戒其偏处。”“中医原理，出于河图。河图的圆运动，为中医学的原理系统。并非河图的圆运动来解释药性，安能得药性之正义。惟有黄坤载八种之《长沙药解》，就《伤寒》《金匮》之方，由河图的圆运动，解出药性之原理。”

彭子益有关“圆运动的古中医学”的一些论述：

“吾人既读宇宙篇，知古中医学的来源，是圆运动的大气。读原理篇，知古中医学的阴阳五行的所以然，是大气内的物质与物质发生的作用。读处方篇，知古中医学的法则，是宇宙人身同一大气的圆运动。读伤寒篇，知人身整个病的根源与治法，仍是大气的圆运动。读温病、时令病、小儿病篇，知一切时令病，皆人身本身之气作病。

“相生者，大气圆运动次序的先后。相克者，大气圆运动对待的平衡。相生者，补其不足。相克者，制其太过。相生相克，皆圆运动自身维持自身运动之圆而已。天人之气，和平则无病。运动圆则和平，亦和平则运动圆。相生则生，相克则平。相生相克者，中医学的生理、病理、医理之事也。一年的五行圆运动，要归纳一日看。一日的五行圆运动，要归纳一息看。一呼一吸则大气升降于人身，成一整个也。天人的天字，乃整个造化的简称。

“中气如轴，四维如轮。轴运轮行，轮运轴灵。轴则旋转于内，轮则升降于外。此中医的生理也。中医的病理，只是轴不旋转，轮不升降而已。中医的医理，只是运动轴的旋转，去运动轮的升降，与运动轮的升降，来运动轴的旋转而已。由轮而轴，是为先天；由轴而轮，是为后天。《易经》河图所以表示先天后天的生理的运动，病理医理，都在其间矣。河图详生命宇宙。由轮而轴者，由升降而成中气也。由轴而轮者，由中气而成升降也。”

1.3.2.3 麻瑞亭与下气汤

麻瑞亭已业医60余年，愈疾无计，主要取法于黄元御医术，得力于下气汤之灵活加减化裁。而麻瑞亭基于自己的临床实践，又灵活变换原方两味，以之治诸内伤杂病，医迹卓著，则既是对黄氏医术之继承弘扬发展之明证，亦是异病同治大则之具体实践与发扬也，是乃麻瑞亭医术之精蕴特色也。

（1）下气汤解析

下气汤，载黄元御所撰之《四圣心源·卷四》。原方为甘草6克、半夏9克、茯苓9克、杏仁9克（泡，去皮尖）、贝母6克（去心）、五味子6克、芍药6克、橘皮6克，治气滞在胸膈右胁者。去敛肺止咳之五味、贝母，加润血疏肝之首乌、丹皮，化裁为云茯苓9克、粉甘草6克、炒杭芍12克、粉丹皮9克、制首乌20克、广橘红9克、炒杏仁9克、法半夏9克之剂，变功专清降肺胃原方，为既能右降肺胃，又能左升肝脾的升清降浊之剂。以之作为主方，随证灵活加减，而治绝大部分内伤杂病。

云苓健脾渗湿，治在脾而助其升。半夏和胃降逆，治在胃而助其降。甘草和中，治在脾胃，助其升降。三味和合而调理后天脾胃，助其气血生化之源，以扶正抑邪。杭芍、丹皮、首乌，入血分，疏肝升陷，兼以平胆。橘红、杏仁，入气分，清肺理气，化痰降逆。八味和合而共奏健脾疏肝、清降肺胃、调和上下之功，则胃降而善纳，脾升而善磨，肝升而血不郁，肺降而气不滞，心肾因之交泰，诸脏腑紊乱之气机，因而复其升降之常，病可向愈也。

药虽平淡无奇，然握中央而驭四旁，复升降而交水火，所以用治内伤杂病，切病机而效可观。所以然者，内伤杂病，多系多脏腑功能之失调，脾胃功能失调尤著者。病机为中气不健，肝胆郁滞，肺胃上逆，脾肾下陷，而导致脾胃不和，肝胆不调，上显标之虚热，下显本之湿寒。此方和中调郁，渗脾湿而不伤肝阴，滋肝阴而不助脾湿，降浊阴而去其上壅，升清阳而理其下陷，自可收脾升而肝肾随之亦升，胃降而心肺随之亦降之功。使紊乱之脏腑气机，复其左升右降之常，胃善纳而脾善磨，肝不郁而肺小滞，气血渐旺，诸症自可向愈也。

湿气盛者（如水气病、脾虚胀满），以猪苓片9～12克易茯苓，建泽泻9克易甘草。湿气盛而腹胀者，以茯苓皮9～15克或猪苓皮9～12克易茯苓。历节（如风湿或类风湿），以土茯苓15～30克易茯苓，建泽泻9克易甘草。胃逆纳呆，头目昏晕者（如血压偏高），以炒白术9～12克易甘草（甘能令人中满，而妨食纳，且甘草补气升压，故易之）。暑月湿热，苔白腻而胃口小开者，以生苡仁15～20克易甘草。胆胃上逆，甲木化火，口苦咽下，头痛眩晕，关寸脉大，舌红苔黄者，以黄芩炭9～12克易杭芍，平胆以清上热。脾湿肝郁，乙木下陷，少腹冷痛下坠，关尺脉大，舌淡苔滑者，以桂枝6～9克易杭芍，暖肝以助升发。血虚者（如缺铁性贫血、再生障碍性贫血），以炒赤芍9～12克易杭芍，润燥以补血虚。心动悸，脉虚数或结代者（如心脏病），以生地炭9～12克易丹皮，润血以复脉。血瘀头痛，经络瘀阻，肢体串痛，或半身不遂，月经涩少者，以老川芎6～9克易丹皮，通经活络以祛瘀。月经量多，色淡神疲者，以全当归9～12克易首乌，温经补血以调经。脾肾虚寒，纳差腰痛，关寸脉大，舌淡苔滑者（如胃病、慢性肾炎），以上肉桂35克易首乌，温中暖下以祛寒。陈年咳嗽，水源乏竭，舌红少苔，夜热烦躁者，以大熟地9～12克易首乌，滋燥以生水。肺逆咳嗽者，以广陈皮9～15克易橘红，顺气以止咳。胆胃气滞，胸胁疼痛者（如胆囊炎、胆结石），以炒枳壳9克易橘红，破滞宽胸以止痛。胸胁气滞益重者，以炒枳实9克易橘红，破气开滞以止痛，兼利大肠。更重更痛者，以炒青皮6～9克或鹅枳实6克易橘红。肝郁胁痛者（如急慢性肝炎），以佛手片6～9克易橘红，疏肝理气以止痛。胃脘疼痛，胃酸缺乏，食少疲困者，以香橼片6～9克易橘红，舒肝以开胃。气滞胸闷，痰多不利者，以全瓜蒌9～12克易杏仁，化痰利气以宽胸。胸脯胀闷，俯仰俱难者，以瓜蒌皮9～12克易杏仁，利气以除壅。咳唾痰涎，胶黏难出，胸闷气短者，以炒蒌仁9～12克易杏仁，利痰逐饮以宽胸。气滞胸闷，大便干而不利者，以郁李仁9～12克易杏仁，清肺润肠以利便。月经涩少，色黑有块，胸闷心烦者，以炒桃仁9～15克易杏仁，活血理气，化瘀以通经。妊娠呕恶，食纳不开者，以姜半夏6～9克易法半夏（法半夏有堕胎之弊），和胃降冲，顺气以开胃。此主方之随证随病化裁也，总而谓之“舟”。

凭脉察舌，据症据病，于主方内加入主治某症某病之品，而组成治疗各个具体病证之方，且据各证各病之兼症，加减所需之味，灵活化裁，而治诸内伤杂病。如心悸者，以生地炭易丹皮，加广郁金9～12克、延胡索9～12克、柏子仁9～12克、北沙参15～30克、白蔻仁6～9克、赤丹参15～20克、白茅根9～12克。肾寒腰痛者，以上肉桂3克易首乌，加炒杜仲12克、川续断15克、骨碎补9～12克、炒干姜3～5克、草蔻仁4～6克。咳而痰少者，以广陈皮12克易橘红，加前胡12克、川贝母9克、炙冬花12克、北沙参20克、白蔻仁6克、炙五味4～6克。胆胃病（如胆胃气痛、胆囊炎及胆结石），以炒枳壳9克易橘红，以全瓜蒌9克易杏仁，加广郁金9克、延胡索9克、川楝子6克、广木香12克、白蔻仁6克。肝胃病（如慢性肝炎），加广郁金12克、延胡索12克、半枝莲12克、白花蛇舌草12克、缩砂仁9克、赤丹参15克、软柴胡9克、焦山栀35克。胃脘痛（如胃及十二指肠溃疡），以炒白术9克易甘草，加广郁金9克、延胡索9克、乌贼骨12克、炒干姜3克、白蔻仁6克、三七粉3克（分冲）……。此各病之主方也。据各病之兼症，而加减相应之药。如心悸而下寒较重者，另当以上肉桂3克易首乌，以补骨脂9克易白茅根。肾寒而膀胱热涩者，另当以建泽泻9克易甘草，仍用首乌，以北沙参30克易干姜，加焦山栀3克……。此随证随病之加减也。统而谓之“寻”。

拨千钧之舟者，一搏之木也。具健脾和胃、升清降浊功能之主方，生气血而调阴阳，是为扶正，为御邪之本，与各证各病所加祛邪之味相合，抵达病所，共奏愈各证各病之功。主方以黄芩易杭芍，加龙骨、牡蛎，则平胆而降浊，主方以桂枝易杭芍，加柴胡，则疏肝而升清。此乃下气汤灵活加减化裁，用治绝大部分内伤杂病，且疗效甚佳之原委也。所以然者，病机相同或相近，虽病证病名不同，治可相同，异病同治也。而内伤杂病，多脏腑功能失调，升降紊乱者，是其大率也，即病机相同相近也。升降紊乱，均当复其升降之常；而复其升降之常的关键，重在调理脾胃。下气汤以健脾和胃为本，兼调肝肾心肺，切中内伤杂病之主要病机，所以灵活加减化裁，用治内伤杂病，既稳当而效可观。

（2）麻瑞亭弟子孙洽熙的清上温下调中汤

组成：云茯苓 10 克　炒白术 10 克　炒杭芍 15 克　黄芩炭 10 克　制首乌 20 克　广橘红 10 克　炒杏仁 10 克　法半夏 10 克　生龙骨 10 克　炒杜仲 15 克　白蔻仁 10 克

功能：健脾和胃，理气降逆，疏肝升陷，清上温下。

主治：纳差运迟，脘腹胀满，胸闷痰嗽，眠差口苦，腰痛体倦。

用法：每日一剂，水煎三次，共取汁 500 毫升，早晚分服。

方解：云苓、白术、半夏、白蔻，健脾和胃，增食纳而开化源；橘红、杏仁，清肺理气，化痰涎而止咳嗽；杭芍、首乌，疏肝调血，解肝郁而消胀满；黄芩、龙骨、杜仲，清上温下，安卧寐而暖腰膝。握中央（脾胃）以驭四旁（心肺肝肾），复脏腑气机升降之常，开化源而荣气血，和阴阳而扶正气，既是治疗气血阴阳失调之良剂，又为内伤杂病之底方。据脉证化裁加减，用治绝大部分内伤杂病，疗效卓著。

加减：

胃病，改黄芩为粉丹皮 10 克，改杜仲为川郁金 10 克，加炒延胡索 12 克。烧心泛酸，加乌贼骨 15 克。溃疡便血，加三七粉 3 克（冲服）。大便稀软，改首乌为上肉桂 4 克。萎缩性胃炎，加桉树叶 10 克。胃痛不止，加炒山药 30 克。眩晕，加明天麻 10 克、煅牡蛎 15 克、焦山栀 5 克。头痛，加钩藤 15 克。高压偏高，加夏枯草10克。低压偏高，加茺蔚子15克。血压偏低，加广藿香10克。大便稀软，改首乌为上肉桂3克，加炒干姜4克。胆结石，改橘红为炒枳壳10克，改杏仁为全瓜蒌10克，改杜仲为川郁金10克，改龙骨为炒延胡索15克，加川楝子10克、北沙参30克、焦山栀6克、赤丹参20克。合并胆囊炎，加半枝莲12克、广木香4克。贫血，改黄芩为当归身10克，改首乌为上肉桂4克，改橘红为广陈皮10克，改龙骨为柏子仁15克，加红人参10克（另煎）、鹿角胶10克（烊化）、山萸肉20克、鸡内金10克、补骨脂12克。肺热口干，加北沙参20克，畏寒肢冷，加生黄芪30克。紫癜，加紫浮萍10克、赤丹参15克，改杭芍为炒赤芍10克。经漏经多，加炒蒲黄20克。白带清稀，加炒芡实30克。肾炎，改白术为建泽泻10克，改黄芩为粉丹皮10克，改龙骨为苏泽兰20克，加车前草15克、冬葵子15克、炒芡实30克。尿闭肿剧，加木防己10克。心悸，改白术为粉甘草10克，改黄芩为生地炭15克，改龙骨为川郁金10克，加炒延胡索10克、柏子仁15克、北沙参30克、赤丹参20克、白茅根10克。胸痛胸闷，改杏仁为全瓜蒌10克。肺心痛，改橘红为广陈皮10克，加川贝母10克、山萸肉20克。

月经不调，改黄芩炭为全当归10克，改龙骨为炒延胡索10克，加赤丹参15克、棕榈炭15克、车前草15克。月经先期，加炒蒲黄20克、炒莲房20克。月经洐期，加川郁金10克、焦山栀5克。少腹冷痛，加炒茴香6克、炒干姜6克。白带清稀，加炒芡实30克。乳腺增生，加海藻15克、昆布15克。

1.4 中医经络学说

经络学是研究与阐述经络系统的构成、循行规律、循行部位、生理功能、病理变化及其临床运用的学科。经络学是中华民族的伟大发现，是中医学的重要组成部分和核心理论。中医经络学具有悠久的辉煌历史、独特的理论系统、奇异的显现形式、重要的生理功能、确切的临床疗效、广泛的实际运用，与针灸、按摩、导引、气功关系最为密切。经络学产生于中国古代，是中医学的伟大发明创造，是中华民族对人类的辉煌贡献。经络学的发展，大体可以划分为萌芽、奠基、逐渐发展、蓬勃复兴四个阶段。经络理论不仅经受过几千年临床实践的检验，也被现代多项尖端的科学技术方法一致验证证实。

1.4.1　经络系统的构成

经络系统由经脉、络脉、连属组织等结构共同构成。

1.4.1.1　经脉

经脉是经络系统的主干，分为正经、奇经、经别三种结构。

（1）正经

正经是经络系统的主体和代表，有十二对，左右对称，合称十二经脉。十二经脉有一定的起始终止部位，一定的向心走行方向，一定的循行部位，一定的交接交会规律，与脏腑、形体、官窍有固定的络属关系。正经上分布有一定数量的经穴，是经气双向运行的主要通道。

（2）奇经

奇经是不同于正经的经脉主干，有三条五对，合称奇经八脉。奇经具有统率、联络和调节正经经气的作用。

（3）经别

经别是别行的正经。从正经分出，深入形体体腔深部，加强表里两经在深部的联系。

十二正经和督脉、任脉两条奇经合称十四经脉。在十四经上，各有数目固定的经穴。经穴是经气输注汇聚之处，有调整经气的重要作用。

1.4.1.2 络脉

络脉是经络系统的分支，主要有别络、浮络、孙络3种结构。

（1）别络

别络是经脉的较大分支。历代有十五别络或十六别络之称，有比较固定的循行部位，可以加强表里两经在体表的联系。

（2）浮络

浮络是浮显于人体浅表部位的络脉。因为浮络浮现于体表，因而可以看到。

（3）孙络

孙络是经络系统中最为细小的分支，又称孙脉。数目众多，难以计量。

1.4.1.3 连属组织

经络内属于脏腑，外络于官窍、肢节。

（1）经络在内属络脏腑

正经、奇经、经别、络脉全部与脏腑有一定的属络关系，尤其是正经起着主要的联络作用。除正经以外，还通过奇经、经别、别络，以及经络之间的交接交会、气街、四海等构成了广泛而复杂的联系网络。所以经络就是《素问·灵兰秘典论》提出的脏腑联系的“使道”。

（2）经络在外联络官窍肢节

经筋是正经经气“结、聚、散、络”于筋肉关节的体系，称为十二经筋。

皮部是正经经气散布在皮肤的十二个区域，称为十二皮部。

经络所连属的官窍、经筋、皮部等形体组织，是经络网状联络和经气散布的主要区域范围。

1.4.2 经络的作用及其临床运用

经络学说以十二正经为主体，包括奇经八脉、经筋、经别、皮部等内容，经络内属于脏腑、外络于肢节，完成“行血气而营阴阳，濡筋骨，利关节”的生理功能，可“决死生，处百病，调虚实”，贯穿周身上下内外，使人体形成一个有机的整体，完成运行气血、协调阴阳、抗御外邪、反映病候等生理病理作用，因而“不可不通”。

1.4.2.1 经络的作用

（1）联系内外，网络全身

人体的五脏六腑、五官九窍、四肢百节、皮肉筋骨等器官和组织，虽然各有不同的生理功能，但又是互相联系，使全身内外、上下、前后、左右构成一个有机的整体。人体的这种相互联系、有机配合主要是依靠经络系统的联络沟通作用来实现。经络系统的循行和分布，纵横交贯、出表入里、通达上下，联系着脏俯器官，其具体联系通路有以下一些特点：十二经脉和十二经别，着重在人体的体表与脏腑，以及脏腑之间的联系；十二经脉和十五络脉，着重在体表与体表，以及体表与脏腑之间的联系；十二经脉通过奇经八脉，加强了经与经之间的联系；十二经的标本、气街和四海，则加强了人体前后腹背和头身上下的分段联系。这正如《灵枢·海论》说的：“夫十二经脉者，内属于府藏，外络于支节。”脏腑居于内，支节居于外，其间是通过经络系统相联系。经络系统是以头身的四海为总纲，以十二经脉为主体，分散为三百六十五络遍布于全身，将人体各部位紧密地联系起来，使有机体各部分之间保持着完整和统一。

（2）运输渗灌作用

气与精、血、津液是各脏腑、形体、官窍必不可少的营养物质。人体的各个组织器官必须依靠气与精、血、津液的温煦濡养等作用，才能维持正常的生命活动。传统中医理论认为，气与精、血、津液之所以能通达全身，均有赖于经络的运输传导作用。其具体体现在经脉的运输和络脉的渗灌，故《灵枢·脉度》

说：“阴脉荣其藏，阳脉荣其府。”“其流溢之气，内溉藏府，外濡腠理。”《灵枢·本藏》说：“经脉者，所以行气血而营阴阳，濡筋骨，利关节者也。”王冰将运行气血具体分解为“经脉行气，络脉受血”。

（3）双向感应传导作用

感应传导指经络系统具有感应和传导各种生命信息的作用。经络的感应传导作用是通过经气实现的。经气既可自外传里，又可由里达外，能够双向进行。经气的感应传导呈现双向性。

1）由外向内

当人体正气充足时，经气不仅可以营养人体的各个组织器官，而且可以防止外邪的侵犯。如果人体正气不足，经气亏虚，经络便会成为外邪侵犯人体的通路。邪气可以沿经络自外向内传导，由表入里，由浅入深，甚至传入内脏。如果肌表受到外界某种刺激（如针刺、艾灸、按摩），这些刺激信息也会由经络中的经气感受和负载，沿经络传送至内脏，调整干预人体的生理活动或病理变化，根据信息的性质和强度的不同，产生或补或泻的不同作用。

2）由里出表

内脏功能活动或病理变化的信息也可以由经络中的经气感受，并沿经脉、络脉、经筋、皮部依次传达于体表，反映出不同的症状或体征，这是中医据外测内、诊病辨证的主要生理基础。

（4）平衡、调节作用

经络系统通过其沟通联系作用、感应传导作用、运输渗灌作用，对各脏腑、形体、官窍的功能活动进行调节，使人体复杂的生理功能相互协调，维持其间的动态平衡。故《灵枢·经脉》说：“经脉者，所以决死生、处百病、调虚实，不可不通。”

经络的调节作用可以促使人体机能活动恢复平衡协调。实验证明，针刺腧穴可以对脏腑机能产生调节作用，这种调节作用在病理状态下尤为明显。如针刺足阳明胃经的足三里穴，可调节胃的蠕动与分泌状态；当胃的机能低下时给予刺激，可使胃的收缩加强，胃液浓度增加；当胃处于亢奋状态时给予刺激，则可引起抑制性效应。又如针刺手厥阴心包经的内关穴，既可使心动加速，在某些情况下，又可抑制心动，故该穴在临床上既可治疗心动过速，又可治疗心动过缓。可见，经络的调节作用可表现出“适应原样效用”，即原来亢奋的，可通过调节使之抑制；原来抑制的，又可通过调节使之兴奋。这种良性的调节作用在针灸、推拿、按摩、导引气功等疗法中具有重要意义。

1.4.2.2　经络的临床运用

经络理论在临床上的运用，可分为诊断和治疗两类。诊断方面是根据经络来切脉、诊察体表和辨别证候，称为经络诊法和分经辨证，治疗方面是根据经络来选取腧穴，运用不同治法及药物，称为循经取穴和分经用药。

（1）经络诊法

《灵枢·经水》说：“审、切、循、扪、按，视其寒温盛衰而调之。”这些都是就经络部位进行诊察的方法，如审查、指切、推循、扪摸、按压，以及观察该部寒温和气血盛衰现象。《素问·三部九候论》说的“视其经络浮沉，以上下逆从循之”，也是同一意思。“切循而得之”，本身就是检查经络的基本方法。经络外诊多用直接的检查，近代又采用一些客观的检测方法，如从皮肤电现象等做观察等，使检查探测方法趋于多样化。分经切脉，原属经络诊法的主要内容。《灵枢》以寸口脉诊候阴经病证的虚实，人迎脉诊候阳经病证的虚实。又以阳明脉气最盛，其下部可诊候冲阳（趺阳）脉，肾气盛衰则可诊候太溪脉。分部诊络，则是指分皮部诊察血络的色泽，以辨痛、痹、寒、热等，这在皮部中已有说明。近人亦有从皮疹辨证，也属于诊络法。压痛的检查，对临床取穴尤为重要。“按其处，应在中而痛解（懈）”（《灵枢·背腧》），这既是取穴法，也是经络诊法之一。

（2）分经辨证

全身外至皮肉筋骨，内至五脏六腑，都以经络为纲，按经络来分析病证即称分经辨证。《素问·皮部论》说：“皮有分部，脉有经纪，筋有结络，骨有度量，其所生病各异。”指出皮肤的分部，筋肉的有起有结，骨骼连属和长短，都是以经脉为纲纪，从而分析其所发生的不同病证。十二经脉各有“是动则病……”和“是主某所生病”的记载，意指此经脉变动就出现有关的病证，此经脉腧穴能主治其所发生的病证，这就是经脉的主病。各经脉既有其循行所过部位的所称外经病（证），又有其有关的脏腑病（证）。此外，络脉、经筋也各有主病，皮部之病实即经络之病的综合反映，总分为六经病。奇经八脉与各经相交会，其所主病证又有其特殊性质。分经辨证，主要也就是分十二经（合为六经）和奇经八脉。一般以十二经为正经，主疾病之常；奇经为十二经的错综组合，主疾病之变。

（3）循经取穴

经络各有所属腧穴，腧穴于分经之外还有不同的类别，腧穴以经络为纲，经络以腧穴为目，经络的分布既有纵向的分线（分行）关系，还有横向的分部（分段）关系，这种纵横关系结合有关腧穴其意义更为明显。循经取穴的意义应当从这种关系去全面理解，因而按经络远道取穴是循经，按经络邻近取穴也是循经。《内经》所说的“治主病者”就是指取用能主治该病证的经穴。经脉的“是主某所生病”，说的就是这一经所属穴的主治症。这主要以四肢部经穴为依据。作为将定类别的四肢经穴就有井、荥、输、经、合、原、络、郄等。在头面、躯干部，则有处于分段关系的脏腑俞募穴及众多的交会穴。对脏腑五官说来，取用头面躯干部的经穴是近取法，取用四肢部的经穴是远取法。循经远取和远近配合，在临床治疗中具有特殊重要的意义。

（4）经络整体调控在治疗上的体现

《灵枢·经脉》篇说：“经脉者，所以能决死生，处百病，调虚实，不可不通。”经络整体调控的功能还突出地表现在以纠正阴阳气血偏盛偏衰为最终目的的针灸治病过程中。赤羽氏的“天平学说”认为，如果机体一侧有病，除在同侧施治外，也可以刺激对侧（健侧）以调节经络失衡，使疾病好转或痊愈。如对于半身不遂、口眼歪斜的治疗就是通过调节、纠正机体左右经脉的失衡而发挥治疗作用的。经络对机体治疗性调节的结果，一方面减轻或消除了疾病的症状，一方面可以使经穴皮肤导电量（或电阻值）趋于平衡。经络的这种调治作用，是以它在正常情况下能调节机体阴阳平衡为基础的。

《素问·三部九候论》指出：“实则泻之，虚则补之……无间其病，以平为期。”这是针灸调治脏腑、经络失衡的总则。在具体运用上有主张先补后泻者（《灵枢·终始》《难经·六十九难》），有主张先泻后补者（《素问·三部九候论》《素问·血气形志》）。但不论先补后泻，还是先泻后补，都是以补虚泻实、调节经气为手段，最终达到“阴阳不相移，虚实不相倾”“阴平阳秘，精神乃治”的目的。《素问·阴阳应象大论》说：“善用针者，从阴引阳，从阳引阴，以右治左，以左治右。”《素问·离合真邪论》说：“气之盛衰，左右倾移，以上调下，以左调右。”为针灸调治脏腑、经络的失衡创立了左右交叉、前后对应、上下颠倒、内外相合等多种形式。

1）左右交叉调治法：由于经络在人体是左右对称分布的，并有左右交叉、交会的现象，所以，对于左右经络失衡的病证，就可以“左强者攻其右，右强者攻其左”（《灵枢·癫狂》）。这在《内经》中称之为“缪刺”（左右交叉、浅而刺络）和“巨刺”（左右交叉、深而刺经）。当邪客于络脉或身形有痛而脉象无异常时用缪刺法；邪客于经或一侧有病而对侧脉象出现异常时用巨刺法。对口眼歪斜、半身不遂、单侧肢体疼痛、跌仆损伤、落枕、牙痛、偏头痛等疗效显著。具体可在与病痛部位相应的对侧局部选穴，也可以在对侧肢体循经远端取穴。

2）前后对应调治法：“前”指身前、胸腹，“后”指身后、腰背，是一种“阳病治阴、阴病治阳”的调治方法，《内经》中称之为“偶刺”。具体有前后随意选穴、对应部位取穴和俞募选穴等几种形式。对于脏腑病证和躯干部疼痛疗效较好。

3）上下颠倒调治法：“上”指上肢或腰以上，“下”指下肢或腰以下。《灵枢·终始》篇说：“从腰以上者，手太阴阳明皆主之；从腰以下者，足太阴阳明皆主之。病在上者下取之，病在下者高取之，病在头者取之足，病在腰者取之腘。”即是本法的纲领性条文，是以经脉循行为依据的远端取穴法，《内经》称之为“远道刺”。体现了“经脉所通，主治所及”的治疗特点。临床以此法治疗关节疼痛，还可以按上下部位相应选穴。例如左肘关节扭伤可选用左膝关节的阳陵泉，也可结合左右交叉法选取右侧的阳陵泉。

4）内外相合调治法：“内外”一指身体的表里深浅部位，一指脏腑、经脉的阴阳表里。《素问·至真要大论》说：“调气之方，必别阴阳，定其中外，各守其乡，内者内治，外者外治。”“从内之外者，调其内；从外之内者，治其外；从内之外而盛于外者，先调其内而后治其外；从外之内而盛于内者，先治其外而后调其内。”从身体的表里部位而言，内病内治，外病外治，为直接调治；内脏病以针灸治其外，体表病以汤药调其内，为间接调治。从脏腑、经脉的表里关系而言，既可以以表治里，也可以以里治表，还可以表里同治（如原络配穴法）。也属于阳病治阴、阴病治阳的范畴。

（5）药物归经

药物按其主治性能归入某经和某几经，简称药物归经，此说是在分经辨证的基础上发展起来。因病证可以分经，主治某些病证的药物也就成为某经和某几经之药。宋、金以来，如医家张元素（洁古）等发扬此说，为掌握药物主治性能提供方便。清代徐灵胎《医学源流论》说：“如柴胡治寒热往来，能愈少阳之病；

桂枝治畏寒发热，能愈太阳之病；葛根治肢体大热，能愈阳明之病。盖其止寒热、已畏寒、除大热，此乃柴胡、桂枝、葛根专长之事。因其能治何经之病，后人即指为何经之药。”

经络学形成于两千多年以前，由《内经》做了系统总结。当前，经络系统客观存在已经获得世界各国科学界的公认，其实质则仍是千古之谜。在生产力和科学水平非常低下的远古时代，能够创造出如此博大精深的理论，非常难能可贵。这是中华民族对人类的伟大贡献，是祖先留给我们的宝贵财富。我们必须珍惜这份财富，并且使它发扬光大。

1.5 方剂的“整体调控”作用

1.5.1 方剂的“整体综合调节”作用

于友华、王永炎在《论方剂“整体综合调节”的作用方式》一文中指出：

与单纯对抗和补充的药物干预模式不同，方剂是以中医药理论为指导，在辨证的前提下，针对病机的关键环节，以中药药性理论为基础，遵循配伍理论进行“君、臣、佐、使”配伍，从而使群药形成“有制之师”，针对患者或证或病或症，达到“整体综合调节”的作用。“整体综合调节”是方剂作用的主要方式，同时也是方剂作用的特点和优势所在。

1.5.1.1 方剂作用的整体性

方剂作用的整体性体现在方剂通过配伍整合为一整体，方剂干预的对象也为一整体。

首先，方剂是中药饮片按一定规则组合的一个整体，中药饮片是组成方剂的元素。但方剂并非通过饮片的简单堆积而达到功能的简单叠加，而是根据病情的需要和药物的性味归经、功能主治以及药物之间的七情合和关系，按君臣佐使配伍原则进行有序组合。各个元素按一定规则进行组合后，便形成了关系密切、排列有序，既有分工又有合作，既有协同又有制约，并达到整体目标、功能、定位都十分明确的组织——方剂。古人将配伍合理的方剂形象地比喻为“有制之师”。恰如清代王燕昌所说：“立方之妙，多是以药制药，以药引药，非曰君臣佐使各效其能不相理也。”他认为，方剂配伍的绝妙之处绝不是君臣佐使各个部分简单相加，相互之间不发生联系，各自只发挥其本来的功能；而是在配伍过程中，方剂的各个组成部分——饮片之间或相互制约，或相互引导，或相互协同，共同构成了大于各部分之和的整体效应。经过按规则组成方剂后，即赋予方剂不同于饮片简单相加的整体性的新性质，这一点“现代哲学家早就感到，那些无生命的元素一旦形成组织就会产生新的性质”。在处方遣药时，也必须在把握治疗对象整体状态的情况下，根据所制定的治疗原则和药物配伍原则，结合以往的治疗经验和选药配伍经验，构建配伍合理、精良，阶段目标明确，作用鲜明突出的方剂。这一过程是遣药配伍，形成方剂的行为过程。

方剂的立方之本旨主要是围绕处方时机体的整体状况即辨证情况而进行配伍，这样，法因证立，方从法出，药随方变，并根据不同情况进行随症加减，使方剂既能声随形符，效取桴鼓，又能达到整体治疗效应。辨证—立法—处方 3 个环节要环环相扣，相互呼应，才能满足方剂组方的整体性。

1.5.1.2 方剂作用的综合性

方剂作用的综合性体现在其干预人体的范围是多重的，其作用途径也是多样的。

首先，方剂对人体的干预范围是多重的，它包括涉及证候（或疾病）发生发展的各个环节。一副方剂的功效往往涉及了多个方面，如归脾汤，其功在健脾养心，益气补血，涉及了心、脾、气、血等方面。十全大补汤，其功在补益气血，虽然在最终功效上仅涉及气、血两个方面，但却是综合了健脾、益气、养血、补肝、助阳、固卫等功能，最终达到了补益气血的作用。即便是功能主治相对简单的方剂，也多是通过调节疾病或证候的不同环节而达到治疗目的的。如：治疗外感风寒表实证的经典方剂麻黄汤，在方剂配伍时虽仅选四药，但它们在该方剂中分别具有发汗散寒、通阳解肌、宣肺化痰、止咳平喘、益气和中、甘缓润肺等诸多功能，干预范围涉及了肌表、肺、卫气、阳气、中气、痰等诸多方面。

其次，方剂达到其最终功效的作用途径也是多样的。如出自《太平惠民和剂局方》的益气健脾基本方剂——四君子汤，功能可谓相对单一，但从配伍分析，方中四药分别从不同侧面支持整个方剂益气健脾的功效：人参益气补中，白术健脾燥湿，茯苓渗湿健脾，甘草和中健脾。从整体上看，方剂通过益气达到健脾的目的，同时也通过健脾达到益气的目的，二者相互为用。但围绕益气健脾这一功效，又涉及了燥湿、渗湿、和中等方面。所选诸药，其健脾益气的作用途径各自不同，方剂通过配伍后，综合了诸药的不同功能才达到了最终的功效。

方剂的“君、臣、佐、使”配伍理论，能最大限度地满足中医整体综合治疗方式的要求。君、臣、佐、使各部分分别针对证候的发生的主、次不同环节，从病因、主证候、主症状、次证候、次症状、兼症等不同方面考虑，同时兼顾减毒、反佐、引经、调和等问题予以选药配伍，使合方既有分工，又有合作，完全满足治疗原则所涉及的各个方面，体现了方剂综合性的治疗方式。此外，中药的性味、归经、功能主治很少是单一的，大都是复合的，一味药物的性味、归经分别是两种以上，功能也不只一途，这也是方剂综合性治疗方式的客观原因。

1.5.1.3　方剂的主要作用以调节为主

方剂的主要作用不是单纯补充与对抗，而是以调节为主：一方面是调节阴阳、脏腑、气血的关系，使之恢复到正常状态；另一方面是要保证祛邪不伤正，扶正不留邪。

正因为方剂作用方式的整体性和综合性，导致了方剂主要的作用不是单纯补充与对抗，而是以调节为主。

首先，疾病的发生，从根本上说是人体阴阳的相对平衡被破坏，出现阴阳偏盛偏衰的结果。因此，在治疗上，恰如《素问·至真要大论》明确指出：“谨察阴阳所在而调之，以平为期。”调整阴阳，补偏救弊，恢复阴平阳秘相对平衡的状态，是临床治疗的根本法则之一。这其中明确指出了其治疗方式是“调之”，其治疗目标是“以平为期”。阴阳是互根互用的，阴阳偏衰可以互损，因此在治疗时，还要注意“阴中求阳，阳中求阴”。《景岳全书·新方八略》说：“此又阴阳相济之妙用也。故善补阳者必于阴中求阳，则阳得阴助而生化无穷；善补阴者必阳中求阴，则阴得阳升而泉源不竭。”方剂正是在这种理念下，进行配伍组方的。对阴阳偏盛偏衰的治疗，不单纯是“损有余、补不足”“热者寒之，寒者热之”的补偏救弊式的补充、对抗疗法，而特别要强调“阴中求阳，阳中求阴”的调节方式。如温补肾阳的金匮肾气丸，重用干地黄（八两）滋阴补肾，山茱萸、山药（各四两）补益肝脾精血，仅以少量桂、附（各一两）温阳暖肾，意在微微生火，以鼓舞肾气。这种“阳得阴助而生化无穷”的配伍，绝非是简单补偏救弊式的补充与对抗，而是调节阴阳的平衡关系。

气血是各脏腑和其他组织功能活动的主要物质基础。气血各有其功能，又相互为用，二者的关系是“气为血帅”“血为气母”。气、血间相互为用、相互促进的关系失常时，就会出现各种气血失调病证。调节气血关系的主要方法是“有余泻之，不足补之”。

从正邪关系来看，疾病的过程是正气与邪气相互斗争的过程。《素问·通评虚实论》说：“邪气盛则实，精气夺则虚。”其治疗原则如《素问·三部九候论》所说：“实则泻之，虚则补之。”泻即是祛邪，补则是扶正。但在处方遣药时，十分强调祛邪不伤正，扶正不留邪，扶正与祛邪相互为用，相辅相成。

综上所述，方剂是通过配伍将中药饮片整合为一整体后，干预作为整体的疾病状态下的人。它对人干预的范围是多重的，作用途径也是多样的。它干预的主要方式是调节，即便是单纯补充或对抗，也强调祛邪不伤正，扶正不留邪。方剂治疗的主要目的是通过调节人体的阴阳、脏腑、气血等功能关系，达到机体内环境以及机体与环境之间的动态平衡与和谐统一。这种整体综合调节的作用方式是方剂治疗的特色，也是治疗优势所在。要满足整体综合调节作用方式的要求，就要在辨证的基础上，制订正确的治疗原则；在方剂配伍理论的指导下，以中药药性理论为依据进行处方遣药，这样才能开具符合治疗原则的方剂。

1.5.2 整体调控全息汤

中国中医药出版社责任编辑陈东枢在《十年一剑全息汤·编辑的话》中指出：

这部书稿原名为“疾病的中医整体观和中药系统疗法”。我在与薛老（薛振声）书信交流的过程中，逐渐认识到了它的来之不易，遂改名为“十年一剑全息汤”。薛老的理论和全息汤是他“十年一剑”的结晶。他作为一名基层中医工作者，扎根农村，后半生悉用全息汤治病，开了几万张方子，疗效很好，着实有一些值得我们思考的东西在其中。

薛振声在《十年一剑全息汤》中指出：

疾病的中医整体观和中药系统疗法起源于实践。我在长期的中医临床中，逐渐体会到，各种不同的疾病，其重点虽在不同部位，但都能影响整体，表现为除重点部位出现主要症状外，还出现一系列全身症状。从局部治疗效果不佳时，改从整体治疗，则疗效大增。经过反复实践、思考，不断补充、修正，最后总结、概括，逐步形成了疾病的中医整体观和中药系统疗法。

人体是一个整体。人所患疾病，即为整体疾病。有的疾病重点在局部，但因其必然受整体的影响并影响整体，仍属整体疾病。故严格地说，没有绝对孤立的局部疾病，所有疾病都是整体疾病。这就是疾病的中医整体观。这一理论适用于观察分析所有需要内服中药治疗的疾病。

疾病既然具有整体性，治疗疾病当然应针对整体。即以中药组方系统调整整体功能，同时对重点局部进行重点治疗，这就是中药系统疗法。系统疗法要研究和解决的是疾病的共性，即各种疾病对人体影响的共同规律，以及通过系统调整整体功能来治疗各种疾病。系统疗法也重视疾病的个性，并认真加以解决。但那是在整体战略指导下的战术处理，其观察、思考和治疗，始终离不开整体。

整体观和系统疗法一经形成，即显示出其在实践和理论上的意义。

第一，应用广、疗效高。整体观和系统疗法可广泛应用于内、外、妇、儿、皮肤、五官各科各种疾病，包括各种复杂的疑难病。总之，凡需内服中药治疗的疾病都可应用，且疗效普遍好于传统的辨证施治方法。医学是一门实用性极强的学科，一切理论和方法，都应以疗效为检验标准。各种不同的疾病，应用这种理论和方法治疗，都取得了明显疗效，就很值得重视和思考。

第二，简化了辨证方法。长期以来，辨证施治是中医治疗疾病的基本方法。辨证的准确与否，关系到疗效的高低。辨证的方法很多。如八纲辨证、六经辨证、卫气营血辨证、三焦辨证、脏腑辨证等等，互相交叉，更显复杂。学验丰富者尚须斟酌，初学者往往感到茫然。遇有复杂病情，难免顾此失彼。病情有变，则需重新构思。这就限制了中医的普及、推广和应用。因此中医迫切需要一种简单明了、易于掌握而又确实有效的方法来代替传统辨证施治这种艰难复杂的方法。整体观和系统疗法把一切疾病都看成是整体疾病，不管疾病多么复杂，怎样变化，总不出整体范围，都一概予以系统治疗，只是针对疾病的重点部位和突出症状适当加减即可。这就简化了辨证方法，简单明了，易于掌握，便于操作。这必将有利于中医普及、推广和应用。

第三，可以使各种学派融合统一。中医学源远流长，内容极其丰富。但毋庸讳言，中医学流派纷呈，并不和谐统一。面对这份丰厚但并不和谐统一的文化遗产，我们应该怎样来继承？笔者认为，总的来说，各种主要学派，虽然它们所使用的理论框架不同，表述的方式不同，使用的药物也不尽相同，但它们的内容实质是相通的，都有科学合理、有实用价值的一面，也都有一定的局限性。我们不能以一种学说代替另一种学说，也不能机械地拼凑，表面统一。比较理想的办法是集其精华熔于一炉，形成有机结合的统一体。整体观和系统疗法在这方面已显示出可能性。以整体观和系统疗法来审视以前的各种学派，外感和内伤的界限没有了，伤寒和温病的对立已不复存在，主火、养阴、温疫、肝病、血瘀等学说，也有相应的位置。这样，流派纷呈的中医学，在新的基础上实现了新的统一。

虽然疾病众多，症状复杂，但每一疾病都影响整体各部位，而这些部位又都有其最基本的病理特征，这一规律没有变化，这就使通过调整整体功能兼顾重点来治疗各种疾病成为可能。把上述各方药串联起来，就成了治疗各种疾病的复方组合，其构成为：

柴胡 12 克，桂枝 10 克，白芍 10 克，瓜蒌 10 克，薤白 10 克，枳实 10 克，苍术 10 克，陈皮 10 克，厚朴 10 克，白术 10 克，茯苓 10 克，猪苓 10 克，泽泻 12 克，生地 10 克，丹皮 10 克，甘草 10 克，生姜 10 克，大枣 10 克。

此方可调整整体功能，用于治疗各种疾病，但只是个基础，使用时要根根病情适当加减，故命名为全息汤基础方。

此方具有升阳理气、疏风散寒、调和营卫、开胸化痰、化湿运脾、利水清血等多种功能。从现代医学角度看，具有解热镇痛，抗菌抗病毒，提高机体免疫能力，改善神经系统、循环系统、呼吸系统、消化系统、泌尿系统、生殖系统功能，促进有害物质排出体外等多种作用。适当加减，可治疗各种疾病。

每一疾病可能出现不同症状，必须全面了解，不要忽略哪怕不太严重的症状。需要加减的，要一一按症加减，不需要加减的不要随意加减，以体现系统疗法的严密性和完整性，也是提高疗效的关键。例如，一妇女患慢性盆腔炎，现正值经期，小腹、少腹疼痛，出血量多，询之月经先期，兼见头晕目眩、心烦胸闷、经前乳胀、恶心纳差、倦怠乏力、夜寐不安、大便干、小便黄、平时白带偏多等。在使用全息汤基础方进行系统治疗时，对于有些症状，如月经先期、头晕目眩、心烦胸闷、经前乳胀、倦怠乏力、小便黄、平时白带偏多，不需加减，因基础方已可以胜任。有些症状必须按症加减：小腹痛加重白芍用量，再加当归、川芎；少腹痛加川楝子、延胡索；出血多加重生地用量，再加地榆；恶心加半夏、苏叶；纳差加三仙；夜寐不安加龙骨、牡蛎；大便干去瓜蒌加蒌仁。经过加减后，处方应为：

柴胡 12 克，桂枝 10 克，白芍 12 克，瓜蒌仁 10 克，薤白 10 克，枳实 10 克，苍术 10 克，陈皮 10 克，厚朴 10 克，白术 10 克，茯苓 10 克，猪苓 10 克，泽泻 12 克，生地 10 克，丹皮 10 克，法夏 10 克，苏叶 10 克，当归 10 克，川芎 10 克，川楝子 10 克，延胡索 10 克，地榆 10 克，三仙各 12 克，龙骨、牡蛎各 12 克，甘草 10 克，生姜 10 克，大枣 10 克。

一般服药 2 ~ 3 剂后，症状应显著好转。如未痊愈，需继续服药者，应根据症状变化调整处方。症状减轻，仍轻微存在，处方不变。同一种症状，可能出现在不同疾病中，除按症状加减外，有时还必须按疾病的性质加减。如右胁下痛，可见于胆囊炎、胆石症、肝炎、肝癌等。胆囊炎、肝炎按加减法，去大枣加牡蛎、青皮，其余则按症状加减。胆石症除按加减法加减外，还须加金钱草、海金沙等。肝癌除按加减法加减外，须加鳖甲、半枝莲、白花蛇舌草等。

1.5.3 复法大方是治疗恶性肿瘤的有效治疗策略

张成铭、周仲瑛在《论复法大方在治疗恶性肿瘤中的临床运用》一文中指出：

文章介绍了复法大方的含义与溯源，用于癌肿的理论基础，具体内容与方法（解毒抗癌法、化痰散结法、活血化瘀法、疏理气机法、化湿泄浊法、扶正培本法）等。同时，也阐述了复法大方在治疗恶性肿瘤中的具体运用应严格把握具体肿瘤治疗的基本原则、辨证与辨病相结合，注意遣方用药，以使中医药在恶性肿瘤的治疗中发挥更大的作用。

1.5.3.1 复法大方的含义及溯源

所谓复法大方指的是针对疾病的多重复杂病机，组合运用数种治法，处方药味数目超过常规的一种特别的治疗用药方法。复法大方所包含的治法一般在3～4种以上，处方药味数目在15味以上，常多达20～30味。

复法大方属七方之一，其学术思想实源自于《内经》。《素问·至真要大论》在论述组方原则时提出“奇之不去则偶之，是谓重方”。即用奇方（相对而言属于小方）治病不效，就应当用偶方（相对而言属于大方）。而复法大方的实践则始于仲景《金匮要略》鳖甲煎丸（药用炙鳖甲、炒乌扇、黄芩、柴胡、鼠妇、干姜、大黄、芍药、桂枝、葶苈、石韦、厚朴、牡丹皮、瞿麦、紫葳、半夏、人参、炒䗪虫、阿胶珠、炙蜂房、赤硝、炒蜣螂、桃仁等)，全方寒热并用，攻补兼施，行气化瘀，除痰消癥。其后历代均有发展，其中有些仍为目前临床所使用，如防风通圣散（《宣明论方》)、调营饮（《证治准绳》)、大活络丹（《兰台轨范》）等。但由于古代病种及社会历史条件与现代的差异，复法大方多常用于急、慢性危重病人的抢救和治疗，并且常常制成丸药、散剂以便于临床运用，在肿瘤病的治疗上未得到充分的挖掘和发展。另一方面，由于古代医家所面对的病人以常见病为多，只要熟练掌握辨证论治方法，大多能收到预期的疗效，因而在历史上许多著名医家都曾反对滥用大方，特别鄙视那种不讲究辨证，靠堆砌药物以“广络原野，冀获一兔”的做法，提倡用药轻灵，小方治病，致使复法大方长时间受到冷落。直至近年来，在对疑难病的治疗研究中，在常法不效的情况下，复法大方又重新受到了许多有识之士的重视，如当代名老中医岳美中、裘沛然、乔保钧有类似的经验，认为对于病情非常复杂的疾病，要用许多药物组成大方来治疗，效果较一般常规的方法为好，体现了复法大方在治疗疑难病证中的地位。

1.5.3.2 复法大方运用于癌肿的理论基础

恶性肿瘤的发生发展是由于多种致病因素（外感六淫、内伤七情、劳逸失调、禀赋有异）长期作用于机体，使气滞血瘀，湿聚痰凝，正气损伤，癌毒内生所致成，虽然各个具体脏腑组织器官的肿瘤有各自的特点，症状各异，但邪毒互结，错综交织，虚实夹杂，多种病理因素同时存在是其共同的特点。在多年临床实践中，我们体会到，对恶性肿瘤这种多因素复合致病的复杂疾病，希冀从某一点入手，以常法处方，难免顾此失彼或者病重药轻，难以逆转病势。因而认为在目前还没有能彻底有效地根治癌毒药物的情况下，针对恶性肿瘤发生发展的基本病机，效蝼蚁溃堤，如群狼食狮，集数法于一方，熔攻补于一炉，即用复法大方来治疗是一条值得探索的治癌之路。多年来的实践表明，这是一种有效的、值得深入研究的治疗方法。

1.5.3.3 复法大方的具体内容

治疗恶性肿瘤的复法大方其基本内容包括针对恶性肿瘤基本病理因素、病理机制的一些基本方法，如解毒抗癌法、化痰散结法、疏理气机法、活血消瘀法、化湿泄浊法、扶正培本法等等。

（1）解毒抗癌法　系针对癌毒之邪，运用能祛除消解毒邪药物的治法。笔者认为，癌毒是恶性肿瘤的主要病理因素，因而，解毒抗癌法是复法大方的最基本的治法，其中包括传统意义上的解毒消肿、清热解毒、以毒攻毒等治疗方法，也包括运用现代药理认为有抗癌作用的药物来抑制肿瘤生长的辨病疗法。常用药如白花蛇舌草、半边莲、龙葵、夏枯草、漏芦、菝葜、蛇莓、鱼腥草、金荞麦、败酱草、土茯苓、苦参、川连、黄芩、黄柏、龙胆草、石上柏、蜈蚣、全蝎、露蜂房、炙蟾皮、仙鹤草、生薏苡仁、藤梨根等。这部分药物从药性上来说，有的性味苦寒，因而兼有清热泻火作用，宜于火热较甚者，如川连、黄芩、黄柏、龙葵、龙胆草；有些兼有化湿作用，用于下部病变，如菝葜、败酱草、土茯苓、苦参；有些药性较猛，或药物本身有毒性，宜于毒邪较甚，如肿瘤未能切除，或者复发转移而正气尚存者者，如蜈蚣、全蝎、露蜂房、炙蟾皮、制马钱子、藤梨根等。现代药理研究表明，这一类药物中大多有抗肿瘤作用，能不同程度地抑制小鼠移植性肿瘤或者体外培养的肿瘤细胞的生长。

（2）化痰散结法　系针对恶性肿瘤的有形和无形之痰，运用能化痰软坚、散结消肿的药物来进行治疗的方法。癌肿与痰之间有着密不可分的联系，痰是形成肿瘤的重要病理产物，盖因肿瘤患者基本上都有显见于体表或者深藏于体内的肿块。中医认为，凡人身之肿块，除与瘀有关外，还与痰有密切的关系，尤其是起病缓慢，皮色不变，无声无息之中而日渐增大者，更多责之于痰，如丹溪云：“痰之为物，随气升降，无处不到。”“凡人上、中、下有块者，多是痰。”可以这么认为，痰是构成肿瘤组织的有形成分之一，其胶着黏腻之性是肿瘤之难以消散的重要原因。“结者散之”，所以，化痰散结也就必然成为恶性肿瘤的最基本治法。常用药如：制白附子、山慈姑、泽漆、漏芦、生半夏、生南星、茯苓、陈皮、白芥子、炙僵蚕、大贝母、瓜蒌皮、夏枯草、生牡蛎、海藻、昆布、瓦楞子、海蛤壳、广郁金等。其中生半夏、生南星化痰力强，但因其有毒，必须先煎半个小时以上。

（3）活血化瘀法　活血化瘀既是中医治疗癥积的传统方法，又是近几十年来被研究得较为深入的一种治法。在肿瘤治疗中，不仅用之破瘀消癥，还冀通过活血化瘀、疏通经络、祛瘀生新达到止痛、消肿、恢复气血正常运行的目的。常用药如炙水蛭、炮山甲、紫丹参、当归、川芎、赤芍、桃仁、红花、三棱、莪术、乳香、没药、牛膝、鸡血藤、益母草、泽兰、马鞭草、鬼箭羽、土鳖虫、苏木、蒲黄、五灵脂等。近几十年来的研究表明，活血化瘀药物在肿瘤治疗中的作用是多方面的，除了部分活血化瘀药物有直接的抗肿瘤作用外，主要是通过活血化瘀的药理作用来改善患者的一般状态，如减弱血小板的凝聚力使癌细胞不易在血液停留聚集、种植，从而减少转移；改善微循环增加血管通透性，降低门脉压力，使脾胃吸收好转；在与放化疗同时运用时，还能改善实体肿瘤的局部缺氧状态，提高放化疗的敏感性等。

（4）疏理气机法　此法不仅针对癌肿引起的气机阻滞，而且由于疏理气机的药物能缓解肿瘤所致的疼痛闷胀、纳呆食少等不适症状，运用颇广。临床运用时常根据病变部位的不同，结合脏腑的生理病理特点而选择用药。如病在肺者宣降肺气，调畅气机，常用药如：杏仁、桔梗、苏子、苏梗、厚朴、沉香、降香、苏噜子、路路通；病在肝者疏肝理气，舒肝解郁，药如柴胡、香附、郁金、青皮、陈皮、香橼、枳壳、枳实、八月扎、川楝子、绿萼梅、玫瑰花、广郁金；病在中焦胃肠者，理气和胃，消胀除满，药如苏梗、木香、藿香、厚朴、槟榔、枳实、大腹皮、甘松等，因上赖木疏，疏肝理气之品亦每多用之。

（5）化湿泄浊法　在肝癌及胃肠道、泌尿生殖系统肿瘤中运用较多，包括芳香化湿、苦温燥湿、淡渗利湿及具有化湿解毒作用的药物，常用药如藿香、佩兰、砂仁、白豆蔻、苍术、厚朴、草豆蔻、草果、茯苓、猪苓、泽泻、生薏仁、粉萆薢、蚕砂、车前草（子）、防己、冬瓜皮、赤小豆、玉米须、六月雪、土茯苓、败酱草等。

(6) 扶正培本法　由于正气不足是恶性肿瘤病变过程中的一个重要方面，所以，扶正治疗也是复法大方的重要组成部分，肿瘤患者正气不足最多见者为气阴两伤，盖因癌毒耗损正气自养，首伤气阴，而气滞痰瘀等郁结日久，亦每易化热伤阴；另外，西医之放化疗也是一种以毒攻毒之法，特别是放疗，实系一种火毒，伤阴尤速，因而扶正法中以益气养阴法运用最为普遍。常用药如：人参、西洋参、党参、太子参、黄芪、白术、怀山药、甘草、生地黄、熟地黄、山茱萸、何首乌、白芍、南沙参、北沙参、麦冬门、天门冬、石斛、玉竹、黄精、百合、枸杞子、女贞子、墨旱莲、炙龟板、炙鳖甲、桑葚子等。若气虚及血或阴虚及阳者又当兼以养血补血或温阳补肾，药如当归、熟地、阿胶、白芍、仙灵脾、巴戟天、肉从蓉、杜仲、续断、补骨脂、菟丝子、沙苑子、狗脊、骨碎补、胡桃仁、冬虫夏草等。扶正培本是近几十年来中医药治疗肿瘤中的一个研究热点，有人总结其在治疗恶性肿瘤中的作用有以下几个方面：①提高疗效，延长生存期。②减轻放化疗毒副反应。③提高机体的免疫功能。④增强肾上腺皮质功能。⑤保护骨髓造血功能。⑥提高和改善机体的物质代谢。⑦具有双向调节作用。⑧某些扶正培本方药对实验荷瘤动物能抑制肿瘤的浸润和转移，同时有可能预防肿瘤的发生和发展，扶正培本法应作为复法大方的一个组成部分，应当与祛邪法配合运用。

1.5.3.4　复法大方在治疗恶性肿瘤中的具体运用

(1) 治疗基本原则与具体肿瘤关系的把握　复法大方是治疗恶性肿瘤的总的思路、基本原则，对各种不同脏腑部位的肿瘤，还要结合各自的病机特点以及病人的具体情况在治疗上有所侧重，灵活把握。如脑瘤，主要病理因素除痰、毒、瘀外，还多风，盖头为清阳之府，高巅之上，唯风可到，痰随风行，风动痰应。故治疗之时除常用的解毒、消瘀法外，应重视祛风化痰法的运用。肺癌的病理因素以热毒痰瘀为主，病变过程中常见肺失宣通肃降、阴津受伤的病理变化。治疗中多用清热解毒、化痰散结之法，同时兼顾肺之宣降功能，顾护肺之阴津。肝癌多有湿热留连不去的一面，治疗肝癌时当注意清化湿热等。

（2）辨证与辨病关系的把握　恶性肿瘤在古代中医医著中之所以缺乏深入系统的认识，与其深伏脏腑，起病隐匿，早期无显见于外的征象有密切关系，而现在对恶性肿瘤认识的提高则得益于吸收、借鉴了现代医学的成果，通过现代医学的诊查手段延长了我们的四诊。在运用复法大方时，对患者邪正关系的认识上，也应当辨证与辨病相结合，如有的病人，经手术治疗后肿瘤已经被切除，但病理提示局部或者远处淋巴结有转移，或者肿瘤侵犯了临近的组织器官，虽然患者此时已无肿块可查、无症状可辨，饮食二便正常，但从辨病角度出发，仍然认为患者体内有癌毒痰瘀存在，治疗上予以解毒抗癌、化痰散结以涤荡余邪，防止复发。另一方面，辨病又不脱离辨证，对患者表现出来的证候舌脉等应详加诊查，以辨别邪毒痰浊瘀滞之主次，气血阴阳之偏衰，如肺癌患者一般是热毒偏盛，多阴伤，治疗用药偏凉，但对少数有畏寒怕冷，舌淡苔白者，则表明其邪毒已从寒化，或者有阳气损伤的一面，治疗就当予温化或温清并施，这都体现了辨证与辨病的有机统一。

（3）复法大方的组方遣药要点　复法大方不是多种治法的简单相加和多味药物的罗列堆砌，而是针对某些病理机制复杂的一些特殊疾病而采用的一种变法，其包含的具体治法和方药是根据该疾病病理变化的各个方面有机地组合起来的，它仍然遵循中医治疗思想的基本原则，如治病求本，扶正祛邪，调整阴阳，调理气血等，所以说，复法大方同样是在辨证论治下进行的。在具体运用时还应当注意使主次分明，组合有序，尽可能一药多用，并注意顾护脾胃。

1）主次分明，组合有序　复法大方，法多药杂，但复法中有主法，有次法，大方中有主药，有辅药，而主次的确定，系根据每一个病人具体情况、具体病情而决定，如病者癌肿未能切除，或术后复发而体质尚强者，当以攻邪为主，而攻邪之中，又应当根据各个不同的脏腑的生理病理特点而有差异，如脑部肿瘤一般又以风痰毒为主，则祛邪之治则当以祛风化痰解毒为主，化瘀清热扶正为次，如此等等。

2）精选药味，一药多用　由于复法大方中每一治法下所涉及的药物均有多种，因而在药物的遴选上，从传统中医对药物性味功用认识出发，结合现代药理研究的成果选择用药，尽可能一药多用，如鬼馒头既能抗癌，又能滋补；八月扎既能疏肝理气，又能解毒抗癌；泽漆消痰利水，又善抗癌止咳；生薏仁既健脾化湿，又善于抗癌解毒等等。

3）顾护脾胃，以畅化源　脾胃是后天之本，气血生化之源，故古人有言云“有胃气则生，无胃气则死”。由于复法大方的药味较多，药性猛烈，在运用复法大方时必须注意患者胃气的保护。一方面可于当用方中配以半夏、陈皮、焦六曲、谷麦芽、西砂仁等和胃之品；另一方面，在遣药组方上，也应注意患者的脾胃运化情况，时刻存“顾护脾胃，畅通化源”之念于心中。如鳖甲为常用的软坚散结之品，又能养阴，临床常用，但对舌苔厚腻，中焦湿重者，则应“忍痛割爱”，以避其壅；干蟾皮解毒抗癌，对多种消化道肿瘤有效，但药后常令人呕吐，宜从小剂量开始运用，观察病人药后的反应，若无呕恶，则渐次加量，若有不适，则弃而不用，以免伤正败胃。

第 2 章 “人体整体调控网络”是“科学中医整体调控医学”的基石

以 NEI 为主导的“人体整体调控网络”科学概念是多学科研究中医的重要成果，它是连接中西医学的桥梁，是“科学中医整体调控医学”的基石。本章在“人体整体调控网络”科学概念的基础上，进一步阐明了中医“气”与中医“证”的科学内涵，中医药对“人体整体调控网络”的调节，针灸穴位对“人体整体调控网络”的调节，组分配伍中药对“人体整体调控网络”的调节，“异病同治”机理与“人体整体调控网络”相关，实现了科学“理法方药”的统一，夯实了“中医整体调控医学”的现代生物学基础。

2.1 现代科学与中医学

钱学森院士认定：“如果把西方的科学同中医所总结的理论以及临床实践结合起来，那将是不得了的。”把西方的科学同中医相结合，属于多学科研究中医，依据中医的特点，近二十年来更加重视“选择 21 世纪的最新科技成果与中医学结合”，如复杂性科学、系统生物学和信息医学、神经 - 内分泌 - 免疫网络理论、分子细胞生物学与后基因组学。

2.1.1 复杂性科学与中医学

2.1.1.1 复杂巨系统科学

戴汝为院士在《复杂巨系统科学——一门21世纪的科学》一文指出：

从20世纪80年代初在美国新墨西哥州圣塔菲研究院的一批科学家所进行并称之为“复杂性科学”的一场科学革命。SFI先后邀请了三位诺贝尔奖获得者：夸克理论的创始人、加州理工学院的Murray Gell-mann，斯坦福大学的经济学家Kenneth J. Arrow以及普林斯顿大学凝聚态物理学家Philip W. Anderson，另外还有一些年轻的科学家，形成了年轻的科学家可以和世界级的大师携手合作的局面：聚集了一批不同领域（生物学、经济学、计算机科学、物理学、数学、哲学等领域）的科学家，他们热衷于不同学科之间的深入与互相影响，在SFI安排了经济、物理、生物、计算机、考古、政治学、人类学等领域中的学者的对话与研究，试图在各种不同的复杂系统之间找出一些共性。SFI的科学家们摆脱固有学科一些观念的束缚，探索未知的新天地，进行一场跨学科、学科大整合的科学革命，致力于他们称之为复杂性科学的开创，所进行的科学发展模式是史无前例的。

他们认为，复杂系统是由大量的、不同的、相互作用的单元构成的网络。他们认识到还原论对处理复杂系统的局限性：

（1）单元的行为无法独立地分析。因无法与其他单元分开。

（2）单元间的关系或相互作用难以明确。

圣塔菲研究院的一个重要观点可概括为：通过“猜想”看整个系统是重要的；对于复杂的、高度非线性的系统，其整体的行为不是简单地与部分行为相联系，要求有勇气，在全局情况下从广泛的方面看，而不是看个别方面的具体细节，上述看法出自加州理工学院基本粒子物理诺贝尔奖得主Gell-mann。

我国提出的“从定性到定量的综合集成”法。综合集成法的重要意义在于指导人们当遇到复杂的问题时，沿着一种科学的途径去寻求科学与经验相结合的解答在综合集成法中，专家的猜想与直感是十分重要的。总之，可以说 SFI 的看法与国内的看法有相同之处：

（1）还原论有局限性，需要有勇气从整体看问题；

（2）在处理复杂问题时，猜想（crude looks）或直感（形象思维）具有重要性。

2.1.1.2 以复杂系统为手段探索解决中医药学发展中的复杂问题

戴汝为院士在《系统学（systematology）及系统复杂性与中医药理论研究的探讨》一文中指出：

自 20 世纪 70 年代以来，跨学科、交叉学科融汇的科学革命冉冉升起。人们不再依赖牛顿式的宇宙观——隐喻世界如钟表的规律一样而可预测。生命科学家以其研究主题的“复杂性”而首先冲破还原论的束缚。以对原子弹贡献闻名的美国洛斯阿拉莫斯国家实验室一些人员战后所组成的美国的圣菲研究所试图在不同的复杂系统之间找出共性，进行着一场跨学科、学科大整合的科学革命，他们称之为复杂性科学的开创。“复杂性科学”逐渐孕育、萌芽，并受到越来越多学者的关注。美国总统科学顾问诺贝尔奖获得者司马贺在专著中认为复杂性是与人类共栖的世界的特性之一，而复杂巨系统科学可以说是一门“21 世纪的科学”。

20 世纪 80 年代末，我国学者对系统的研究加以拓广与复杂性交叉融合，提炼出开放的复杂巨系统的概念，并总结概括了处理开放的复杂巨系统的方法论。在这个方法论的基础上，形成了“从定性到定量的综合集成研讨体系”的构思，把复杂系统的研究推上了一个新的台阶。并从概念上弄清楚了“复杂性”问题，得出如下结论：“复杂性”实质上是开放的复杂巨系统的动力学特性，或开放的复杂巨系统学的问题。由于开放的复杂巨系统也把复杂系统、复杂巨系统和开放的简单巨系统作为特殊情况，所以复杂性的研究自然也把这些系统的动力学特征概括在其范畴之中。这就对复杂性的研究方向有一清晰的把握。

复杂性科学是诞生于秩序与混沌边缘的科学。系统复杂性问题与当今科学的四大前沿——生命科学、物质科学、信息科学和认知科学中大量的关键科学问题密切相关。新时期的人体健康问题既关注生物化学作用的分子信息，同时应注重人体作为一个整体的系统特性，更在开始注意研究在社会和自然环境中的人。这种科学观正在逐渐冲破经典科学还原论的认识论局限，开始采用系统复杂性的思维方式。从整体论出发，以复杂系统等研究作为手段，探索解决中医药学发展中的复杂问题。这对于推进中医药学理论研究具有深远意义。

2.1.1.3 人体是一个开放的复杂巨系统

戴汝为院士等在《一个开放的复杂巨系统》一文中指出：

我国科学家钱学森院士等从系统学观点出发，分析自然界和人类社会中的一些极其复杂的事物，提出用开放的复杂巨系统来进行描述，并且指出，在目前处理这种复杂系统的方法论只能是从定性到定量的综合集成法。

自从 20 世纪 90 年代初开放的复杂巨系统科学提出至今 10 年以来，通过多个领域的专家的共同努力，从系统科学的角度，已经揭示出了社会系统、人体系统、地理系统、人脑系统等在系统本质上是开放的复杂巨系统。这些系统都从根本上与自然界密不可分，具有很强的自然演化发展的特点，不太容易让大家深入理解。

开放复杂巨系统的开放性与复杂性的含义为：

（1）开放复杂巨系统的开放性有两重含义

主动适应和进化开放复杂巨系统的开放性有两重含义，下面分别说明。

1）系统不可避免地会受外界的影响。物理中的相变系统即是一例，如铁磁体的磁性随外界温度的变化影响。

2）主动适应和进化的含义。以经济系统为例。在某种程度上，经济系统可以和生命进化系统相类比。只是，经济系统中的个体具有一定的“预见性”，这种预见性来源于个体间的交互（如通过学习获取知识），更重要的是，来源于个体和外部环境的交互（这方面最明显的例子就是股票市场）。由于个体的“预见性”，个体可以根据外部环境的变化，主动地、适应地改变自己的决策方法和行为，“子系统之间关系不仅复杂而且还随时间及情况有极大的易变性”。对这种系统而言，个体的“预见性”或对外界的适应性和系统的开放性，使得系统的动力学行为具有一种“进化”的含义。Kauffman 曾做过类似的工作以模拟两个物种进化的过程，但在其模型中，个体无法主动地适应地变更自己的行为，只能被动地适应外界的变化。

（2）开放复杂巨系统中“复杂性”的含义

这个问题已被阐述得很清楚，一是子系统的种类繁多；二是系统的层次复杂；三是子系统之间相互联系与作用加强。

（3）人体本身是一个开放的复杂巨系统

戴汝为院士在《系统学（systematology）及系统复杂性与中医药理论研究的探讨》一文中指出：

人体本身是一个开放的复杂巨系统，这个系统具备了：①与周围环境进行物质、能量、信息的交换；②系统包括了很多子系统，比如脑神经系统、呼吸系统、消化系统、生殖系统、血液循环系统以及免疫系统等等；③这些子系统下又包含种类繁多的子系统。子系统之间既是独立、变化的，又是相互联系、作用的。构成了一个不仅庞大而且复杂的体系。人体具备了开放性复杂性、演变性和开放的复杂巨系统的许多动力学特征。从这个观点出发，具体地对人体各个系统进行研究，人体免疫系统的研究已经取得了一些进展。

2.1.1.4 中医学的方法是复杂性科学方法

还原论不是复杂性科学的研究方法，而中医的方法是复杂性科学方法。

什么是复杂性科学？《科学美国人》杂志的资深作家 Horgan 曾悲观地认为，复杂系统的定义有 31 个之多，怎能让研究者创立统一的理论？如果要驾简驭繁，则美国《科学》杂志的简明定义可以接受，即复杂系统是这样的系统：通过对它的组成部分的了解不能对它的特性做出完全的解释。复杂性科学是研究复杂系统行为与性质的科学。它的研究重点是探索宏观领域的复杂性及其演化问题。它涉及数学、物理学、化学、生物学、计算机科学、经济学、社会学、历史学、政治学、文化学、人类学和管理科学等众多学科。之所以被称为复杂性科学，似乎有多种理由，其中之一是由于它具有统一的方法论——整体论或非还原论。因此，复杂性科学被称为整体论科学或非还原论科学，也有人把它看作是与简单性科学相对立的科学。复杂性科学的产生是为了避免传统还原论科学的局限性，传统还原论科学的方法论是还原论的。这种还原论方法论具备 3 个特征：①本体层面，事物有组成结构和层次；②认识层面，能从关于部分（或低层次）的概念、定律、理论和学科中推导出关于整体（或较高层次）的概念、定律、理论和学科，当然完成这样的推导需要一些条件；③方法层面，对事物进行研究时，把整体分解为部分，或把较高层次的物质结构分解为较低层次的物质结构。在这种方法论指导下，传统还原论科学虽然取得了巨大成就，但在解释生物机体的秩序、目的性和精神等方面仍遇到不少困难；特别在解决经济、社会等复杂问题时，更是捉襟见肘。自 20 世纪以来，科学的迅猛发展使还原论方法论和简单性思想受到了多方面的冲击。面对这些困境，复杂性科学应运而生，它为科学的发展提供出一个运用“整体”或“系统”以处理复杂性问题的一个新方向。

(1) 中医重视从宏观、整体、系统角度研究问题

中医的研究对象不是单纯的病，而是病人。而人体是一个开放的巨系统。中医学是数千年针对活着的整体的人及病人而形成的复杂性科学，也可称之为“医学复杂性科学”。英国《自然》杂志的主编菲利普·坎贝尔博士到中国访问时说，中国古代科学方法重视从宏观、整体、系统角度研究问题，其代表是中医的研究方法，这种方法值得进一步研究和学习。

中医学的根本特点就是整体观念和辨证论治。整体的含义是，把人体及其生存的天时地域环境、人体与社会、人体各组成部分、心理与形体、动态与静态等作为一个统一体来观察、描述和研究，即其观点是整体的。辨证论治，就是在整体观念的指导下，根据疾病过程中各方面的特征相互作用形成的主要特点，辨别其主要矛盾及矛盾的主要方面，提出解决矛盾的正确方法，然后采用与此方法相应的治疗措施或手段。

中医学的整体观念，是以整体的思想去分析一切事物，面对一件事情、面对一个病人时，当下就用整体观念去思考，而不是先思考局部，再将各个局部特征叠加而成为“一个整体”。在具体操作上，中医学根据“有诸内必形诸外”的信息藏象原理，通过“司外揣内”的方法对人体及其功能这个“黑箱”进行诊断，根据输入信息（给药、针灸等干预手段）、输出信息（疗效）来研究疾病的防治，在整个诊治过程中运用了比类从容的方法，对这些信息加以思维和调控，这与应用生硬的生化和物理“金指标”的西医显然不同。

(2) 中医重视模型方法

姜璐、刘琼慧在《系统科学与复杂网络研究》一文中指出：“物理科学是一门实验科学，它要观察实验，通过实验寻找相应的规律，它所得出的规律也需要通过实验来检测，任何还没有经过实验验证的理论都不会得到世人的认可。英国著名理论物理学

大师霍金教授关于宇宙演化的理论由于还没有为实验所验证，所以至今他还没有获得诺贝尔物理学奖。同样，物理科学理论也是模型科学，它的理论大多是针对某一种经过若干假设、简化的模型来讲的。在最著名的经典牛顿理论上建立起来的质点力学、刚体力学、弹性体力学等都是针对模型而言的，并不存在真正的质点（物体不可能体积为零，而有质量）、刚体（不存在受到外力而不发生形变的物体）。点电荷、平面波、电子运行轨道等等都是假想的模型。模型从实际当中总结出来，与实际有密切的联系，每一种模型有一些实际例子，有一套数学处理方法，但模型与实际又存在差别。我们只针对模型建立理论，对模型进行分析。一个实际问题能否用物理的理论很好地解释，在很大程度上是看该实际问题能否简化成已知的模型。实际上，科技工作者通常需要解决两类研究任务，它可以归结为：一是研究模型及其处理方法，二是将实际问题化简为某一种模型，然后进行处理。系统科学中的理论也可以看成是模型理论，系统科学所提出的简单系统、简单巨系统、复杂适应性系统、开放的复杂巨系统等各类不同的系统，实际上也是不同类型的模型。系统科学研究整体与局部的关系，可以理解为系统科学的模型突出其整体、局部关系的特点，模型的划分、模型的分析都是从整体与局部关系的角度来进行的。”

起源于拉丁文 Modulus 的“模型”一词，原义是样本、尺度、标准。科学意义上的“模型”是人们按照某种特定的目的而对认识对象所做的一种简化的描述，用物质或思维的形式对原型进行模拟所形成的特定样态。模型可分为物质模型与思维模型两大类。通过模型来揭示原型的形态、特征和本质的方法称为模型法。物质模型是以某种程度、形式相似的模型实体去再现原型，它既可以是人工构造的（如地球仪、船模），也可以是从自然界获取的（如动物、植物标本）。物质模型是模拟实验赖以进行的物质手段。思维模型不是认识的物质手段而是客体在人们思想中理想化、纯化的映象、模写。思维模型是人们在头脑中创造出来的，并且运用它在思维中进行逻辑推理、数学演算和“思想实验”，可分为形象的（唯象的）模型和符号的（标志性的）模型，前者是以理想的或想象的形态去近似地反映客体的一种思想形式，后者是借助于专门的符号、线条等，并按一定的形式组合起来去描述客体。

模型方法是现代科学的核心方法，当然也是生命科学的核心方法。中国传统生命科学，从《内经》开始就采用模型方法。孟庆云认为，《内经》作者在《周易》名象数的影响下，建立了三类模型：一是实体模型，如通过解剖而视之和以表知里等关于人体局部现象的天然实物模型，这种模型属于实体模型中的结构功能模型。二是关于人体整体的混合理论模型，例如藏象、经络学说，既涉及结构功能，又有理论形式推测是为混合理论模型；又如六气、六淫病邪也是混合理论模型，其中六气六淫为实在的气候物理因素，但其致病又是一种理论推测。三是理论模型，如五行模型、三阴三阳模型和九宫模型等。例如，在五行模型中，五行已从实物抽象为五类特征，从形象模型已过渡到抽象的符号，以阐述事物的关系和规律。因此，五行是一种理论模型。

（3）“以药测证”提供了一个动态的干预手段来研究证

沈自尹院士在《系统生物学和信息医学在中西医结合中的应用》一文中指出：

“网络是一个高度复杂的、非线性动力学系统。钱学森说过：‘要看动力学就要造成干扰，才能看到变化。’中医学自发地应用系统概念考察人体变化，着重于通过证效关系来判别辨证的正确性，‘以药测证’就提供了一个动态的干预手段来研究证。”

2.1.1.5 人体由无数个大大小小的网络所构成

自然界中存在的大量复杂系统都可以通过网络加以研究与描述。人体是一个复杂巨系统，由无数个大大小小的网络所构成。

网络是一个高度复杂的、非线性动力学系统。人体受到外界干扰而形成的“病”或“证”亦都是以众多的分子网络变化为基础。

生物有机体是由无数个大大小小、由众多小节点（蛋白质、RNA、DNA、小分子）组成各种各样，如规则的、随机的、复杂的网络所构成。

2.1.2 系统生物学和信息医学与中医学

分子生物学在近半个世纪以来取得了显著成绩，但并非如人所料。究其原因就在于生命体的复杂性。所以，现代生物学逐渐发展了研究复杂生命现象的生命科学，即后基因组时代，如功能基因组学、蛋白质组学等，其中最为突出的就是系统生物学（System biology）。

系统生物学于 1999 年由 Leroy Hood 创立，是研究一个生物系统中所有组成成分（基因、mRNA、蛋白质等）的构成及其在特定条件下这些组分之间的相互关系。与分子生物学一次只研究一种基因不同，系统生物学解释生命的奥秘，是综合研究细胞中的所有基因和蛋白质。其认识生物的观点是从局部观走向整体观，从线性思维走向复杂性思维。系统生物学在医学上的主要特点包括：①整合：系统内不同构成要素（基因、mRNA、蛋白质、生物小分子等）的整合；从基因到细胞、到组织、到个体的各个层次的整合。②信息：生命系统的信息流向是从 DNA→mRNA→蛋白质→蛋白质相互作用网络→细胞→组织/器官→个体。

2.1.2.1 系统生物医学：中西医学研究的汇聚

贾伟、赵立平、陈竺等在《系统生物医学：中西医学研究的汇聚》一文中指出：

用系统的思想和方法对多因素复杂性疾病进行研究的关键是要采取中医的整体性策略，完整地把握人体水平的病理生理变化特性，并进行“自上而下式”的还原分析，直至在分子水平上阐明疾病的发生和发展机制。我们提出采用这样研究策略下的“系统生物医学”概念，旨在提倡建立一个具有我国特色的，具有预测性、预防性和个性化治疗功能的医学体系。“系统生物医学”的研究方法更符合多基因复杂性疾病的特点，能够充分发扬祖国医学的优势，有力推动中医学和西方现代医学研究的汇聚和融合。

（1）系统生物学的系统思路与中医的整体思维

用系统论的思想研究生命的理念早在20世纪40年代末就已有人提出，由于当时开展研究的工具和时机远未成熟，因此没有被人们接受而形成规模。随着生命科学研究进入了“后基因组”时代，以基因组学为代表的各种组学研究的广泛开展，新的大科学运作方式开始出现，生物学开始与数学、工程学科相互渗透、交叉，也更是由于现代医学屡屡受挫于各种多基因复杂性疾病的严峻形势，用系统的思维来组合多种学科研究生物学问题的思路被重新点燃并很快被推至生命科学研究的前沿。“系统生物学”是由美国科学家Leroy Hood于20世纪90年代末重新提出的学科理念，它通过对细胞内所有组成成分及其相互关系在各种扰动下的动态测量，通过数学建模，明确细胞的设计原理和运行规律，达到重新设计新的系统或者优化现有系统的目的。系统生物学是在基因组学、蛋白质组学、转录组学和代谢组学等大规模测定技术以及生物信息学快速发展到一定高度以后出现的，是生物医学发展中多学科融合的一种必然性结果。

从系统的角度认识生命过程不是系统生物学所特有的，我国的传统医学很早就认识到部分与整体的关系，中医理论认为人体是以五脏为中心，通过经络和精、气、血、津液把全身组织器官联系在一起，成为统一的整体来维持生命活动。整体观还体现在将人与环境也视为一个整体，强调“天人合一”，关注人与自然的和谐；在治病用药过程中强调整体性的阴阳平衡，而不局限于某个部位或器官的问题；在中药的使用上重视配伍，讲究不同手段和不同用药方法的结合，所提出的“君臣佐使”的概念则是一个完整的治疗系统的概念；在治疗上采用因人而异的辨证施治，注重个体差异，体现了先进的个性化治疗思想。因此，中医理论中这些朴素的系统观与整体论的思想，与系统生物学的研究思路有一致性，中国传统医学的深厚积淀，为发展系统生物学，并将其与现代医学紧密结合提供了十分有利的客观条件。

但是系统生物学研究的指导思想依然没有脱离还原论的“主旋律”，它与中医的思维方式似乎存在着本质性的差异。系统生物学的研究意图是先从最简单的系统或单元如单个细胞着手研究，还原出它的完整的调控系统和生命活动，然后通过研究网络关系将多个简单系统“自下而上”地拼装成逐步复杂的系统（如组织、器官），最终到整个人体。如果我们为这样的研究思路提供一个科学性的假设，那就是人体这个系统是可以被还原到某种简单的单元或子系统的，而将这些成分全部明确后的简单（子）系统组装最终将可以重构人的生命体。因此系统生物学是从“弄清楚”局部开始研究，采用自下而上的方式整合多层次的研究结果直至人体这个最高层次。而中医首先看的是“人”，一个缺乏明确物质基础而相对“模糊”的整体，然后通过疾病相关的“证”（疾病表型的相关信息）再寻根溯源，逐层推断其病因病机，采用的是一种“自上而下”式的研究思路。更具体地分析，复杂系统具有“涌现特性”，即“整体大于部分之和”。系统的特性并不等于各个组成部件的简单叠加。中医是在整体水平上对人体这个复杂系统进行观察和干预的一门系统科学。它通过“望、闻、问、切”等“非破坏性手段”，观察人体系统水平的变化，“以外揣内”地分析系统内部的病理过程，并通过中药复方的合理配伍整体性、动态性地调控人体病理过程，达到恢复机体平衡的目的。所以，一方面中医学把握了疾病的整体状态和变化趋势，具有“局部分析”无可比拟的科学性；但另一方面，中医理论体系建立在实践经验基础之上，其重要概念如“气”“经络”

“阴阳”等缺乏物质基础和分子机理的阐述，因而一直停留在哲学思辨的层次，没能“自上而下”地一直走下去，也导致了长期以来中医理论与西方医学无法互通互融的格局。因此，如何用整体的思想和科学的手段系统地阐明中医学理论是我国科学家肩负的艰巨而神圣的使命。

（2）中西医发展的共同需求和汇聚——系统生物医学

中医学强调整体论，西方医学则强调还原论，多年来许多学者认为两种医学体系格格不入，但我们认为，西方的科学和医学也开始探求系统性，从而和注重整体平衡的中医之间多了很多可以对话的渠道。系统生物学是现代医学还原论思想从机械性思维发展到整合性、系统性思维的一种跨越。

从系统和综合的观念出发探索生命现象的本质规律将日益成为生命科学研究的主流。未来研究医学领域复杂性问题将可能逐步分化出两种指导思想，一种是将“清晰”的单元进行自下而上的研究和整合进而演绎复杂的生命，即系统生物学的思想；另一种是从“模糊”的生命整体出发，在明确人体的系统运行功能和状态的基础上逐步向局部直至单元进行科学的还原分析使之自上而下地逐层清晰化。我们将后一种称为系统生物医学的思想。

系统生物医学是一种在整体论指导下的还原分析，它直接以疾病和人作为研究对象，采用自上而下式的思路研究疾病整体、生化网络、通路、代谢产物及分子靶标，通过综合使用各类大规模信息提取和处理技术，采用健康和疾病系统的比较研究策略，结合遗传和环境的扰动实验，动态分析生物网络在常态和病态下的结构组成和动力学参数，通过数学建模探讨其控制规律和设计原理，最终阐明这些重大疾病的发生、发展和转归的机制。我们认为系统生物医学的这种注重生物系统的网络结构解析和动力学特性研究的方式更符合复杂性疾病的整体性、多因素、多表型和动态变化的特性，符合了祖国医学把握疾病和治疗的整体性和动态性的原则。因此，它将为复杂性疾病的系统研究提供完全创新的研究路线和思维方式。

因此，采用具有中国特色的“系统生物医学”研究策略和手段，建立和发展重大疾病的早期诊断和预防体系，是降低其发病率和死亡率，提高人类健康水平，是21世纪健康事业发展的迫切需求。如果中国医学界能抓住这样一个契机，就可能创造出一个具有我国特色的、以整体性和动态性地认识人体疾病机理为基础的预防科学体系。祖国医学和西方现代医学的汇聚和融合将为世界医学的发展带来革命性的变化。

2.1.2.2 系统生物学和信息医学在中西医结合中的应用

沈自尹院士在《系统生物学和信息医学在中西医结合中的应用》一文中指出：

20世纪中期的观点认为，生物体是由“物质和能量”所组成的，但现在的人们已逐渐认识到人体是一个复杂的巨系统，生物系统最重要的特点在于其各个部分之间的高度协调。在一个细胞中，在同一时刻有条不紊地进行着数千个代谢过程，细胞之间亦同时进行着各种协调与整合，如此才会最终形成各种脏器和系统井然有序的功能表现。显然，这些高度协调、密切相关的过程只有通过交换信息才能实现。固然，物质和能量仍是生物体的生存要素。在细胞中，核糖体拥有氨基酸组建模块以及ATP分解成为ADP过程中释放的能量，但如果没有细胞核中DNA所携带的信息，同样无法合成具有功能的蛋白质。所以，信息在任何过程中都起着关键性的作用，物质和能量不过是附属物而已。生物体内的信息传递和整合是由细胞内外的受体和信号转导系统来完成的，不同的信号通路之间存在相互的联系和作用，形成动态的功能网络。

按系统生物学的观点，可以将生物系统的特点概括为“整体、动态、层次、整合”。机体内无数个大小网络是一个通过层次与层次之间、网络与网络之间、系统与系统之间的联系和整合而建立起来的复杂系统，并不是简单系统的叠加。这个复杂系统也会通过不同网络之间的信息传递和整合，使基因或蛋白质产生出最终的生物学功能，如此势必会出现一些涌现性行为和规律，出现一些单独系统所不能反映的新行为，这就是系统生物学的特征。因此也可以说，信息是生命赖以存在的至为关键的因素。

按系统生物学观点，借助于信息医学，我们在中西医结合研究中对肾虚证本质和复杂生命现象解析之间的关系做了有联系的应用，并提出了新的研究思路。

2.1.3 分子细胞生物学是中医科学的新基础

中医科学本质上仍属于生命科学，因此，中医科学要适应现代科学的发展大趋势，就必须要与现代生命科学交叉融合，挖掘分子细胞生物学与中医的内在联系，并在此基础上发展中医药理论的合理内核。

对生命本质的研究由于逐步认识到整体性的重要性，现代生物学循着从脏器、组织、细胞，直到基因的方式，最终又趋向整体的综合性研究，注重系统内多因子相互作用组成的网络，即复杂性系统对研究的影响。所以，现代生物学逐渐发展了研究复杂生命现象的生命科学，即后基因组时代。功能基因组学与医学复杂性科学——中医学有许多共通之处。中医学的根本点是整体观和辨证论治。人类基因组学后基因组时代研究的方法学内容与中医学的整体观、辨证观有很多相似之处，国内外学者已经做出了许多研究。

2.1.3.1 基因组学——中医药学现代化的一个切入点

功能基因组学与医学复杂性科学——中医学有许多共通之处。中科院遗传所人类基因组中心主任、北京华大基因研究中心主任、国际人类基因组计划中国协调人杨焕明博士在《基因组学——中医药学现代化的一个切入点》一文中认为：“中医药学的现代化应该基于现代生命科学的基本原理与最新进展的准确理解与全面分析。现代生命科学的前沿——基因组学给中医药学现代化带来了新的启示和潜在机遇。基因组学很可能是我们中医药学现代化的一个切入点。”并阐述了“基因病”说与中医药学的“内邪”说，“基因组学”与中医药学的“整体”说，“基因组多样性”与中医药学的个体“辨证”说的关系：

（1）“基因病”说与中医药学的“内邪”说

人体本身的邪气一直是中医药对疾病的重要解释之一，这一学说的不足之处，是忽视了对病源的直接研究，因而使中医药学本身并没有产生病原微生物这一领域。但中医药注重“内因”，养身祛邪确已被实验证明是有效的。

20 世纪 70 年代开始的“肿瘤计划”的搁浅，以及对其他危害较大的疾病的认识，孕育了现代医学的一个重要观点——“基因病”说。“基因病”说的要素有两条：①基因相关论——人类的疾病不管是单基因遗传病还是肿瘤，不管是糖尿病、高血压等慢性疾病，还是艾滋病、感冒等传染病，都直接或间接与人类的基因有关，都是外因通过内因而起作用。②基因修饰——迄今所有的药物，除了直接杀灭病原的药物外，都是直接或间接地通过影响、调整、修饰、改变人类基因的表达与产物的功能而产生效用的。“基因病”说与“内邪”说的相似虽不能说有异曲同工之妙，但也绝非牵强附会之举。它首先在理论上是提供了中医药学与非中医药学“结合”的可能性。

“基因组学”的建立首先是基于对经典的单基因遗传病的致病基因的了解。但是，已经发现的 6000 多种不同的基因结构变化引起的单基因经典遗传病的意义，并不仅限于对患者总数还不到人口百分之一的遗传病的认识，而是奠定了对基因与疾病的认识飞跃的基础。而对疾病的治疗，不管在现在还是在将来，都将主要从基因的功能着手，即从修饰或改变基因的表达与基因产物的功能着手，而不是以改变与纠正基因的结构为主要手段。即使是“基因治疗”，除了一些典型的遗传病外，也不是以改变人类原有基因的结构为主要的，而是以改变、调整相关基因为主要思路。病原较为清楚的传染病，现在已有越来越多的例子证明也与“内因”有关，即与人类细胞对病原的受体有关。其典型的例子便是艾滋病病毒与人类 CCRS 和 CCR2 的关系。其治疗的思路也是调整、改变与人类免疫系统及其相关信号传导途径有关的基因。对人类健康影响最大的慢性疾病，其治疗的思路更注重于基因功能的修饰与协调。这就给我们以启示：基于“基因病”说的扶正祛邪，将是现代医学的主要治疗方式。而中医药学的理论将会被进一步发展并发挥更大的临床指导意义。中医药真的有效，就一定在某种程度中改变了某个、某些基因的表达。

（2）“基因组学”与中医药学的“整体”说

“人类基因组计划”的科学内涵是“基因组学”。它与经典遗传学的重要区别，就是摒弃了“一个基因一个基因”地去研究的经典方式，从整个基因组的层次，来阐明所有基因的位置、结构、基因产物的功能以及基因与基因之间的关系。

遗传学的精髓之一，是认为表现型是基因型与环境（即调整基因的外界因子）相互作用的结果。一个基因，可能引起不同的表现型（一因多效）。即使是“主基因效应”非常典型的单基因经典遗传病，其表现型（如疾病）的最终实现，也需要很多别的基因的参与。同一个表型（复杂性状），很可能与一个以上的基因有关。如哮喘，至少与基因组中的 5 个位点有关。1 型糖尿病很可能与近 10 个位点有关。现阶段的西医理论与西药的不足之处之一，就是对多个基因相互作用的认识不足，以至于总是青睐于“单打一”，而把这一药物干预所必然引起的对别的基因的影响称之为“副作用”。当然，以“开放、发展”为特点的现代医学也正以“基因组学”为基础而在调整。

这一调整的主要方面之一，是全面认识基因组的功能，不是简单地把经典单基因病的“致病基因”推导为“坏基因”，不是把基因结构的一些变化，都认为“致病”突变。这一调整的主要原因，是在定位“复杂性状”的研究中，发现与“疾病”有关的基因结构改变在“正常人”与“病人”中都有分布。因而，所谓“好基因”“正常基因”的界限已很模糊。“正常基因组”与“疾病基因组”的观点已被突破。

中医药学基于几千年的实践，把人体看成是一个整体，把疾病看成是整体协调受到了干扰，而把治疗的方案定位于整体协调的恢复。或许正因为这样，中药的“副作用”之说才没有成为主流，才有“一药治数病（证）”之难以想象的效果。

中医药难以与西医结合的一个问题是“病”不对“证”。现在我们知道，西医单一的“疾病”的概念也在逐步变化，以单一或几个标准作为“疾病”的诊断也在逐步改善。尽管“疾病”不能等同于“综合征”，但是其界限也趋于模糊。怎么把西医的“病”与中医的“证”统一起来呢？基因表达谱也许将是重要的“连接点”。

譬如说中医的一些方剂对哮喘是比较有效的。根据“功能基因组学”的概念及“人类基因组计划”提供的 cDNA 或 EST 及 DNA 芯片等新技术，我们可以从这些中药能提高哪些基因的表达、抑制哪些基因的表达着手，了解与中药能起反应的基因，建立“哮喘—中药”的基因表达谱。这些基因也可能就是和哮喘发生与缓解的相关基因。这不仅可以了解哮喘的病因与治疗，而且为鉴定基因提供了新的策略与可能。基因表达谱还可以用来研究中药复方配伍调整与剂量的变化，在整体上继承发挥中医药学的理论。

正因为中医药重视“整体”，模式生物的作用可能更为重要。当然，离体的实验可以提供很多疾病发生的线索与药物治疗的细胞或分子机制，但中药的效用主要是“复方”，并通过整体的代谢而起作用。因此离体实验的普遍意义可能受到限制。“人类基因组计划”已推广到多种动物的基因组研究，正好给我们提供了一种新的策略。

（3）“基因组多样性”与中医药学的个体“辨证”说

“人类基因组计划”的一个重要转变是由一个“参照”性个体基因组转向群体基因组的多样性。西医对个体的差异虽早有一定认识，但还不能突破“一药治万人”的思路。中医药学的一个重要特点是“辨证”，即认为不同人的疾病成因与表现是不同的。如对同样的感冒，中医可结合年龄、性别、体质、季节、地域等不同，用“辨证”的方法将感冒分为风寒证、风热证、暑热证等多种证型，进而调整方剂的配比来对证用药。

现代医学的重要趋势之一，也是所谓“个体化医学”。已有很多数据证明，人类对疾病，包括病原微生物的易感性是不同的，这一不同的遗传学依据是个体基因组特异性暨人类基因组的多样性。

“人类基因组计划”已经提供了千种“遗传标记”来对基因组的多样性加以分析。尽管这些“标记”还不能与疾病易感性直接联系，但已经为西医“个体化医学”提供了有参考意义的线索。中医学的精华之一便是视个体而辨证，中药的宝贵在于据“辨证”而治疗。“基因组多样性”研究将为这一精华再度辉煌而提供现代基因组学依据。

“基因组多样性”研究正为基因诊断提供新的技术。基因诊断的方向是对疾病易感性基因的总体了解。中医学早有“上工治未病”之说。可以设想，基于“基因组多样性”及个体特异性的“预测医学”与“预防医学”对中医药学是很有启示的。“预测医学”与“预防医学”也不是着眼于基因结构的改变，而是通过生命方式、暴露环境（包括药物）、饮食起居的调整来修饰、改善基因的功能，使之与环境更为和谐。这与中医的“养生祛邪”是很协调的。

中医药学的现代化，是我国生命科学界及包括中医药界在内的医学界的共同任务。我们应该建立有关的实验体系，以基因的表达为指标，以基因产物的功能修饰为主要研究方向。基因组学或许是我们重新全面认识中医药学并使之现代化的一个突破口。

2.1.3.2 后基因组时代中医证候组学研究的思考

王忠、王阶、王永炎等在《后基因组时代中医证候组学研究的思考》一文中指出：

人类基因组工作草图完成后，研究便进入更为艰巨和复杂的后基因组时代，其主要工作是阐明一些已知基因的功能，并进行基因组序列变异研究，这必将为自然科学各学科的发展提供新的机遇，同时也将促进各学科的进一步渗透和整合，出现新的科学发展格局。中医药学又一次面临一个大好机遇的选择，若能很好地吸取当代科技精华，在其所能提供的技术平台上融合中医药的独特研究思路，将促进中医药学的发展，特别是对中医药重大问题，如对证候组学研究的突破产生影响，在 WHO 生物医学家们认同“个体化的具体治疗”是临床试验的最高层次的时候，运用基因组学研究证候与复方，探索辨证治疗疾病与改善亚健康状态的科学原理则可能是中医学科发展的方向之一。

（1）研究思路

中药对证候的干预与调控目前较为一致的认为：中药虽然几乎没有改变核苷酸与氨基酸结构的可能，但中药对多种常见病及重大疾病确有可靠的治疗作用，其治疗作用在影响基因的调控、表达，特别是表达产物的标识方面可能更为重要，其调整作用有可能是在调控、修饰疾病的相关（易感）基因表达及表达产物上发挥着重要作用。国内外已有大量的研究表明，中药对基因的表达、修饰有确切的作用，这方面的研究积累已为以后的工作奠定了良好的基础。

中医的整体观和中药的多靶点调节决定了在思路与方法上应对前期的大量研究工作进行升华，避免因研究条件的不同而无法对研究结论做可比性分析及因研究指标的局限性限制了中医药学的优势发挥。基因表达图谱的最新检测、分析技术（基因芯片、生物信息学等技术）已经能够在基因组层次上对众多基因的表达进行动态的检测，如能结合药物干预研究证候相关基因及关键基因的调控作用，必将大大丰富和发展中医证候组学。

（2）意义

①深化对中医证候客观性、复杂性的认识。证候是一种多基因参与的，且已经超出了人体正常的网络调节能力，处于“络病”状态的症状群。这些症状群之间是通过能表达各自症状的相关基因构成一个调节网络来维系的，但每个相关基因在网络调控中的作用及地位是不同的，其差异性既是区别于其他证候的物质基础，又是确定其所代表症状在证候中重要性、贡献度的依据。

②阐明中药的药理作用机制及客观评价中药疗效。阐释中药方剂的干预作用可能是通过解毒以调控“络病”来实现的，即通过主要药效组分在多靶点或多器官上发挥整体综合调节作用，达到治疗、预防、康复与保健的功效，而其对相应基因调节网络的调控是其本质性的环节。随着人类 30 亿密码的完全揭示，药物基因组学（pharmacogenomics）将应运而生。其将是一门阐述基因序列变异及其对药物反应变异影响的科学，并有利于发现新颖和高效药物，同时亦可用于药物疗效的客观评价。

③寻求病证结合的突破口。中西医虽是两种不同的理论，但是研究的却是同一个对象，在一定的结构或功能层次上必然有其共性的物质基础。在基因组水平，特别是后基因组上可能存在结合点。虽然对同一表型的不同分析思路和风格迥然不同的理论构架形成了不同的学科（西医学、中医学、生物学等），而在基因组或后基因组上寻求病证结合的突破口（共同的功能基因）将为新医药的建立和整合奠定基础。

④探索更为切合中医药特点的研究途径。通过中医证候的基因组学研究以及方剂对网络的调控和干预，为中药疗效的评价提供切合中医药特点的方法，为中医药未来发展提供研究思路。在

WHO 生物医学家们认同“个体化的具体治疗”是临床试验的最高层次的时候，建立单核苷酸多态性（SNP）为代表的 DNA 序列变异的系统目录，即可揭示人类疾病和生物学性状的遗传学基础，以及基因组在不同环境中转录和翻译水平的不同表达，既是“三因制宜”的内在基础，亦是辨证论治的优势所在。

2.1.3.3 中医药在调节基因平衡上的优势

沈自尹院士在《中医药在调节基因平衡上的优势》一文中指出：

基因不可能单独发生作用，也不能单独产生生命。基因的活动涉及基因组中一群基因的协同作用、程序化表达，从而使生命活动有条不紊地进行。疾病或证候（包括肿瘤和衰老）也就是不同层次的基因群或基因网络的失衡，因此不能以某个基因的功能来代表整体的功能状态。基因群或基因网络在体内还存在互相对立又互相依赖的对子，好比中医所说的相生相克的状态，从而构成了基因调控的基础。

西方科学家所探索的基因治疗方法是遵循经典的单基因遗传病采用单基因植入进行治疗的思路，很少顾及单基因植入对绝大多数多基因失衡的情况会造成新的不平衡，因此，目前在实验室研究出的许多有关基因治疗的结果，能否应用在复杂的人体上都还是未知数。而中医学遵循整体观念，也就是说从人体整个系统去调节，以达到新的平衡。中医药对于疾病或证候的治疗是立足于调节基因的表达和基因产物的功能，这正是其优势所在。

2.2 “人体整体调控网络”

2.2.1 “人体整体调控网络”的提出

《中医药治病疗效的机理研究》一书系统总结了多学科研究

中医的成果，第一次提出"人体整体调控网络"科学概念。下面是相关内容的原文：

沈自尹院士在《系统生物学和信息医学在中西医结合中的应用》一文中指出：

"生物体内的信息传递和整合是由细胞内外的受体和信号转导系统来完成的，不同的信号通路之间存在相互的联系和作用，形成动态的功能网络。按系统生物学的观点，可以将生物系统的特点概括为'整体、动态、层次、整合'。机体内无数个大小网络是一个通过层次与层次之间、网络与网络之间、系统与系统之间的联系和整合而建立起来的复杂系统，并不是简单系统的叠加。这个复杂系统也会通过不同网络之间的信息传递和整合，使基因或蛋白质产生出最终的生物学功能，如此势必会出现一些涌现性行为和规律，出现一些单独系统所不能反映的新行为，这就是系统生物学的特征。因此也可以说，信息是生命赖以存在的至为关键的因素。

"1977 年 Besedovsky 首先提出宏观的'神经－内分泌－免疫'(NEI) 网络假说，神经内分泌调控免疫属下行通路模式，免疫亦能调控神经内分泌属上行通路模式，如此形成双向信息传递机制。三者拥有一套共同的化学信息分子与受体，从而使这三个系统之间能够相互交通和调节，形成多维立体网络状的联系，使涉及整体性的系统之间得以相互交通和调节，形成多维立体网络状的联系。从涉及整体性系统之间调节的神经－内分泌－免疫网络，到局部性质的下丘脑－垂体肾上腺皮质－胸腺轴网络，还有数不清的小网络。机体就是由大大小小众多网络所构成的，并将其作为对外反应与自我调节的基础。正常的人体功能是人类基因的一个有序表达，病或证则是基因表达的失衡，治疗绝大多数病或证都将从调控基因功能入手，即从修饰或改变基因的表达与基因的产物着手。大、小网络的调控都是立足于基因表达的调控，这些基因网络最后都要通过中枢信号传导由负反馈机制来完成调控作用，使生命体有自我调节的能力。网络是一个高度复杂的、非线性动力学系统。”

我们称这些“作为对外反应与自我调节的基础”的“通过层次与层次之间、网络与网络之间、系统与系统之间的联系和整合而建立起来的复杂系统”为“人体整体调控网络”。“人体整体调控网络”包括从涉及整体性系统之间调节的神经－内分泌－免疫网络，到局部性质的如下丘脑－垂体－肾上腺皮质－胸腺轴网络、肾素－血管紧张素系统（RAS）等，直到细胞网络、分子网络与基因网络。

2.2.2 “人体整体调控网络”的特点

“人体整体调控网络”是近几年被发现的人体科学的基因概念，其特点如下：

2.2.2.1 “人体整体调控网络”科学概念是多学科研究中医的重要成果

现代医学没有“人体整体调控网络”的概念，“人体整体调控网络”科学概念是多学科研究中医的重要成果，是作者在系统总结近二十多年来多学科研究中医的成果中发现并抽象概括出的科学概念。

值得深思的是，现代医学发现了包括从涉及整体性系统之间调节的神经－内分泌－免疫网络，到局部性质的如下丘脑－垂体－肾上腺皮质－胸腺轴网络、肾素－血管紧张素系统等，直到细胞网络、分子网络与基因网络。也基本搞清了它们相互联系的细节，并认可它们是密不可分的。但是现代医学没有“人体整体调控网络”这种具备整体观的概念。究其原因，其一可能是由于其研究的指导思想依然没有脱离还原论的“主旋律”：研究意图是先从最简单的系统或单元如单个细胞着手研究，还原出它的完整的调控系统和生命活动，然后通过研究网络关系将多个简单系统“自下而上”地拼装成逐步复杂的系统（如组织、器官）最终到整个人体。或者说，是从“弄清楚”局部开始研究，采用自下而上的方式整合多层次的研究结果直至人体这个最高层次。其二可能是，虽然现代医学揭示了大量的机体内部的网络调节机制，以至达到分子水平，但缺少调节的手段等种种原因。

复杂性科学的研究成果认为：开放复杂巨系统中“复杂性”的含义已被阐述得很清楚，一是子系统的种类繁多；二是系统的层次复杂；三是子系统之间相互联系与作用加强。人体本身是一个开放的复杂巨系统，这个系统具备了：①与周围环境进行物质、能量、信息的交换；②系统包括了很多子系统，比如脑神经系统、呼吸系统、消化系统、生殖系统、血液循环系统以及免疫系统等等；③这些子系统下又包含种类繁多的子系统。子系统之间既是独立、变化的，又是相互联系、作用的。构成了一个不仅庞大而且复杂的体系。人体具备了开放性复杂性、演变性和开放的复杂巨系统的许多动力学特征。

自然界中存在的大量复杂系统都可以通过网络加以研究与描述，人体是一个复杂巨系统，人体由无数个大大小小的网络所构成。今天的生命科学正面临着一个新的转型期，既需要系统生物学的整体思想与方法，也离不开还原分析方法，故而迫切需要以生物分子所组成的网络的结构和功能来认识与阐明人体这一复杂巨系统生命活动的规律。

中医学的根本特点就是整体观念和辨证论治。整体的含义是，把人体及其生存的天时地域环境、人体与社会、人体各组成部分、心理与形体、动态与静态等作为一个统一体来观察、描述和研究，即其观点是整体的。中医学的整体观念与系统生物学的整体思想不谋而合。

因此，“人体整体调控网络”科学概念更符合复杂性科学、系统生物学与中医学共同的逻辑。

2.2.2.2 “以药测证”与现代科学技术相结合的实验方法

网络是高度复杂非线性动力学系统，钱学森说过要看动力学就要造成干扰，才能看到变化，并从宏、微观中进行整合。中医是用自然的系统概念考察人体的变化，一向着重于证效关系来判别辨证的正确性，也就是“以药测证”，这就提供了一个研究证的干预手段，其“方法”是从临床（疗效）到实验（动物）到药物（验证），成为一个系统的研究。以药测证本是验证中医学理论的强有力手段，而其与现代科学技术相结合的科学实验方法，则是实现钱老所说的“把西方的科学同中医所总结的理论以及临床实践结合起来”“要从微观一直到整体，把它连起来”的有力工具。

沈自尹院士等在长时期科学研究的基础上，总结了从细胞内的小的信号转导通路组成的网络到中等的下丘脑－垂体－肾上腺－胸腺（HPAT）轴网络和涵盖全身，联络多个重要系统的大的神经－内分泌－免疫网络，提出人体受到外界干预而形成的“病”或“证”，亦都是以众多的分子网络变化为基础。描绘了信号转导通路的方式、能力，研究信号转导通路变化的方法，提出“以药测证”是按系统生物学方法研究证的干预手段。沈自尹院士等采用补肾复方以药测证发现肾阳虚证涵盖着 NEI 调节网络，而且直接作用于 NEI 网络的调控中枢下丘脑。采用从补肾复方中提取的有效组分——淫羊藿总黄酮（EF），发现它通过 NEI 网络的下行通路激活免疫系统，能激活生长激素轴、性腺轴、淋巴细胞凋亡 3 个方面的网络机制发挥分子网络效应；也观察到 EF 调控基因网络表现出多种多样的方式，在淋巴细胞凋亡和增殖的网络机制中重塑对立的凋亡相关基因及增殖相关基因平衡；能汇聚与整合共刺激分子、转化生长因子及多个原癌基因，成为启动促增殖、抗凋亡的上游因子网络；使 NIK/IKK/IκB/Rel/NFκB 信号转导通路中对立的 IκBα 与 NFκB 同时升高，既维持 NFκB 适度升高，又保证 NFκB 呈强者态势发挥其分子调控网络中的枢纽作用，由此观察到肾虚证 HPAT 轴上有序的基因网络调控路线图谱，并于 2005 年提出肾虚证所具有特征性的有序的基因网络调控路线图谱（下图）。

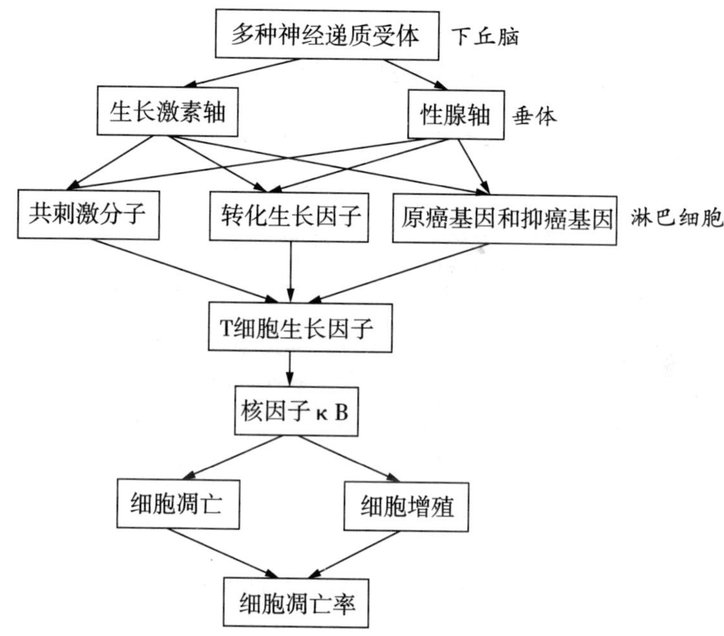

图 2－1　肾虚证下丘脑－垂体－肾上腺皮质－胸腺轴基因网络调控路线图谱

沈自尹院士等的研究表明，从补肾复方中提取的有效组分——EF，并观察到 EF 对老年大鼠的有效干预。而且由于取材恰当，将 7 个组织块中众多小网络进行整合使得基因网络之间关系逐步明朗、变得有序，凸显出神经－内分泌－免疫以及神经－内分泌－骨代谢两大系统，同时亦形成相互交叉的两大基因网络调控路线图谱。用以药测证显示了“肾”在生理状态下对机体进行调控的两大主要基因调控路线及规律（下图）。

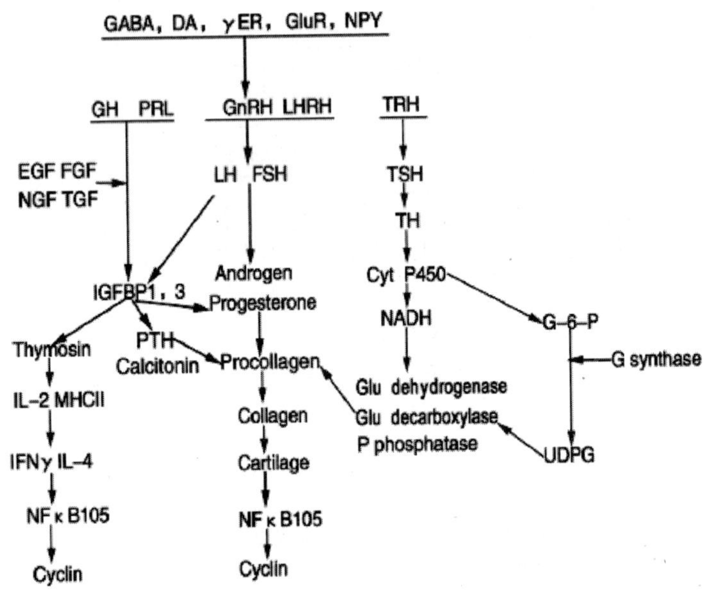

图 2-2　肾虚证两大基因网络调控路线图谱

沈自尹院士等的研究成果是“人体整体调控网络”科学概念形成的重要原因。

2.2.2.3　“人体整体调控网络”强调“整体调控”

沈自尹院士在《肾虚与科学》一书中指出：“其实机体就是由大大小小众多网络所构成，无论哪一种网络都存在着网络状或相互对立而制约的基因并通过对中枢的信号传导由负反馈的机制来完成调控作用，并涉及整体-组织器官-细胞-分子多层面的基因网络的整合作用。”

从涉及整体性系统之间调节的神经-内分泌-免疫网络，到局部性质的下丘脑-垂体-肾上腺皮质-胸腺轴网络，还有数不清的小网络，机体就是由大大小小众多网络所构成的，并将其作为对外反应与自我调节的基础。神经-内分泌-免疫网络是机体极其重要的整合调控系统。机体各细胞、器官、系统的功能活动不仅依靠神经－内分泌系统的调节，而且有赖于免疫系统的参与。神经、内分泌、免疫三大系统在保持平衡协调的同时，完成对内环境稳态及循环、呼吸、消化、泌尿、造血、生殖等系统的调节整合。正常的人体功能是人类基因的一个有序表达，病或证则是基因表达的失衡，治疗绝大多数病或证都将从调控基因功能入手，即从修饰或改变基因的表达与基因的产物着手。大、小网络的调控都是立足于基因表达的调控，这些基因网络最后都要通过中枢信号传导由负反馈机制来完成调控作用，使生命体有自我调节的能力。因此，“人体整体调控网络”的“整体调控”是以 NEI 为主导的，涉及整体－组织器官－细胞－分子多层面的基因网络的整合作用。

2.2.2.4 “人体整体调控网络”是“科学中医整体调控医学”的基石

“人体整体调控网络”是连接中西医学的桥梁，也是“科学中医整体调控医学”的基石。

现代医学将疾病的概念概括如下：疾病是机体在内外环境中一定的致病因素作用下，因稳态（homeostasis）破坏而发生的内环境紊乱和生命活动障碍。机体内稳态或自稳态、内环境稳态，是 19 世纪 Claude Bernard 提出，20 世纪 WB Cannon 加以发展的关于高等动物在外环境波动变化中保持内环境理化特性相对恒定的一个生理学概念。内稳态是由体内各种调节机制调控而维持的一种动态平衡，是机体从进化适应中获得的维持整个机体生存的基本条件。当今内稳态的概念已大大扩展，不仅可用于整体内环境理化特性，也可用于系统、器官、组织、细胞以至分子水平的动态平衡。现代有关内稳态的资料表明，健康是机体这种或那种对立生命过程统一性的维持（动态平衡），疾病是这种统一性的破坏。因此，从机体内因而言，“人体整体调控网络”调节机制失调是疾病的根本原因。

用现代科学与医学理论来解释中医“气”的科学内涵，揭示人体气的本质，是现阶段中医学现代化的一个重要内容。根据相关的研究，我们给出中医“气”的定义：“人体气”是人机体的一些微物质，它们是具有调节、推动功能或具有能量作用的微物质，“人体气”也简称为“气”，其调节、推动功能，或能量作用统称为气的功能。根据“人体整体调控网络”的定义，我们认为中医“气”的科学内涵是：中医“气”是由“人体整体调控网络”中具有调节、推动功能的或具有能量作用的等三大类微物质所组成，如NEI中的共同的化学信息分子与受体，RAS中的血管紧张素Ⅱ（AngⅡ），DNA，具有调节功能的酶，或具有能量作用的线粒体，等等。为方便起见，下文中的“气”或“人体气”仍然表示传统中医气学所指的气，这里所定义的“气”称之为“现代气”，即它们由“人体整体调控网络”中具有调节、推动功能的或具有能量作用的等三大类微物质所组成。

大量的科学事实充分说明，“人体整体调控网络”调节机制失调，“现代气”紊乱是患病的根本原因。中医的各证候正是“人体整体调控网络”调节机制失调时机体不同的功能态。

中医学认为疾病是机体和合机制失调的结果，因此，治疗的最终目的是促进和激发机体和合机制的调节能力，使人体重建协调、有序的功能状态。中医治病的原理，正是着眼于机体的和合调控机制。也可以说，中医学的各证候正是“人体整体调控网络”调节机制失调时机体不同的功能态，治疗的最终目的是促进和激发“人体整体调控网络”的调节能力，促使紊乱的“现代气”“阴阳”平衡，使人体恢复健康。所谓中药（方）的治病机理，即是在病证结合中，中药（方）对“人体整体调控网络”的具体影响与作用机制。

在“人体整体调控网络”科学概念的基础上实现科学“理法方药”的统一，夯实了“中医整体调控医学”的现代生物学基础。

2.2.3 “人体整体调控网络”是以 NEI 为主导

“人体整体调控网络”包括从涉及整体性系统之间调节的神经－内分泌－免疫网络，到局部性质的如下丘脑－垂体－肾上腺皮质－胸腺轴网络、肾素－血管紧张素系统等，直到细胞网络、分子网络与基因网络。大、小网络的调控都是立足于基因表达的调控，这些基因网络最后都要通过中枢信号传导由负反馈机制来完成调控作用，使生命体有自我调节的能力。现代医学对生命规律的认识逐步由整体器官水平向细胞分子乃至基因水平深入，在不断发现新事物新现象的同时，越来越重视机体整合调控机制的探索。神经－内分泌－免疫网络是机体极其重要的整合调控系统。机体各细胞、器官、系统的功能活动不仅依靠神经内分泌系统的调节，而且有赖于免疫系统的参与。神经、内分泌、免疫三大系统在保持平衡协调的同时，完成对内环境稳态及循环、呼吸、消化、泌尿、造血、生殖等系统的调节整合。“人体整体调控网络”是以 NEI 为主导的。

2.2.3.1 神经－内分泌－免疫网络学说

传统的观点认为，神经系统和内分泌系统调节着动物和人体的机能活动。近几十年来，由于免疫学的迅速发展，人们认识到在生物体内还存在着第三个大的调节系统——免疫系统。而且，已经证实神经内分泌系统与免疫系统之间存在双向信息传递机制，即免疫系统不仅受神经、内分泌系统的调控，而且还能调节神经、内分泌系统的某些功能。这种相互作用的功能联系是通过神经、内分泌和免疫三大调节系统共有的化学信息分子与受体实现的。即免疫系统不仅具有多种神经内分泌激素的受体，还能合成各种神经递质和内分泌激素，并对其发生反应；免疫系统产生的细胞因子能影响中枢神经系统；中枢神经系统又能合成细胞因子及其受体，并对其发生反应。由此构成神经－内分泌－免疫网络。

网络的功能性环路主要是通过神经肽、激素、免疫分子三者之间相互作用而构成。目前已有无可辨驳的实验证明，一些细胞因子、肽类激素和神经递质以及它们的受体是神经系统、内分泌系统以及免疫系统共同使用的生物学语言。免疫系统通过免疫调节介质如白介素、干扰素（IFN）、肿瘤坏死因子等作用于下丘脑－垂体前叶－肾上腺皮质轴而影响神经和内分泌系统的状态。神经系统可通过下丘脑－垂体前叶－肾上腺皮质－免疫器官这一多级路径调节内分泌和免疫系统的功能，而内分泌系统则可通过激素控制神经系统和免疫系统的活动。这三个系统之间不仅存在大的回路，而且彼此之间进行着直接的双向交流，对机体在不同条件下稳态的维持起着决定性的作用。神经内分泌系统在感受情绪、物理、化学等刺激产生相应反应的同时，还通过递质、激素将信息传递到免疫系统。免疫细胞可随血液循环在全身各处移动，起一种“游动脑”的作用，能感受神经系统不能感知的刺激如肿瘤、病毒、毒素等，通过免疫系统释放的各种细胞因子和神经内分泌激素及递质，对这些刺激做出恰当的反应，包括免疫系统本身的反应以及上述物质作用到神经内分泌系统和全身各器官系统后所做出的反应，最终实现清除病因、保持机体稳态的目的。

神经内分泌免疫网络是机体极其重要的整合调控系统。“人体整体调控网络”是以 NEI 为主导的。

（1）神经－内分泌－免疫网络的生物基础

1）三大网络之间的相互作用

神经、免疫和内分泌系统是动物和人体内的三大调节系统。这三大系统之间不仅存在大的回路，而且彼此之间还进行着直接的双向交流，维持着机体正常的生命活动。这种功能上的互相联系是通过三大系统共同存在的介导物质，即细胞因子、神经递质和内分泌激素及其受体实现的，它们被称为网络的通用语言，在三大系统的协同作用中发挥着关键作用。

目前已知有 20 多种神经内分泌激素和神经递质都能调节免疫系统的功能，其中最重要的有肾上腺皮质激素、生长激素和阿片肽。研究表明，生长激素对免疫功能具有广泛的加强作用，而肾上腺皮质激素则具有广泛的抑制作用。这两类激素在体内形成一正一负的调节，使机体的免疫功能保持正常。而阿片肽的主要功能可能是机体在各种应激条件下，在更高的水平上进行复杂的调节，使机体保持稳态。

另一方面，免疫系统可以通过它们所产生的细胞因子以及其他的调节物质作用于神经和内分泌系统，还可以通过由免疫细胞分泌的内分泌激素作用于神经和内分泌系统。免疫细胞在被激活后可以产生多种多样的因子对自身的活动进行调节，还可以作用到神经和内分泌系统，从而影响全身各系统的功能活动。

由此可知，神经、内分泌与免疫系统之间的关系是一种相互作用的双向调节。它们相互交织、协调作用（如刺激和抑制），构成一个立体的网络结构，共同负责机体对不同外环境和内环境的适应性反应，如下图所示。这个环路基本上可以分为两种类型：一种为长轴免疫－神经－内分泌相互作用，另一种为局部免疫－神经－内分泌相互作用。长轴相互作用是指刺激免疫系统导致免疫原性介质的释放，后者反过来再作用于远处的神经内分泌组织，影响其功能，这种反馈作用称为长环反馈；而局部相互作用是指免疫原性介质和神经内分泌因子就在它们被释放的组织或器官内发生相互影响，称为短环反馈。但有时相互作用最初是发生在局部水平，后来便影响到远处的神经内分泌机制，成为长轴相互作用。

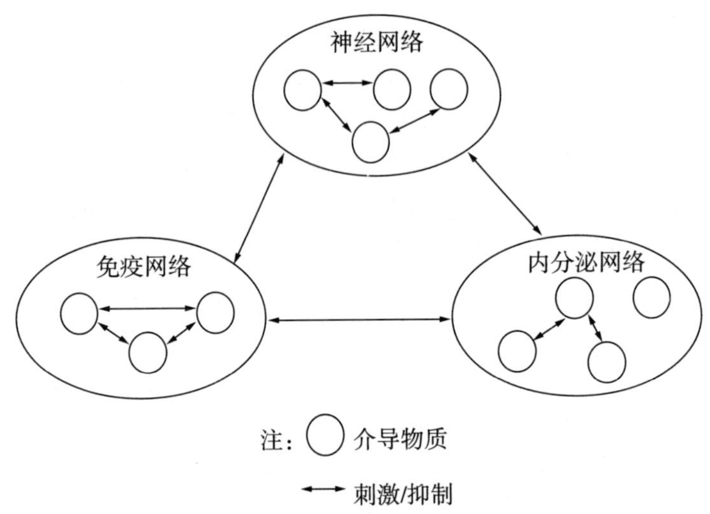

图 2－3　三大网络之间的相互作用抽象图

2）三大网络之间的相互作用的共用的生物学语言

范少光等在《神经内分泌与免疫系统之间相互作用的介导物质：共用的生物学语言》一文中指出：

目前已有无可辩驳的实验证明，一些细胞因子、肽类激素和神经递质、某些其他因子以及它们的受体是神经系统、内分泌系统以及免疫系统共同使用的生物学语言。依靠这些内源性媒体，神经内分泌及免疫系统之间进行着信息的交流，这是近 10 多年来最引人注目的发现之一，它改变了人们对神经内分泌及免疫系统的传统认识。新的观点认为，它们除了具有传统的功能外，神经系统还具有重要的免疫调节功能；而免疫系统也是机体的一个重要的感受和调节系统。神经内分泌和免疫系统之间的相互作用，对机体在不同条件下稳态的维持起着决定性的作用。

①免疫细胞中的肽类激素以及神经递质受体

• 免疫细胞中产生的内分泌激素

大量实验结果明确表明，免疫细胞能合成某些神经递质样物质和激素。Smith 和 Blalock 将免疫细胞中的激素称为免疫反应性激素（immuroreactivehormone，it hormone）。目前已发现的这类激素多达 20 几种（表 2－1）。

表 2－1　免疫细胞中的肽类激素和神经递质

来源	肽或蛋白质药物
T 淋巴细胞	ACTH、内啡肽、甲状腺素刺激素（TSH）、生长激素（GH）、生乳素（PRL）、甲硫脑啡肽、甲状旁腺素相关蛋白、胰岛素样生长因子（IGF－1）、绒毛膜促性腺激素
B 淋巴细胞	ACTH、内啡肽、GH、IGF－1
巨噬细胞	ACTH、内啡肽、GH、P 物质、IGF－1、心房肽
脾细胞	黄体生成素（LH）、滤泡刺激素（FSH）、促肾上腺皮质素释放激素（CRH）
胸腺细胞	CRH、黄体生成素释放激素（LHRH）、精氨酸升压素（AVP）、催产素（OT）
肥大细胞及多形核细胞	血管活性肠肽（VIP）、生长抑素
巨核细胞	神经肽 Y

• 免疫细胞上的神经递质及内分泌激素受体

近年来由于采用放射自显影、放射受体分析法等已经证明免疫细胞上有很多神经递质和内分泌激素的受体。它们包括，类固醇受体、儿茶酚胺受体、组胺受体、阿片受体、胰岛素受体、胰高血糖素受体、血管活性肠肽受体、促甲状腺素释放因子受体、生长激素受体、催乳素受体、生长抑素受体、P 物质受体等等。可以认为大多数神经递质及内分泌激素受体都可以在免疫细胞上找到；所有的免疫细胞上都有不同的神经递质及内分泌激素受体。

②免疫细胞产生的细胞因子对神经内分泌的作用

免疫细胞在被激活后可以产生多种多样的因子（包括淋巴因子和单核因子），对自身的活动进行调节，做出相应的反应。这些因子又被称为免疫调节物。目前已有大量研究证明，它们还可以作用到神经内分泌系统，从而影响全身各系统的功能活动。

由于免疫调节物对中枢神经系统具有调节作用，因此神经内分泌系统与免疫系统之间的关系是一种相互作用的双向调节。下面就目前认为较重要的几种免疫调节物做一简要介绍。

• 白细胞介素 1（IL-1）

IL-1 是单核细胞等产生的一种多肽，它不仅在免疫系统内部有调节作用，还具有很多免疫系统外的调节作用。Besedovski 等的实验表明，IL-1 可以作用到垂体，通过 ACTH 促使肾上腺皮质激素的释放。给小鼠注射 0.5～1.0μg 的 IL-1 就能使血中肾上腺皮质激素含量升高，这仅相当于 4×10^6 个巨噬细胞 24 小时产生的量，是机体在免疫反应中完全可能达到的浓度。作者认为，在机体受到感染时，IL-1 通过对垂体-肾上腺轴的作用，提高血中肾上腺皮质激素的含量，从而抑制免疫机能，这可能是一条重要的反馈回路。他们认为在某些急性感染早期，免疫机能降低，可能与 IL-1 分泌过量有关。

近来的研究表明，丘脑、下丘脑海马、嗅球、弓状核、室旁核等神经元中有 IL-1 免疫活性物质；脑内存在 IL-1 受体；以 IL-1 做下丘脑推挽灌流可促进促肾上腺激素释放因子（CRF）的释放；脑室极微量注射（3.1fmol）可抑制外周自然杀伤细胞（NK）活性和 IL-2 的产生。这些结果表明 IL-1 很可能是神经和免疫系统之间的一种重要传递物质或桥梁物质，在神经和免疫系统之间进行调节。有人将 IL-1 称之为免疫神经递质（Immunoneurotransmitter），说明它的重要性。

我们的研究表明，脑室注射 IL-1 受体阻断剂可降低束缚应激后血清及淋巴结细胞产生的免疫抑制因子。而注射 1pg（0.05fmol）的 IL-1β 即能使上述抑制因子的产生增加。如此小剂量的 IL-1 即能对免疫功能产生作用，说明脑内 IL-1 对免疫功能的确有重要的调节作用。

• 白细胞介素 2（IL-2）

IL－2是T辅助细胞产生的、由133个氨基酸组成的多肽。主要促进杀伤T细胞及LAK细胞增殖。近来发现在临床应用IL－2时可以升高血中ACTH含量，并使血中肾上腺皮质激素升高。进一步研究发现，它可增加POMC mRNA的表达。因此IL－2具有CRF样作用，通过垂体－肾上腺轴促进肾上腺皮质激素分泌。由于IL－2可由病毒、毒素等刺激而分泌，而肾上腺皮质激素具有免疫抑制作用，因此IL－2的CRF样作用可能是这种作用的一条重要负反馈性调节回路。

• 干扰素（INF）

干扰素是由白细胞产生的一种多肽，由于它有抗病毒和抗肿瘤生长作用，并能获得纯度很高的产品，已应用于临床治疗。后来发现，在它的结构中有ACTH和β－内啡肽片段。在动物实验中也发现它具有ACTH和内啡肽的生物活性。例如给动物注射干扰素可产生镇痛和木僵，临床应用干扰素可使血中肾上腺皮质激素含量升高。此外，它还可以作用于甲状腺细胞增加对碘的摄取（TSH样作用）；促进黑色素合成（MSH样作用）；对抗胰岛素（胰高血糖素样作用）等作用。可见它具有多种激素的作用。干扰素可通过干扰素受体发挥作用。近年发现它还可以通过其他受体产生作用，例如它的镇痛和木僵作用可被阿片受体阻断剂纳洛酮阻断，而纳洛酮所产生的阿片戒断症状也可被干扰素阻断，说明干扰素可与阿片受体结合产生相应的效应。由于干扰素已应用于临床治疗，上述激素样副作用已经引起注意。

以上结果表明，由免疫细胞产生的细胞因子，它不仅对免疫细胞的细胞具有调节作用，还可能是神经内分泌系统中的调节物质。神经系统内部也可以产生细胞因子以神经递质的方式调节神经系统的功能。

③神经内分泌激素的免疫调节作用

很多内分泌激素和神经递质都具有免疫调节的功能。表2－2概要总结了这方面的研究结果。

表 2－2　神经内分泌激素对免疫功能的调节作用

激素	作用	效应
糖皮质类固醇	－	抗体产生，NK 活性，细胞因子的产生
儿茶酚胺	－	淋巴细胞转化
乙酰胆碱	＋	骨髓中淋巴细胞和巨噬细胞数目
性激素	－/＋	淋巴细胞转化，混合淋巴细胞培养
β－内啡肽	＋/－	抗体合成，巨噬细胞活化，T 细胞活化
甲硫脑啡肽	＋	T 细胞活化（低浓度）
强啡肽	＋	植物凝集素刺激的 T 细胞转化
甲状腺素	＋	空斑形成（PFC），T 细胞活化
生乳素	＋	巨噬细胞活化，IL－2 产生
生长激素	＋	抗体合成，巨噬细胞活化，IL－2 调节
加压素	＋	T 细胞转化
催产素	＋	T 细胞转化
血管活性肠肽	－/＋	细胞因子产生
褪黑激素	＋	混合淋巴培养反应，抗体产生
ACTH	＋/－	细胞因子产生，NK 活性，抗体合成，巨噬细胞活化
生长抑素	－/＋	PFC，淋巴细胞对分裂原反应
促肾上腺皮质激素释放因子	＋/－	抑制生长激素分泌

下面仅就其中几种比较重要的予以说明。

• 肾上腺皮质激素

肾上腺皮质激素刺激下丘脑可通过促肾上腺皮质激素释放因子（CRF）引起垂体释放 ACTH，通过血流，ACTH 可促进肾上腺皮质释放糖皮质激素。因此形成下丘脑－垂体－肾上腺轴。肾上腺糖皮质激素几乎对所有免疫细胞都有抑制作用，包括淋巴细胞、巨噬细胞、中性粒细胞、肥大细胞等。在急性应激时通过下丘脑－垂体－肾上腺轴的作用，提高血中肾上腺皮质激素的浓度，对免疫功能产生抑制作用，这是应激抑制免疫功能的主要途径之一。这方面的研究已有几十年，材料很多，这里不再赘述。近来 Sapolsky 等发现，老年大鼠由应激所引起的血中皮质酮含量的升高明显高于青年大鼠。他们认为这种过高的反应可能是老年动物容易在应激条件下诱发感染和肿瘤的原因。

● 生长激素（GH）

生长激素是垂体前叶分泌的一种多肽，由 191 个氨基酸组成，对骨骼生长和代谢有促进作用。近年来 GH 的基因（DNA）及 GH 受体基因都已克隆成功。以 GH 重组基因所生产的 GH 也已成功地应用于临床，治疗由于 GH 缺乏所产生的矮小症。这些基础和临床的研究进展大大促进了对 GH 作用的认识。发现 GH 对免疫功能有很重要的调节作用。归纳起来，GH 几乎对所有免疫细胞，包括淋巴细胞、巨噬细胞、NK 细胞、中性粒细胞、胸腺细胞等都具有促进分化和加强功能的作用。因此在体内有广泛的增强免疫功能的作用。实验证明生乳素与生长激素对免疫功能有类似的作用，它们在某些方面是相辅相成的。

● 阿片肽

阿片肽是 1975 年被发现的第一种肽类神经递质。它包括内啡肽、脑啡肽和强啡肽等。目前已有很多实验证明，阿片肽在免疫调节中有重要作用。甚至有人将这类肽称之为神经免疫肽。阿片肽对淋巴细胞转化、T 淋巴细胞玫瑰花环反应、NK 细胞的活性、多形核白细胞及巨噬细胞功能、干扰素的产生等等都有调节作用。从文献报道看，阿片肽对上述功能的调节作用，各家报道的结果不完全一致，有的证明对某一功能具有加强作用，而另外的报道则认为对这一功能具有抑制作用。整体和离体实验结果有时也不能吻合，这些矛盾现象一方面说明阿片肽对免疫功能的调节相当复杂，不同机能状态、不同条件下可能作用不同。另一方面也说明目前的研究还不够深入。

前面着重介绍了三种不同激素对免疫功能的调节作用。生长激素（包括生乳素）对免疫功能具有广泛的加强作用，而肾上腺皮质激素则具有广泛的抑制作用。因此有人认为这两类激素在体内形成一正一负的调节，使机体的免疫功能保持正常。而阿片肽的主要功能可能是机体在各种应激条件下，通过对心血管、疼痛及免疫功能的作用在更高的水平上做复杂的调节，使机体保持稳态。

以上结果说明，由神经内分泌系统产生的激素和神经递质不仅可以调节神经内分泌系统自身的功能，它们也对免疫功能具有重要的调节作用。免疫细胞自身也可以释放某些激素和神经递质样物质，调节神经内分泌系统和免疫系统自身的功能。

④神经内分泌与免疫系统之间相互作用的途径

病毒、毒素、肿瘤等可以直接作用于免疫细胞，通过细胞因子的作用，动员和调节免疫系统本身的功能；也可以通过免疫细胞释放的神经内分泌激素调节免疫功能。所产生的细胞及单核因子和神经内分泌激素也可以作用于全身各器官系统，动员全身各种机能活动对上述刺激做出协调和有效的反应。通过细胞因子、单核因子及神经内分泌激素对免疫系统和神经内分泌系统的反馈性作用，调节机体的反应保持在适当的强度和时间范围之内。

神经和精神刺激作用于神经系统可通过神经的直接作用影响免疫功能，也可以通过释放内分泌激素或其他因子（包括应激时产生的免疫抑制因子等）对免疫功能和全身各器官系统进行调节。细胞因子、激素对神经系统也有反馈性调节作用。

病毒、毒素、肿瘤、异体蛋白等的刺激是神经系统无法感受的刺激，而免疫系统则对它们十分敏感。通过免疫系统释放的各种免疫调节物以及免疫细胞释放的内分泌激素，对这些刺激做出恰当的反应，包括免疫系统本身的反应和通过上述物质作用到神经内分泌系统以及全身各器官系统后所做出的反应，最终达到清除病因、保持机体稳态的目的。

细胞因子、激素和某些其他物质（包括由应激或条件性免疫反应所产生的物质）可以作为神经内分泌系统及免疫系统的共同介导物质，对免疫系统、神经系统以及全身各器官系统的功能进行调节。神经系统还可以通过神经的直接作用，影响免疫系统的功能。由于免疫系统不仅是机体的一种防卫系统，它同时还是机体的另一重要的感受和调节系统。又由于免疫细胞可随血流循环在全身各处移动，Blolack 等 1985 年在“今日免疫学”（Immunology Today）中提出免疫系统可以起一种“游动脑”（mobile brain）的作用。从而形象地勾画出了免疫系统的这一重要功能。今后进一步深入的研究，定会更加充实和丰富以上关于机体稳态机制的理论。

神经系统可以感受精神和躯体的刺激。免疫系统可感受肿瘤、病毒、毒素等的刺激。因此神经内分泌系统和免疫系统在体内成为机体的两大感受和调节系统，它们通过一些共同的介导物质（共同的生物学语言）交换信息，相互作用，使机体在生理和病理条件下保持稳态。（下图）

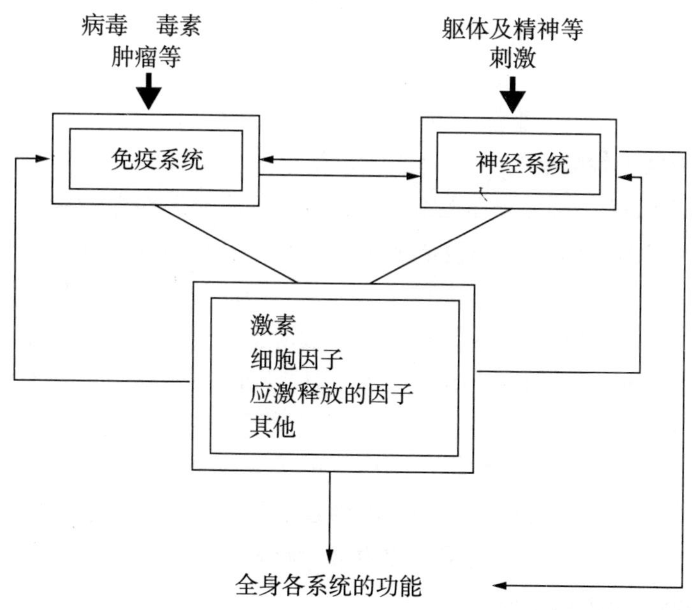

图 2－4 神经－内分泌－免疫网络作用图解

（2）下丘脑－垂体－靶腺－免疫之间反馈简介

蔡定芳等在《中西医结合神经内分泌免疫网络研究的思考》一文对下丘脑－垂体－靶腺－免疫之间的反馈联系做了如下的简述。

1）下丘脑－垂体－肾上腺皮质－胸腺轴（HPAT）

HPAT 轴的反馈调节由如下步骤组成：①肾上腺皮质分泌过高的皮质醇和皮质酮；②抑制下丘脑促肾上腺皮质激素释放激素（CRH）的分泌；③抑制垂体 ACTH 的分泌；④继上述 3 项之后，使肾上腺皮质激素降低，低水平的循环皮质激素刺激各种成熟淋巴细胞的活性，加速未成熟前淋巴细胞发育为效应淋巴细胞；⑤低水平糖皮质激素还能增加胸腺激素的分泌，胸腺激素能影响淋巴细胞的成熟；⑥高水平的胸腺激素通过对下丘脑和垂体的正反馈调节而升高肾上腺皮质的糖皮质激素刺激淋巴细胞和单核细胞分泌的 IL－1，糖皮质激素增高因子（GIF）、IL－1 和 GIF 分别作用在下丘脑－垂体使糖皮质激素升高。

2）下丘脑－垂体－性腺－胸腺轴（HPGT）

HPGT 轴的反馈调节由如下步骤组成：①性腺分泌过高的性类固醇激素（雌二醇和睾酮）。②抑制下丘脑促性腺激素释放激素（GnRH）的分泌。③抑制垂体 LH 和 SH 的分泌。④上述 3 项之后，使性类固醇激素水平降低。⑤性类固醇激素的降低可能导致胸腺激素的升高，胸腺素直接刺激淋巴细胞功能。胸腺素增加下丘脑 GnRH 的分泌和增加垂体 LH、FSH 的分泌。⑥继而性腺分泌类固醇升高，再进入①进行调节循环。性类固醇激素也能通过类固醇受体直接影响淋巴细胞。虽然未成熟的淋巴细胞不具有这样的受体，但是研究表明，在经过发育成熟后的淋巴细胞则具有类固醇受体。提示性类固醇激素影响未成熟的淋巴细胞发育为成熟的效应淋巴细胞。

3）下丘脑－垂体－甲状腺－胸腺轴（HPTT）

HPTT 轴的反馈联系目前还不甚明确，特别是有关甲状腺素对免疫系统影响的报告甚少。TSH 促进免疫应答的作用已比较明确。离体实验证明，脾细胞在 TRH（促甲状腺素释放激素）作用下能产生 TSH 及出现 TSH mRNA（信使核糖核酸）的表达，这种作用可被 3-碘甲腺原氨酸（T_3）负反馈抑制。提示淋巴细胞不仅有 TRH 受体而且具有垂体样功能；TRH 能促进 T 辅助细胞的功能，这种效应为生长激素释放激素（GHRH）、AVP、CRH 等所不具备；TRH 能促进抗体应答，这一作用可为 TSH 抗体所阻断，说明 TRH 对免疫的作用可能通过 TSH。桥本病是典型的自身免疫性疾病，给小鼠长期注射 γ-IFN 可产生甲状腺内淋巴细胞浸润，抗甲状腺球蛋白抗体升高，血甲状腺激素降低等类似桥本病变及甲状腺功能减退症；给小鼠短期注射 IL-1，血 T_3、甲状腺素（T_4）、反 T_3（γT_3）等均下降，长期注射时血 T_3、T_4 下降而 TSH 升高，推测其作用部位可能在甲状腺水平。相信随着 NEI 网络的深入研究，HPTT 轴的反馈联系规律必将得到进一步阐明。

2.2.3.2 神经-内分泌-免疫网络理论的意义

谢蜀生在《神经-内分泌-免疫网络理论的意义》一文中指出：

提出神经-内分泌-免疫网络的概念，这是当代生物医学理论的重要发展。神经内分泌系统和免疫系统在体内成为机体的两个感受和调节系统，形成网络。它们通过一些共同的介导物质——神经递质、激素和细胞因子交换信息，相互作用，使机体在生理和病理条件下保持稳态。其重要意义表现在三个方面：其一是该理论的建立深化了对稳态机制的认识，引起机体生理变量波动的所有内外因素所导致的内环境变化，都可以通过此网络调节来校正，这是对稳态机制的真正再认识；其二是为用微观分子的活动来认识机体整体功能提供了一个有启发意义的模式；其三是不但在生物医学范围内深化了疾病发生机制的认识，而且扩展到社会医学的领域，从而为医学模式由生物-医学模式向生物-

心理－社会医学模式的转化提供了进一步的理论依据。

（1）深化了对稳态机制的认识

内环境稳定的概念从贝纳德提出至今已有一个多世纪。近半个多世纪以来，在以神经内分泌系统调节为中心的稳态机制的研究不断深入，取得了许多重要的成果。近年来，人们认识到，在长期进化的过程中机体为适应各种周期性的外环境剧烈变化（如昼夜、季节等），已形成了一种稳态机制，它可使机体在预期发生的变化之前就先做好调整。据此，有人提出了“预言性稳态”（Pre－dictive Homeosfasis）的概念，以区别于传统的“反应性稳态”（Reaction Homeosfasis）。他们认为这是两种不同的稳态机制。但实际上，预言性稳态在本质上并未脱出传统的所谓“反应性稳态”的范围。因为，尽管他们引起生理变量波动的原因不同，但稳态的维持有超越神经内分泌系统调节的范围。

在生命过程中，机体除受各种物理、化学、生物、社会，以及时间节律变化等外界因素的影响外，在机体本身的生命活动中，包括分子复制、细胞分裂、细胞内外信息转导等基本生命过程都可发生误差，从而导致在“分子－细胞”这一范围内稳态的破坏。这一“小范围”内稳态的破坏，后果有时可以是非常严重的。当这种破坏一旦成为不可逆，如细胞分裂时，由于分子复制错误而发生基因突变，导致该细胞癌变时，为维持整个机体的健康和安全，该细胞就应当被清除。识别和清除这种“非已”化了的自身细胞的任务是由免疫系统来完成的。免疫系统是除神经系统外，机体唯一能特异地识别“非已”的内外信号，并对之做出精确应答，保留记忆反应的功能系统。侵入机体的细菌、病毒等病原体，以及发生了突变的自身细胞都会导致机体稳态的严重破坏。要恢复这种破坏了的稳态，只靠神经内分泌系统是无法完成的。显然，免疫系统对这种“非已”成分的精确识别、适度应答和有效排除，在维持机体内环境稳定方面具有独特的重要意义。

神经－内分泌－免疫网络理论的意义在于，它揭示了传统的

“反应性稳态”与上述所谓“免疫稳态”（Immunological Homeosfasis）之间在功能上的相对独立，而又有密切的相关性，并揭示了它的结构基础。这样，我们可以说，引起机体生理变量波动的所有内外因素所导致的内环境变化，都可通过神经－内分泌－免疫网络调节来校正。这是稳态机制的真正的再认识。

（2）为用微分子的活动研究机体整体功能提供了有启发意义的模式

神经－内分泌－免疫网络的概念在 20 世纪 80 年代才逐步形成，这不是偶然的。30 多年来，神经科学和免疫学向分子水平的深入，为研究神经、内分泌、免疫系统的相互关系奠定了基础。它们之间的这种网络关系的揭示，不是通过静态的组织解剖的研究来完成的。而且这种网络关系也并没有固定静止的解剖结构作基础。现已证明，神经系统、内分泌系统、免疫系统之间进行信息沟通的语言是一套通用的信息分子，即各种神经递质、激素和细胞因子。三个系统的细胞表面都有接受这些分子语言的受体；同时也都能分泌这些信息分子。如免疫细胞不但产生细胞因子，也能分泌神经递质和内分泌激素；而神经细胞除产生神经递质外，也可以分泌激素和细胞因子。正是通过对这三大系统的细胞和分子（包括膜分子）的功能的深入研究和作用方式的精细描述，才揭示了连接这三大系统功能的分子的调节网络。

现代生命科学对机体生理功能的研究已越来越深入，不但形成了独立的分子生物学学科，而且还出现了“量子生物学”等这样更微观层次的研究领域。这对揭示生命活动的规律无疑是十分重要的。但生命的本质毕竟不能单纯通过描述这些组成生命体的分子的活动来阐明。在这里综合是必需的。但长久以来，人们无可奈何地发现，对生命现象的分割研究越是深入，积累的信息越多，越是难有一种“百科全书”式的科学天才来完成这个综合的使命。神经－内分泌－免疫网络的研究成功地从分子水平上整合了机体最重要三大功能系统的相互调节关系，从而为用微观分子的活动来认识机体整体功能提供了一个有启发意义的模式，对生命科学的发展具有重要意义。

（3）为医学模式的转换提供了进一步的理论依据

神经、内分泌、免疫系统各司其职，又相互调节，是保持机体内环境稳定的基本条件。在这个调节网络中任何一个环节的严重失调，都会明显影响其他系统的功能，导致相关疾病的发生。免疫系统的功能紊乱，不但会引起免疫缺损、过敏性疾病和自身免疫病，而且会产生神经系统和内分泌系统的疾病。甲状腺功能亢进、糖尿病等内分泌系统疾病的发生都与免疫功能紊乱密切相关；重症肌无力、自身免疫性脑炎等神经系统疾病，免疫功能紊乱是其发病的主要原因。目前已发现，精神病患者的免疫功能也明显缺陷。据报告，大剂量的胸腺肽对一些精神性疾病有明显疗效。同样，神经系统，尤其是高级神经中枢的功能紊乱，如紧张、忧虑，以及突发性的非常条件，都不但会引起神经、内分泌功能的紊乱，而且可以导致免疫功能的全面降低，使传染病和癌症的发病率都明显升高。

显然，神经－内分泌－免疫网络概念不但在生物医学范围内深化了疾病发生机理的认识，而且扩展到社会医学的领域，从而为医学模式由生物－医学模式向生物－心理－社会医学模式的转化提供了进一步的理论依据。

神经－内分泌－免疫网络学说的提出和发展，打破了传统现代医学还原论的束缚，与几千年来中医理论提倡的整体观念可谓不谋而合、殊途同归，并在一定程度上为来源于长期临床实践的中医理论提供了现代医学证据。现代医学对生命规律的认识逐步由整体器官水平向细胞分子乃至基因水平深入。在不断发现新事物新现象的同时，越来越重视机体整合调控机制的探索。机体各细胞、器官、系统的功能活动不仅依靠神经内分泌系统的调节，而且有赖于免疫系统的参与。神经、内分泌、免疫三大系统在自身保持平衡协调的同时，完成对内环境稳态及循环、呼吸、消化、泌尿、造血、生殖等系统的调节整合。中医学的全部体系都是建立在整体宏观现象的联系方法之上。中医生理学非常重视各脏腑功能活动的动态平衡，强调"阴平阳秘，精神乃治""亢则害，承乃制，制则生化"。在病理认识上突出脏腑阴阳气血失调在疾病发生发展过程中的重要作用，因而在治疗上顺理成章地主张"谨察阴阳所在而调之，以平为期"这种非特异性的调节手段，通过"同病异治""异病同治"原则得到充分体现。中医学对人体调控机制的认识有独特的理论体系和行之有效的调节手段。这种整体的非特异性的调节理论与现代医学 NEI 网络学说有着很多联系之处。两者相互渗透，相互结合，不仅非常有利于中西医结合研究，而且可能产生突破性发展。NEI 的深入研究将对中医学发展产生极其深远的影响。

2.3 "人体整体调控网络"是"中医整体调控医学"的生物学基础

2.3.1 中医"气"的科学内涵

用现代科学与医学理论来解释中医"气"的科学内涵，揭示人体气的本质，是现阶段中医学现代化的一个重要内容。《科学中医气学基础》一书根据相关的研究，给出中医"气"的定义："人体气"是人机体的一些微物质，它们是具有调节、推动功能或具有能量作用的微物质，"人体气"也简称为"气"，其调节、推动功能，或能量作用统称为气的功能。并根据中医"气"的这一定义，把中医学的气理论与现代医学理论相比较，寻找人体中与人体气相关的"微物质"。在"人体整体调控网络"定义的基础上阐述了中医"气"的科学内涵并给出"现代气"的概念，然后系统阐述"现代气"的重要组成部分。

2.3.1.1　“现代气”的定义

古代哲学以“气分阴阳”的理论来阐释宇宙万物世界的“气化”规律与过程，中医学在哲学科学化的过程中继承了这一合理内核，以此阐释人体的气化规律与过程。中医学“气分阴阳”理论的最大的意义在于：在气为人体调控之本的基础上进一步体现了人体之气的调控之道，即气是如何推动、调节、维系人体生命活动变化的，以及遵从的规律是什么；即生之本，本于阴阳，而阴阳之和，本于阴阳二气。古代哲学“气分阴阳，阴阳和则万物生化”的辨证思想精华在中医学得到充分合理的继承与应用。

根据“气为人体调控之本”“气是人机体的一些微物质，它们是具有调节、推动功能或具有能量作用的微物质”，以及“人体整体调控网络”的定义，我们认为中医“气”的科学内涵是：中医“气”是由“人体整体调控网络”中具有调节、推动功能的或具有能量作用的等三大类微物质所组成，如 NEI 中的共同的化学信息分子与受体，RAS 中的血管紧张素Ⅱ（AngⅡ）、DNA，具有调节功能的酶，或具有能量作用的线粒体，等等。为方便起见，下文中的“气”或“人体气”仍然表示传统中医气学所指的气，而“现代气”则指由“人体整体调控网络”中具有调节、推动功能的或具有能量作用的等三大类微物质所组成。

2.3.1.2　“现代气”的组成

（1）作为人体整体调控网络中信息载体的“现代气”

1）神经 - 内分泌 - 免疫网络的共同的化学信息分子与受体

神经 - 内分泌 - 免疫网络的共同的化学信息分子与受体是“现代气”的重要组成部分。

①神经递质和受体

神经信息的转导，大多依赖突触部位化学物质的传递，这种化学物质被称为神经递质。神经递质主要在神经元细胞体内合成，而后储存在突触前囊泡中，在信息传递过程中由突触前膜释放到突触间隙，与突触后膜的特殊受体结合，而产生生理效应。神经递质须作用于相应的受体才能完成信息传递。除递质外，还有一类对递质信息传递起调节作用的物质被称为神经调质。但两者并没有十分明确的界限。

可将递质和调质分成若干大类，如表2-3所示。

表2-3 神经递质和神经调质的分类

分类	主要成员
胆碱类	乙酰胆碱
胺类	多巴胺、去甲肾上腺素、肾上腺素、5-羟色胺、组胺
氨基酸类	谷氨酸、门冬氨酸、甘氨酸、γ-氨基丁酸
肽类	下丘脑调节肽*、血管升压素、缩宫素、速激肽*、阿片肽*、脑-肠肽*、心房钠尿肽、血管活性肠肽、血管紧张素Ⅱ、降钙素基因相关肽、神经肽Y等
嘌呤类	腺苷、ATP
气体类	一氧化氮、一氧化碳
脂类	花生四烯酸及其衍生物（前列腺素等）*、神经类固醇*

*为一类物质

②激素与受体

激素是实现内分泌系统调节活动的基础。作为体内传输化学信息的物质，激素通过与靶组织细胞膜和细胞内的受体结合，启动靶细胞内的多种信号转导系统，激发相应细胞固有的生物效应。激素的种类繁多，来源复杂，主要激素及来源如下表。

表 2-4 主要激素及来源

主要来源	激素
下丘脑	促甲状腺激素释放激素（TRH）、促肾上腺皮质激素释放激素（CRH）、促性腺激素释放激素（GnRH）、生长激素抑制激素（GHIH）/生长抑素（SS）、生长激素释放激素（GHLH）、催乳素释放因子（PRF）、催乳素释放抑制因子（PIF）、促黑素细胞激素释放因子（MRF）、促黑素细胞激素抑制因子（MIF）、生长因子等
腺垂体	促甲状腺素（TSH）、促肾上腺皮质激素（ACTH）、卵泡刺激素（FSH）、黄体生成素（LH）/间质细胞刺激素（ICSH）、生长激素（GH）、催乳素（PRL）、促脂素（LPH）、β-内啡肽、促黑素细胞激素（MSH）等
神经垂体	血管升压素（VP）/抗利尿激素（ADH）、缩宫素（OT）等
松果体	褪黑素（MLT）、8-精缩宫素
甲状腺	甲状腺素（四碘甲腺原氨酸，T_4）、三碘甲腺原氨酸（T_3）
甲状旁腺	甲状旁腺激素（PTH）
胸腺	胸腺素
胰腺	胰腺素、胰高血糖素、生长抑素（SS）、胰多肽素（PP）、促胃液素、血管活性肠肽（VIP）、淀粉素等
肾上腺皮质	皮质醇、醛固酮（Ald）、雄激素等
肾上腺髓质	肾上腺素（Ad）、去甲肾上腺素（NA）、肾上腺髓质素（AM）等
性腺卵巢	雌二醇（E_2）、孕酮（P）、睾酮（T）、抑制素、激活素、松弛素
性腺睾丸	睾酮（T）、雌二醇（E_2）、抑制素、激活素
心、血管	心房钠尿肽（ANP）、内皮素、一氧化氮（NO）
肝脏	胰腺素样生长因子-I（IGF-I）/生长激素介质（SM）、25-羟维生素 D_3
胃肠道	促胃液素、缩胆囊素（CCK）、促胰液素、肠高血糖素、血管活性肠肽（VIP）等
肾脏	红细胞生成素（EPO）、1，25-双羟维生素 D_3
胎盘	人绒毛膜促性腺激素（hCG）、人绒毛膜生长激素（hCS）
其他部位	前列腺素（PG）、血小板源生长因子（PDGF）、上皮生长因子（EGF）、细胞因子、血管紧张素（ANG）、瘦素（LP）等

③细胞因子与受体

细胞因子是由机体的各种细胞分泌的小分子蛋白质，通过结合细胞表面的特异受体发挥生物学作用。细胞因子由抗原、丝裂原或其他刺激物活化的细胞分泌，通过旁分泌、自分泌或内分泌的方式发挥作用。众多细胞因子在机体内相互促进或相互抑制，形成十分复杂的细胞因子网络。细胞因子可分为白细胞介素、干扰素、肿瘤坏死因子、集落刺激因子、趋化性细胞因子和生长因子六类。

白细胞介素（IL）：目前已发现 29 种白细胞介素，分别被命名为 IL-1 ~ IL-29。干扰素（IFN）：根据来源和理化性质，干扰素分为 α、β 和 γ 三种类型。肿瘤坏死因子（TNF）：目前肿瘤坏死因子超家族（TNFSF）成员至少有 18 个。集落刺激因子（CSF）：目前发现的集落刺激因子有粒细胞-巨噬细胞集落刺激因子（GM-CSF）、粒细胞集落刺激因子（G-CSF）。此外，红细胞生成素（EPO）、干细胞生长因子（SCF）、血小板生成素（TPO）和白介素 IL-11 也是重要的造血刺激因子。趋化性细胞因子：根据半胱氨酸的位置、排列方式和数量，趋化性细胞因子被分为四个亚家族。生长因子（GC）：生长因子是具有刺激细胞生长作用的细胞因子，包括转化生长因子-β（TGF-β）、表皮细胞生长因子（EGF）、血管内表皮细胞生长因子（VEGF）、成纤维细胞生长因子（FGF）、神经生长因子（NGF）、血小板衍生的生长因子（PDGF）等。

2）肾素-血管紧张素

肾素-血管紧张素系统（RAS）是一个重要的血压和水电解质调节系统。经典的 RAS 是指由肝脏分泌的血管紧张素原释放入血液循环，在肾近球细胞产生的肾素作用下转化为 10 肽的血管紧张素 I（AngI），再经肺循环的血管紧张素转化酶（ACE）的作用转化为 8 肽的血管紧张素 Ⅱ（Ang Ⅱ）。近年来，研究发现除上述经典 RAS（循环 RAS）外，局部组织如心脏、血管壁、肾脏、脑等组织还具有独立的 RAS，主要调节局部组织的生长和分化。而且在 RAS 的组成成分方面增加了几个新成员，如胃促胰酶（chymase）、血管紧张素转化酶 2（ACE_2）和血管紧张素 1 ~ 7（Ang1 ~ 7），它们都是 RAS 中的主要活性物质，在心血管疾病的发生和发展过程中起非常重要的作用。

3）器官激素：胃肠激素

自 Bayliss 和 Startling 于 1902 年发现第一个人类胃肠激素——促胰液素（secretin）以来，胃肠激素的研究大致经历了以下四个时期：消化生理时期（1902—）、化学时期（1960—）、免疫时期（1970—）和基因研究时期（1980—）。近年来，胃肠激素的发展非常迅速，它不仅涉及生理、生化、细胞生物学、分子生物学、神经学科、免疫学等许多学科，而且在临床上日益显示出其重要性。已发现胃肠激素不仅存在于消化系统，而且还存在于中枢神经系统，如原来认为只存在于中枢神经系统中的肽，在胃肠道中也被发现。现在胃肠激素已用于许多疾病机制的研究，并用于诊断和治疗。

表 2－5　几种胃肠激素简介

激素名称	主要生理功能
促胃液素	促进胃液、胰液、胆汁分泌，促进胃运动，促进胃黏膜生长（营养作用）
促胰液素	促进胰液（H_2O、HCO_3^-）和胆汁分泌，抑制胃分泌运动
缩胆囊素（CCK）	促进胆囊收缩和 Oddi 氏括约肌舒张、促进胰液（酶）分泌，抑制摄食
抑胃肽（GIP）	抑制胃分泌和运动，促进胰岛素分泌
生长抑素（SS）	抑制胃液、胰液分泌，抑制促胃液素、促胰液素、胰岛素分泌
血管活性肠肽（VIP）	促进唾液、胰液、肠液分泌（水、电解质），促进胃肠血管舒张，抑制胃肠运动，引起括约肌松弛
胃泌素（Gas）	促进胃酸、胃蛋白酶分泌，营养胃黏膜，促进胃肠道平滑肌收缩，松弛幽门括约肌

脑－肠肽的概念：一些最初在胃肠道发现的肽，如 P 物质（SP）、促胃液素等，后来发现也存在于中枢神经系统中；而原来认为只存在于中枢神经系统中的神经肽，如生长抑素、神经肽 Y（NPY）随后也在消化道中被发现。这些双重分布的肽被统称为脑－肠肽。目前已知的脑－肠肽有 20 余种，双重分布的脑－肠肽的生理意义正在被广泛研究。

4）细胞信号转导成分

细胞信号转导系统由受体或能接受信号的其他成分（如离子通道和细胞黏附分子）以及细胞内的信号转导成分（如接头分子、GTP 结合蛋白、磷脂酶以及蛋白激酶和蛋白磷酸酶等）组成。不同的细胞外信号可启动不同的细胞内信号转导通路，导致离子通道的开放或关闭、酶的活性和基因表达等方面的改变，从而调节细胞的增殖、分化、代谢、适应、防御和凋亡等。在高等动物，它们还介导神经内分泌对脏器功能的调节和维持内环境的稳定。

①膜受体介导的跨膜信号转导

膜受体一般为跨膜的糖蛋白，根据它们在结构上的同源性和信号转导模式的类似性，可将它们分为不同的受体类型或家族。以下介绍主要膜受体介导的信号转导通路。

• 离子通道受体

分为细胞膜的和胞内的，由于这类受体既是受体又是离子通道，当它们与配体结合后，可直接导致通道的开放，通过离子的跨膜流动转导信号。

• G 蛋白偶联受体（GPCR）

GPCR 是个数量庞大的受体超家族，能介导多种激素、神经递质、神经肽、趋化因子、前列腺素，以及光、气味等的信号转导，在细胞代谢和组织器官的功能调控中发挥重要作用。活化的 G 蛋白能激活以下多条信号转导通道：a. 通过刺激型 G 蛋白（Gs），激活腺苷酸环化酶（AC），并引发 cAMP－PKA 通路。b.

通过抑制型G蛋白（Gi），抑制AC活性，使cAMP水平降低，导致与Gs相反的效应。c. 通过Gq蛋白，激活磷脂酶C（PRCβ），产生脂质双信使DAG和IP_3。DAG可激活蛋白激酶C（PKC），后者可通过多种机制促进基因表达和细胞增值。d. G蛋白－其他磷脂酶途径：如激活磷脂酶A_2（PLA_2），促进花生四烯酸、前列腺素、白三烯和TXA_2的生成；激活磷脂酶D（PLD），产生磷脂酸等，它们也是细胞内重要的脂质第二信使。e. 激活MAPK家族成员的信号通道。f. PI－3K－PKB通路：磷脂酰肌醇－3激酶（PI－3K）能被包括激活G蛋白和小G蛋白在内的多种细胞外信号激活。g. 离子通道途径：已证明多种G蛋白偶联受体与配体结合后，还能直接或间接地调节离子通道的活性，从而参与对神经和心血管组织的功能调节。

- 受体酪氨酸蛋白激酶（RTK）

包括20种不同的受体家族，其中有胰岛素受体、多种生长因子受体以及与其有同源性的癌基因产物。一种RTK被激活后，可通过多种底物蛋白启动多条信号转导通路。

- PTK连接的受体

这类受体包括细胞因子受体超家族、淋巴细胞抗原受体和部分细胞黏附分子。

- 丝/苏氨酸蛋白激酶（PSTK）型受体

转化生长因子β（TGF－β）受体超家族是具有PSTK活性的受体。其配体分为TGF－β家族、活化素家族和骨形态发生蛋白（BMPs）家族。

- 肿瘤坏死因子受体家族

肿瘤坏死因子（TNF）受体家族迄今发现有十几个成员，包括1型和2型TNF受体（TNFR1和TNFR2）、Fas、低亲和力的神经生长因子（NGF）受体和TNF受体相关蛋白（TNFrp）等。

- 鸟苷酸环化酶（GC）受体

受体与配体结合后，通过受体的寡聚化激活胞内区的GC，生成 cGMP，后者再通过激活蛋白激酶 G（PKG）、cGMP 激活的磷酸二酯酶以及调节离子通道等，参与对体液平衡及血压的调节。

• 细胞黏附分子

细胞黏附分子（CAM）至少有 5 大家族，即钙黏素家族、整合素家族、选凝素家族、免疫球蛋白超家族和 CD44 家族。

②核受体介导的体信号转导通路和效应

细胞内受体主要是核受体（NR）超家族成员，它们由经典甾体激素受体家族、甲状腺激素受体（TR）、维甲酸受体（RAR）、1，25－（OH）$_2$D$_3$受体（VDR）以及众多的孤儿受体（TR）组成。核受体本质上为一类配体依赖的转录调节因子，它们均为单亚基，其配体为脂溶性分子，受体与配体结合后，主要通过调节靶基因的表达产生制物效应。

（2）作为具有推动功能的信息载体的“现代气”

1）细胞周期调节因子

细胞增殖是细胞通过生长和分裂获得和母细胞一样遗传特性的子细胞，而使细胞数目成倍增长的过程，也是生命得以延续的保证；它是细胞发育的一个阶段，也是细胞生命活动的一个重要体现。

细胞增殖周期的调控与个体发育、分化、生长、衰老及癌变都有密切关系。真核细胞周期主要有两个重要的调控点，即 G_1－S 和 G_2－M，其中 G_1－S 点的调控作用更重要。G_1期限制点（restriction point，R）是增殖细胞唯一能够接受外界增殖和抑制增殖信息的调控点。

细胞周期调节因子包括：①细胞周期蛋白（cyclin）：包括 cyclinA ~ H，其中以 D1 最为重要，它们作为调节亚基与催化亚基 CDK 结合成复合物，在细胞周期各时相发挥作用。②细胞周期蛋白依赖性激酶（CDK）：包括 CDK1 ~ CDK7 共 7 种。CDK 通过与 cyclin 结合成复合物而控制细胞周期的检查点，实现对细胞周期的调控。cyclin 和 CDK 促进细胞增殖、分化，被认为是细胞周期的正调节因子。③细胞周期依赖性激酶抑制因子（CKI）：通过抑制 CDK 的活性，导致细胞周期停止，阻断细胞增殖，是细胞周期的负调节因子。目前已知 CKI 分为两类：一类为 INK4 即 *p*16 家族。包括 *p*15、*p*16、*p*18 和 *p*19，这些蛋白均含有独特的 4 级锚蛋白结构（ankyrin），能特异性地抑制 cyclinD－CDK4/6－RB 的磷酸化过程；另一类为 CIP/KIP 即 *p*21 家族，包括 *p*21、*p*27 和 *p*57，对 CDK 有广泛抑制作用。cyclin 过表达或 CKI 失活均可引起细胞增殖失控，使细胞持续性增殖向恶变发展。

细胞周期停滞是细胞衰老的一个关键特征。研究发现衰老细胞主要含有 G_1 期的 DNA 含量，因此认为衰老细胞停滞于 G_1 期，不能顺利进入 S 期。细胞衰老是一种不可逆的生长停滞。研究发现，多种肿瘤细胞系及不朽细胞系，当遇到 DNA 损伤试剂或其他攻击时，能够发生可逆的增殖停滞，而激活的 *p*16、*p*21、*p*53 以及 RB 都与 G_1 期停滞有关。目前认为这些关卡（check point）蛋白停止细胞增殖，以使 DNA 能够进行修复。与此相比较，衰老细胞或将近衰老细胞的生长停滞是不可逆的，表明有可能细胞周期 G_1 期的关卡是衰老的关键调控点。近年来研究发现细胞衰老时，*p*16 基因的 mRNA 转录及蛋白表达水平增高，抑制有丝分裂原刺激发生反应而产生 RB 蛋白的磷酸化，从而维持了衰老细胞不可逆的生长停滞状态。尽管细胞衰老不可逆发生增殖停滞状态，可能发生多种变化，但 *p*16 及 RB 基因的表达及功能的改变可能是细胞周期停滞于 G_1 期的根本原因。

研究发现，细胞衰老时，*p*16 表达明显增高；当年轻细胞中导入 *p*16 基因可出现衰老表型。因此 Mcconnell 认为 *p*16 等是细胞寿限的关键调控基因。

2）控制细胞凋亡基因信号因子

细胞凋亡是一种受细胞外环境和细胞内多基因程序性调控的主动性细胞自杀性死亡方式，它的生理意义在于及时清除体内过剩或有害的细胞从而调节机体的发育、衰老并维持内环境稳态。细胞凋亡与免疫系统存在着极为密切的关系，参与了免疫系统中免疫细胞的发育、免疫调节、免疫效应等许多生理病理过程，在维持免疫功能方面起着重要的调节作用。

生物体是依赖于多种调控手段来共同维持其内稳态，细胞凋亡就是其中之一，是通过遗传基因控制而实现一种细胞的生理性、主动性的自杀性死亡方式，犹如秋天树叶的“凋落”，故称为凋亡（apoptosis）。人体内每小时都有数百万个细胞在凋亡，而每个凋亡的细胞都由新生的细胞来取代，这样，组织与器官才能维持原状或稳态。例如人体外计数的淋巴细胞数量保持着惊人的恒定，就是由于细胞的凋亡和增殖受基因的严密调控，一旦平衡失调则可能导致疾病的发生。控制细胞凋亡的基因一般分为生存基因（抗凋亡）和死亡基因（促凋亡）两大类。也有人分为凋亡相关基因（促凋亡）和凋亡相关原癌基因（抗凋亡）。原癌基因和抑癌基因多数参与一般细胞凋亡的调控，当原癌基因发生突变（癌症的发生都是通过基因突变），致使促凋亡的信号下调，由于原癌基因和抑癌基因是对垒而处于平衡，若加上抑癌基因也突变异常，则往往导致肿瘤的发生。现已知道原癌基因 *bcl* – 2、*c* – *myc*、*c* – *fos* 及 *ras* 等均在调控细胞凋亡中起重要作用，而抑癌基因以 *p*53、*p*16 的作用较肯定，这些基因在非癌症疾病（如心血管疾病、神经变性疾病等）的细胞凋亡中亦扮演了重要的角色。

细胞凋亡受到来自细胞内和细胞外诸多信号的调控，另一方面通过多种生物信号在细胞间的传递而实现。这些信号亦可划分为两类：正调控信号，如肿瘤坏死因子 TNF 家族、转化生长因子 TGF – β、糖皮质激素等；负调控信号，如 *bcl* – 2、胰岛素样生长因子 IGF – 1、生长激素等。说明基因或因子的调控是多元化和参差多态的，而用单个基因调控对于多基因疾病来说显得难以胜任。

细胞凋亡涉及到相关促凋亡及抗凋亡信号转导途径的启动或

抑制，各种信号转导途径形成精细而复杂的调控网络，对凋亡刺激的反应性取决于相反力量之间的阴阳平衡与否，任何一个环节存在缺陷最终将导致凋亡的异常。此外，细胞凋亡和细胞增殖又是机体维持细胞数量恒定的手段，并借两者之间互为消长以维持自身的阴阳平衡。

转化生长因子 TGF－β 本身就具有诱导某些细胞的凋亡反应，又能增强某些细胞的抗细胞凋亡作用，这种显而易见的矛盾性质是被机体按其需求而利用。

原癌基因和抑癌基因大多数参与细胞增殖和凋亡的调控，原癌基因既是促进细胞增殖，又是抗细胞凋亡，故而有利于癌肿的生长；抑癌基因的作用正好相反。但原癌基因和抑癌基因的作用不是独立的，而是两种功能相反的基因形成相互制约的状态。力量的对比发生变化就会倾向于凋亡或增殖。在衰老过程中，原癌基因多呈低表达，抑癌基因呈高表达。

细胞凋亡在维持 T 细胞数量和功能稳态中起着重要作用，T 细胞过早、过度凋亡是 T 细胞数量减少及功能低下的重要机制。细胞凋亡涉及到促凋亡和抗凋亡基因群所组成的各种信号转导途径的功能平衡协调与否。任何一个环节或任何一条途径的缺陷都会导致凋亡的异常。因此，调控细胞凋亡的研究绝不能仅从单一的靶点或途径去考虑，而应全面考虑凋亡信号转导途径之间的网络联系，从整体着眼，协调促凋亡及抗凋亡双方的力量水平，从而合理地重建凋亡的平衡。激活诱导的 T 细胞凋亡主要与死亡受体（death receptor）途径的激活及相关抗凋亡途径的抑制有关，Fas、TNFR1 是肿瘤坏死因子受体（TNFR）超家族的成员，因其具有介导细胞凋亡的作用，又被称为死亡受体；FasL（Fasligand）是 Fas 的天然配体，称为死亡因子。Fas 与其配体交联激活后，最终可导致细胞凋亡执行环节的启动酶 caspase－8 活化，caspase－8 通过酶促级联反应激活下游的死亡执行酶 caspase－3，继而导致凋亡的发生。TNFR1 与 Fas 拥有共同的促凋亡的信号转导途径。TN-

FR 超家族的另一成员 TNFR2 可动员细胞凋亡抑制蛋白（cIAP）cIAP1、cIAP2，cIAP1、cIAP2 可与 caspase－8、caspase－3 结合并抑制其活性，从而拮抗凋亡的发生。Bax、Bcl－2 属于 Bcl－2 家族，Bcl－2 通过阻断 caspase－8 和 caspase－3 的激活而拮抗凋亡的发生；Bax 可与 Bcl－2 形成复合物从而拮抗其抗凋亡活性，因此具有促凋亡的作用。由此可见，细胞凋亡相关调控机制之间并非相互独立、互不干涉的，而是相互作用的，其内在联系与中医学中阴阳五行的认识是非常接近的。

（3）具有调节功能或具有能量作用的酶、线粒体与氧

1）具有调节功能或具有能量作用的酶

酶是一种催化特定化学反应的蛋白质、RNA 或其复合体，是生物催化剂，能通过降低反应的活化能，加快反应速度，但不改变反应的平衡点。绝大多数酶的化学本质是蛋白质。酶具有催化效率高、专一性强、作用条件温和等特点。

哺乳动物的细胞就含有几千种酶。它们或是溶解于细胞质中，或是与各种膜结构结合在一起，或是位于细胞内其他结构的特定位置上（是细胞的一种产物）。这些酶统称胞内酶。另外，还有一些在细胞内合成后再分泌至细胞外的酶——胞外酶。酶催化化学反应的能力叫酶活力（或称酶活性）。酶活力可受多种因素的调节控制，从而使生物体能适应外界条件的变化，维持生命活动。没有酶的参与，新陈代谢只能以极其缓慢的速度进行，生命活动就根本无法维持。例如食物必须在酶的作用下降解成小分子，才能透过肠壁，被组织吸收和利用。在胃里有胃蛋白酶，在肠里有胰脏分泌的胰蛋白酶、胰凝乳蛋白酶、脂肪酶和淀粉酶等。又如食物的氧化是动物能量的来源，其氧化过程也是在一系列酶的催化下完成的。

所有的酶都含有 C、H、O、N 四种元素。

酶是一种生物催化剂。生物体内含有千百种酶，它们支配着生物的新陈代谢、营养和能量转换等许多催化过程，与生命过程

关系密切的反应大多是酶催化反应。但是酶不一定只在细胞内起催化作用。人体内没有了活性酶，生命也就结束。人类的疾病，大多数均与酶缺乏或合成障碍有关。

2）作为具有能量作用的微物质的生物能线粒体与氧

中医学认为"气"分布于体内各组织器官中，主要来源于肺吸入之清气（氧）和脾胃运化的水谷精气积于胸中成为宗气。正如《灵枢·五味》篇说："故谷不入，半日则气衰，一日则气少矣。"明确指出具有物质性的气对人体生命活动的重要性。近代生物能学认为，机体内主要生物能源是三磷酸腺苷（ATP），它的来源是由肺吸入空气中的氧与肠胃消化吸收的小分子物质，随血液循环输入周身的组织细胞内线粒体部位，通过三羧酸循环需氧代谢途径，经脱氢反应生成 $NADH + H^+$ 和脱羧反应生成 CO_2，前者循电子吸呼传递系统，在消耗氧的基础上产生高能物质（ATP）。这一过程称为氧化磷酸化反应（即在耗氧的同时伴有ADP 磷酸化为 ATP）。这是生物机体生成能源的主要途径。尽管上述两种理论各异，但所生成的"气"或"ATP"的前体物质都是食物和空气（氧），具有共性的物质基础。

气概念的产生与对呼吸之气的认识密切相关，人在呼吸时，能感受到气的存在，这是古人对人体内之气的最原始最朴素的认识，因而，"气"与机体中的氧关系密切。

2.3.2 中医"证"与"人体整体调控网络"

"证"是中医基础理论的核心，也是连接中医基础与临床间的重要桥梁。大量的科学事实充分说明，"人体整体调控网络"调节机制失调，"现代气"紊乱是患病的根本原因。中医的各证候正是"人体整体调控网络"调节机制失调时机体不同的功能态。

2.3.2.1 从机体的整体调节中把握证的实质

随着分子生物学的不断发展，新技术、新方法的不断涌现，人们的感官不断被延伸，使我们看到了微观世界丰富多彩的生命现象，获得了大量有关人体生命活动的信息和启示，为人们了解疾病、战胜疾病提供了有力的手段。但由于现代医学脱胎于西方“分析还原论”的理论体系，热衷于对机体微观形态结构分析，忽视与整体联系的思维方式日益暴露出其弱点：人们可以观察到细胞膜受体亚型的亚型，胞内信号传递系统中某些成分或酶的变化，基因表达或表型的改变等等，至于如何联系人体生理功能机制则不得而知。正如瑞典医学家 Folkow 教授指出的那样“教师在细胞膜下消失了”。将细胞分子生物学研究与机体的整体研究在功能调节上有机结合起来，正是整个生命科学界关注的重要命题。所幸的是，许多明智的科学家已觉察到“分析还原论”在现代医学研究中的缺陷，美国著名生理学家 S. G. Schultz 教授指出：“对部分的知识虽是必要的，但是是不充分的，我们还必须要知晓有关整合或联系的一般法则，阐明这些法则将是生物学下一场令人震惊的革命。”李政道博士也指出：“仅是基因并不能解开生命之谜，生命是宏观的。”因此，现代分子生物学的研究应力求从分子水平辩证地研究整体功能和联系，即在应用还原论方法在对生命现象进行微观分析的基础上，再经综合分析过程，利用现代系统论、控制论、信息论和协调论等学说，把“孤立”的物质与组成整体的所有器官联系在一起，把局部的作用与整体功能联系在一起，把局部的病变与整体的健康状况联系在一起，把人与社会、自然界联系在一起，形成以生理整合为基础的整体调节理论，并由此促进现代医学模式由生物医学模式向社会 - 心理 - 生物医学模式的转变。以现代整合生理学为标志的新的生命观不再满足于对受体离子通道、跨膜信号转导、细胞内物质传递及核内反应机制的局部生理功能的阐释，而是力求对如此众多的细胞/分子水平的发现与整体综合研究相结合，阐明其在整体水平宏观生理活动中的意义；在治疗中，不再单纯追求某些生化指标（或其他指标）的改善，而是着眼于人的生命质量的提高。所有这些表明，现代医学的发展正经历着由“分子到人体”的转变，即把分子生物学上的发现在功能调节上与人体整体研究有机结合起来。

因此，对中医证的研究除了继续加强证的规范化研究，改进研究方法、手段以外，尚需把握正确的思维方式，充分发挥中医整体思维的优势，并紧密结合现代医学的发展，以现代医学的整体调节理论研究中医证的本质。首先，应从理论上提出新的假说。众所周知，许多重大科学成就的取得，就是以在当时科学技术的基础上提出的正确的假说为先导，中医证的研究也不例外，如肾阳虚证的研究成功就是在下丘脑－垂体－肾上腺皮质轴改变的假说基础上加以证实而取得的。

因此，应从人体机能的整体调节入手，发扬中医学整体观优势，在理论上和实践中以全面联系的观点，加强中医证的研究。

2.3.2.2　中医的病机与 NEI

神经－内分泌－免疫网络学说的提出和发展，打破了传统现代医学还原论的束缚，与几千年来中医理论提倡的整体观念可谓不谋而合、殊途同归，并在一定程度上为来源于长期临床实践的中医理论提供了现代医学证据。

以沈自尹院士为首的一批中国学者，经过长期的科学研究，得出如下结论：肾与神经－内分泌－免疫网络，或肾与下丘脑－垂体－肾上腺皮质－胸腺轴基因网络调控路线有本质的关系。故脏腑辨证中，由于阴气与阳气失调的脏腑证，以及由于阴气与阳气失调而引起的寒证或热证，一般都会不同程度地与上面两个网络相关，这也为现代研究所证实。梁月华在《从现代医学研究观点探讨脏腑辨证实质》一文中指出：“从现代研究中证明，无论哪一脏腑其临床观察均证明有神经－内分泌的改变，只是变化的形式与程度不同。伴有阴亢、寒证的心阳虚、肺寒咳喘、脾胃虚寒、肾阳虚等病人，均有交感神经机能低下，肾上腺系统和甲状腺系统、代谢机能降低，免疫功能偏低或紊乱等共同的变化。属于阴虚、阳盛、热证等，如肾阴虚、肝阳上亢、心阴虚、肺热咳嗽等，均有交感神经亢进，肾上腺、甲状腺、代谢等机能提高。因此，交感神经－内分泌与免疫功能更多的是反映整体的阴阳、寒热、气血等平衡状态，这一点与阴阳、寒热本质的研究结果是一致的。”“在临床证的研究和药物的研究中证明，神经和内分泌与免疫功能平衡失调和各有关脏腑的特殊机能变化共同形成了脏腑辨证的本质。其中阳亢、热证、气盛时交感神经和内分泌系统机能增强；阴亢、阳虚、寒证者交感神经和多数内分泌系统机能减弱。”

2.3.2.3 寒热本质与 NEI

梁月华在《大寒热本质研究进展》一文中指出：

近年来有关的研究又有很大的进展，如寒证、热证模型的改进，机能水平的研究，形成机制及治则的研究等。

（1）寒证、热证机能水平及反应性的研究

1）中枢机能与神经递质变化：虚寒证时中枢抑制过程占优势，临床可见针麻手术中有虚寒证表现的患者手术效果最好，I 级的可达 83%，而虚热证者只有 39.1%，效果最差。虚寒证时脑内 5－羟色胺（5－HT）时含量升高，它参与镇静和镇痛作用。而 NE、DA 含量降低，使中枢的兴奋活动降低，这是针麻手术效果较好的重要原因之一。虚热证者针麻效果最差，此时脑内 NE、DA 增多，而 5－HT 减少。虚寒证时内脏肺、胃、十二指肠、大肠以及尿内儿茶酚胺（CAs）含量减少，5－HT 增多，这可能是容易发生肺寒咳喘和腹泄便溏的内在原因；虚热证的结果与此相反。此外，用同样方法自虚寒证和虚热证鼠脑提取物质，虚热证鼠提取出兴奋性物质，而虚寒证鼠脑提取出抑制性物质。因此虚寒证中枢抑制占优势是与中枢含有更多的抑制性物质以及 5－HT 增多、CAs 降低有关；虚热证兴奋占优势，是因为中枢兴奋物质增多，CAs 增多而 5 - HT 下降引起的结果。

2）垂体 - 肾上腺、甲状腺、性腺机能变化：虚热时代谢增强，动情周期缩短，尿内 17 - OHCS 增多。此因垂体促甲状腺素（TSH）、促黄体生成素（LH）、促肾上腺皮质素（ACTH）的合成增多，释放也多。实热证时由于发热的刺激能使 80% 的大鼠提前出现动情期，说明发热使促性腺激素更快地释放，因而提前排卵，缩短周期。虚寒证时 TSH、LH、ACTH 激素含量降低，则代谢减弱，动情周期延长，肾上腺皮质素释放也受抑制。

（2）形成寒证、热证的机理

寒证、热证是整体的变化，其形成的机理主要在中枢的变化，可概括为以下三方面：

1）单胺类递质的作用：对垂体的神经调节，大多数学者认为脑干的蓝斑核和缝际核神经元轴突上升分布到全脑，特别是丘脑下部来控制垂体机能；也有人认为由丘脑下部两类神经元调节垂体功能。本组的工作证明了，正常大鼠丘脑下部第 3 脑室、室旁核内有 NE 能神经元，也有 5 - HT 神经元，其神经纤维下行分布于正中隆起，垂体中间叶和神经垂体同时在肾上腺的髓质，也有 5 - HT、CA，递质存在于细胞内。在免疫组化研究中也证明了，虚寒证时垂体内含有的 ACTH、LH、TSH 颗粒细胞数量明显少于对照组，而虚热证明显地多于对照组，说明虚寒时 5 - HT 递质增多，直接或间接地抑制了 ACTH、TSH、LH 的合成和释放以及肾上腺皮质和髓质功能。热证时因 NE 的释放增多直接或间接地促进三类激素及肾上腺皮质和髓质激素的合成和释放。因此单胺类递质参与虚寒证和虚热证的形成。

2）丘脑下部的肽类对垂体的控制：虚寒证大鼠注射 ACTH 和促黄体生成激素释放因子（LHRH）后，尿 17 - OHCS 和血清内孕酮的释放均呈延缓反应，这反映寒证状态，是因脑内促肾上腺皮质激素释放因子和 LHRH 的释放不足。热证时则因释放过多所致，因此在丘脑下部的释放因子或某些肽类也参与寒证、热证的形成和机能反应性的变化。

3）寒证、热证鼠中枢提取物的作用：取两种模型鼠大脑进行提取，并用离心、亲和层析等方法分离，用整体和离体等方法检测后证明，虚寒证鼠脑内含有抑制性物质，它能抑制垂体 ACTH、LH、TSH 的释放并抑制交感神经的机能。虚热证鼠脑内提取到促进 ACTH、LH、TSH 释放和兴奋交感神经的中枢兴奋性物质。

因此虚寒证的形成与脑内抑制物和 5 - HT 增多、CAs 减少，以及丘脑下部促激素释放因子和其他肽类的减少有关。虚热证则与中枢兴奋物质，CAs 丘脑下部促激素释放因子或其他肽类的增多而 5 - HT 的减少有关。

2.3.2.4 证的分子调控基础

沈自尹院士等在长时期科学研究的基础上提出“证”的新概念与肾虚证所具有特征性的有序的基因网络调控路线图谱。

（1）证的基因网络调控研究

沈自尹院士等提出“证”的新概念为“证是一种有机综合的功能态，由一个调控中心及其所属众多分子网络所构成，作为对外界反应与自我调节的基础”。

中医学把人体看成一个整体，把病或证看成是整体协调受到了干扰，证是一种多基因参与的有序的功能态，所以证本身就是一种基因调控网络的表现。对于“证”的基因调控网络研究需要采取以基因芯片为手段，研制该证的基因表达谱，如果能采用有效的中药加以干预，既可通过纠正基因网络失衡，以“差异分析”而找到基因表达的差异谱；同时又是“以药测证”，动态地观察到与该证相关基因群遵循的活动规律，由此阐明证的本质。

（2）肾虚证下丘脑 - 垂体 - 肾上腺皮质 - 胸腺轴基因调控网络

沈自尹院士等在长时期科学研究的基础上提出肾虚证所具有

特征性的有序的基因网络调控路线图谱（图2－1）。

2.3.3 中医药对“人体整体调控网络”的调节

中医学的各证候正是“人体整体调控网络”调节机制失调时机体不同的功能态，治疗的最终目的是促进和激发“人体整体调控网络”的调节能力，促使紊乱的“现代气”“阴阳”平衡，使人体恢复健康。所谓中药（方）的治病机理，即是在病证结合中，中药（方）对“人体整体调控网络”具体影响与作用机制。

2.3.3.1 中医药具有多环节多途径的整体调节作用

沈自尹院士《论补肾药对虚证的多环节多途径的整体调节作用》一文中指出：

中医长于“调理”。包括在临床各科，对许多慢性病或急性病后期的调治中都可见到卓著的疗效。以往西医着重于病因、病位、病理的研究，治疗上也就注意病因、病位、病理的针对性措施，对功能低下则是补缺治疗，虽有保持内环境稳定之说，但对调节失衡缺少有效手段。

纵观国内“证”的研究，由肾阳虚证开始，以至脾虚证、心气虚证、阴虚火旺证，都是从“异病同治”着手。虚证研究最终阐明了每个虚证都有其共同的调节功能紊乱，并表现为多层次、多环节散在性隐潜的变化。由于近代科学技术的发展，不断揭示机体维持生命复杂变化的精巧调节途径，从微观上提供了可见并定量的测试方法。这样，应用补益药在多个层次和环节的各种单项或同步的研究，综合起来分析，就足以给“调理”以丰富的科学内涵，不仅是双向调节，还有多环节、多途径调节，力图发挥人体各种储备功能以及自稳调节能力，以有利于达到治疗目的。显示了在整体观念指导下的调理是很有效的调节方式。

值得深思的是，现代医学揭示了大量的机体内部的调节机制，以至达到分子水平，但缺少调节的手段，也很少有意识地应用一对或一组相反的药物进行有效的调节治疗。以前认为下丘脑的每一种特异因子（如 CRF、TRH、LHRH、GRF 等）刺激其相应的一种垂体激素（ACTH、TSH、LH、GH）的分泌，成为下丘脑－垂体轴。近年内分泌研究的新成就发现这些生物活性神经肽（CRH、TRH 等）不仅分布于脑和胃肠道，而且广泛分布于其他周围组织，成为下丘脑－垂体轴外的调节。这种神经内分泌系统不断发展的新概念，增添了多途径调节的依据。

中医则根据“有诸内必形诸外”，从由表知里的认识方法，针对各种证候进行药物配伍，组成最优选的处方。这种复方里常常包含着相反作用的配伍，在各个水平上进行调节而达到整体功能的平衡。这种微观水平的调节在有证可辨时是如此，对于隐性的证或尚未显于外表的体内隐潜性变化亦是如此。显示补益药是立足于调动机体巨大的自稳调节与储备潜力，使得人体在已经失衡状态下获得新的动力，以多环节、多途径的整体调节作用方式来达到治病的目的，可以说这是补益药对机体功能的“再调整”，这或许就是对复杂的人体进行“调理”能获得卓著疗效的奥秘。

2.3.3.2 中医药具有调节整体、改善局部的作用

沈自尹院士《中医药的一大特色——调节整体改善局部》一文中指出：

通过调节整体而改善局部病变，是中医药的一大特色，而且大多都是通过神经、内分泌、免疫三大调节系统中的激素、细胞因子，从整体的调节而影响及局部。通过调节整体而改善局部病变，就是中医药的一大特色，试举实例以说明。

（1）活血化瘀药干预冠心病介入治疗后再狭窄

经皮腔内冠状动脉成形术（PTCA）及冠状动脉内支架植入术以其无需开胸而获得冠脉血运重建之效，目前已成为冠心病的主要有效治疗方法，但术后冠脉的再狭窄仍严重影响着其临床远期疗效。再狭窄属于局部的病变，其形成机制可能为血管壁直接

损伤、血管弹性回缩及血小板的黏附聚集，从而导致某些细胞因子释放、原癌基因的异常表达和调节细胞周期的蛋白质合成等，其结果可启动血栓形成、血管壁炎症、平滑肌细胞增殖等再狭窄的形成过程。这一病理过程与中医学的“心脉痹阻”有雷同之处，属于血瘀证范畴。西苑医院最初证实活血化瘀方药血府逐瘀汤浓缩丸具有一定预防 PTCA 术后再狭窄的作用，进一步简化方药由川芎和赤芍有效部位组成芎芍胶囊，1999—2000年在 65 例 PTCA 及冠脉内支架植入术患者随机分为中药组 28 例及对照组 37 例，部分病例术后 6 个月的随访，中药组与对照组的再狭窄率分别为 40.0% 与 81.3%，两组比较差异有显著性意义（$P<0.01$）。2002—2004 年对 124 例患者分两组进行随机双盲对照观察中，术后平均 200 天的随访中，中药组与对照组的再狭窄率分别为 14.0% 与 42.0%，两组比较差异亦有显著性意义（$P<0.05$）。

用血清药理学方法对芎芍胶囊在内皮素诱导的胸主动脉平滑肌细胞（SMC）增殖的离体实验中，空白血清组和对照药的不同剂量组对内皮素诱导的 SMC 增殖均无明显影响，而芎芍胶囊含药血清具有明显的抑制率且呈剂量依赖性。在芎芍胶囊对内皮素诱导的 SMC 细胞周期及细胞凋亡的实验中，空白血清组和对照药对细胞周期及细胞凋亡均无明显作用，而芎芍胶囊含药血清可显著增加 G_1期细胞，减少 G_2+S 期细胞，且呈剂量依赖性，芎芍胶囊大剂量组还可明显增加细胞凋亡率。上述都说明活血化瘀药通过整体观的运用对 PTCA 术后局部再狭窄具有预防作用。

（2）清热解毒药抑制过度炎症反应

同济医科大学早在 20 世纪 80 年代就注意到应用清热解毒药——热毒清以对局部胆系感染、阑尾炎及胰腺炎等有较好疗效，并认为热毒清并非基于其抑菌作用，还有增强整体的免疫功能以及拮抗大肠杆菌内毒素所致弥漫性血管内凝血（DIC），实验研究是在内毒素所致家兔 DIC 模型上，对比热毒清和地塞米松两者在体内外拮抗内毒素的 DIC 生物效应，结果热毒清与地塞米松均能预防 DIC 的发生，形态上可见肝、肾细胞损伤或枯否氏细胞的吞噬反应都有相同的保护作用，体外实验提示热毒清直接对内毒素具有一定程度的降解作用。以后的实验亦证明热毒清和地塞米松的体内外实验都能拮抗内毒素所致肝细胞溶酶体和线粒体损伤。

以往认为炎症是机体抗病和修复的一种有益的反应，是一种保护性防御过程。但半个世纪以来，发现炎症的过度反应（尤其是内毒素血症）可引发感染性休克、DIC 等，称之为全身炎症反应综合征，这种过度炎症反应是由肿瘤坏死因子（TNF－α）最早启动，有 TNF－α→IL－1→IL－6 成为细胞因子级联反应的过程并诱发炎症介质。同济医科大学进一步的实验，观察到在大肠杆菌内毒素所致家兔 DIC 模型中，血浆 TNF－α、IL－6 水平显著升高，其升高水平和脏器组织损伤程度一致，表现为过度炎症反应。经热毒清静脉注射，在降低 TNF－α、IL－6 水平的同时，明显减轻组织 DIC 病理改变。天津急腹症研究所在急性化脓性腹膜炎模型上观察到血中 β 内啡肽、精氨酸加压素、血管活性肠肽（与脓毒症休克有关）及血中单个核细胞分泌的 TNF－α、IL－6 水平均显著升高，而经清热解毒和活血化瘀的化解冲剂灌胃治疗，对上述改变均有抑制作用，而且化解冲剂治疗组的死亡率明显低于对照组。清热解毒药具有与地塞米松削弱防御机制的过度反应，使 TNF－α、IL－6 得以降低的类似的作用机制。所不同的是，激素是一个全面的免疫抑制剂，带来其他有危害的不良反应。清热解毒药却是通过整体的细胞因子网络进行精密协调，使得前炎性细胞因子不至于过度分泌，从而改善局部炎症与组织损害。两种清热解毒药对感染性炎症或过度的反应都有负向调节能力，也可以说是发挥了免疫调节剂的作用。

（3）芳香温通药促进缺血心肌血管新生

中医药积累了数千年的中华文明和智慧，在冠心病治疗中，通过调节整体来改善局部，发挥着不可替代的作用。早在 20 世纪70年代华山医院根据心脉不通引起心绞痛，可能由于寒邪内犯，根据“气血得寒则凝，得温则行”采用宋代芳香温通的代表方——苏合香丸，经过简化与筛选制成麝香保心丸（HMP），1981年组织上海市五大医院对209例大样本进行与日本救心丸做双盲对照试验，结果心绞痛起效时间HMP最快为30秒，而救心丸为3分，前者即刻疗效为80.95%，而后者为66.67%。为了解HMP对在体血管内皮细胞功能和一氧化氮的代谢，在高胆固醇血症家兔模型上，首先观察到高脂血症通过氧化型低密度脂蛋白及氧自由基损伤血管壁及内皮细胞。实验证明HMP通过升高超氧化物歧化酶水平，降低氧自由基的产生，提高了动脉壁一氧化氮合酶mRNA的表达，增加了一氧化氮的活力，从而改善内皮细胞功能，减少动脉粥样硬化斑块形成。

血管内皮细胞生长因子（VEGF）和碱性成纤维细胞生长因子（bFGF）是调节内皮细胞和平滑肌细胞的最重要的生长因子。血管新生是一种机体对缺氧缺血损伤的代偿机制以及修复方式，通过药物促进缺血心肌新的有供血能力的小血管生长，建立起有效的侧支循环，恢复缺血心肌血供，对冠心病的治疗有很重要的意义。进一步的实验，在鸡胚绒毛尿囊膜（CAM）模型及培养的微血管内皮细胞系统中进行，结果HMP在CAM上血管数明显增加，细胞表达VEGF和bFGF mRNA明显增高，上清液中VEGF和bFGF含量明显增多；体外实验微血管内皮细胞明显增殖，内皮细胞形成管腔结构明显增多。HMP促血管生成的机理可能与其能使内皮细胞表达VEGF和bFGF增多有关。表明芳香温通药多环节、多途径的整体调节让局部血管新生起到了“自身搭桥”的作用。

（4）温补肾阳药改善肾上腺皮质功能

下丘脑－垂体－肾上腺（HPA）轴功能在某些疾病过程中所具有的重要作用很少被人们注意到，也未曾见有用药物提高HPA轴功能从而改善某些疾病预后的报道。

华山医院早在 20 世纪 60 年代就发现大多数肾阳虚患者存在 HPA 轴功能减退的状态。对于哮喘，明代就提出“发时治肺，平时治肾”，对 260 例哮喘分为补肾组 186 例，对照组 74 例，进行预防哮喘季节性发作的观察，结果显效率分别为 59.1% 与 6.8%。通过 HPA 轴功能检查，认为哮喘即使无肾虚时，肾上腺皮质功能已受影响，而发展至肾阳虚时，HPA 轴功能已明显减退，此两型患者经补肾后 HPA 轴功能均恢复正常，说明补肾可改善体质，由此能预防哮喘季节性发作。对于激素依赖型哮喘，近年用激素吸入替代口服激素，撤激素成功率在 27% ~44%。华山医院采用激素吸入加补肾药对 30 例进行撤激素治疗，结果撤激素成功率为 70%，对此 30 例做 Synacthen（人工合成 ACTH）兴奋试验，显示补肾药提高 HPA 轴功能从而成功撤激素。

儿童肾病综合征采用大剂量激素治疗有效，缓解率高但停药后复发率亦很高。蔡德培等对两组（对照组和补肾组）患儿按序每 2 周测血浆皮质醇直至停药，可见补肾组肾上腺皮质较快恢复分泌反应。相应的临床报道将 81 例患儿分两组观察，结果对照组目前缓解率为 58.1%，复发率为 80.6%；而治疗组分别为 84% 与 42%。说明补肾药配合激素治疗，提高缓解率降低复发率，系与肾上腺皮质功能状态密切相关。

需用激素治疗的几种疾病患者共 65 例，随机分为单味补肾药淫羊藿组 40 例和对照组 25 例，观察用药前后变化，结果补肾组的皮质醇与 ACTH 较对照组明显上升，提示补肾的淫羊藿具有保护外源性激素对 HPA 轴的抑制作用。为观察淫羊藿是否以肾上腺皮质为靶标，采取以药物灌胃两周取肾上腺细胞体外培养，分别测定 Cortrosyn 刺激前后的变化，结果补肾复方组合淫羊藿组都处于对照组与地塞米松组之间，说明复方和淫羊藿同样能提高肾上腺细胞对 Cortrosyn 刺激的反应能力。

肾上腺皮质细胞再生和细胞凋亡共同调节了肾上腺皮质细胞的数量和功能，为进一步观察淫羊藿的有效组分（EF）保护肾上腺皮质的作用环节，将30只SD大鼠分为正常对照组、皮质酮造模组、皮质酮加EF组，用药连续14天，用流式细胞仪观察细胞凋亡，结果EF组凋亡率明显低于造模组，与对照组差别无显著性意义。用BrdU免疫组化染色检测肾上腺皮质干细胞增殖和迁移的变化，经计数和分析，阳性染色细胞数/细胞总数的比率以EF干细胞的增殖最显著；检测干细胞迁移，对照组和造模组干细胞均位于球状带，而EF组干细胞大部分位于束状带/网状带，由于肾上腺皮质干细胞是依次由外侧球状带向束状带、网状带迁移，表明EF能促进干细胞向内侧迁移。EF减轻肾上腺皮质细胞凋亡，促进干细胞增殖和迁移，都成为促进肾上腺皮质再生的有力佐证，亦是补肾药通过调节肾上腺皮质功能从而改善某些疾病预后的例证。

2.3.3.3 中医药在调节基因平衡上的优势

沈自尹院士在《中医药在调节基因平衡上的优势》一文中指出：

钱汝红等观察到在不同月龄组（幼龄、中龄、老龄）小鼠中*p*53基因的mRNA及其蛋白产物，野生型蛋白和突变型蛋白都随增龄而增多，这是符合机体衰老后细胞增殖能力下降、肿瘤形成机会加大这一客观规律的。实验同时观察到喂饲固真方的老龄组，其*p*53野生型蛋白与突变型蛋白都比老龄对照组明显降低，补肾药的调控作用既减少了肿瘤的发生，同时也降低了对细胞增殖的抑制，从而延缓衰老。

我们在用补肾复方延缓免疫衰老的研究中，观察到一个有趣的现象。30只22月龄大鼠随机分为对照组、补肾组（右归饮组），每组各15只大鼠。从22月龄开始灌胃，至25月龄时，老龄对照组因自发性肿瘤而死亡的有7只，占总数的47%，补肾组仅有2只因自发性肿瘤死亡，占总数的13%。实验还观察到，在老龄补肾组和老龄对照组T细胞凋亡百分率的比较中，老龄对照组呈过度的 T 细胞凋亡，而老龄补肾组过高的 T 细胞凋亡百分率明显降低了。而且，老龄补肾组是由促凋亡基因 *FasL*、*TNRF*1 的下调和抗凋亡基因 *bcl* -2 的上调相互协同，从而明显降低了过高的 T 细胞凋亡百分率。说明补肾复方既能抑制老年自发性肿瘤，又能延缓免疫衰老。这一观察和钱汝红等的结果互为印证。

基因是生物体内信息可遗传的主要储存单元，但绝不是全能的基本单元，只有细胞才具有全能性，因为基因不能单独发生作用，基因的活动是涉及基因组中一群基因形成大、小网络协同活动、程序化表达，从而使细胞能够处于稳态，使生命有条不紊地进行。基因群在体内存在着互相对立又互相依赖的对子，可相互制约又可相互转化，好比中医的阴阳五行中所讲的对立统一、相生相克的状况。在运用藏象学说进行辨证论治时多是着眼于调节对立双方的不平衡状态，而不是一味单方面地促进、压抑或取代。生物体内的生理、病理活动绝大多数是由多基因参与调控，因此，中医在这方面的认识更符合自然规律而具有治疗上的优势。补肾复方是通过调节多基因中促凋亡、抗凋亡基因对立的双方，通过协同与整合，重塑基因平衡，使得大、小网络调控总效应对中药的应答沿着一个方向进行。亦可看出中医药不是改变基因的结构，而是从修饰基因的功能着手，而且在调节基因失衡方面有一定的规律可循。

2.3.3.4 中医药调节 NEI 特点

中药（复方或单味药），按照中药的散弹理论，实际上是一个多靶作用系统，进入体内后能够多靶点、多环节、多层次、多途径作用于失去平衡的神经内分泌免疫网络，起到调和阴阳的作用，使得机体重返稳态，恢复健康。

（1）中医药对神经内分泌免疫网络的良性调节

虽然现代医学界首先提出神经内分泌免疫网络，但令人遗憾的是一直没能够找到调节这一网络的有效手段，而中医药却能对这一网络起到很好的良性调节作用。

多年来，国内有关中医药对神经内分泌免疫网络调节的研究开展了不少。例如：

步世忠等研究的治疗妇女更年期综合征的更年健，是以补肾中药为主的中药复方，虽然其本身不是激素，但可对雌性大鼠生殖神经内分泌免疫网络起良性调节作用，使体内雌激素受体 mRNA 表达提高，从而提高雌激素的生物学效应。蔡定芳等通过临床和实验研究发现淫羊藿可保护外源性糖皮质激素抑制神经内分泌免疫的作用。孟宪丽等采用自然衰老的雄性大鼠，观察淫羊藿提取物多糖或黄酮对下丘脑和皮质 β－内啡肽、血促性腺激素、睾酮、雌二醇、IL－2、自然杀伤细胞活性的影响。发现应用淫羊藿提取物多糖或黄酮后，可提高上述各指标。提示淫羊藿提取物多糖或黄酮可增强神经内分泌免疫网络的调节功能。使机体内环境稳定，延缓衰老。沈自尹等对中医肾阳虚证进行了多年的研究，提出肾阳虚证涵盖了神经内分泌免疫网络，其调控中心在下丘脑，补肾中药可特异性直接作用于下丘脑，提高促肾上腺皮质激素释放因子 mRNA 表达，促进下丘脑－垂体－肾上腺－胸腺轴功能。

操红缨等观察了中药复方二至丸对阴虚大鼠血皮质醇、胰岛素、睾酮、胆固醇、β－内啡呔含量及胸腺和肾上腺重量等相关指标。并观察二至丸对小鼠自然杀伤细胞活性和刀豆素 A 诱导的小鼠腺淋巴细胞增殖反应，发现阴虚大鼠血皮质醇、胰岛素、睾酮、β－内啡呔含量降低，胸腺和肾上腺重量下降，血胆固醇含量升高，阴虚小鼠淋巴细胞增殖程度降低，自然杀伤细胞杀伤率降低。二至丸对上述指标有调节作用，可有效增强阴虚动物神经、内分泌、免疫调节功能，维持机体内环境稳定。金敬善等研究了脾气虚证与神经内分泌免疫网络相关性，认为四君子汤通过对神经内分泌免疫网络的影响，改善脾气虚症状。王文俊等建立了大鼠腹腔感染模型（脓毒症模型），动态观察了脓毒状况下大

鼠血浆中 β - 内啡肽、精氨酸加压素及血管活性肠肽的变化。同时观察了血单核细胞分泌肿瘤坏死因子及 IL - 6 能力的改变。并观察了活血化瘀代表方剂“化解冲剂”对上述改变的调节作用。发现脓毒症时上述指标显著升高，但“化解冲剂”对上述改变有抑制作用。说明活血化瘀法的整体调节作用与神经内分泌免疫网络有关。阙华发等认为乳腺增生病的发生是以神经内分泌免疫网络功能失调或紊乱为中心的多因素共同作用的结果。通过对 147 例乳腺增生病患者采用中药乳宁冲剂治疗，观察临床疗效及治疗前后神经递质、内分泌激素、T 细胞亚群和淋巴细胞 DNA 损伤修复功能的变化。发现乳腺增生病患者去甲肾上腺素、催乳素、T 辅助及诱导细胞、T 抑制或细胞毒细胞异常升高，孕酮、睾酮、总 T 细胞、淋巴细胞 DNA 损伤修复能力值明显低下，5 - 羟色胺、肾上腺素、雌二醇、卵泡刺激素、黄体生成素呈分泌紊乱状态，乳宁冲剂对此有明显的调节作用。其机理是从整体上多环节、多途径、多层次地调节了失调或紊乱的神经内分泌免疫。中药抗肿瘤作用与对神经内分泌免疫的良性调节有关。朱惠蓉等以 C57BL/6 近交系 Lewis 肺癌荷瘤小鼠为模型，观察神经内分泌免疫网络下行通道的相关指标，发现中药益肺抗瘤饮能抑制荷瘤小鼠的肿瘤生长，增加体重，提高自然杀伤细胞、淋巴因子激活杀伤细胞、IL - 2 的水平，降低 β - 内啡肽、雌二醇的水平。

应激刺激可引起神经内分泌免疫网络平衡的破坏。在社会 - 心理 - 生物医学模式下，应激引起的疾病与神经内分泌免疫网络相关研究正在受到重视，这方面已经有一些实验研究。如调肝方药对束缚应激所引起的神经内分泌免疫功能的紊乱具有一定的调节作用。严灿等以束缚动作为应激原复制应激反应大鼠模型，检测模型大鼠下丘脑 - 垂体 - 肾上腺轴功能，及有关免疫功能的变化，并观察调肝方药的调节作用。结果显示束缚应激大鼠下丘脑 - 垂体 - 肾上腺轴兴奋亢进。脾淋巴细胞增殖反应降低，腹腔巨噬细胞功能下降。而调肝方药能抑制下丘脑－垂体－肾上腺轴的兴奋性，提高大鼠的免疫机能。王琳等的研究表明，中药复方（枳壳、黄芪、人参、柴胡等组成）抗疲劳应激是通过对机体下丘脑－垂体－肾上腺－胸腺轴的调节而实现。王米渠等为研究中医“恐伤肾”“肾为先天之本”等理论，设计了以家猫惊恐孕鼠并检测子代鼠自然杀伤细胞活性实验。发现受到惊恐的子代鼠自然杀伤细胞活性明显升高，提示孕鼠在惊恐应激后神经内分泌免疫内环境的改变可能影响到其子代鼠的先天之本，导致其“肾气”发生适应性代偿性的功能异常增强反应。应用补肾方药金匮肾气丸可有一定调节作用。而武成等的应激与支气管哮喘相关性的实验研究则揭示了应激、情志致病与神经内分泌免疫网络的本质联系，中药对这种应激引起的支气管哮喘具有良好的调节作用。

（2）寒凉和温热药调节 NEI

1）用免疫组织化学方法观察寒证及温热药治疗后大鼠垂体激素细胞的变化

大量实验证明，在给予寒凉药时，血清中的 TSH、LH 及 ACTH 明显减少，而垂体中这 3 种激素含量明显增高。因此认为，知母、石膏具有抑制垂体激素释放的功能。李良等用免疫组织化学方法观察寒证及温热药治疗后大鼠垂体激素细胞的变化表明：

本实验利用免疫组织化学方法，对寒证大鼠及用温热药治疗大鼠垂体的 3 种激素细胞进行了观察。在寒证组中，3 种激素强阳性细胞数均有明显增加。经统计学处理，差异有显著性意义。这一点支持以往的实验结果。

一些研究实验表明，寒证动物在给予热药治疗 3 周后，血清及垂体中的激素含量均有明显增高。说明热性中药不但具有促进垂体激素释放的功能，亦有促进垂体激素合成的功能。

本实验在给予热药治疗后，3 种激素的强阳性细胞数均减少。经统计学处理，差异亦具有显著性意义。说明热性中药具有促进垂体激素释放的作用。本实验重点观察温热药治疗早期垂体激素的改变，从结果看出，热药作用的早期主要是促进原来储存在细胞内的激素释放，而对垂体激素的合成影响作用尚不明显。特别是对ACTH细胞的影响，在给予热性药治疗5天时，强阳性细胞数下降到正常水平以下。治疗7天时，仍有所下降。说明在治疗早期只是耗竭原有储存在细胞内的激素，而此时细胞的合成能力尚低。

2）三黄汤的一般药理作用及对大鼠脑中枢提取物影响的研究

三黄汤（黄连、黄芩、黄柏）是重要的清热燥湿药物。它有寒凉药物的共性“清热”作用，又有其特性，如燥湿作用。有关的药理研究已有许多报道。总体看来对较多系统机能有抑制作用。金星等研究侧重于研究三黄汤对神经-内分泌的影响及其中枢提取物的抑制作用以探讨其对整体抑制。大鼠喂三黄汤3周后许多系统的机能均有改变。

①交感神经系统

三黄汤对心率有抑制作用，进一步分析证明三黄汤能抑制DβH酶的活性因而减少NE的合成。不仅肾上腺、血清内酶的活性降低而且脑内酶的活性也降低，中枢的儿茶酚胺合成也受抑制，因此三黄汤抑制整体的交感神经系统机能。

②垂体激素

用药第3周时尿内17-OHCS的排出量略为减少，肾上腺内皮质素略有升高，说明肾上腺皮质素释放受抑制。推测垂体的ACTH释放也受抑制而减少。在生殖系统的作用中，用药后动情周期延长，最长者可达15日。但第3周即恢复，而第3周时血清内LH含量仍降低，垂体内LH含量仍高于对照组，可见三黄汤抑制垂体对LH的作用尚未消失，但动情周期的延长作用已不甚显著，因此器官功能的变化往往是在激素变化之后而消失在激素水平恢复之前。这在临床病人的观察中也有类似现象。同时也说明 LH 释放减少是动情周期延长的重要因素。同样甲状腺系统机能也有相应的改变。已知大鼠喂寒凉药使氧的消耗量降低，用三黄汤后血清内 TSH 含量降低而垂体内含量高于对照组，说明垂体－甲状腺系统机能也受抑制，自然使能量代谢降低。

由上述结果可见，三黄汤对垂体 TSH、LH 等内分泌系统机能抑制的速度及强度不完全一致，对性周期的作用快而强但不持久。对甲状腺和肾上腺的作用较弱而对交感神经的抑制作用既快又强。其机制可能与三黄汤含有多种成分，各自作用机制不同则结果各异。其确切机制有待进一步研究。

③脑中枢提取物

用知母、石膏制成的虚寒证动物模型，取脑进行提取后证明有抑制 DβH 活性，抑制 ACTH、LH、TSH 的释放作用。三黄汤对神经内分泌的抑制作用与喂知母、石膏汤的作用有相似之处，因此考虑喂三黄汤的大鼠脑内是否也有抑制性物质存在。经生物化学方法提取后的物质，用整体和离体的方法研究后证明，脑内三黄 2 的部分能抑制 TSH、LH、ACTH 的释放并抑制 DβH 的活性。说明喂三黄汤的大鼠在中枢内也产生抑制性物质，其抑制作用与喂知母、石膏汤大鼠脑中枢提取物作用相似。同时在三黄 1～3 的部分也有对 TSH、ACTH、DβH 抑制释放或抑制活性的物质。由此看来，用三黄汤的大鼠脑内也确实含有抑制性物质使较多垂体激素机能降低。

以上结果表明，三黄汤有清热作用，其机理与抑制交感神经系统和垂体－甲状腺系统机能有直接关系。较多的寒凉性药有抑制交感神经和内分泌的作用，其机制可能有多种，如直接作用于器官，影响中枢递质或肽类等等。经知母、石膏汤和三黄汤的研究发现两方均使脑中枢产生某类抑制物或使原有的某类抑制物增多，这些可能是药物对整体产生抑制作用的主要因素。至于是一种物质或为复合物的同时作用尚有待研究。这些结果提示，是否寒凉性而有清热作用的药物，中枢多能产生中枢抑制物而造成整体的不同程度的抑制作用，这是个值得进一步研究的问题。

3）温热药的治疗机理

梁月华等研究结果表明，温热性中药复方，通过不同部位、不同作用机制的综合效果来提高交感神经、内分泌系统机能和免疫功能的作用如细胞、器官的直接作用，对有关中枢的直接作用，在中枢产生兴奋性物质对机体的调节作用，因此中药的复方治疗是多层次、多系统的整体的调节作用，这是特点也是优点。

4）寒凉和温热药对大鼠脑、垂体和肾上腺内5－羟色胺及去甲肾上腺素神经元和纤维的影响

李良等研究指出，中枢内含有多种神经递质，而单胺类递质与内分泌、免疫机能更为密切。大量中医中药的研究证明，在证的形成中以及中药的治疗作用中神经系统的单胺类递质的机能活动均有改变。而机能变化与结构基础有密切关系，中药对中枢、垂体、肾上腺内单胺神经元及纤维的形态学的影响研究尚未见报道，本工作侧重用免疫组织化学方法来观察丘脑下部、脑干及肾上腺内5－羟色氨、去甲肾上腺素神经元及垂体中神经纤维的形态改变。

5－HT细胞存在于脑干的缝际核，在对照组完全可以染出，寒药组细胞染色较深，递质测量结果含量也增多，表明递质合成增多。热药组细胞染色较浅，递质测量略低，说明合成减少。对照组丘脑下部室旁核处未能染出5－HT神经细胞，因该区5－HT含量较少，动物受刺激后胞体内5－HT大量地释放入轴突内，神经元内含量降低，故不易着色。曾报道在动物处死前预先注射L－色氨酸及优降宁各200mg/kg，使神经元内5－HT合成增多，并抑制其降解，因而在丘脑下部室旁核内可染出5－HT神经元。本工作中大鼠用寒药后脑内5－HT含量确实增多，根据递质测量，间脑区增加0.106μg/g，但因不能阻止其降解和释放入轴突，因此仍难染出。形态变化的研究，其优点在于能明确定位，但须达到一定含量方可显示出。含量的测量能精确地了解对机能的影响，但定位不清。

NE 细胞，在对照组的隔区、丘脑下部、室旁核、弓状核、脑干等处均能染出。热药组染色明显增多，在室旁核、弓状核的神经元用纤维分光光度计测量以及计数方法证明，热药使该区阳性细胞数增多，染色加深，递质含量测定在间脑区、前脑区明显高于寒药组，寒药组上述指标均降低，因此热药提高丘脑下部 NE 含量更加明确。

对照组垂体中间叶和神经叶有 5－HT 及 NE 神经纤维分布，此结果与已往报道一致。热药组 NE 神经纤维染色加深，寒凉药组 NE 纤维着色较浅。寒凉药使 5－HT 纤维染色变深，而热药则影响不大，这些改变与下丘脑单胺类神经元内递质含量变化是一致的。因此可以认为寒凉和温热药影响丘脑下部 5－HT、NE 神经元，并通过神经纤维深入垂体，直接调控垂体机能。

肾上腺髓质内可见大量 NE、5－HT 细胞，染色深浅不易比较。但曾有实验测定尿内 NE、5－HT 含量证明，热药可促使 NE 排出增多，寒凉药使其排出量减少，而使尿内 5－HT 排出量增多，而热药对 5－HT 影响不大。因此寒凉和温热药对肾上腺髓质递质的影响也很明显。

总之，温热药使 NE 神经元递质合成增多，寒凉药使 5－HT 合成增多。该结果与递质含量测定完全一致。因此寒凉和温热药对单胺递质的影响，其形态变化和机能变化结果是完全一致的。机能与形态结合的研究，既能精确反映机能变化，又能明确定位，是个值得坚持的研究方向。

2.3.3.5 中医药对下丘脑－垂体－肾上腺－胸腺（HPAT）轴的作用研究实例

（1）调节下丘脑

1）乌头碱对大鼠下丘脑促肾上腺皮质激素释放激素含量的影响

蔡定芳等研究指出：

补肾可提高下丘脑－垂体－肾上腺－胸腺轴功能。但温肾药究竟通过何种途径促进下丘脑－垂体－肾上腺－胸腺轴？附子为温补肾阳的代表药物，本研究表明附子的有效成分乌头碱能促进正常大鼠下丘脑 CRH 的含量，提示温肾可以通过作用在下丘脑来提高 HPAT 轴的功能。

2）右归饮对皮质酮大鼠下丘脑单胺类递质含量的影响

蔡定芳等研究指出：

外源性糖皮质激素抑制 HPA 轴所导致的激活中枢单胺类递质释放和抑制体重增长，减少饮食摄水的效应可为右归饮灌胃所改善。与皮质酮组比较，右归饮组的血浆 ACTH、CORT 水平明显上升，下丘脑 NE、DOPAC、DA、5－HIAA、5－HT 等单胺类递质含量下降；每日饮食摄水量增多，体重增加。基于皮质酮大鼠下丘脑单胺类递质的升高及每日饮食摄水量的减少，体重增长抑制是因为外源性糖皮质激素抑制 HPA 轴所致，我们推论右归饮的这种效应是通过改善 HPA 轴的抑制程度所引起的，其重要的依据之一是右归饮组的血浆 CORT、ACTH 水平较皮质酮组明显增高（$P<0.01$）。

3）补肾、健脾、活血三类中药复方对脑室内注射 IL－1 大鼠下丘脑单胺类神经递质变化的影响

段元丽等研究指出：

我们研究了三类中药复方对 IL－1 引起下丘脑单胺类神经递质改变的作用，结果发现，补肾益精组大鼠下丘脑 NE 含量与 IL－1 对照组相比进一步明显下降，DA 含量有下降趋势，但差异无显著性意义；DOPAC 无明显变化，表明补肾的右归饮能进一步增强下丘脑去甲肾上腺素神经元的代谢。健脾益气组大鼠下丘脑中 DA 含量也有降低趋势，但无统计学意义；NE、DOPAC 无明显变化。活血化瘀组大鼠下丘脑儿茶酚胺类递质含量均无明显变化。表明健脾的四君子汤和活血的桃红四物汤没有进一步增强下丘脑儿茶酚胺类神经元代谢的作用。在观察三类中药复方对 IL－1 引起下丘脑的吲哚类神经递质变化的影响过程中，未发现各组大鼠下丘脑 5－HT、

5－HIAA 含量有任何明显的变化。

我们以前的工作表明，补肾中药（寿而康）能明显延缓 24 月龄大鼠下丘脑 NE、DA 的下降，增加 5－HT 的合成与代谢，健脾中药（四君子汤）也有一定的类似作用，从而首次证明补益中药能对自然衰老大鼠下丘脑单胺类神经递质的老年性改变具有一定的延缓作用。我们后来的工作多次证明补益中药能在不同的状态下对下丘脑单胺类神经细胞的代谢发生作用。本实验结果再次表明，补益中药能使下丘脑单胺类神经递质含量发生变化，增加下丘脑单胺类神经元的代谢活动。

4）补益中药对老年雄性大鼠下丘脑单胺类神经递质作用的研究

张新民等研究指出：

补肾益气方能明显延缓 23 月龄雄性大鼠下丘脑基底部 NE 和 DA 的含量的降低；健脾益气方也能延缓 NE 含量的降低。因而首次证明，补益中药对自然衰老的雄性大鼠下丘脑神经递质老年性变化有明显的延缓作用。

5）温胆汤对失眠大鼠下丘脑内单胺类递质影响的研究

张福利等研究指出：

实验结果显示，服药 6 天后，温胆汤可以降低大鼠下丘脑内 NE 含量，恢复失眠大鼠下丘脑 5－HT 和 5－HIAA 含量，以此可以推测该方改善失眠大鼠睡眠的机制与其可以调节失眠大鼠下丘脑内 NE 与 5－HT 含量有关。其中，模型组大鼠下丘脑内 NE 含量是较空白组有所增加，但两组相比差异无显著性意义，这可能因为 PCPA 为色氨酸羟化酶（TPH）抑制剂，对 NE 无直接影响，而模型组 NE 含量的升高可能是 PCPA 引起失眠而间接导致的。

2.3.3.6 中医药对下丘脑－垂体－性腺（HPG）轴的作用研究实例

（1）补益中药对老龄雄性大鼠下丘脑神经递质－性腺轴机能作用的研究

张新民等研究指出：

服"寿而康"的老龄大鼠，其下丘脑 NE、DA、5 - HT 和 5 - HIAA 含量均明显高于老龄对照组大鼠，又以 NE 含量升高更为显著，5 - HT/NE 比值明显下降。同时可见，腺垂体增重减缓，腺垂体 LH 的单位含量和血 LH 含量均明显高于老龄对照组。作为药物对照组的老龄健脾组大鼠，其下丘脑 NE、5 - HIAA 和血 LH 含量均高于老龄对照组，5 - HT/NE 比值下降。这些结果表明：①不同的补益中药对老龄大鼠下丘脑单胺类神经递质和性腺轴机能都具有一定的调节作用；②作为补肾益气的"寿而康"比健脾益气的"四君子汤"对老龄大鼠的中枢作用更具有作用面广和作用程度强的特点。

（2）补肾中药对下丘脑 - 垂体促性腺机能的影响

沈皓等研究指出：

本实验显示，滋阴泻火中药对下丘脑 GnRH 周期性及紧张性分泌中心均有显著的抑制作用，不仅可明显抑制 GnRH 的蛋白表达，而且使 GnRH 的脉冲释放也显著减少；而益肾填精中药对下丘脑 GnRH 周期性及紧张性分泌中心均有显著的促进作用，可增加 GnRH 的含量。

本实验结果显示，滋阴泻火中药可抑制内侧基底下丘脑 NE 的释放，促进视前区 DA、NPY 的释放，使下丘脑 NPY 蛋白表达增加，这可能是滋阴泻火中药抑制下丘脑 GnRH 神经元功能活动的途径之一；而益肾填精中药可降低内侧基底下丘脑 NPY 的含量，这可能是益肾填精中药促进下丘脑 GnRH 神经元功能活动的途径之一。

本课题实验结果进一步表明，滋阴泻火中药还可抑制内侧基底下丘脑 NE 的释放，促进下丘脑视前区 DA、NPY 的释放，使下丘脑内侧视前区、弓状核、正中隆起部位 NPY 蛋白表达增加。这些神经递质及神经肽的变化均可能使下丘脑 GnRH 周期性分泌中心与紧张性分泌中心 GnRH 神经元的功能活动显著降低，GnRH

的合成与分泌明显减少，从而抑制下丘脑－垂体的促性腺机能。益肾填精中药可使弓状核、正中隆起部位 NPY 含量降低，这可能引起下丘脑 GnRH 周期性与紧张性分泌中心 GnRH 神经元的功能活动的活跃，GnRH 的合成与分泌明显增加，从而促进下丘脑－垂体的促性腺机能。这可能是补肾中药有效地调节性早熟儿童青春发育进程的主要作用机制之一。

（3）补肾填精药对慢性应急小鼠脑内神经递质及生殖机能的影响

唐怡等研究指出：

研究结果显示，补肾填精药物既能调节脑组织中神经递质的含量，使神经内分泌系统功能恢复正常，以治其本；又能直接改善生殖生理功能，消除抑制状态以治其标。因此在一定程度上可以认为补肾填精对本病的治疗是标本兼顾，以本为先。补肾填精中药对慢性应急小鼠神经内分泌的作用方式不同于激素治疗，是一种多成分、多层次、多途径的综合效应。

（4）六味地黄汤对快速老化模型小鼠下丘脑－垂体－卵巢轴的调节作用及机理研究

马渊等研究指出：

本研究结果表明，口服六味地黄汤（LW）能明显缩短 9 月龄 SAMP8 动情周期及动情间期时间，使动情期时间略有增加，并能剂量依赖性地提高动情期占动情周期的比率，同时增加 SAMP8 卵巢重量，提示 LW 对 SAMP8 动情周期的紊乱具有明显调节作用。进一步观察 LW 对 HPO 轴激素变化的影响，发现 LW 可剂量依赖地使 SAMP8 血清 E2 水平升高，对垂体 LH 水平的升高具有明显降低作用，提示 LW 对 SAMP8 衰老性 HPO 轴紊乱具有明显纠正作用。

将雌激素和 LW 对 HPO 轴的调节作用进行比较发现，它们的相同之处在于都能降低垂体 LH 的水平。不同之处有三点：一是口服雌激素后血清 E2 水平明显提高，是补充外源性雌激素的结果，而口服LW后血清雌激素水平仅有轻度升高；二是雌激素是通过延长动情期时间及其占动情周期的百分率来调节动情周期的，使整个动情周期的时间有所延长，而LW则是通过缩短动情间期来调节动情周期的，它能明显缩短整个动情周期的时间；三是雌激素使卵巢重量明显减轻，可能是反馈调节的结果，而LW使卵巢重量明显增加。提示雌激素和LW对SAMP8 HPO轴紊乱的调节作用不同，发挥调节作用的环节或机理也不同。本研究还发现，外源雌激素可提高SAMP8下丘脑β-EP及SP含量，升高垂体ERα水平，而使卵巢ERα表达量进一步下降；LW虽可升高下丘脑β-EP含量，但却降低SP含量，提高卵巢ERα水平，从而证实雌激素和LW对SAMP8 HPO轴紊乱发挥调节作用环节上的差异。

（5）补益阳明津气方药对雌性初老大鼠神经免疫及生殖轴机能的影响

吴涢婷等研究指出：

结合前期博士研究生李燕的实验研究结果，"补益阳明津气"方药益胃汤具有改变卵泡生长的激素内环境，促进卵巢内生长卵泡发育，增加卵巢的血供，促进卵巢功能恢复的作用；可通过线粒体途径，抑制卵巢细胞凋亡。分析、评估"补益阳明津气"之益胃汤方药延缓雌性初老大鼠生殖轴机能衰老的作用及机理。本实验研究是"补益阳明津气延缓绝经前期生殖轴机能衰老机理研究"课题的组成部分之一，它既是前期研究在另一方位的继续和延展，又是下一步深入研究的基础。

实验研究结论：

"补益阳明津气"方药可增加雌性初老大鼠子宫重量系数和卵巢重量系数，有类雌激素样作用。可使雌性初老大鼠下降的E_2、P水平有升高趋势，使T下降，E_2/T的比值呈升高趋势，使升高的FSH、LH、FSH/LH比值呈降低趋势，改善以低雌激素为主的激素内环境。对下丘脑、垂体、卵巢的ER和FSHR有正向调节作用。

“补益阳明津气”方药可使雌性初老大鼠降低的下丘脑 β-EP 升高，能使降低的下丘脑 5-HT 含量和 5-HT/NE 比值升高，升高的 DA 含量和 DA/NE 比值降低，从而改善中枢单胺类神经递质功能紊乱。

“补益阳明津气”方药可增加雌性初老大鼠外周血中 $CD4^+T$ 细胞的 $CD4^+/CD8^+T$ 细胞比例，降低 CD_8^+T 细胞含量，增加雌性初老大鼠胸腺重量系数、脾脏重量系数，增加外周血中 IL-2 的含量，对免疫功能有促进作用。

（6）补肾中药可提高主动脉、垂体和下丘脑雌激素受体 α、β 基因的表达

杨文斌等在《补肾中药对去势后大鼠雌激素受体作用的实验研究》一文中指出：

补肾中药可提高主动脉、垂体和下丘脑雌激素受体 α、β 基因的表达，并提高主动脉和下丘脑组织雌激素受体-配体结合力。结论：补肾中药可能通过调节雌激素受体而对绝经后动脉粥样硬化起改善作用。

2.3.3.7 中医药对 NEI 网络各调节通路的具体影响及其分子作用研究

阐明中药及复方对 NEI 网络各调节通路的具体影响及其分子作用机制将成为中药复方效应机制领域最活跃的研究课题之一，是实现中医科学化中“从微观一直到整体，把它连起来”的必由之路。

（1）中医药从整体上调控基因功能的优势

胡作为等在《从现代生物学的发展谈中医药从整体上调控基因功能的优势》一文中指出：

以 DNA 双螺旋结构为基础的分子生物学在 20 世纪取得了巨大成就。在人类基因组计划初步完成后，分子生物学面临着挑战，经历从局部观走向整体观、从线性思维走向复杂性思维的改

变。所以逐渐发展了研究复杂生命现象的生命科学，即后基因组时代，如功能基因组学、蛋白质组学等，其中最为突出的就是系统生物学。基因组学与传统中医药学在研究生命科学的思维方法逐步趋于统一、相互渗透，说明在探讨复杂性生命现象时中西医两种医学结合的必然性和重要性；而且更重要的是中医药在整体治疗、调节功能基因和功能网络方面具有优势，在后基因组时代可发挥更重要的作用。

现代生物学的发展历程是从局部走向整体、从简单线性思维走向复杂性思维。特别是从结构基因向功能基因的转变，从分子生物学向系统生物学的转变，对基因之间相互作用、相互联系的日趋重视，反映出基因组学与传统中医药学在研究生命科学的思维方法上越来越趋于统一，且相互渗透，说明在探讨复杂性生命现象时中西医两种医学结合的必然性和重要性。而且更重要的是中医药在整体治疗、调节功能基因和功能网络方面具有独特的优势，可望在后基因组时代发挥更重要的作用。

（2）补肾中药通过 NEI 网络的下行通路激活神经内分泌和免疫系统研究实例

1）补肾中药对老年神经 – 内分泌和免疫系统作用机理的研究

张新民等在《补肾中药对老年神经 – 内分泌和免疫系统作用机理的研究》一文中指出：

衰老时机体神经 – 内分泌和免疫机能的下降系下丘脑在其中起到主导作用。补肾中药对衰老机体神经 – 内分泌和免疫系统的广泛作用，其关键在于调整了下丘脑的机能失调；补肾中药的作用方式可能是多成分、多环节、多途径、多层次的综合协调作用。

2）补肾和健脾对免疫系统不同作用方式的研究

沈自尹院士等在《补肾和健脾对免疫系统不同作用方式的研究》一文中指出：

目的：探讨补肾药对免疫系统的作用方式。方法：用3类复方对皮质酮大鼠分别在7天与14天实验里，进行对神经内分泌及免疫系统不同作用方式的研究。结果：无论7天或14天，健脾组的免疫系统均得到保护，而神经内分泌系统却未有明显作用，说明健脾药是对免疫系统的直接作用；补肾组虽7天实验尚未见对各系统有何影响，至14天实验才显示对神经内分泌免疫系统的全面作用。结论：补肾药是先作用于神经内分泌系统，而后才影响于免疫系统，亦即是作用于神经内分泌免疫网络的下行通路。

（3）中药调节HPA轴及对相关基因表达的影响

1）补肾健脾活血三类复方对下丘脑－垂体－肾上腺－胸腺轴及CRF基因表达的影响

钟历勇等研究指出：

唯有补肾药可通过提高下丘脑CRF mRNA表达来保护HPAT轴免受外源性皮质酮的抑制；健脾药对免疫系统有直接的促进作用；而活血药对HPAT轴无任何影响。结论：药物对肾阳虚证的主要调节点定位在下丘脑。

2）EF延缓HPAT轴衰老的基因表达谱研究

沈自尹院士等研究指出：

老年大鼠和青年大鼠相比，HPAT轴多种神经递质、激素、细胞因子或其受体表达下调；EF组HPAT轴多种神经递质、激素、细胞因子或其受体表达上调；右归饮组及桃红四物汤组未见广泛的调节作用。结论：老年大鼠HPAT轴与生长、发育、衰老相关的基因表达以衰退的表现为主；EF能上调神经递质受体的表达并通过NEI网络的下行通路激活神经内分泌和免疫系统；通过下调促凋亡、抗增殖基因，上调抗凋亡、促增殖基因的表达，重塑淋巴细胞基因表达的平衡，延缓免疫衰老。

3）调节免疫功能及其分子作用机制

①补肾、活血复方对老年大鼠T细胞凋亡相关基因*Fas*、*FasL*转录的影响

郑振等研究指出，补肾复方对 T 细胞 *FasL* 基因的转录具有一定的负调控作用，这是补肾复方下调老年大鼠 T 细胞过度凋亡的分子机理之一。

②补肾方对老年人 T 细胞凋亡相关基因群转录的调控模式研究

沈自尹院士等研究指出，补肾方对老年人 T 细胞部分促凋亡基因的转录具有负调控作用，同时上调抗凋亡基因的转录，这种协同作用模式是补肾方下调老年人 T 细胞过度凋亡的分子机制之一。

③补肾、活血类复方对老年大鼠 T 细胞凋亡相关基因表达调控模式的比较研究

郭为民等研究指出，两个补肾复方均能够有效地降低老年大鼠 T 细胞的过度凋亡，下调 *FasL* 及 *TNFR*1 基因的转录和 Caspase8 及 Caspase3 的活性。而活血复方对于 T 细胞的过度凋亡无显著作用。结论：激活诱导的 T 细胞过量凋亡与肾虚密切相关，两个补肾复方均可下调促凋亡基因 *FasL* 和 *TNFR*1 的转录，从而抑制老年大鼠过度的 T 细胞凋亡，是补肾法所特有的对老年 T 细胞凋亡相关基因的调控模式。

④EF 调控老年大鼠淋巴细胞基因表达谱中凋亡相关信号分子表达的研究

沈自尹院士等研究指出，老年大鼠与青年大鼠比较，促进细胞凋亡作用的基因表达显著上调，具有抗凋亡作用的基因表达显著下调；具有抗增殖作用的基因表达显著上调，具有促进细胞增殖作用的基因表达显著下调；参与淋巴细胞活化增殖及免疫反应等基本信号通路的组成元件中，多个重要信号分子的表达显著下调。EF 组抗淋巴细胞凋亡的几个上游因子如 CD28、TGF－β 及 *c－jun*、*c－fos*、*c－myc* 等癌基因显著上调；促细胞凋亡基因 Caspase1、Caspase2、Caspase3、Caspase6、Calpain Ⅱ、Cathepsin S、Dnaseγ、PKCdelta 等表达显著下调；Cathepsin B、Mtal、NF－

kappa B、Notch 等抗凋亡基因表达显著上调。显著上调促细胞增殖基因 PCNA、A - raf、CyclinG - associated kinase 等的转录，显著下调抗增殖的 Rb 等基因的转录。显著上调免疫细胞效应及功能的基本调节因子 CD2、CD3、CD5、TCR、IL - 2、IL - 2R (CD25)、CD28、CTLA4 的表达。结论：EF 能上调老年大鼠淋巴细胞抗凋亡基因表达的同时，下调抗增殖基因的表达；上调促增殖基因表达的同时，下调抗增殖基因的表达，重塑基因表达良性平衡；还协同调节 TCR/CD3、CD28、CTLA4、TGF - β、IL - 2R 等介导的信号转导通路，发挥抗凋亡效应。

2.3.3.8 中医药对神经递质的影响研究实例

(1) 益气养阴解毒通络方对糖尿病大鼠血浆、脑组织神经肽 Y 和神经降压素的影响

宋福印等在《益气养阴解毒通络方对糖尿病大鼠血浆、脑组织神经肽 Y 和神经降压素的影响》一文中指出：糖尿病大鼠血浆 NPY 水平明显高于脑组织；糖尿病大鼠脑组织的 NT 水平明显高于血浆；糖尿病大鼠血浆和脑组织的 NPY 水平较正常组显著升高；糖尿病大鼠脑组织 NT 水平明显低于正常组；中药组大鼠血浆和脑组织的 NPY 和 NT 水平与正常组比较差异均无显著性意义。结论：NPY 与 NT 在糖尿病大鼠不同组织器官的分布及其作用是有差别的；影响糖尿病脑血管病变的因素可能与 NPY 和 NT 的分泌失调有关；益气养阴解毒通络方具有调节糖尿病大鼠血浆和脑组织 NPY 和 NT 水平，从而防治糖尿病性脑血管并发症的作用。

(2) 中药抽动灵冲剂对抽动 - 秽语综合征患儿血浆 DA、5 - HT 的影响

张凤春军等在《中药抽动灵冲剂对抽动 - 秽语综合征患儿血浆 DA、5 - HT 的影响》一文中指出，抽动 - 秽语综合征 (TS) 患儿血浆 DA 水平明显高于正常患儿，5 - HT 水平明显低于正常

患儿，30 例 TS 患儿服用抽动灵冲剂后血浆 DA 水平明显下降，血浆 5－HT 水平明显提高。结论：TS 患儿存在神经递质功能失调，抽动灵冲剂可以调节 TS 患儿单胺类神经递质失调。

（3）益肾通脑宁治疗偏头痛的神经化学机理研究

张建军等在《益肾通脑宁治疗偏头痛的神经化学机理研究》一文中指出，益肾通脑宁可明显增加氢化可的松肾阴虚模型大鼠下丘脑中 5－HT 的含量，对 DA 含量无明显影响。结论：益肾通脑宁可能是通过升高脑内 5－HT 水平而发挥治疗作用。

（4）左归丸、右归丸对老年大鼠海马、杏仁核氨基酸类神经递质含量变化的影响

戴薇薇等在《左归丸、右归丸对老年大鼠海马、杏仁核氨基酸类神经递质含量变化的影响》一文中指出，与青年对照组相比，老年对照组大鼠海马、杏仁核 Asp、Glu、Gly、GABA 含量有不同程度升高，而与老年对照组相比，两用药组含量有不同程度降低。结论：左归丸、右归丸通过纠正老年大鼠海马和杏仁核脑区氨基酸类神经递质的紊乱状态，使兴奋性和抑制性氨基酸这两大类递质最终趋向平衡，从而有助于改善大脑边缘系统，延缓机体衰老。

（5）中药复方更年乐对更年期大鼠单胺类神经递质的影响

王滨等在《中药复方更年乐对更年期大鼠单胺类神经递质的影响》一文中指出，更年乐可使模型组大鼠下丘脑升高的 5－HT 和5－HIAA含量明显下降（$P<0.01 \sim P<0.05$），使降低的 NE 含量回升（$P<0.05$），升高的 5－HT/NE 比值降至接近青年组水平（$P<0.01$）。结论：中药复方更年乐可以调节紊乱的单胺类神经递质水平，从而改善下丘脑的功能。

（6）中药天年饮对衰老大鼠学习记忆及海马单胺类神经递质含量的影响

陈志宏等在《中药天年饮对衰老大鼠学习记忆及海马单胺类神经递质含量的影响》一文中指出，中药天年饮（TNY）可提高

模型大鼠的空间学习记忆能力及海马单胺类神经递质的含量（用药组与模型组相比 $P<0.01$，$P<0.05$）。结论：TNY 可有效调整中枢神经递质的合成及提高学习记忆能力，具有良好的延缓衰老的作用。

（7）中药天年饮对衰老大鼠下丘脑单胺类神经递质含量的影响

陈志宏等在《中药天年饮对衰老大鼠下丘脑单胺类神经递质含量的影响》一文中指出，D－半乳糖衰老大鼠下丘脑 NE、DA、5－HT 的含量明显降低（与正常大鼠相比 $P<0.01$）；TNY 可使模型大鼠 NE、DA、5－HT 的含量明显升高接近正常水平，与模型大鼠相比 $P<0.05$。结论：TNY 具有一定延缓衰老的作用。

（8）中药对急性耐力运动大鼠脑内儿茶酚胺类神经递质的影响

宋亚军等在《中药对急性耐力运动大鼠脑内儿茶酚胺类神经递质的影响》一文中指出：

①长时间急性耐力运动使端脑和间脑 DA 水平降低；服药组大鼠运动后端脑 DA 含量的增加，可能对维持锥体外系的功能具有积极性作用；间脑 DA 水平提高对垂体激素的释放产生何种影响？有待深入研究。②长时间急性耐力运动可能会对实验动物脑循环状况、学习记忆能力及精神活动等方面产生不利影响；中药补剂对急性耐力运动后脑循环调节、阳性条件反射的建立与执行及精神活动具有一定的积极性调节作用。③中药对耐力运动鼠端脑和间脑 DA 的合成和分解代谢有一定的积极性调节作用。

（9）中药对运动性失眠单胺类神经递质和免疫功能的影响

付乙在《中药对运动性失眠单胺类神经递质和免疫功能的影响》一文中指出：

运动员在长时间、高强度、大运动量运动训练后，易出现失眠等运动性疲劳综合征，免疫功能也会下降。经过治疗，运动员 NE 降低、5－HT 增加，失眠状况得到改善，运动员 IL－2、NK

的含量有不同程度的增加，可增加大强度训练后运动员的机体免疫力。

由治疗试验结果可见，各组运动员血中NE降低，5－HT升高，IL－2、NK的活性有不同程度的增加。本实验说明经中医辨证中药治疗后，对帮助睡眠恢复疲劳有较好的效果，可增加大强度训练后运动员的机体免疫力，降低病毒感染率，可为运动性疲劳的监控提供新内容，也可为神经－心理免疫学提供研究数据。

（10）中药复方“体复康”对运动性疲劳大鼠血乳酸、β－内啡肽、亮氨酸脑啡肽及强啡肽$A_{1\sim13}$影响的实验研究

杨维益等在《中药复方“体复康”对运动性疲劳大鼠血乳酸、β－内啡肽、亮氨酸脑啡肽及强啡肽$A_{1\sim13}$影响的实验研究》一文中指出：

运动后即刻血乳酸显著高于对照组，血浆β－内啡肽、强啡肽$A_{1\sim13}$含量显著下降，而亮氨酸脑啡肽变化不明显；经中药复方治疗后，上述变化均有不同程度的恢复。表明此运动强度下的疲劳大鼠，内源性阿片肽系统受抑制而使外周血中的β－内啡肽、强啡肽$A_{1\sim13}$含量下降；中药复方作用后激活了此系统，主要使β－内啡肽水平升高，并对血乳酸有一定的清除作用，从而有利于消除疲劳。

2.3.3.9 中医药对激素的影响研究实例

（1）阴阳虚证与糖皮质激素受体关系的临床与实验研究

凌昌全等在《阴阳虚证与糖皮质激素受体关系的临床与实验研究》一文中指出：

GR水平降低是阴阳虚证发展到一定阶段的共同病理基础之一；阴阳虚证发展到一定阶段时，体内GR下降无器官特异性；上调GR是参附汤、生脉饮被用于临床急救的重要作用机理之一；参附汤、生脉饮上调GR的重要作用途径之一是增加细胞内GRmRNA的表达。结论：GR数量和/或活性的下降及其下降的

幅度有可能作为中医虚证极其严重程度的重要微观指标之一；有可能从生脉饮或参附汤中筛选出一种有效上调 GR 的成分（单体或混合物），并用于临床以虚证为主要表现的一类疾病（如肿瘤、风湿病，乃至艾滋病等）的治疗。

（2）茵陈五苓散对高甘油三酯血症患者胰岛素抵抗的影响

魏爱生等在《茵陈五苓散对高甘油三酯血症患者胰岛素抵抗的影响》一文中指出：

茵陈五苓散治疗 8 周后，其 TG 明显降低，与治疗前比较，差异有显著性意义（$P<0.05$）；治疗 12 周后，其 TG、FINS 及 2hBG 等明显降低，与治疗前比较，差异有显著性意义（$P<0.05$）。（HOMA－IR）治疗前与治疗 12 周后比较，差异有显著性意义（$P<0.05$）。结论：高甘油三酯患者存在明显的胰岛素抵抗，茵陈五苓散治疗可以降低血甘油三酯，减轻胰岛素抵抗。

2.3.3.10 中医药对免疫系统与细胞因子的影响研究实例

（1）中药免疫调节作用研究概况

郑杰等在《中药对骨髓间充质干细胞免疫调节作用干预的实验研究》一文中指出：

大量实验与临床研究证明，中药免疫调节剂应用具有毒副作用小、疗效好等特点，日益广泛地应用于临床。人参、黄芪、灵芝、枸杞、板蓝根、金银花、川芎等 200 多种具有扶正或祛邪功效的中药具有良好的免疫调节作用，可调节机体免疫功能的多个环节。

1）改善免疫器官功能，调节免疫细胞发育分化

中枢免疫器官骨髓、胸腺是免疫细胞的发源地，造血干细胞在此发育分化为各类成熟的免疫细胞，多种中药及其成分对免疫器官有调节作用。何首乌能延缓性成熟后胸腺的退化萎缩，增强胸腺和脾脏重量，增强胸腺和脾脏 T 细胞增殖反应。枸杞多糖、淫羊藿多糖能激活胸腺细胞的增殖及产生 IL－2 的能力，并能促

进胸腺细胞向脾脏转移，长期口服可使老龄动物胸腺重量增加，有利于增强免疫功能与延缓衰老。一些具有滋阴补阳、补益气血、滋补肝肾、益气健脾的中药名方，如六味地黄汤、四君子汤、金匮肾气汤、生脉散、理中汤等均可逆转环磷酰胺引起的骨髓及胸腺细胞抑制，使细胞增殖活性达正常水平或增高。人参、黄芪、当归、阿胶、鹿茸、党参、淫羊藿等均能刺激骨髓造血。

2）调节机体特异性免疫功能

特异性免疫在机体清除病原体、促进疾病治愈及防止再感染中发挥主要作用，多种补益类中药都有调节体液免疫和细胞免疫的功效；而一些清热解毒药如板蓝根、白花蛇舌草，也可通过不同环节刺激特异性免疫应答机制。

①调节 T 淋巴细胞的免疫功能：中药或其有效成分对 T 细胞的活化、增殖、分化、不同 T 细胞亚群的水平、细胞因子的分泌等不同环节显示不同的调节作用。有研究表明，灵芝多糖可通过 IP_3/Ca^{2+} 与 DAG/PKC 信号转导途径，激活 T 细胞。白术及葛根等能促进 ConA 诱导的 T 细胞的活化增殖反应。刺五加注射液和以人参、麦冬制备的参麦注射液联合应用，能提高老年慢性支气管炎患者 $CD4^+$T 细胞水平及 $CD4^+/CD8^+$T 比值，使其免疫低下状态恢复。冬虫夏草能提高病毒性心肌炎小鼠血清 IFN－γ 水平，使脾脏低下的 $CD8^+$T 亚群水平及 $CD4^+/CD8^+$T 比值恢复正常，从而改善其低下的细胞免疫功能状态。桂枝汤能改善胶原性免疫性关节炎模型小鼠外周血中 $CD3^+$、$CD4^+$、$CD8^+$T 细胞水平，并使脾脏淋巴细胞对 ConA 激活的增殖反应系数降低。

②调节 B 淋巴细胞发育、增殖、分化及抗体的产生：很多补益类药如人参、当归、淫羊藿多糖、菟丝子黄酮、刺五加等及清热解毒药金银花、侧柏叶等都具有调节抗体生成的作用。从六味地黄汤中提取的酸性多糖 CA4－3 可明显改善脾细胞抗体生成低下的状态，体外应用可直接促进 B 细胞增殖分化、产生 IgG 类抗体。柴胡多糖可通过诱导 PTK 的磷酸化、PLC 和 PKC 的启动、

膜转移，促进各细胞周期调节蛋白及激酶的产生，从而诱导 B 细胞的增殖成熟。

3）调节机体非特异性免疫功能

①增强屏障防御功能：中药五味子、山萸肉、乌梅、金樱子、五倍子、诃子等均有不同程度的收敛功效，其中所含的成分鞣质与肠黏膜接触后，能在膜表面形成保护层，从而减少有害物质对肠黏膜的激惹，起收敛止泻的作用。鞣质与出血创面接触，可使血液内蛋白质凝固，堵塞创面小血管而发挥止血之效。因而酸味药对于皮肤、黏膜的屏障防御功能具有促进和修复作用。

②调节单核/MΦ 或中性粒细胞的吞噬功能：活化的 MΦ（巨噬细胞）不仅能直接吞噬或杀伤病原体，还具有提呈抗原、分泌多种生物活性物质及免疫调节等功能。多种虚证如肺虚、脾虚、肾虚等皆可伴有 MΦ 吞噬活性降低，人参、党参、黄芪、白术、刺五加、当归、何首乌、菟丝子、杜仲、冬虫夏草等均有提高 MΦ 吞噬功能的作用。非补益类药如柴胡、鱼腥草、大青叶、金银花、猪苓、茯苓、丹参、桔梗等也能增强各类吞噬细胞的吞噬功能，它们在祛邪的同时均对机体的免疫功能具有增强作用。当归多糖可通过活化巨噬细胞，产生相应的细胞因子从而实现其免疫作用，能提高 IL－2 和免疫球蛋白 IgG、IgM、补体 CS 的水平。

③调节 NK 细胞的杀伤作用：NK 细胞可直接杀伤或介导 ADCC 效应杀伤肿瘤和病毒感染的靶细胞，在机体早期抗感染及抗肿瘤过程中发挥重要作用，并具有免疫调节功能。人参、黄芪、阿胶、灵芝多糖、淫羊藿总黄酮、当归、川芎嗪、天花粉、柴胡、仙鹤草、薏苡仁油等，都能明显增强 NK 细胞活性，提高机体免疫力，从而增强机体抗感染及抗肿瘤能力。牛膝多糖可升高血清溶血素和脾脏内抗体形成细胞数，提高血清 IgG 水平；能激活网状内皮系统的吞噬功能，促进 TNF 和 IL－2 的生成；促进淋巴细胞增殖，增强 NK 细胞和 CTL 细胞的活性。

④调节细胞因子、补体的产生：补体、细胞因子等免疫分子

不仅发挥非特异性免疫效应，而且参与特异性免疫应答，并在免疫调节中发挥重要作用。中药可对机体不同细胞因子的分泌水平进行调节，进而通过细胞因子网络对机体整体免疫功能发挥调节作用。如白术、当归、人参花皂苷、黄芪多糖、白芍总苷、枸杞等对 IL－2 的产生具有促进作用。知母能明显提高小鼠血清溶血素水平，增强小鼠迟发性变态反应。黄芪、人参、何首乌、穿心莲内酯等能促进 IFN 的产生。人参、穿心莲内酯等可促进 TNF 产生。当归多糖能促进 T、B 淋巴细胞 IL－3 及 GM－CSF 的表达增多。黄芪多糖在体外可诱生 IL－1。有研究表明，三七提取物人参二醇苷对血清补体 C3、C4 水平升高有促进作用。黄芪水煎剂能明显增加 MΦ 分泌 C1q 的功能。由金银花、连翘及黄芩提取制备的双黄连注射液，可促进血清水平低下的小鼠血清补体总量升高，并明显提高补体介导的免疫复合物溶解能力。

⑤促进红细胞免疫功能：多种补益气血、滋阴助阳的补益类药或方剂，对红细胞免疫功能都有促进作用。黄芪提取物黄芪多糖，体外能直接作用于红细胞，提高其 CR1 活性，增强红细胞携带免疫复合物的能力，促进癌症病人红细胞免疫黏附肿瘤细胞，使 C3B 受体花环率、自然肿瘤红细胞花环率和直向肿瘤红细胞花环率均有所提高。灵芝、何首乌、麦冬、枸杞、鹿茸、淫羊藿等，以及一些传统的补益良方如四君子汤、补中益气汤、四物汤、当归补血汤、六味地黄汤、金匮肾气丸等，可促进免疫功能低下或衰老机体红细胞免疫功能的提高。活血化瘀药水蛭、三棱、姜黄、牛膝在改善与血液循环障碍相关的血瘀证的同时，大多对红细胞免疫功能具有良好的调节作用。清热类药如板蓝根、天花粉，利水渗湿药猪苓、薏苡仁，收敛止血药仙鹤草，祛风湿药雷公藤提取物雷公藤多苷等也都能从不同方面提高免疫功能低下机体的红细胞免疫状态。

4）免疫抑制作用

“邪盛则实”，AID、炎症、超敏反应等疾病过程的发生，其机制应属于“邪盛”而致的机体免疫功能“太过”，即“实”的范畴。祛邪类中药通过发挥免疫抑制功能可治疗这些疾病。而对于实中有虚、虚实夹杂或久病体虚者，也可使用温阳滋阴的补益类药。

芍药提取物可使小鼠脾重量减轻，对小鼠玫瑰花结形成细胞有明显的抑制作用，临床上用白芍总苷治疗类风湿关节炎，疗效较好。日本已用柴胡制剂配合治疗类风湿关节炎、系统性红斑狼疮、溃疡病结肠炎等，均取得了较好的效果。苍耳子对动物的细胞免疫和体液免疫具有抑制作用，可调节 T 细胞亚群的比例，增加淋巴细胞转化功能和促进 IL－1、IL－2 的产生。黄连素对迟发性过敏反应及实验性自身免疫性肾小管间质肾炎也有明显抑制效应，有研究表明黄连素是通过干预早期活化信号转导通路抑制 T 细胞活化和增殖，从而发挥免疫抑制作用。

临床观察显示，大黄能显著降低全身炎症反应综合征患儿血清中明显升高的 TNF－α、C3、C4 水平，患儿治愈率明显提高，死亡率降低。甘草提取物甘草酸胺对超敏反应中的免疫亢进，如 IgE、IgA、IgM 等抗体的生成，免疫复合物的产生及活化淋巴细胞细胞因子的分泌等均有调节作用。白术汤具有祛风除湿、活血通络、益气健脾、止痛的功效，临床治疗 RA 可改善症状，其免疫机制在于显著降低血清中升高的 TNF－α，显著提高血清 $CD8^+$ T 细胞的含量，降低血清 IgG、IgA、IgM 水平，降低 RF 阳性率。

研究发现，冬虫夏草对细胞免疫和体液免疫具有明显的抑制作用，人工发酵冬虫夏草提取物 G57 能明显抑制 ConA 诱导小鼠脾细胞增殖和双向混合淋巴细胞反应；抑制 IL－2 的产生，抑制淋巴细胞膜 IL－2R 表达，干扰 IL－2 和 IL－2R 的相互作用，抑制靶细胞对 IL－2 的增殖反应。FTY720 就是以冬虫夏草的免疫抑制成分为先导化合物制成的新型免疫抑制剂，其作用可与环孢霉素媲美。体外实验表明，雷公藤多苷能明显抑制 DC 表面 HLA－DR 和 CD80 的表达，同时还能抑制 DC 分泌 IL－12p40 亚基和

mRNA 的转录。

中药是大自然赐予人类的无价瑰宝，对人类防治疾病、强身健体具有宝贵的利用价值。中药在免疫性疾病的治疗中发挥了重要作用，在基础及临床研究中均取得了重要进展，然而很多中药限于人类的认识水平、研究手段及技术水平等因素的影响，至今仍未被全面了解。因此，尚需通过大量的实验或临床研究，更多地挖掘出中药独特的药用价值。

（2）中药对骨髓间充质干细胞免疫调节作用干预的实验研究

郑杰等在《中药对骨髓间充质干细胞免疫调节作用干预的实验研究》一文中指出：

MSCs 具有免疫调节作用，中药对其免疫调节作用有一定的影响，其机理有如下几个方面：

1）MSCs 通过直接接触、分泌可溶性细胞因子如 TGF－β_1 等，抑制有 PHA、ConA、PMA 激活的淋巴细胞活化增殖。MSCs 和淋巴细胞共培养后，共培养上清液中 IL－10 的含量明显提高。

2）MSCs 对淋巴细胞活化增殖的抑制作用部位在细胞内蛋白激酶 C 或其以下的信号通路某个位点。

3）中药槲皮素、姜黄素、Q－C 对 MSCs 的免疫抑制有加强作用，而黄芪甲苷则减弱其免疫抑制作用。

4）槲皮素、姜黄素、Q－C 对 MSCs 的免疫抑制作用的加强，可通过促进其分泌细胞因子 TGF－β_1 来实现，而黄芪甲苷则抑制 MSCs 分泌 TGF－β_1。

5）经过槲皮素、姜黄素、Q－C 及黄芪甲苷处理后的 MSCs 与淋巴细胞共培养，共培养体系上清液中 IL－10 的含量发生改变，其变化与 MSCs 的免疫抑制作用有一定的相关性。

（3）滋补肾阴方与温补肾阳方对卵巢切除所致骨质疏松大鼠 IL－1 和 IL－6 活性的影响

鞠大宏等在《滋补肾阴方与温补肾阳方对卵巢切除所致骨质疏松大鼠 IL－1 和 IL－6 活性的影响》一文中指出：

卵巢切除3个月后，大鼠胫骨骨小梁体积百分比（TBV%）明显降低，骨小梁吸收表面百分比（TRS%）和骨小梁形成表面百分比（TFS%）皆显著增高。同时，IL-1和IL-6活性亦显著增高。给大鼠灌服滋补肾阴方和温补肾阳方后，均能使上述指标发生逆转，但程度有所不同，温补肾阳方的效果要明显优于滋补肾阴方。结论：温补肾阳方对IL-1、IL-6活性的抑制作用明显强于滋补肾阴方，这是其对卵巢切除所致大鼠骨质疏松的预防作用之所以优于滋补肾阴方的机理之一。

（4）重肌灵抗重症肌无力的主要药理作用及作用机制的研究

韩涛等在《重肌灵抗重症肌无力的主要药理作用及作用机制的研究》一文中指出：

重肌灵是河北以岭医药研究院临床长期用于治疗重症肌无力（MG）的有效中药复方，主要由黄芪、人参、鹿茸等组成，临床治疗上千例MG患者，取得比较好的疗效，具有温理奇阳、扶元振颓作用。

研究表明，重肌灵具有明显的抗EAMG效果，分析其机理应是针对EAMG多个发病环节协同作用的结果，重肌灵通过促进胸腺细胞凋亡，降低胸腺对IL-4、IFN-γ mRNA表达，降低血中IL-4、IFN-γ水平，从而降低N_2AChR特异性细胞免疫和体液免疫，最终达到抑制抗N_2AChR抗体，实现其抗EAMG作用。

（5）阴阳补益类中药对激素诱导的Th1/Th2类细胞因子异常表达的调节作用

姚成芳等在《阴阳补益类中药对激素诱导的Th1/Th2类细胞因子异常表达的调节作用》一文中指出：

中药阴阳补益方剂ZGW、YGW可调整激素类药物诱导Th1/Th2类细胞因子表达的抑制或失衡状态，重建Th1/Th2平衡。其中，YGW可通过促进细胞因子的表达和细胞因子分泌性T细胞的增殖等途径，逆转GC诱导的Th1/Th2类细胞因子表达抑制状态；而ZGW通过抑制细胞因子的表达调节Th1/Th2的平衡。

YGW、ZGW 对 Th1/Th2 类细胞因子的保护和平衡调控作用可能是其临床增强机体抗病能力和改善阴阳失调体征的免疫药理基础之一，这将对临床治疗与 Th1/Th2 类细胞因子漂移的相关疾病、改善或预防激素类药物导致的免疫功能紊乱具有重要的临床意义，同时也为阐明部分阴阳补益类中药的免疫药理基础提供理论基础和实验依据。

（6）止哮平喘方对哮喘豚鼠 T 淋巴细胞免疫功能影响的实验研究

胡作为等在《茵陈五苓散对高甘油三酯血症患者胰岛素抵抗的影响》一文中指出：

以卵蛋白致敏复制豚鼠哮喘模型是成功的。大剂量中药止哮平喘方通过诱导 T 淋巴细胞凋亡而降低 Th2 细胞（CD_4^+T 细胞）数量、相对增强 CD_8^+T 细胞：抑制 IL－4 mRNA 表达，相对增加 IFN－γ mRNA 表达，调节 TH1/TH2 型细胞因子失衡；进而降低体内 IgE 水平。

2.3.4 针灸穴位对"人体整体调控网络"的调节

2.3.4.1 针灸穴位对神经递质的影响研究实例

（1）中枢神经介质与针刺镇痛

韩济生院士等在《中枢神经介质与针刺镇痛》一文中指出：

我们实验室七年来的研究结果表明，与针刺镇痛有关的中枢神经介质：针刺信号进入中枢后，可激发很多神经元的活动，释放出多种神经介质。其中有些是有助于针刺镇痛的（如 5－HT、OLS、ACh 等），有些可能起拮抗作用（如 NE－α、DA、AOS 等）。

针刺镇痛效果的优劣，看来是这些神经介质在不同核团内分别作用和紧密地相互影响的一个总结果。其中 5－HT 和 OLS 可能起主导作用。

（2）下丘脑孤啡肽参与电针调整去卵巢大鼠 LH 异常释放的神经内分泌机制

安晓飞等在《下丘脑孤啡肽参与电针调整去卵巢大鼠 LH 异常释放的神经内分泌机制》一文中指出：

1）下丘脑孤啡肽可能参与了电针调整去卵巢大鼠下丘脑－垂体－卵巢轴（HPOA）异常功能的神经内分泌机制，从而抑制垂体 LH 的超常分泌。2）侧脑室给予 OFQ 可能通过抑制 OVX 大鼠正中隆起处的 GnRH 超常释放，从而减少了垂体 LH 的分泌，使血 LH 水平降低。3）OFQ 对 GnRH 释放的抑制作用可能是通过 ORL1 受体来介导的，脑内 NMDA 受体也可能部分介导了该作用。4）下丘脑孤啡肽及其受体可能参与了生理状态下性周期中排卵前 LH 峰的形成的调节。

（3）电针三阴交诱发 LH 峰的作用及机制的理论与实验研究

辛立等在《电针三阴交诱发 LH 峰的作用及机制的理论与实验研究》一文中指出：

实验显示：①在不同时间电针三阴交对血清 LH 的影响模式的对比性研究中发现：不同时间电针三阴交对血清 LH 的影响模式不同。下午 14：30 时电针经 E_2处理的去卵巢大鼠可促发 LHi 峰的形成，而上午 10：00 时电针不能诱发大鼠下午 LH 的超分泌。因此，临床调节妇女生殖系统功能的针灸治疗中应就针刺的时效性进行进一步的观察，同时针刺时效性与即时作用和积累作用关系也有待进一步研究。②在 14：00 时电针三阴交对血清 LH 的影响及神经调节机制的研究和电针调节下丘脑－垂体－卵巢轴与下丘脑－垂体－肾上腺轴的关系两部分研究中显示：电针诱发大鼠 LH 超分泌的机制在于调节了下丘脑有关神经递质的分泌。其中既增加了兴奋性递质 NPY 的释放，又在一定程度上提高了抑制性递质 β－END 的水平。这种双向调节保证了针刺不会导致 LH 分泌超过水平。另外，电针还可通过刺激下丘脑－垂体－肾上腺轴 ACIH 分泌增加，对下丘脑－垂体－卵巢轴产生影响。然而，电针不能即时升高 E_2 及 P 的水平，也不能即时增加下丘脑 ER 的含量。电针效应的产生与肾上腺素能神经通路密切相关，α-受体抑制剂在很大程度上可以抑制电针对下丘脑-垂体-卵巢轴的效应。

（4）艾灸对老年鼠乙酰胆碱含量及胆碱脂酶活性影响的研究

杜艳军等在《艾灸对老年鼠乙酰胆碱含量及胆碱脂酶活性影响的研究》一文中指出：

通过 8 个疗程（5 日为 1 个疗程）的艾灸治疗，老龄大鼠艾灸组 ACh 含量及 ChAT 活性较老龄大鼠模型组有所增高（$P<0.01$，$P<0.05$），而 AChE 活性则有所降低（$P<0.01$）。结论：艾灸能通过对中枢胆碱能损害的修复作用从而达到延缓脑老化的功效。

2.3.4.2 针灸穴位对激素的影响研究实例

（1）促肾上腺皮质激素释放激素在针刺镇痛和免疫调节中的作用及机制研究

吕玉玲等在《促肾上腺皮质激素释放激素在针刺镇痛和免疫调节中的作用及机制研究》一文中指出：

1）电针能提高佐剂性关节炎大鼠痛阈、降低其足肿胀及致炎因子 TNF-α 水平，上调抗炎因子 IL-4 水平，调节其失衡的 T 细胞亚群，具有明显的抗炎、镇痛、免疫调节作用。

2）电针能显著提高佐剂性关节炎大鼠下丘脑与中缝大核单胺类递质 5-HT 的含量。

3）脑内与痛觉调节有关的核团及脊髓背角有 CRH 表达及 CRH-R1 mRNA 合成，大鼠致炎后 CRH 及 CRHR1 mRNA 表达增加，给予电针治疗后 CRHR1 mRNA 及 CRH 表达减少，表明电针均能抑制 CRHR1 mRNA 与 CRH 表达。

4）佐剂性关节炎大鼠脊髓背角存在 CRH 与脑啡肽双标的阳性细胞，在 NRM 部位 CRH 与 5-HT 双标的阳性细胞明显增多。提示在脊髓中 CRH 可通过激活脑啡肽神经元，引起脑啡肽的释放。也可能作用于 NRM 部位的 5 - HT 能神经元。

5）鞘内注射 CRH 对佐剂性关节炎大鼠有镇痛作用，CRH 受体拮抗剂能阻断 CRH 的镇痛作用，且 CRH 抗痛作用可为阿片受体阻断剂纳洛酮和 5 - HT 受体拮抗剂 mianserin 所减弱。提示鞘内注射 CRH 通过其受体发挥镇痛作用，且可能与阿片肽和 5 - HT 系统的激活有关。脑室注射 CRH 对佐剂性关节炎大鼠有镇痛作用，并能加强电针的镇痛作用。

6）脑室注射 CRH 可显著下调佐剂性关节炎大鼠血清 TNF - α 水平，提示 CRH 能抑制炎性反应，从而参与免疫功能。

7）脑室注射 CRH 后佐剂性关节炎大鼠 NRM 中 5 - HT 的表达显著增加。

（2）促皮质激素释放激素及性腺外芳香化在电针调整大鼠下丘脑 - 垂体 - 卵巢轴功能中的作用

赵宏等在《促皮质激素释放激素及性腺外芳香化在电针调整大鼠下丘脑 - 垂体 - 卵巢轴功能中的作用》一文中指出：

实验研究表明，针灸能提高机体的防御免疫功能，对机体各器官系统的功能具有双向调整作用。针刺可以促进神经肽的释放，调节神经细胞的基因表达，促进神经发生。电针通过下丘脑 CRH 系统上调去卵巢大鼠下丘脑 - 垂体 - 肾上腺轴的功能；促进去卵巢大鼠的性腺外芳香化作用，可有效调整去卵巢大鼠下丘脑 - 垂体 - 卵巢轴的异常功能；在整体、细胞和分子水平，去卵巢大鼠机体存在对 HPOA 功能的自然代偿机能，而电针可能促发了自然代偿能力的提早启动。

2.3.4.3 针灸穴位对免疫系统与细胞因子的影响研究实例

（1）针灸调节免疫功能研究概况

针灸具有扶正祛邪、调和阴阳的作用，目前认为这与针灸能激发机体免疫功能，协调异常的免疫反应密切相关。近年来的研究证实，针灸对免疫器官、免疫细胞、免疫分子均具有调整作用，而且对不同应激源所产生的作用不同，总体特点为良性和双向性。程金莲等在《针刺对不同应激源所致免疫功能失调影响的机制研究》一文就近十年来针灸对机体免疫功能的影响及其作用机理综述如下：

1）针灸对机体免疫功能的影响

①针灸对免疫器官的影响

免疫器官依据其发生的早晚和功能上的差异，可分为中枢免疫器官和外周免疫器官。中枢免疫器官是免疫细胞发生、分化和成熟的场所，对外周免疫器官的发育起主导作用，包括骨髓、胸腺等。外周免疫器官是 T 细胞和 B 细胞等定居的场所，也是这些细胞识别外来抗原后发生免疫应答的主要部位，包括淋巴结、脾脏等。

赵氏等报道电针双侧“承扶”穴小鼠胸腺细胞数显著升高。李氏等用电镜观察到针刺可保护胸腺和集合淋巴结的超微结构。明氏等运用末端标记法观察到挑筋法能诱导佐剂性关节炎（AA）大鼠胸腺细胞凋亡。本实验室的研究工作表明，电针能明显提高正常小鼠胸腺指数和脾指数，提示针灸对免疫器官具有正向调节作用。

②针灸对免疫细胞的影响

• 提高淋巴细胞活性

T 淋巴细胞是重要的免疫活性细胞，在 ConA 刺激下淋巴细胞增殖转化可以反映其功能状态和成熟程度，是衡量细胞免疫功能的重要指标。

针灸能增强淋巴细胞转化能力，提高淋巴细胞活性。程晓东等电针“自由”活动状态下正常大鼠“足三里”和“阑尾”穴，结果表明，电针能提高脾淋巴细胞转化率，以及 IL－2 诱生水平，与对照组比较差异有显著性意义。唐氏等的研究表明，艾灸“肾俞”穴能明显恢复和促进佐剂性关节炎大鼠 ConA 诱导的脾淋巴细胞增殖反应，促进 IL－2 的产生，降低 IL－1 含量。

● 调整 T 淋巴细胞及其亚群

T 细胞是介导细胞免疫的主要淋巴细胞。T 细胞亚群反映了机体的免疫状态，如果比例失调，将导致免疫功能下降或紊乱，而致疾病发生。

针灸的作用在于调整 T 淋巴细胞亚群平衡，提高细胞免疫功能。王氏等报道艾灸神阙穴中老年人低下的 $CD2^+$、$CD4^+$ 含量均有不同程度提高，$CD8^+$ 变化不大，从而使 $CD4^+/CD8^+$ 比值增大，而对照组 $CD2^+$、$CD4^+$、$CD8^+$ 均无明显改善。吴氏等的研究也表明针刺可增加恶性肿瘤患者外周血 T 淋巴细胞亚群 $CD3^+$、$CD4^+$ 的百分比，提高 $CD4^+/CD8^+$ 的比率。王氏等对脾虚泄泻患者施以麦粒灸为主的治疗，患者 $CD4^+$ 值升高，$CD8^+$ 值降低，$CD4^+/CD8^+$ 比率增大，与常规中药对照组差异无显著性意义，提示针灸提高机体免疫功能具有确切的作用。翟氏等对艾灸“关元”穴抗小鼠移植型肝癌的的研究发现，艾灸可使小鼠免疫功能维持较高水平，Th/Ts 细胞比值接近正常。

● 提高 NK 细胞活性

NK 细胞是由骨髓分化而来，是机体抗御肿瘤的第一道防线，也是一种具有广泛免疫调节功能的细胞，可调节骨髓干细胞、胸腺细胞和 B 细胞的分化。此外，NK 细胞具有重要的分泌功能，可分泌 IL－2、IFN、B 细胞生长因子等。

曹氏等研究证实，隔盐灸正常小鼠“神阙”穴能提高 NK 细胞活性，且在灸后 NK 细胞下降的某一时限（48 小时）再次施灸能阻断 NK 细胞活性增高后的下降趋势，并维持在较高水平。刘氏等报道针刺可提高乳腺增生病模型小鼠 NK 细胞活性，对预防乳腺增生病有积极意义。孙氏等比较针刺补、泻法对恶性肿瘤病人 NK、LAK 细胞活性的影响，结果表明补法、泻法都增高 NK、LAK 细胞活性，而且补法优于泻法，对照中药组则无此作用，体现了针刺“以平为期”的免疫调节特点。尹氏等和马氏等分别报道穴位注射、温针能提高类风湿关节炎患者血浆 NK 细胞活性。

喻氏等的研究表明，艾灸能明显提高老年小鼠或老年人的 NK 细胞活性，提示艾灸是抗衰老的有效手段。以上表明在不同状态下针灸均能提高 NK 细胞活性。

• 提高单核吞噬细胞系统功能

单核吞噬细胞系统（MPS）是一类主要的抗原呈递细胞，在特异性免疫应答的诱导与调节中起着关键作用。

赵氏等观察针刺对免疫抑制大鼠吞噬细胞功能的影响，发现针刺“足三里”穴 6 天，可使其降低的腹腔吞噬细胞吞噬百分率和吞噬指数显著增高，血清溶菌酶无明显改变。桂氏等也报道，艾灸可使环磷酰胺小鼠腹腔巨噬细胞的吞噬率和吞噬指数显著提高。张氏等报道，电针可明显减少实验性胸膜炎白细胞向炎区的游出，抑制炎症的病损。闰氏等四观察艾炷灸“大椎”“膈俞”穴可使化疗后白细胞总数回升时相提前，提示针灸可促进 MPS 的吞噬功能增强。

• 改善红细胞免疫功能

红细胞免疫功能检测有助于某些疾病机制的探讨，并可作为疗效观察和疾病预后判断的一项指标。红细胞的黏附作用是红细胞免疫的生理学基础，因此，通常以红细胞免疫黏附受体的活性为指标来评价红细胞免疫功能。

王氏报道麦粒灸能使脾虚患者下降的 C3b 受体花环率升高，使升高的 IC 花环率下降。黄氏等报道灸刺可提高佐剂性关节炎大鼠 C3b 受体花环率。骆氏等报道“太溪”“复溜”“涌泉”等不同腧穴针刺后，红细胞 C3b 受体花环率和 IC 花环率均升高，以“复溜”穴为最，“太溪”穴次之，“涌泉”穴最低，提示不同腧穴均有提高红细胞免疫功能的作用。

③针灸对免疫分子的影响

• 对免疫球蛋白的影响

免疫球蛋白是体液免疫的物质基础，针灸对体液免疫反应具有良性的双向调节作用，即抑制亢进的免疫功能，促进低下的免疫反应，使体液免疫系统调整到一个正常水平。哮喘患者 IgG 低于正常，针刺后升高，IgM、IgE 高于正常，针刺后降低；而类风湿关节炎患者 IgG、IgM 高于正常水平，针刺后使其降低，可见针刺能调节免疫功能异常，使其恢复到正常水平。脾虚泄泻患者分泌型免疫球蛋 A（sIgA）增多，麦粒灸治疗后 sIgA 下降至正常水平。肠易激综合征患者和实验性溃疡性结肠炎大鼠血清 IgM 明显升高，隔药灸治疗后 IgM 明显降低。

另有实验报道血清免疫球蛋白的变化关系到针灸的疗效。洪氏观察 136 例不同阶段和不同证型支气管哮喘的患者，发现化脓灸治疗缓解期哮喘疗效明显优于发作期，缓解期哮喘血清总 IgE 含量显著下降，而发作期哮喘血清总 IgE 含量无显著变化。赵氏等观察针刺对慢性前列腺炎患者前列腺液中 sIgA 的影响，结果显示 sIgA 含量逐渐升高，细菌培养的阳性率则相应降低。

● 对细胞因子的影响

细胞因子是由活化的免疫细胞和某些间质细胞分泌的，能介导和调节免疫、炎症反应的小分子多肽，在介导机体多种免疫效应方面具有重要作用，因此对细胞因子的研究已成为当前免疫学研究中一个十分活跃的领域，针灸对 IL－2、IL－1、IFN 的影响目前报道较多，总的表现为良性的双向调整作用。

IL－2 是 T 淋巴细胞受抗原或有丝分裂原刺激后产生的一种细胞因子，它广泛地参与免疫应答的各种调节，具有促进 T 淋巴细胞增殖反应的作用。针灸对 IL－2 的调节报道主要表现为促进作用。宫氏等报道针刺提高正常大鼠脾淋巴细胞中 IL－2 含量。吴氏等报道针刺能使恶性肿瘤患者外周血 IL－2 含量增加。马氏等通过一系列的模型证实针刺对正常大鼠、虚证模型以及荷瘤小鼠脾 IL－2 活性均具有正向调整作用。艾灸也具有促进 IL－2 诱生的作用，唐氏等报道，艾灸能促进佐剂性关节炎大鼠脾细胞诱生 IL－2 的能力。赵氏的研究表明，艾灸明显提高老年大鼠脾脏 IL－2 活性。

另有报道针灸对IL－2的作用与机体的状态有关，肖氏等报道针灸能提高类风湿关节炎患者外周血IL－2活性；而对正常人，IL－2无明显的变化。提示针刺对机体免疫失衡网络具有良性调节作用。针灸治疗的良性调整作用在某些方面独具优势，张氏等对移植性乳腺癌小鼠的中西医治疗进行了比较研究，结果表明针灸组、针灸加西药组的IL－2活性明显高于西药组和阳性对照组，针灸组与针灸加西药组间无差异，针灸和西药对癌组织中DNA和RNA的合成有同等的抑制作用，提示针灸抗肿瘤免疫具有广阔的前景。

IL－1在免疫和炎症反应中起着传递信息，促进细胞分化、繁殖等多方面的作用。杜氏等报道创伤大鼠腹腔MΦ分泌IL－1的能力增强，经电针后腹腔MΦ分泌IL－1的能力明显下降，而且创伤加针刺组IL－1峰值出现的时间、恢复趋势及恢复时间均先于创伤组。Fang FQ等报道电针能显著抑制胶原型关节炎小鼠脾细胞内源性IL－1β浓度，而且脾细胞IL－1β mRNA表达明显下调。唐氏等报道灸疗抑制佐剂性关节炎大鼠异常激活的巨噬细胞分泌IL－1，减少这种内源性致热原的含量，抑制炎性因子。而赵氏等报道电针促进佐剂性关节炎大鼠IL－1活性进一步提高，提示针灸对IL－1活性的影响因素较多。

IFN是细胞被病毒感染或其他干扰素诱生剂作用后产生的一类糖蛋白，具广谱抗病毒、抗肿瘤和双向调节免疫作用。马氏等报道针灸不仅能够直接诱导正常小鼠产生IFN，而且具有促进接种新城鸡瘟病毒（NDV）正常小鼠IFN的产生。针灸对NDV诱生IFN有明显的促进作用，提示在病毒感染状态下针灸能有效地促进机体产生高效价IFN，从而起到抵御病毒的作用。仇氏等研究取得相似的结论，认为针刺或艾灸均有一定的诱生IFN作用，诱生时间8小时达高峰。马氏等还报道针灸能促进虚证大鼠、荷瘤小鼠IFN的诱生能力。提示针灸不同的机体状态均有明显促进IFN诱生的作用。进一步研究表明，艾灸对小鼠IFN的促诱生作用较针刺强；弱刺激和强刺激均能提高小鼠 IFN 的促诱生作用，尤以弱刺激更佳。

④小结

综上所述，针灸免疫调节的作用靶点是多方位的，在免疫器官、免疫细胞、免疫分子等不同水平均存在良性的双向调节作用。应强调指出的是，免疫系统本身是一个整体，针灸的调节作用也不是孤立地作用于某一方面，而是相互影响，相互作用，同时作用于几个方面，使失衡的免疫系统趋于平衡。

2）针灸免疫调控的作用机理

①针灸作用的免疫－神经－内分泌网络机制

• 内分泌系统

针灸免疫效应的发挥依赖于内分泌系统的完整性和内分泌各系统之间的相互协调。

垂体－肾上腺系统在电针调节免疫反应中的作用可能主要起抑制性影响。刘氏等报道，用可的松增强肾上腺皮质功能，可抑制多种免疫功能，在此基础上实施电针，可见由可的松降低的多种免疫反应发生“上调”作用，并恢复或接近正常水平。切除双侧肾上腺的动物，多项免疫反应的基础水平值明显升高，此时予以电针，未见到电针对其有何调节性影响。而电针对假手术组动物均具有明显的增强或调节作用，说明垂体－肾上腺皮质轴的结构与功能完整，在电针调节免疫反应中有重要作用，主要起抑制性影响。

下丘脑－垂体－甲状腺轴在针灸免疫调节中的作用：赵氏等报道，老年大鼠大脑皮层 NE，下丘脑 TRH，血清 T_3、T_4、FT_3、FT_4明显下降，血清 TRH、TSH 和 rT_3则显著升高，提示老年大鼠甲状腺功能低下，T_4转化为 rT_3反应提高；TRH、TSH 呈代偿性增强，以致下丘脑 TRH 和垂体 TSH 呈明显降低。艾灸“关元”穴能不同程度改善上述老年性变化，其中以 NE、TRH、T_4尤为明显，对外周 T_4转化为 rT_3的代谢途径则未改善。提示艾灸“关元”

穴可不同程度调整下丘脑－垂体－甲状腺内分泌轴，而提高机体的免疫效应。

免疫系统和内分泌系统对针刺反应的时间效应进一步说明二者之间的关系及针灸的作用。杜氏等报道创伤大鼠腹腔 MΦ 分泌 IL－1 的能力和外周血皮质酮含量显著高于正常，电针后二者均下降，观察二者的先后变化，腹腔 MΦ 分泌 IL－1 的功能是逐步出现的，8 小时才达高峰值，而外周血皮质酮含量在创伤 1 小时即明显升高，针刺后血浆皮质酮含量出现峰值以及恢复的趋势均先于腹腔 MΦ 分泌 IL－1，因此提示针灸对免疫功能的调节与内分泌系统密切相关。

- 神经转导通路

神经转导通路的完整性是针灸发挥免疫效应的必要条件。手术切断或用药物封闭针刺部位的传出神经后，针刺效应即消失。赵氏等报道，针刺调节免疫功能时，针刺信息是由初级感觉神经元 C－纤维传入，因为用辣椒素处理新生期小鼠造成初级感觉神经元 C－纤维永久性损毁后，电针对免疫反应的调节作用被消除。

自主性神经在针刺调节免疫反应的传出途径中发挥了重要作用。戴氏报道，交感神经起免疫抑制作用，副交感神经起免疫增强作用，两者相互作用维持免疫功能的稳定。实验中，给家兔注射阿托品以阻断 M 胆碱能受体，或注射肾上腺素以产生交感神经兴奋效应，均发现 T 淋巴细胞对 PHA 应答能力显著减弱，而给予利血平耗竭交感神经的末梢递质，T 细胞对 PHA 应答能力增强。赵氏等的研究取得相似的结果，给成年小鼠外周应用 6－羟多巴胺（6－OHDA，不通过血－脑屏障）选择性化学破坏外周交感神经轴突纤维后，脾淋巴细胞转化率、IL－2 及胸腺细胞数等多种免疫反应的基础水平有明显提高，此时给予电针，未见到电针对免疫反应有何调节性影响，说明交感神经通路在电针调节免疫反应起中主要起抑制性作用。外周应用密胆碱（HC－3，不通过血－脑屏障）阻断外周 ACh 生物合成，降低外周副交感神经的功能活动，见到脾淋巴细胞转化率及 IL－2 含量等多种免疫反应功能降低，此时给予电针，未见到任何调节性影响，说明副交感神经在针刺调节免疫反应中主要起促进性作用。

• 下丘脑在针灸免疫调控中的作用

下丘脑作为机体神经－内分泌－免疫系统相关联系的枢纽，有中枢整合作用，NE、5－HT 是脑内重要的神经递质。唐氏观察到受免疫性炎症刺激后，NE、5－HT 神经元活动加强，递质分泌增多。经艾灸治疗后，下丘脑中 NE、5－HT 水平上调，高于正常组和对照组。表明灸疗的信息由外周传入中枢后，进一步激活下丘脑内 NE、5－HT 神经元，使相应的递质含量增加。因而能促进下丘脑－垂体－肾上腺轴（HPA）的功能活动，调节其兴奋性，起到抗炎免疫的作用。刘氏等用谷氨酸单钠（MSG）处理损伤下丘脑中央基底部内侧部（包括弓状核）后，多种免疫反应表现出提高，在这种病理生理状态下，电针对免疫反应的调节能力和方向受到明显影响。这提示下丘脑在整合针刺调节垂体内分泌与免疫反应机能中有重要作用。

• 海马在针灸免疫调控中的作用

海马被认为是与机体免疫系统关系最为密切的脑区之一，参与中枢神经系统对免疫调节的整合环路，既调节交感神经的活动，又调节内分泌。去甲肾上腺素能神经纤维在此有密集分布，NE 是主要递质，介导和影响 HPA 神经内分泌与功能活动。艾灸对正常大鼠有显著的抗炎免疫作用，海马内微量注射 6－OHDA 损毁 NE 能神经后，灸疗的这一作用被部分阻断，结果提示海马内 NE 神经系统的结构和功能完整，对维持 HPA 轴的正常活动有重要作用。海马可能是艾灸治疗信息中枢整合的重要环节之一。就海马－HPA 系统而言，它在介导灸疗抗炎免疫调节中，是一条重要的神经体液性途径。

3）内源性阿片肽在针灸免疫调控中的作用

内源性阿片肽在针灸免疫调控的各个方面都发挥了重要的调

节作用。

①针灸对内阿片肽的合成和释放的影响

诸如应激、疼痛、脑内刺激、针刺、艾灸等因素都能引起内阿片肽释放，以针刺刺激所导致的阿片肽改变最为显著。针刺可以引起中枢及外周内源性阿片肽的释放已得到验证。针刺后不同脑区 β－EP 变化不一致，下丘脑室旁核、视上核、中脑导水管周围灰质内 β－EP 含量降低，垂体后叶和脊髓腰段内含量升高，外侧视前区、垂体前叶和血浆内含量无明显变化。L－ENK 在针刺后中枢到外周的变化也不一致，针刺后中枢内尾核、海马、丘脑 L－ENK 含量增高，在外周垂体及血浆内 L－ENK 增高，而肾上腺髓质内 L－ENK 则在针刺刺激后下降，提示在针刺过程中不同脑区及垂体等组织有阿片样肽的合成或释放增加，而肾上腺髓质很可能是血液中 LEK 的直接来源。而艾灸后垂体 β－EP 含量降低，血浆 β－EP 含量增加，提示艾灸可促进垂体β－EP释放，提高血浆 β－EP 浓度。

针灸也能促进其基因表达增强，朱氏等报道电针 10 小时后 POMC－mRNA 表达增强，PPD－mRNA 在脊髓表达增强，在脑内无明显变化。纪氏报道电针刺激可促进脊髓和延髓脑啡肽表达，并且诱发 PPE－mRNA 表达增加，以弥补脑啡肽释放增多而导致脑啡肽前体物质的损失。更为有趣的是，针刺引起脑阿片肽的释放呈现左右不对称性，2Hz 电针刺激后 24 小时，（电针）同侧脊髓背角 PPE－mRNA 阳性细胞数高于对侧，对侧延髓腹内侧网状结构 PPE－mRNA 阳性细胞数高于同侧，这似与针刺信号的转导通路有某种类似。

不同频率电针促进不同内源性阿片肽释放，即低频电针加速脑啡肽和内啡肽释放，作用于 μ 和 δ 受体；高频电针则加速强啡肽释放，作用于 κ 受体。同时原位杂交结果显示，低频电针引起脑内 PPE－mRNA 表达增加，高频电针引起脑内 PPD－mRNA 和 PPE－mRNA 的表达增加，与上述结果基本一致，然而两种频率电针均不影响 POMC－mRNA 的水平，其可能原因是弓状核的 POMC－mRNA 基础表达较高，能满足电针所引起 β－EP 的释放量。

②内阿片肽参与针灸的免疫调控效应

Petti F 等报道针刺 24 小时 β－EP 含量仍然保持较高水平，而且免疫指标如，NK 细胞活性、单核吞噬细胞作用，以及 $CD3^+$、$CD4^+$、$CD8^+$均有显著提高。Yu Y 等报道，电针“足三里”穴能提高脾 NK 细胞活性、IFN 含量，与之相关联的是脾 β－EP含量显著升高，预先给予阿片受体阻断剂纳洛酮能降低 NK 细胞活性和 IFN 含量，提示β－EP介导了针灸调节免疫功能的作用。刘氏等对新生期小鼠用谷氨酸单钠（MSG）处理，特异性破坏下丘脑弓状核 β－内啡肽神经元，成年后多种免疫反应的基础水平值均有明显提高，在这种病理生理状态下，电针对免疫反应的调节能力和方向受到明显影响。提示下丘脑弓状核 β－内啡肽神经元参与了电针对免疫反应的调节过程。

针灸免疫调节作用是通过阿片受体和非经典阿片受体共同介导的。电针“足三里”等穴对吗啡引起的免疫功能抑制有明显的改善作用，PAG 中微量注射阿片受体拮抗剂纳络酮可部分阻断电针的免疫调节作用。或者预先应用纳洛酮，针刺和吗啡对迟发型变态反应的抑制效应被中和。另有实验外周应用长效阿片受体阻断剂纳曲酮，可阻断电针增强 T 淋巴细胞转化率和白细胞介素含量的效应，而对电针产生调节作用的另一些免疫反应如溶菌酶、免疫球蛋白似不受纳曲酮的影响。以上提示针灸的免疫调节作用部分是通过阿片受体所介导的。

③内源性阿片肽对针灸免疫调控的影响

• 针灸抗炎免疫

炎症过程本身可以激活内源性阿片肽系统。在炎症局部浸润的免疫细胞中含有大量的内源性阿片肽；在中枢神经系统不同阿片肽在关节炎过程中的反应性是不同的，脊髓强啡肽在炎症早期发生变化，甲啡肽和亮啡肽在致炎后 3～5 周发生变化，而垂体

内 β－EP 的变化发生在致炎后 3 周。

针灸抗炎免疫的原因之一在于加速内源性阿片系统的功能活动，在佐剂性关节炎大鼠炎症局部 β－EP 和 LEK 含量明显升高，电针治疗可促进炎症局部 β－EP 和 L－ENK 进一步释放，证明了电针可引起佐剂性关节炎大鼠炎症局部 EOP 含量增加，作用于炎症局部感觉神经末梢的阿片受体，产生电针的外周抗炎镇痛效应，以上提示针灸抗炎免疫调控依赖于内阿片肽系统外周机制的参与。

针灸能调节 RA 患者 NK 细胞活性趋于正常值，同时提高血浆低下的 L－ENK 含量。动物实验也表明电针可以明显提高关节炎大鼠下丘脑和垂体甲脑啡肽含量。大鼠实验性溃疡性结肠炎免疫功能紊乱，而下丘脑、垂体、血浆内 β－EP 含量呈同步升高，经隔药灸治疗后，下丘脑、垂体、血浆内 β－EP 含量明显下降，免疫细胞功能亦恢复至正常范围。以上研究结果均提示针灸的抗炎免疫调控作用与内阿片肽系统中枢机制的参与有关。

免疫系统和阿片肽系统对针灸作用反应的时间效应进一步说明二者之间的关系及针灸的作用。创伤大鼠腹腔 MΦ 分泌 IL－1 功能和外周血 β－EP 含量均显著提高，但二者变化有时间先后，MΦ 分泌 IL－1 功能是逐步出现的，8 小时才达到高峰值，而外周血 β－EP 含量在创伤 1 小时明显升高，并持续到 24 小时，因此推测 β－EP 可能通过阿片受体调节 MΦ 分泌 IL－1，电针后外周血 β－EP 含量明显下降，继之腹腔 MΦ 分泌 IL－1 的功能下降，可见阿片肽的变化在时间上明显早于免疫系统的变化，提示针灸的抗炎免疫作用是通过调节内阿片肽系统而实现的。

● 针灸抗肿瘤免疫

肿瘤的形成是机体的正气不足，而邪气踞之所致，最突出的变化是免疫功能低下或紊乱，针灸治疗具有双向调节和保持平衡的特点，用于肿瘤治疗具有促进和调整作用。近年来的研究表明，针灸对实体恶性肿瘤的细胞免疫、体液免疫以及起免疫调节作用的多种可溶性分子，均有促进和调整作用，可纠正机体异常的免疫状态。针灸治疗肿瘤能升高体内细胞白细胞总数，提高Th/Ts比例及NK细胞活性，促进巨噬细胞的吞噬功能，提高IgA、IgG，提高补体效价，为针灸抗肿瘤的有效性提供了免疫学依据。

其调节机理主要与内阿片肽系统的活性有关。翟氏等报道，艾灸“关元”穴能显著提高接种HAC癌细胞小鼠淋巴细胞转化率、NK细胞毒活性，抑制肿瘤生长，具有显著的抗瘤作用，同时观察到艾灸能提高荷瘤小鼠血浆β－EP、L－ENK和MEK的合成和分泌，对免疫细胞上阿片肽受体亦有正向调节作用，推测艾灸能引起内阿片肽释放入血增加，这些肽类激素作用于免疫细胞表面受体，从而调节了荷癌小鼠紊乱的免疫功能。

• 针灸抗衰老免疫

衰老必然伴随着机体各个系统功能失调，免疫功能低下，并且内阿片肽含量降低。廖氏等报道，老年前期（18月龄）大鼠与青年大鼠比较，下丘脑和血浆β－EP、L－ENK、强啡肽含量明显降低，垂体β－EP、L－ENK含量升高，强啡肽含量降低，下丘脑POMC－mRNA，PPE－mRNA水平明显降低。

针灸能促进内阿片肽的合成和释放，增加其在血液的含量，通过作用于免疫细胞的阿片受体，调节机体免疫，具有延缓衰老的作用。张氏等的研究表明，艾灸加皮植能显著提高老年小鼠低下的红细胞免疫黏附力，增强红细胞β－受体的活性，提高下丘脑NE含量，较单纯艾灸或皮植能更有效地延缓老年小鼠胸腺和垂体组织的退行性变化。

（2）针刺对不同应激源所致免疫功能失调影响的机制研究

程金莲等在《针刺对不同应激源所致免疫功能失调影响的机制研究》一文中指出：

研究表明，针刺免疫调控机理的关键环节可能在于针刺能影响β－内啡肽及其前体POMC在体内分布，提示内阿片肽（包括

β－内啡肽及其前体 POMC）可能作为免疫－神经－内分泌网络的共同介导物质，在针刺免疫调节机制中发挥重要作用。推测针刺的刺激可能通过神经转导至中枢，导致下丘脑、垂体等的肽类激素释放入血增加，这些肽类激素通过与免疫细胞表面的膜受体结合，进而影响免疫细胞功能。这可能是针刺调节机体免疫机能的途径之一。

（3）电针对更年期大鼠神经内分泌免疫网络的影响

刘宏艳等在《电针对更年期大鼠神经内分泌免疫网络的影响》一文中指出：

电针可使针刺组（针刺组选取“关元”、双侧“足三里”“三阴交”和“太冲”）大鼠下降的 E_2 水平显著回升，异常升高的 FSH、LH 明显下降；电针可明显升高血清 IL－2 水平，提高更年期大鼠的细胞免疫功能；还可使针刺组大鼠升高的下丘脑 5－HT、5－HIAA 含量明显下降，使降低的 NE 含量回升，使升高的 5－HT/NE 比值降至青年对照组水平。结论：电针可以调节更年期大鼠生殖内分泌、提高免疫力、调节自主神经功能，对更年期衰退的神经内分泌免疫网络（NEI－N）起综合性调节作用，具有多途径作用机制和整体调节的特点。

（4）艾灸抗炎免疫作用机制的实验研究

唐照亮等在《艾灸抗炎免疫作用机制的实验研究》一文中指出：

本课题依据针灸理论，采用现代医学方法研究艾灸的抗炎免疫作用，探讨其可能的机制，为艾灸治疗各种炎症感染与免疫性疾病提供实验依据。现将本课题的研究结果综合报告如下。

1）灸疗具有抗炎免疫作用

本研究观察到，艾灸对佐剂性关节炎大鼠有明显的抗炎消肿作用，能减轻或减缓炎性反应，促进炎症区肿胀的吸收和消散。实验研究表明，灸疗能抑制急性、亚急性和慢性炎症大鼠的渗出性水肿，防治肉芽组织增生，表明艾灸“肾俞”穴等对各期炎症均有抗炎作用。灸疗能催化、激活机体的免疫系统，提高免疫应答水平，增强免疫功能，从而加强机体的抗炎能力。艾灸有类似抗原的免疫作用，能预防或减轻佐剂性关节炎大鼠迟发性多发性关节炎，有抗超敏反应的作用。艾灸能恢复和促进脾淋巴细胞活性，增强免疫功能，诱生和促进体内IL－2的分泌，具有正向的免疫调节功能。另一方面，灸疗能抑制异常激活的巨噬细胞分泌IL－1，减少这种内源性致热原的含量，抑制炎性因子，提示灸疗具有双向的免疫调节功能。

2）艾灸抗炎免疫的机制

本研究结果表明，灸疗抗炎免疫的机制与其抑制 TNF、IL－1等炎性因子的释放，增强与改善机体的免疫功能，保护胸腺、脾脏等免疫器官，纠正炎症时自由基代谢的紊乱，调整 NO、NE、5－HT 等神经递质的失衡和促进内环境稳定等多方面因素有关。实验证实，外周交感神经参与艾灸对免疫的调节，灸疗的部分作用通过肾上腺皮质系统而发挥，海马可能是灸疗信息中枢整合的重要环节，HPA 轴是灸疗作用中一条重要的神经－体液调节途径，松果体可能是艾灸抗炎免疫的一个高位调节点，艾灸通过多环节、多靶点的整合调节作用，调节脏腑经络，平衡阴阳，稳定机体内环境，起到抗炎免疫作用。研究结果表明，艾灸的抗炎免疫为其临床防治多种疾病，尤其是炎症和免疫性疾病提供了重要的实验依据。艾灸的抗炎免疫作用是其抗感染、抗病毒、抗肿瘤、抗超敏反应及延缓衰老作用的基础，灸治具有消瘀散结、调和气血、补益元气、扶正祛邪的功效。

（5）艾灸阿是穴对多发性跖疣患者细胞免疫功能的调节作用

曹毅等在《艾灸阿是穴对多发性跖疣患者细胞免疫功能的调节作用》一文中指出：

在本实验中发现，反复复发、病程持续的跖疣患者 Th 细胞数下降，导致 Th/Ts 比例降低，IL－2 产生水平下降；艾灸局部穴位可提高 Th 细胞数，调节 Th/Ts 比例和 IL－2 产生水平，提高疗效，降低复发率。说明艾灸局部穴位能提高患者整体免疫功能，同时促进局部的血液循环，有利于免疫活性细胞在局部的聚集，提高局部的免疫应答，达到治疗病毒性疣的目的。

（6）艾灸“大椎”穴对免疫低下小鼠巨噬细胞吞噬功能的影响

朱文莲等在《艾灸“大椎”穴对免疫低下小鼠巨噬细胞吞噬功能的影响》一文中指出：

艾灸“大椎”穴对免疫功能低下小鼠的巨噬细胞吞噬功能具有显著的增强作用，能提高小鼠的非特异性免疫功能。而对健康小鼠巨噬细胞的吞噬功能影响不大。环磷酰胺能明显降低小鼠的免疫功能，成功地复制出小鼠免疫功能低下的模型。

（7）艾灸“肺俞”“膏肓俞”对 BLM_{A5} 所致肺纤维化大鼠肺组织干扰素 - γ 影响的实验研究

李戎等在《艾灸“肺俞”“膏肓俞”对 BLM_{A5} 所致肺纤维化大鼠肺组织干扰素 - γ 影响的实验研究》一文中指出：

笔者的前期研究发现，艾灸“肺俞”“膏肓俞”二穴及灸刺结合对博莱霉素 A5（BLM_{A5}）所致肺纤维化有一定的防治作用，但艾灸是否可能对 IFN - γ 含量产生影响，需要进一步研究证实，故本实验从观察艾灸对 BLM_{A5} 诱导肺纤维化大鼠肺组织中 IFN - γ 含量影响的角度，探讨艾灸阻抑肺纤维化效应的内在机制，为针灸介入肺纤维化防治提供进一步的实验依据，从而推动针灸临床的拓展和针灸理论与学术的发展。

本实验结果表明，以 BLM_{A5} 造模后，肺组织 IFN - γ 含量无明显变化，仅有升高的趋势，给予艾灸和泼尼松治疗后，均能够显著升高肺组织 IFN - γ 含量，提示艾灸与泼尼松均可能通过提高 IFN - γ 水平发挥抑制肺纤维化的作用，其中，艾灸作用似乎更强。并且用艾灸治疗几乎无毒副作用，在这一点上艾灸优于泼尼松。但艾灸升高 IFN - γ 含量后，其下游作用机制如何，尚有待于进一步深入研究。

（8）逆灸对随后佐剂性关节炎大鼠早期及继发期炎性细胞因子和局部足肿胀的影响

李晓泓等在《逆灸对随后佐剂性关节炎大鼠早期及继发期炎性细胞因子和局部足肿胀的影响》一文中指出：

逆灸具有减轻随后佐剂性关节炎大鼠早期、继发期足肿胀率的作用，这种作用可能与逆灸调节血清中炎性细胞白细胞介素－1β、肿瘤坏死因子－α的浓度有关。

2.3.4.4 针灸穴位对细胞网络与基因网络的影响研究实例

（1）电针抗局灶性脑缺血大鼠的细胞凋亡和基因调控机制的实验研究

余晓慧等在《电针抗局灶性脑缺血大鼠的细胞凋亡和基因调控机制的实验研究》一文中指出：

针灸治疗缺血性脑卒中的良好疗效，已为两千多年的医疗实践和研究所肯定与证实。且达成了脑缺血性中风早期针灸治疗可提高治愈率，减少致残率的共识。但对针灸治疗脑缺血的机理研究仍需进一步深入。

在导师孙国杰教授指导下的临床研究中发现，脑缺血早期应用电针治疗，取水沟、内关、百会，能有效地缓解脑水肿和肢体瘫痪症状，能有效地拮抗脑缺血后的缺血性损伤，促进神经功能恢复。在前期研究的基础上，本课题采用线栓大脑中动脉（MACO）法致局灶性脑缺血模型，运用神经病理、神经生化、分子生物学实验技术，观察大鼠急性局灶性脑缺血后神经体征、缺血皮层神经细胞凋亡，*bcl*－2，*bax* 基因的表达，*p*53、*Fas*、*Caspase*－3 基因的表达及电针对上述指标的影响，研究电针抗急性局灶性脑缺血操作的可能作用途径，为今后的临床及实验研究提供实验基础。

结论：*bcl*－2、*bax*、*p*53、*Caspase*－3、*Fas* 基因参与了脑缺血性损伤后神经细胞凋亡的发生。电针具有抗局灶性脑缺血后脑缺血性损伤的作用，这一作用可能是通过以下途径实现的：提高抗凋亡基因 *bcl* -2 的表达，降低促凋亡基因 *bax* 的表达，降低促凋亡基因 *p*53 的表达，降低促凋亡基因 *Caspase* -3 的表达，降低促凋亡基因 *Fas* 的表达，进而抑制局灶性脑缺血后缺血性损伤导致的神经细胞凋亡的发生。

（2）针刺对脑衰老相关基因表达谱影响的实验研究

于涛等在《针刺对脑衰老相关基因表达谱影响的实验研究》一文中指出：

导师韩景献教授针对脑衰老的肾精亏损、脾胃虚衰、瘀血停着、痰浊阻滞的病机特点确立了“益气调血、扶本培元”针法，其主穴为：“膻中”“中脘”“气海”“血海”和“足三里”。该针法可以明显改善 SAMP 10 老化鼠学习记忆能力，但其作用机制尚需进一步阐明。本实验采用 cDNA Array 技术，以快速老化模型小鼠（SAMP 10）为实验对象，以正常老化小鼠（SAMR1）为对照，观察了 SAMR1 7 月龄对照组、SAMP 10 7 月龄对照组、SAMP 10 7 月龄“益气调血、扶本培元”针法组等三组之间 588 个基因表达的变化，以探讨 SAMP 10 脑衰老的机制及“益气调血、扶本培元”针法改善脑衰老症状的机理。结果显示：

SAMP 10“益气调血、扶本培元”针法组与 SAMP 10 对照组相比，有 56 个基因的表达不同，其中 18 个基因表达下调，38 个基因表达上调，共涉及十二类基因。我们发现，该针法对大多数与 SAMP 10 快速脑老化有关的基因的表达都具有良性调整作用，即可上调由于脑衰老所造成的低表达的基因，下调由于脑衰老所造成的高表达的基因。此外，某些基因如应激反应蛋白中的热休克蛋白 84，凋亡相关蛋白中的 BAD 蛋白，突触相关蛋白中的早期生长反应蛋白 1 和转录调节因子中的 AT motif 结合因子 1 等的表达虽未表现出与 SAMP 10 快速脑老化有关，但是这些基因的表达受针刺的影响，可能参与了针刺改善 SAMP 10 脑老化症状的作用。由此我们推测：“益气调血、扶本培元”针法改善 SAMP 10

的学习记忆障碍等老化症状是多途径、多层次、多靶点的整体调整作用的结果。其机制主要包括：降低 SAMP 10 的氧化应激状态；纠正解毒功能紊乱的状态；改善 DNA 修复功能；改善胰岛素样生长因子系统、生长激素受体、雌激素受体等神经营养因子及受体的表达，纠正凋亡调控机制的紊乱等作用。这些机制提示该针法可能使神经元的异常凋亡减少。此外，“益气调血、扶本培元”针法可纠正解毒功能紊乱的状态，恢复长时程增强及长时程压抑调节突触传递效率的平衡状态，改善突触结构、信号传递及神经递质合成，改善抗炎症、免疫吞噬等多种免疫功能，上调 5－HT1B 受体的表达，改善巨噬细胞集落刺激因子受体介导的巨噬细胞集落刺激因子神经保护功能，这些又证明神经系统功能得到了改善。这些结果从基因转录水平反映了针刺的整体良性调整作用。

（3）电针对老年性痴呆大鼠海马组织信号转导介质的调节作用研究

刘雨星等在《电针对老年性痴呆大鼠海马组织信号转导介质的调节作用研究》一文中指出：

1）PrRP 受体 mRNA 可能与 GnRH－ir 共存。脑内 PrRP mRNA 与 GnRH mRNA 之间存在负性相关关系。

2）脑内 PrRP 系统可能参与生殖内分泌的调节。

3）电针对去卵巢大鼠脑内 PrRP 系统具有一定的调整作用。PrRP 系统可能参与电针对 HPOA 的调整过程。

（4）艾灸对老年大鼠线粒体释放蛋白 Bcl－2 Bax 在凋亡信号转导通路中的影响

杜艳军等在《艾灸对老年大鼠线粒体释放蛋白 Bcl－2 Bax 在凋亡信号转导通路中的影响》一文中指出：

通过 8 个疗程的艾灸治疗，老年艾灸组 Bcl－2 表达显著增强，Bax 表达减弱，两者的表达比率与青年组及老年组比较差异均有显著性意义（$P<0.01$）。结论：艾灸疗法能有效阻止促凋亡

蛋白的增多，促进抗凋亡蛋白的功能，抑制细胞凋亡的发生，进而延缓神经元的老化。

（5）艾灸对钩端螺旋体感染豚鼠延髓中 *c-fos* 表达的影响

吴俊梅等人在《艾灸对钩端螺旋体感染豚鼠延髓中 *c-fos* 表达的影响》一文中指出：

灸加 OmpL39、单用 OmpL39 和单纯艾灸均能使豚鼠体内出血程度减轻，抑制内部伤害所致 *c-fos* 表达的中枢积累，且灸加 OmpL39 组作用最强，单用 OmpL39 组次之，单纯艾灸组再次之。提示艾灸通过扶助正气，减轻了钩端螺旋体在体内造成的病理伤害和伤害性刺激的传入，从而使原癌基因 *c-fos* 在中枢的表达减少，促进了 OmpL39 的免疫保护力。由于 *c-fos* 表达从某种程度上标志伤害性刺激的强度，可推知艾灸通过信号传递通路和递质、细胞因子的分泌调控，实现神经与免疫系统功能的相互促进，一方面使豚鼠内部病理伤害减轻，另一方面大大提高了其机体免疫功能，从而使 OmpL39 的免疫保护力表现出增强的效果，最终达到增加生存率和提高动物生存质量的目的。

（6）“逆灸”对大鼠更年期衰变的影响及机制研究

解秸萍等在《“逆灸”对大鼠更年期衰变的影响及机制研究》一文中指出：

实验研究总结：

1）逆灸组子宫结构虽也有退化表现，但与对照组比较，子宫结构明显好，表现在大鼠子宫内膜的大部分仍为单层柱状上皮被覆或鳞状上皮化改变较轻，固有层的基质细胞、腺体和血管比对照组多，纤维结缔组织也比对照组相对少。肌层比较厚，有明显的淋巴样细胞浸润和适量的血管，纤维化程度也轻。提示逆灸虽不能完全逆转卵巢、子宫的衰变，但可有效减轻卵巢、子宫结构的衰变程度，同时增加子宫 E_2、P 的含量（以逆灸 16 月龄组效果最明显），提高 ER-α 的表达水平（以逆灸 12、14 月龄组效果显著）。提示逆灸“关元”穴对于子宫结构衰变的防护及改

善与促进子宫局部 E_2、ER－α 的合成与代谢，提高 E_2 与 ER－α 结合，使雌激素的作用得到有效发挥有关，其作用又与神经对灸信号的转导有关。逆灸在增加子宫 E_2 含量的同时，P 的拮抗作用也相应增加，对于预防子宫内膜癌有重要意义。同时，说明逆灸“关元”穴和单纯的补充雌激素具有不同的作用，它具有多环节、多靶点调节作用，因而不易产生副作用。

2）逆灸有降低血清 FSH、LH 的趋势，下丘脑 GnRH 含量在逆灸 12、16 月龄组比对照组明显增加（$P<0.05$），逆灸 14 月龄组比对照组降低，但差异无显著性意义（$P>0.05$）；血浆 GnRH 在逆灸 12、16 月龄组比对照组明显升高（$P<0.05$），14 月龄基本无变化。逆灸各组与对照各组血清 E_2 比较，呈现双向调节的效应，即使 12 月龄下降的血清 E_2 升高，使 14、16 月龄升高的血清 E_2 降低，并在 16 月龄的效应差异有显著性意义（$P<0.05$）。逆灸组血清 T 下降，E_2/T 增高。逆灸“关元”穴总体上显示了对更年期 HPO 轴之间协调性的维护，显示了其良性的调节作用。

3）逆灸“关元”穴可调节血清 TNF－α 的含量，提高子宫 TNF－α 含量，并提高脾脏的重量指数与脾脏 ER－α 的表达水平。逆灸对 TNF－α、脾脏 ER－α 水平的影响效应均表现出 12 月龄的早期效应和 16 月龄的后效应。脾脏的重量指数与脾脏 ER－α 表达水平的相关分析为正相关，提示逆灸“关元”穴对雌性大鼠更年期免疫功能的调节作用，与免疫器官的 E－α 介导有关。

4）逆灸“关元”穴可降低大鼠更年期 PVN 中的 ER－α 表达水平，其效应在 16 月龄最明显；调节下丘脑 CRH 的合成与释放、降低血浆 ACTH 水平的效应在 14 月龄最明显；在 14 月龄差异有显著性意义。提示逆灸“关元”穴对更年期大鼠的自然应激亢进状态有一定的阻抑作用，其效应主要在 14、16 月龄，提示与机体的状态相关。逆灸“关元”穴可提高 SONER－α 的表达水平，其中在 12、16 月龄差异有显著性意义。提示逆灸“关元”穴可通过 ER－α 的介导影响 SON 中神经元的功能。

5）逆灸“关元”穴可提高大鼠更年期血清、子宫内的 TGF－α 含量，其中逆灸 16 月龄组比 16 月龄对照组的血清、子宫内的 TGF－α 明显增加（$P<0.05$）。表现出明显的后效应。

6）逆灸组与同月龄对照组比较，逆灸 14 月龄组血浆 NOS 明显升高（$P<0.05$），并与年轻正常组比较无统计学意义；逆灸 16 月龄组子宫 NOS 含量明显增加（$P<0.05$）。提示逆灸“关元”穴一定程度上防止了大鼠 NOS 的异常下降，其效应主要在 14 月龄或 16 月龄，与机体的功能状态相关。

7）逆灸“关元”穴对于大鼠更年期神经内分泌、免疫调节显示了三方面规律：

一是双向良性调节作用，如逆灸对于血清 E_2、T、E_2/T 水平的影响，与对照组比较表现为先升后降规律，即在 12 月龄先升高，后在 14、16 月龄降低，这和对照组血清 E_2、T,、E_2/T 变化为先降后升的背景趋势有关。逆灸体现的是一种双向良性调整作用，异常变化的幅度越大，逆灸的调整作用也越明显。故逆灸对 16 月龄异常升高的血清 E_2、T、E_2/T 水平降低作用最明显。

二是逆灸效应有“预处理”效应，即与对照组比较，通过对指标的先降或先升，产生正反馈作用，使之先进一步偏离正常值水平，随后再通过负反馈机制使指标向正常值水平调节，从而对机体产生保护作用。这种效应主要体现在子宫的指标，如对子宫 E_2、P、ER－α、NOS 的影响；应激激素，如对下丘脑 CRH、血浆 ACTH 的影响；与信号转导有关的因子，如对血浆 NOS、血清 TGF－α 的影响。说明了逆灸效应在某些情况下可显示“预处理”效应，其效应显示了明显的延迟保护作用（后效应）。逆灸早期的“预处理”效应多数与对照组比较并不显示统计学意义，提示逆灸是一种温和无损伤的预处理方法。

三是逆灸效应表现为波浪式的调节形式，即在早期（12 月龄）、后期（16 月龄）为增加效应，在中期（14 月龄）表现为效应的低谷，其曲线呈对勾形状，如对下丘脑、血浆 GnRH 的影响，对 TNF－α 和脾脏 ER－α 含量的影响，对子宫 TGF－α 的影响。

8）逆灸“关元”穴可通过穴区的神经转导及 ER－α、NOS/NO 的信号介导，对机体神经、内分泌、免疫机能进行良性调节。

（7）艾灸对实验性类风湿关节炎滑膜细胞原癌基因 *c－fos* 和 *c－myc* mRNA 表达的影响

余俊辉等在《艾灸对实验性类风湿关节炎滑膜细胞原癌基因 *c－fos* 和 *c－myc* mRNA 表达的影响》一文中指出：

艾灸治疗能有效地降低核转录因子类原癌基因的表达，从而减轻 RA 的炎症过程。我们在前期的实验当中已经证实，通过艾灸治疗，能够有效地降低滑膜细胞以及滑膜液中的 IL－1 和 TNF－α 的含量（$P<0.05$）（待发表）。实验证明 IL－1 和 TNF－α 等生长因子能与其细胞膜表面相应的受体结合，刺激原癌基因的表达，将细胞外信号转导至细胞内，使相关的基因开放和关闭。通过实验，艾灸治疗 RA 可能是通过抑制生长因子的生成，减少了原癌基因 *c－fos* 和 *c－myc* 等的表达，降低了生长因子信号系统的活性，这或许是艾灸治疗 RA 效应信号转导的可能方式。RA 是受到多因素影响的疾病，其内在发病机制与艾灸治疗 RA 的内在机制，尚需要通过进一步实验深入探讨。

2.3.4.5 针刺对 NEI 网络各调节通路的具体影响及其分子作用机制研究实例

（1）针刺对神经内分泌轴调节的研究进展

万顺伦等在《针刺调节下丘脑－垂体－肾上腺皮质轴稳定的分子机制研究》一文综述如下：

1）针刺对下丘脑－垂体－肾上腺轴的调节作用

研究发现，针刺能够对 HPA 轴产生双向的良性调节作用，促使 HPA 轴趋向平衡状态。在针刺镇痛的研究中发现，电针足三里、陷谷和内关穴位可促使皮质甾酮和肾上腺素的释放，而且静脉注射皮质酮和肾上腺素均可强化针刺镇痛的效果，说明针刺可以影响下丘脑－垂体－肾上腺皮质系统。谢启文等针刺去肾上腺大鼠“足三里”同样发现针刺能使外周血促肾上腺皮质激素（ACTH）、皮质醇含量升高。王友京等研究发现，针刺家兔“足三里”15 和 30 分钟，血清皮质醇含量分别比对照组提高 27.6%、40.6%。这些研究均证实针刺“足三里”能够促进体内肾上腺皮质激素升高，激活垂体－肾上腺皮质系统。这似乎意味着针刺是一种疼痛应激刺激条件，能够促使 HPA 的活动，促进糖皮质激素的分泌。然而，在研究针刺与应激的关系时发现，用铁夹夹大鼠足趾造成疼痛时，其血浆皮质醇含量明显高于对照组，而针刺大鼠“足三里”穴时，其皮质醇含量却较对照组明显降低，说明穴位刺激与应激刺激是完全不同的，穴位刺激并非是一种疼痛刺激，而是具有独自的特异作用。许多实验表明针刺穴位能够使处于高张力状态的 HPA 轴的功能下调。

黄颖苏等对创伤大鼠的研究发现，创伤应激可导致大鼠血浆、下丘脑内 ACTH 升高，垂体内 ACTH 的含量下降，电针刺激“足三里”“阑尾”穴能使大鼠血浆、下丘脑 ACTH 水平下降，而垂体内降低的 ACTH 水平回升，同时能明显改善创伤应激诱导的免疫抑制。糖尿病伴周围神经病患者经针刺足三里等穴后其血浆内 ACTH 和皮质醇均较针刺前有意义地降低，表明针刺具有显著的内分泌调节作用。抑郁症患者经针刺治疗后，血浆内 ACTH 和皮质醇较治疗后显著减低，并且其含量随着临床症状的缓解而趋于正常。为大家公认的中风作为机体强烈的应激反应引起神经内分泌免疫网络功能的变化十分复杂。当急性脑缺血时，中枢 CRH 的 mRNA 表达增强，HPA 轴激素 CRH、ACTH 与皮质醇均明显升高。而针刺治疗能明显降低 CRH 水平，有效改善脑缺血时的神经细胞变性坏死。另一方面的研究发现，针刺对处于低张力状态的 HPA 的功能可以产生上调作用。对去肾上腺大鼠的研究发现，针刺去肾上腺大鼠的“足三里”时，其外周血浆中 ACTH 的活性显著升高，如切断双下肢传入神经，则针刺“足三里”的这一效应即不再出现。这就意味着针刺“足三里”穴产生作用的过程中不仅需要外周神经的传入，而且与HPA的活动关系密切。

宫星等用注射醋酸可的松方法造成肾上腺皮质功能低下的大鼠模型，发现肾上腺皮质功能低下大鼠的血皮质醇、T3、TSH、下丘脑β－EP、血浆cAMP含量和cAMP/cGMP比值显著降低，血浆cGMP含量明显升高，大鼠体重下降，垂体/体重比值增高，而电针能促使肾上腺皮质功能低下大鼠皮质醇、TSH和T4含量明显升高，垂体β－EP含量显著降低。这就说明当HPA的功能处于低下状态时，针刺穴位可以提高HPA轴的活动。对去卵巢大鼠的研究发现，去卵巢大鼠经针刺“关元”“中极”“三阴交”等穴位后，其血清皮质酮含量比针刺前升高了（16.4±4.86）μg/ml，肾上腺内侧区细胞核仁组成区嗜银蛋白颗粒数比正常的明显增多，进一步提示针刺促进肾上腺皮质的分泌，影响HPA轴的活动。袁德霞等对形态学的研究也同样支持了这一观点。他们用电镜观察了电针穴位后大鼠的肾上腺皮质的超微结构，发现肾上腺皮质血窦扩张，内皮细胞肿胀，吞饮小泡增多，结缔组织区增宽。特别是束状带、网状带变化显著，此带内的细胞体及核的体积增大，核仁变长，细胞表面微绒毛增生、加大，细胞间隙加宽，形成管状并与血窦下间隙相通，细胞内线粒体胀大，脊间管多变成泡状，多聚合蛋白体增多，高尔基体发达，初级溶酶体及多泡体增多。这些形态学的观察表明，针刺时引起肾上腺皮质细胞功能活动增强，激素合成及排出增多，有利于机体抵抗外环境变化所造成的不良后果。

吴伟康等研究发现电针足三里能够预防地塞米松引起的肾上腺皮质萎缩。电针足三里组肾上腺重量显著大于地塞米松组，肾上腺皮质束状带和网状带细胞核密度则显著小于地塞米松组，提示电针组束、网带细胞核的体积相对较大，可拮抗地塞米松的反馈抑制，从而防止或减退肾上腺皮质萎缩，预防地塞米松引起的肾上腺皮质功能减退。赵湘杰等针刺大鼠双侧“肾俞”穴同样发现针刺可以促进萎缩肾上腺的修复，增加肾上腺的湿重，升高糖皮质激素的含量。血浆检测及形态学的证据均表明针刺穴位对 HPA 轴产生的调节作用与 HPA 的基础活动密切相关，即针刺能够下调处于高张力状态的 HPA 轴的活动，能够上调处于低张力状态的 HPA 轴的活动，最终使 HPA 轴的活动处于平衡状态。

针刺之所以能够对下丘脑-垂体-肾上腺轴进行调节，其机制可能与针刺能够调节中枢内标志神经元活化的 *c-fos* 等基因的表达有关。陈泽斌等研究发现针刺"肾俞"穴能够诱导室旁核 *c-fos* 蛋白的表达，而且不同的刺激方法、刺激程度与其表达的量有关，说明室旁核参与了针刺效应，针刺诱发了室旁核神经元的活动。针刺麻醉大鼠同样发现，在垂体前叶，下丘脑的室旁核、视束上核、视交叉区上核等部位显现 *c-fos* 蛋白表达，而且这种表达可以持续到刺激 3 小时后。上述结果表明，电针刺激对下丘脑-垂体系统的相关区域的神经元有一定的活化作用。张越林等研究发现，大鼠去势后 4 小时，脑内室旁核、弓状核、杏仁核、视前区等出现 *c-fos* 的高表达，15 天后这种表达消失，但是经过电针针刺后上述表达 *c-fos* 的部位又重新出现，这就进一步提示针刺能够影响神经元的活化，可以加强脑内神经元的活动。Lee 等发现，针刺"少海""内关"穴也可以下调应激引起的 PVN、弓状核、视上核、视交叉上核、杏仁中间核等内的 *c-fos* 表达。进一步提示针刺穴位在下丘脑-垂体-肾上腺轴的调节中可能与其调节脑内 HPA 轴相关区域的神经元活化有关。还有研究发现，大鼠经过反复束缚应激（repeated immobilization）产生习惯化后可以降低急性束缚应激所诱发的脑内 *c-fos* 表达的增加，经针刺"足三里"穴后，下丘脑后核、丘脑中央内侧核、背缝核、蓝斑核内 *c-fos* 的表达显著回升。上述正反两方面的结果提示针刺穴位能够引起调节 HPA 轴相关区域内 *c-fos* 表达的变化，针刺产生的作用具有双向性，能使脑内增加的 *c-fos* 下调，能使下降的 *c-fos* 上调，从而说明了针刺对 HPA 轴双向调节可能与其对中枢 *c-fos* 等基因的双向调节有关。所以，针刺对 HPA 轴的调节可能通过多个环节、多层次的调整作用，使下丘脑－垂体－肾上腺皮质分泌激素的功能维持在一定的平衡状态，以更好地发挥调整作用。

2）针刺对下丘脑－垂体－性腺轴的影响

针刺对性腺功能活动的调节作用历来为医家所重视，对性腺轴的针刺研究多集中于性腺轴功能紊乱上，如内分泌失调引起的妇科疾病等。对无排卵型子宫出血患者的针刺研究发现，针刺能够使高水平的卵泡刺激素降低，降低的孕酮增高，尤其是降低的雌二醇增高更明显。乳腺增生患者性激素分泌节律紊乱，表现为孕激素分泌时间延长，雌激素分泌在卵泡期、月经前期升高，而在排卵期降低，促卵泡生成素在排卵期降低，黄体期略有升高，促黄体生成素排卵期、黄体期均降低。经针刺治疗后下丘脑－垂体－卵巢轴性激素分泌节律基本恢复正常，电针去卵巢大鼠能够提高其体内雌二醇水平，影响垂体雌激素受体的基因表达。对老年雌性大鼠的研究同样发现，温针灸“肾俞”穴可以明显升高老年雌性大鼠血雌二醇和孕激素水平，针灸的作用与尼尔雌醇作用相同。这就提示针刺能够有效调节下丘脑－垂体－性腺轴的功能，重新协调体内性激素水平的平衡，促使老年大鼠低下的内分泌水平得以恢复。对更年期大鼠的针刺发现，16 月龄雌性大鼠血清 E_2 水平降低，FSH 和 LH 升高，经针刺干预后，血清 E_2 水平升高，FSH 和 LH 水平下降，三者重新达到稳态。另一方面，对处于正常状态的雌性恒河猴进行针刺发现，针刺对其月经周期外周血中 FSH、LH、E_2、T 的分泌水平有明显的抑制效应，尤其是对峰波的形成的抑制更为明显，提示了针刺对正常排卵过程具有干扰作用，对下丘脑－垂体－卵巢轴具有明显的抑制作用。

针刺对下丘脑－垂体－卵巢轴的调节作用已经从基础实验和临床治疗中得到充分的肯定，但是针刺调节下丘脑－垂体－卵巢轴，纠正内分泌紊乱的机制如何尚需进一步的探讨。研究发现，大鼠去卵巢术后 3 ~4 个星期，大鼠脂肪组织、肝组织和脑组织中的酶活性稍有升高的趋势，而经电针后，脂肪和肝中的组织芳香化酶活性显著提高，同时伴随血雌二醇水平的升高，正常组大鼠虽经电针处理却未观察到类似的变化，提示针刺对性腺轴的调节可能与针刺促进大鼠脂肪组织和肝组织中芳香化酶的活性增加，使雌激素转化为雄激素增多有关。此外，针刺还可通过调节肾上腺皮质细胞的功能活动来影响性激素的含量。陈伯英等采用组织学定量分析方法观察到，电针“关元”“中极”“三阴交”“子宫”穴后，去卵巢大鼠的肾上腺皮质内侧区细胞核仁组成区银染蛋白数目明显增多，肾上腺体积和重量增加，血清皮质酮含量显著增高，阴道涂片出现雌激素样反应，上皮细胞成熟脱落，而在正常大鼠并未出现电针的类似反应。提示电针可能促进去势大鼠肾上腺皮质类固醇激素的合成，增加肾上腺源性雄激素的分泌，促进雄激素向雌激素的转化，也就是说，针刺提高雌二醇水平的机制可能与针刺增加了肾上腺源性雌激素的分泌有关。赵宏等应用免疫组化和 RT－PCR 方法研究发现，GnRH 阳性细胞主要分布在内侧隔核、Broca 斜角带核和内侧视前区，这些细胞呈弥散分布，没有明显的构筑边界。GnRH 的阳性纤维除分布在 ME 和终板血管器外，还分布于以上核区。大鼠切除卵巢 4 星期后，下丘脑 GnRH 神经元数目较正常组显著减少。电针后，大鼠下丘脑 GnRH 神经元数目较去卵巢 4 星期时明显增多，棘型细胞比例增加，纤维膨体密度增加，下丘脑组织 GnRH mRNA 表达增高，垂体 GnRH 受体 mRNA 表达升高。说明电针可在分子水平调整去卵巢大鼠中枢 GnRH 的合成与释放，以及垂体 GnRH 受体的表达，这可能是电针调整下丘脑－垂体－卵巢轴功能异常的中枢机制。众所周知，垂体 FSH、LH 分泌受下丘脑 GnRH 调控，GnRH 神经元内无雌激素受体，电镜下观察到 GnRH 神经元和 β－EP 神经元有突触连接，而 β－EP 神经元内有雌激素受体存在。下丘脑弓状核 β－EP 神经元成为雌激素在下丘脑的靶细胞之一。在雌激素对 GnRH 进行反馈调节中，β－EP 起主要作用。绝经后妇女 β－EP 水平下降，电针能明显促进下丘脑 β－EP 的释放，说明针刺对下丘脑－垂体－卵巢轴的功能调节可能与其调节中枢 β－EP 释放有关。对标志神经元活化的 *c－fos* 的表达研究发现，大鼠卵巢切除术后 2 小时，内、外侧视叶前核、下丘脑室周核、下丘脑腹侧正中核、视交叉上核、弓状核、下丘脑旁室核、内侧杏仁核均有 *c－fos* 表达，对术后 2 周 *c－fos* 表达消失的鼠进行电针，除内侧杏仁核外，在上述的核团中均有明显的 *c－fos* 表达，而卵巢未切除电针组和对照组中上述区域无明显的 *c－fos* 表达，结果说明上述核团参与调节下丘脑－垂体－卵巢轴的功能，电针对下丘脑－垂体－卵巢轴的功能调节可能是通过上述核团神经元的活动来实现的。

3）针刺对下丘脑－垂体－甲状腺轴的影响

研究发现，针刺能够双向调节下丘脑－垂体－甲状腺轴激素，而使此轴恢复正常功能状态。陈汉平等对 Graves 病取内关、间使、神门、足三里、三阴交、太冲、太溪、关元进行针刺发现，治疗前血清总 T_3、T_4、TSH 含量高于正常，针刺后患者血清 T_3、T_4明显下降，血清 TSH 含量明显上升，甲状腺^{131}I 摄取率（3 小时与 24 小时）均有显著的降低。宫星等观察到甲低大鼠血清 TSH、T_4、T_3 和睾酮、下丘脑和垂体 β－EP 含量减少，血浆 cAMP 含量、cAMP/cGMP、垂体/体重和肾上腺/体重比值增高，电针后使甲低大鼠血清 T_3含量明显升高，血浆 cAMP 明显降低，cGMP 含量升高，使已经增高的 cAMP/cGMP 比值接近正常水平，下丘脑 β－EP 的含量显著升高，但对 rT_3无影响。这就说明甲状腺功能低下大鼠经电针后不仅对生物活性较高的 T_3有明显影响，还对下丘脑 β－EP 有一定调节作用。尽管针刺可明显地改善甲状腺功能，以 T_4和 FT_4的变化明显，rT_3次之，使患者偏低的 T_3、T_4含量升高，使偏高的 TSH 降低，针刺能够对甲状腺的功能进行调整，使之趋于正常。但是对于甲状腺功能正常者的研究发现，针灸治疗前后血清总 T_3、T_4、TSH、甲状腺^{131}I 摄取率（3 小时与 24 小时）、血浆 cAMP 含量、cAMP/cGMP 比值、cGMP 含量未见明显改变。组织形态学方法研究表明，针灸对甲状腺机能同样具有双向性效应。如连续针刺家兔 5 次（每天 1 次）后，甲状腺滤泡泡腔内类胶状物排出，泡腔膨大，滤泡上皮变高，排列成立方状，同时垂体前叶嗜碱性细胞增加，说明针灸使垂体 - 甲状腺系统机能增强。但电针“水突”“大椎”8 次（每穴 1 次）后，注射^{131}I，24 小时镜检发现甲状腺内胶体染色比对照组稍深，并且大多充塞于滤泡腔，滤泡上皮扁平，排列不整齐，细胞间界限模糊，说明电针后甲状腺机能处于低落状态。至于针刺对下丘脑 - 垂体 - 甲状腺轴调节的机制尚不明了，可能与其调节相关区域内 cAMP 含量、β - EP 含量有关。

总之，针灸对各内分泌轴具有双向调整作用，其作用的方向和强度主要取决于针刺时各分泌腺的机能状态。针刺的作用与机体的功能状态密切相关，其结果往往有利于机体恢复正常的功能。同时，针刺选穴、手法、操作时间、刺激强度对治疗效果也有不同的影响。

（2）针刺调节下丘脑 - 垂体 - 肾上腺皮质轴稳定的分子机制研究

万顺伦等在《针刺调节下丘脑 - 垂体 - 肾上腺皮质轴稳定的分子机制研究》一文中指出：

研究表明，束缚应激能够引起大鼠血浆皮质酮浓度增加，针刺“足三里”穴可以下调应激引起的血浆皮质酮浓度的增加。针刺调节应激后下丘脑 - 垂体 - 肾上腺轴活动的分子机制一方面可能与其调节 HPA 轴的启动部位下丘脑内 p38MAPK 磷酸化和 *c - fos* 蛋白的表达有关；另一方面也与调节 HPA 轴的负反馈部位内下丘脑和海马内 11 β - HSD 1 蛋白的表达有关。尽管针刺对不同部位、不同物质的调节作用有所不同，但是其最终的调节功能和方向是一致的。

2.3.5 “异病同治”机理与“人体整体调控网络”相关

“异病同治”是与“同病异治”相对的一种治则。“异病同治”则是指“不同的病，若促使发病的病机相同，可用同一种方法治”。二者均为辨病与辨证相结合的治疗原则，体现了中医辨证论治的精神，且一直作为最基本的治则指导着临床和科研，在中医基础理论中占有重要的地位。若能正确理解和把握，对提高临床疗效有重要意义。以 NEI 为主导的“人体整体调控网络”是“异病同治”的现代生物学基础。

2.3.5.1 从现代医学角度探索异病同治的实验室依据

耿昱等在《从现代医学角度探索异病同治的实验室依据》一文中指出：

本文研究了糖尿病脾虚型、气阴两虚型、慢性肾炎脾虚型、湿热型的证候特征。观察了不同证型的神经介质（全血 HA、5-HT 的含量和红细胞 ACHE 活性）在血中的变化规律，以及治疗后的改善情况。为证的实质研究提供了实验室研究依据，以及中医药治疗引起血中神经介质变化的规律。初步从实验医学的角度对中医药的疗效给予科学客观的评价。

小结：

①两种病实验组（糖尿病脾气虚型、肾炎脾气虚型）的 5-HT、HA 和对照组（糖尿病脾阴虚型、肾炎湿热型）比较皆趋于降低；②两种病人（糖尿病、肾炎）ACHE 皆较正常明显降低；③两种病人的 3 项指标治疗后向正常化恢复。

2.3.5.2 “异病同治”在中药新药开发中的应用

户菲菲等在《“异病同治”在中药新药开发中的应用初探》一文中指出：

本文试以张介眉教授研制的“华夏小葱制剂”为例，探讨“异病同治”在中药新药开发中的应用。

（1）病因病机

历代医家多认为“寒凝、痰、瘀”是胸痹的病因病机。对此，张介眉教授提出了“阳气不通”是较之“寒凝”“痰浊”“瘀血”更早的病理机制。用“辛滑温通”之品流通清阳，“则湿邪、痰、瘀自无潜藏之处”。而“惟葱白味辛，可通于阴，使得达于阳”，遂创“通阳宣痹”法治疗胸痹，并研制出了葱白提取物——“华夏小葱制剂”治疗冠心病心绞痛。

（2）药理研究

“阳气不到之处，即浊阴凝聚之所”。阳气不通，气血津液运化失常，导致“痰浊脂瘀”滞留脉络、浸淫脉道，这与西医学的内皮功能障碍和脂质代谢异常观点相似。“通阳宣痹”法对防治动脉粥样硬化的研究表明，过氧化物酶体增殖物激活受体-γ（PPARγ）“在许多脂肪细胞基因转录激活前被诱导”“可通过对基因转录的调控来调理脂质代谢紊乱”。在“华夏小葱制剂”对缺糖缺氧心肌细胞保护作用及防治动脉粥样硬化的动物实验研究中，我们发现“通阳宣痹”法可以通过上调 PPARγ 基因的表达实现抗心肌缺血损伤和抗动脉粥样硬化；PPARγ 基因表达的降低可能就是“阳气不通”的物质基础，而平滑肌细胞的移行增生、血小板的聚集黏附则可能是“痰浊脂瘀”的客观表现，PPARγ 基因可能是“通阳宣痹”法治疗心血管疾病的治疗靶点。

在用“华夏小葱制剂”治疗 5/6 肾切除大鼠的实验中，发现葱白提取物可抑制肾组织转化生长因子（TGF-β）的高表达，抑制Ⅰ、Ⅲ胶原的表达，从而减轻肾组织纤维化。而前期对其防治心血管疾病的动物实验中已显示葱白提取物可抑制血管内膜损伤后 TGF-β 的高表达，对改善血管损伤后纤维化有作用，这无疑是“通阳宣痹”法异病同治的又一力证。

2.3.5.3 六味地黄丸（汤）异病同治规律的研究

尹英杰等在《六味地黄丸（汤）异病同治规律的理论与临床

研究》一文中指出：

本课题是国家重点基础研究规划项目“方剂关键科学问题的基础研究”（“973”课题）关于“异病同治方剂六味地黄丸的研究”的子课题，分别从文献和临床的角度对六味地黄丸（汤）“异病同治”的规律进行了较为系统的探讨。

六味地黄丸出自宋·钱乙《小儿药证直诀》，是中医“异病同治”的代表方剂之一。历代医家对六味地黄丸（汤）的功效主治及所适应的“证”的认识并不完全一致，大体可以归纳为五大类：有主张滋补肾阴者，有主张滋补肝肾者，有主张三阴并补者，有主张滋阴降火者，有主张统治痰火者，但在其主要用于肾阴不足引起的多种病证这一点上是统一的。可以说明清以降，历代医家正是抓住了这一关键功效才使得六味地黄丸（汤）的适应范围不断扩大，而逐渐成为“异病同治”的代表方剂之一。

通过对1949—2002年国内外公开出版的各类医学期刊上发表的关于六味地黄丸（汤）临床应用的3012篇文章的系统研究，发现本方可以治疗内、外、妇、儿、男、五官等多个科别的435种疾病，而现代医学认为这些疾病的发生和发展大多与神经-内分泌-免疫（NEI）网络调节紊乱有关，从而建立了六味地黄丸（汤）—肾阴虚证—NEI网络之间的联系。通过文献研究，我们认为六味地黄丸（汤）之所以能够“异病同治”，关键在于抓住了肾阴虚这一主要病机。“病异”而能够“同治”的关键正是因为“病”（指中医学的“病”或西医学的“病”）虽然“相异”但中医的“证”却是相同的，“证”不仅有症状学的改变，而且有其改变的生物学基础，而NEI网络系统的调节紊乱可能是其生物学基础之一。现代医学认为NEI网络的调节正常是机体保持内稳态的重要条件，中医认为一旦阴阳平衡被破坏（包括脏腑失调、经络失调、气血失调等等）就会表现出亚健康状态或疾病的发生，机体保持阴阳平衡实际上就是神经-内分泌-免疫网络保持功能平衡，这时机体就处于健康状态。从中药“散弹理论”的角度来看，中药（复方或单味药）的临床应用，实际上是中药进入体内后多靶点作用于失去平衡的神经－内分泌－免疫网络调节，从而起到调和阴阳的作用，使得已经失平衡的机体重新返回稳态，进而恢复到原来的健康状态，这说明中医药对神经－内分泌－免疫网络具有良性的调节作用。“异病同治”作为一条基本的治则，在一定的历史条件下和一定的程度上曾有效地指导中医临床实践，中医确定的以“辨证”作为临床施治的基本依据有着深刻的历史渊源。限于历史的原因，中医对疾病的认识可以说是比较宏观而粗疏的，今日的中医临床早已普遍引入了西医辨病的诊断方法，形成了西医“辨病”与中医“辨证”相结合的疾病诊断模式，这个模式可以说是现阶段中西医结合乃至中医临床的主流。“异病同治”治疗原则的适用条件可以归纳为两点：一是病机（“证”）相同是“异病同治”的前提；二是病证结合是“异病同治”的关键。“异病同治”虽然是中医传统的治疗法则之一，在继承的同时，也应看到现阶段新病种、新矛盾的出现，正确认识和把握其适用范围，辩证地对待这一法则，才能做到继承、发展和创新。

在开展六味地黄汤文献研究的基础上，根据课题临床试验方案，我们选择 2 型糖尿病和围绝经期综合征两个病种，于 2002 年 3 月至 2003 年 3 月，在铁道部北京铁路总医院中医科和妇产科门诊进行了六味地黄汤“异病同治”的临床试验，结果如下：

糖尿病的观察结果：两组患者治疗后症状综合疗效经单向有序变量的 χ^2 检验，$P<0.01$，差异有极显著性意义。单一症状和体征的疗效经单向有序变量的 χ^2 检验，结果六味地黄汤对多食易饥、夜尿频多、心烦、手足心热、倦怠乏力、气短懒言、口渴喜饮、心悸、失眠、腰膝酸软等具有肾阴虚证特征性症状的疗效上，P 均 <0.05，差异有显著性意义。两组治疗后血糖指标改变值近似正态分布，采用秩和检验的 Wilcoxon 检验，P 值均 $P<0.01$，差异有极显著性意义。表明六味地黄汤对 2 型糖尿病肾阴

虚证组患者的症状综合疗效、单一症状疗效和降低血糖的疗效均优于“非肾阴虚证”患者。两组 NEI 网络指标疗效比较，经 Wilcoxon 检验，$P>0.05$，差异无显著性意义，表明六味地黄汤对肾阴虚证和“非肾阴虚证”的 NEI 网络调节均具有影响作用。

围绝经期综合征的观察结果：两组患者治疗后综合疗效经单向有序 χ^2 检验，$P<0.01$，组间差异有显著性意义。采用“改良的 Kuppermann 量表”分组计算治疗后单一症状和体征的疗效，结果腰膝酸软、五心烦热、失眠、眩晕等肾阴虚证相关性症状的疗效经单向有序 χ^2 检验，$P<0.05$，组间差异有显著性意义。两组性激素指标疗效比较，经 Wilcoxon 检验，$P<0.05$，差异有显著性意义，说明六味地黄汤在对肾阴虚证性激素指标的疗效优于“非肾阴虚证”。从两组 NEI 指标疗效来看，经 Wilcoxon 检验，$P<0.05$，差异无显著性意义，说明六味地黄汤对肾阴虚证和“非肾阴虚证”的围绝经期综合征患者的 NEI 网络调节均具有一定的影响作用。

从六味地黄汤对糖尿病和围绝经期综合征两个病种“异病同治”临床试验结果来看，六味地黄汤对这两个病种的肾阴虚证无论是症状学还是特异性指标的疗效经统计学处理差异均有显著性意义（$P<0.05$ 或 $P<0.01$），肾阴虚证均优于“非肾阴虚证”，说明六味地黄汤所适用的病证主要是肾阴虚证。两组 NEI 网络指标的疗效比较，经统计学处理差异均有显著性意义（$P<0.05$ 或 $P<0.01$），六味地黄汤有增强免疫和促进下丘脑－垂体－性腺轴分泌的功能，可能是其对 NEI 网络调节产生作用的主要靶点。但 NEI 网络指标变化值也有不循规律之处，可能与本试验采用的是六味地黄汤原方煎剂而方证不能完全对应有关，目前我们还只能说六味地黄汤对整个网络有良性的调节作用，这种调节的机理可能是相当复杂的，肾阴虚证可能不具有特异性，如果将症状学指标和生物学指标结合起来是否具有特异性，还有待于今后多中心、大样本的临床流行病学调查。

通过文献与临床研究，我们认为六味地黄丸（汤）所针对的“证”主要是“肾阴虚证”，它不仅包括了症状学指标而且包括了现代生物学指标这两个方面的内容，特别是 NEI 网络调节的紊乱可能是肾阴虚证的病理基础之一，六味地黄丸（汤）通过多中心、多靶点地作用于 NEI 网络调节，进而对不同疾病的肾阴虚证发挥治疗作用可能是其“异病同治”的关键所在。

2.3.5.4 逍遥散（汤）异病同治规律的研究

（1）逍遥散的临床运用

嵇波等在《逍遥散证理论研究及临床宏观、微观指标的实验论证》一文中综述如下：

逍遥散由柴胡、当归、白芍药、白术、白茯苓各 30g，炙甘草 15g，煨姜、薄荷八味药组成的。原书是用前六味“共研粗末，每服二钱，煨生姜一块，薄荷少许”同煎服；后世是以八味药共同配制而成的。丸散通用量：每服 6 ~ 9g，日服 2 ~ 3 次。原书云：“治血虚劳倦，五心烦热，肢体疼痛，头目昏重，心烦颊赤，口燥咽干，发热盗汗，减食嗜卧，及血热相搏，月水不调，脐腹胀痛，寒热如疟。又疗妇女血弱阴虚，荣卫不和，痰嗽潮热，肌体羸瘦，渐成骨蒸。”开头就揭示“血虚”为前提，次及“血热相搏”，用治妇女病，并未提到肝郁。后世医家从临床实践中观察到，上述某些症状常与肝郁不舒有关，尤其是肝郁血虚之人，每多应用此方获取良好效果，因而在解释此方时，多从肝郁方面加以发挥。由于其临床疗效非常显著，历代医家对其进行了大量的阐发和广泛的推广及应用。此方自创立以来，由于疗效确切，被广泛地应用于临床各科。古代医家运用逍遥丸加减化裁，比较集中地应用于以下几种病证：如产后血虚、血虚发热、月经不调等。现代临床将逍遥散应用范围拓宽，本方可以治疗内、外、妇、儿、男、五官等多个科别的 60 多种疾病。

（2）逍遥散的实验研究

1）逍遥散对人体神经、内分泌、免疫系统的影响

嵇波等在《逍遥散对人体神经内分泌免疫系统的影响》一文中指出：

试验组自身治疗前后反应差量（总疗效）与对照组自身治疗前后反应差量（总疗效）相比，β-EPE、DA 等指标试验组与对照组的总疗效差异有非常显著性意义（$P<0.01$）。经逍遥丸治疗后β-EP 明显上升（$P<0.01$），E、DA 明显下降（$P<0.01$）。结论：提示 β-EP、E、DA 等指标可以反映逍遥散证的微观变化。

2）逍遥散对慢性应激大鼠的免疫调节作用

余浚龙等在《逍遥散对慢性应激大鼠的免疫调节作用》一文中指出：

中药组与模型组相比，脾淋巴细胞活性差异有统计学意义（$P<0.05$），两者间胸腺指数也有统计学意义（$P<0.05$）。结论：调肝方药逍遥散可以明显地拮抗应激大鼠的免疫抑制状态，有效地恢复和保护应激动物的免疫功能。

3）逍遥散对肝郁证大鼠脑内神经递质的影响

张虹等在《逍遥散对肝郁证大鼠脑内神经递质的影响》一文中指出：

肝郁证模型组大鼠脑内 NE 与 DA 水平与对照组比较下降明显（$P<0.05$）；肝郁证模型加逍遥散组大鼠脑内 NE 与 DA 水平与对照组比较差异无显著性意义（$P>0.05$）。结论：肝郁证大鼠脑内 NE 与 DA 水平明显降低，逍遥散舒肝解郁，有增加肝郁证大鼠脑内 NE、DA 神经递质的作用。

4）逍遥散诱导胃癌细胞凋亡实验研究

巩稳定等在《逍遥散诱导胃癌细胞凋亡实验研究》一文中指出：

在长期的临床实践中，采用逍遥散治疗中晚期胃癌，取得了较满意的疗效。为进一步验证其疗效并探讨作用机理，本研究采

用形态学、结构及原位末端 DNA 检测的方法，观察了逍遥散提取液对小鼠胃癌（MGC－803）细胞的影响，为临床用药提供科学依据。结果显示，逍遥散提取液使胃癌（MGC－803）细胞出现典型的凋亡形态学变化，药物组与对照组相比，凋亡率差异高度显著（$P<0.01$），且呈明显的时间、剂量依赖性。

5）逍遥散的抑瘤作用研究

宋雨婷等在《逍遥散的抑瘤作用研究》一文中指出：

逍遥散能明显抑制实体肿瘤的生长，对荷瘤造成的脾和胸腺指数有一定恢复作用。结论：逍遥散具有抑瘤作用。

6）逍遥散类方的研究

①丹栀逍遥散四种提取物抗抑郁、焦虑作用的实验研究

徐志伟等在《丹栀逍遥散四种提取物抗抑郁、焦虑作用的实验研究》一文中综述如下：

丹栀逍遥散出自《内科摘要》，具有疏肝健脾、和血调经功用，主治肝脾血虚，化火生热。在临床上广泛应用于治疗抑郁、焦虑等情绪失调病证，临床效果确切。本实验中，笔者将丹栀逍遥散提取为四个组分，其中石油醚提取液主要是一些脂类成分的混合物，水提醇沉液主要是一些水溶性的成分，如氨基酸、肽类等，多糖部分则主要是一些糖分子，醇提液部分则主要是一些酚类物质。在悬尾实验中，笔者发现这四种提取成分都有明显的抗抑郁效果，而对自主活动无显著影响，表明各组分可以有效地对抗大鼠的绝望行为，具有较好的抗抑郁作用；自主活动无显著影响，表明各组分均无中枢兴奋性作用。在群居接触实验中，只有水提醇沉液部分具有抗焦虑作用，提示丹栀逍遥散的抗焦虑有效成分主要在水提醇沉液部分，至于其有效成分的量效关系有待进一步的实验研究。

②加味逍遥散对女性黄褐斑患者血清性激素水平的影响

杨玉峰等在《加味逍遥散对女性黄褐斑患者血清性激素水平的影响》一文中综述如下：

采用加味逍遥散治疗女性黄褐斑 58 例，总有效率 90%，且对治疗前后及对照组血清性激素水平做了检测比较，发现患者血清中的雌二醇、促卵泡素、促黄体素、泌乳素水平较对照组明显升高，通过治疗可使之降低；而雄激素水平明显降低，通过治疗使之升高。说明加味逍遥散治疗黄褐斑有效，是有实验依据的，它具有调节内分泌和平衡激素水平的作用。

③加味逍遥散对乳腺增生模型生殖内分泌系统的影响

姚静等在《加味逍遥散对乳腺增生模型生殖内分泌系统的影响》一文中综述如下：

笔者以加味逍遥散治疗乳腺增生取得了显著的疗效。本研究观察了加味逍遥散对实验性乳腺增生家兔性激素水平的影响，以探讨该方治疗乳腺增生症的作用机制。治疗组家兔乳腺高度及乳腺直径均较模型对照组明显缩小；雌二醇和垂体催乳素明显降低（均 $P<0.05$），孕酮和睾酮则有回升（均 $P<0.05$），促卵泡成熟激素和促黄体生成素改变差异无显著性意义（均 $P>0.05$）。结论：加味逍遥散对实验性增生家兔有明显防治作用，能调整家兔体内的性激素分泌。

2.3.6　组分配伍中药对“人体整体调控网络”的调节

组分配伍是以中医学理论为基础，以复杂性科学思想为指导，以临床有效的名优中药二次开发为切入点，遵循传统方剂的配伍理论与原则，在基本搞清方剂药效物质和作用机理的基础上，以组效关系为基础，优化设计，针对临床适应病证，筛选有效的中药处方。利用组分配伍研制机理清楚的现代中药是中药现代化的重要方向。

2.3.6.1　方剂关键科学问题的基础研究

张伯礼院士等在《方剂关键科学问题的基础研究——以组分配伍研制现代中药》一文中指出：

中医治病多以方剂为载体，注重整体，采用辨证论治的方法，进行综合治疗，这种思想符合现代治疗学的发展趋势。然而，传统中医药缺乏对药效物质的微观分析和质量控制，缺乏药物活性筛选综合评价方法，缺乏药物设计的更新理念，成为影响中医药迅速发展的瓶颈。本文从方剂的文献、药效物质制备关键技术、药效物质分析方法和技术、活性筛选及评价研究、有效组分配比优化筛选模式五个方面进行了阐述，提出了以组分配伍研制现代中药的新模式，建立了相关技术和方法，发展了中医药理论。

方剂是一个复杂体系，方剂作用的人体也是一个复杂系统，面对双重复杂系统，要想认识它，必须在复杂性科学理论指导下，将复杂系统中非线性规律部分降阶、降维为线性规律去研究，多个线性规律的综合有助于对复杂系统的认识，因此研究方剂必须遵循“复杂—简单—复杂”的原则，借鉴现代化学的研究方法，发挥中医药理论的优势，保持中药方剂的配伍特点，研制创新中药。在整个研究过程中始终贯彻在生物活性导向下的化学研究思路，努力做到“两个基本清楚”，即药效物质与作用原理基本清楚，为构建以组分配伍的现代中药提供理论依据和技术支撑。

在项目研究中，坚持中医药理论的指导并引进复杂性科学方法论，以祖国传统医学和现代医学理论相结合的学术思想为指导，在充分参考了古今文献的基础上，借鉴了洋中药开发的经验，围绕整个项目的研究目的，经专家的反复论证，建立了方剂科学问题研究总体假说：“方剂在病证结合、方证对应、理法方药一致的条件下，通过多组分作用在多靶点，融拮抗、补充、整合、调节等多种功效而起到治疗作用。”

围绕工作假说展开的顶层设计，为检验假说提供了充分的证据。总体假说不仅为构建现代中药提供了理论依据，而且指导了方剂作用原理和在药效活性导向下进行有效部位提取与药化的研究，为建立通过“明确主部位，强化主效应，降低副效应”，构建能达到“整体综合调节”、以部位（组分）配伍为依据组成的新复方，研制有效、质量可控的创新中药提供了理论依据。本文为该“973”项目的思路与方法。

组分配伍的模式为中医方剂配伍理论做出了科学诠释，发展了中医理论，在此指导下创建的现代中药复方融合中医理论和现代工艺技术为一体，与国际接轨，为中药进入国际市场奠定基础。按照该模式创建的一批新型中药即将问世，将成为促进国民经济的新增长点。

2.3.6.2 组分配伍与机理明确的现代中药

王阶等在《中药方剂有效成（组）分配伍研究》一文中指出：

（1）构成复方的有效成（组）分配伍

方剂通过配伍提高临床疗效，组分配伍是中药方剂配伍的新形式。组分配伍以中医学理论为指导，其目标是能够按照中医理论辨证用药，并且具有较高的安全性，临床适应证明确且针对性好，成分及作用机理相对清楚，质量稳定可控，能够产业化推广。因此，组分配伍必须要建立标准组分的配伍方法，并根据实验设计确定主要组分，剔除有毒组分，还要建立组分剂量配比的方法。组分配伍模式有从有效方剂的饮片配伍深入到组分配伍，直接组分配伍及单味药的标准组分配伍几类，组分配伍的作用方式仍然是多组分、多靶点、整体综合调节。有效组分配伍的意义在于确保临床用药剂量准确和安全有效，提高疗效，节省药材，减少毒副作用。通过上述工作创制成分清楚、机理明确的现代中药。现代对中药化学及其药理作用的研究结果为有效组分配伍提供了科学依据，现代医药学面临的多基因复杂性疾病靠单一成分难以获得最佳疗效为有效组分配伍新药提供了新机遇。因此，从传统有效复方中寻找最佳配伍，从成分清楚的单味标准组分中按中医理论组合最佳配伍，突破以临床经验积累作为中药研制的一贯模式，相信可以为中医学术进步及产业发展起到积极的推动作用。

组分配伍方式虽然也是以临床有效复方为基础，但与传统方法不同。不是把复方看成一个整体，而是将复方中的每味药当成一个个体，根据复方的组方原则和主要功效、主治病证，选取每味药在方中的有效成分或部位，采用现代药理学方法进行有效成分剂量的最佳配伍研究，最后确定组成和剂量，成为组分清楚的现代复方。如黄芩汤出自《伤寒论》，用来治疗太阳与少阳合病所致之下利，有清热止利、缓急止痛之功效。本方药味精简、力专效宏，后世医家在此方基础上加减化裁，用于治疗下痢、泄泻等病证，故清·汪昂《医方集解》中称：“仲景此方遂为万世治痢之祖矣。”而从疾病症状表现来看，溃疡性结肠炎应属于下痢、泄泻等病证的范畴。在临床上，应用黄芩汤治疗溃疡性结肠炎也确实具有较好的疗效。但传统剂型存在作用机理不明确、质量控制不稳定、煎服不方便等缺点。有研究通过对黄芩汤组成药味的分析，采用组方中有效组分按黄芩苷：白芍总苷：甘草酸 = 6：2：1配成悬浊液，结果显示黄芩汤有效组分配伍组对溃疡的修复有明显的促进作用。有效组分配伍组方克服了传统剂型的缺点，并且具有较好的疗效。

（2）作用靶点和机理清楚的有效成（组）分配伍

中医理论给予对疾病从整体上把握的整体观思想，在宏观上优于现代医学中还原论的观点及方法。从中药中提取有效成分，既可以提高疗效、易控质量，也大大减少了服药量，这是我们研究的一个目的。中药复方通过配伍可达到增效减毒的作用，这是中药配伍的优势所在，要想既提高药效，改善剂型，同时保存方剂多环节、多靶点、整体调节的优势，又不能将中药西药化、割裂中药配伍的联系，不妨尝试将中医药配伍理论和现代生命科学研究的成果相结合进行配伍组方。

现代中药药理及有效成分的研究提供了对中药更深层次的了解。应用中药的现代知识，结合传统的中医理论，针对确立的治疗目标，设计一定的中药有效成分复方，针对发病的多个环节应用系统思维方法，结合数学优选方法，对组方进行优化研究，可以找出新的有效方剂。在设计复方时，要兼顾中西医两种理论的长处，中医从整体宏观上把握，辨证论治；而西医则从微观上入手，针对致病机理，选择针对性药物应用。如针对冠心病心绞痛气滞血瘀型患者，按照中医治则应活血化瘀、行气止痛，选用赤芍、三七、川芎和延胡索等，在此基础上，结合各味药的现代研究结果，选用具有扩冠和改善内皮功能及止痛的赤芍总碱、川芎总碱、三七总苷及延胡素等进行配伍、优化组方，使配伍创新又不失传统特色。

总之，现代分析、分离技术和生命科学的进展为有效成（组）分配伍积累了丰富的资料，对中医药配伍理论的科学认识使有效成（组）分配伍有了正确的理论指导。因此，组分或成分配伍可完善中药物质与活性成分研究的现代技术体系，突破以临床经验积累作为中药研制新药的模式，为创新药物的研究提供方法和技术体系。相信中药方剂有效成（组）分配伍研究的深入开展，可以为中医学术进步及产业发展起到积极推动作用。

2.3.6.3 清开灵组分配伍研究

清开灵注射液自 1973 年应用于临床以来，治疗脑血管疾病取得了显著疗效。其可以明显降低缺血后神经细胞内 Ca^{2+} 含量，直接抗谷氨酸神经细胞毒性，增强急性脑出血后大鼠对氧自由基清除能力，抑制脂质过氧化损伤，使脑组织超氧化物歧物酶（SOD）活性回升，过氧化脂质（LPO）下降，从而起到对脑细胞的保护作用。其对于急性缺血大鼠皮层神经元、毛细血管、内皮细胞、神经胶质细胞超微结构有良好的保护作用。不仅对脑血管疾病本身多个病理环节均有不同程度的干预作用，而且还通过调节机体免疫系统及机体代谢起到对脑血管病合并症的辅助疗效，从而提高对脑出血血管疾病整体的疗效。其充分体现了中医药多组分、多途径整和调节的优势与特点。这亦是清开灵取得疗效的药理学基础。因此，清开灵所具有的诸多特点为我们把其作为中药的复方研究的模板，从整体效应与分子水平结合起来把握其配伍规律提供了必要的工作基础，从而有利于从深层次上揭示清开灵组分配伍功效层次的实质，为方剂配伍、探讨组分配伍最优化方案、中药复方的方法论研究提供重要理论参考。

（1）基因表达谱权衡清开灵组分配伍治疗脑缺血药效特征分析研究

张占军等在《基因表达谱权衡清开灵组分配伍治疗脑缺血药效特征分析研究》一文中指出：

本研究旨在通过对脑缺血后清开灵组分及其配伍治疗脑缺血基因表达谱变化及其药理学和药效学特色的研究，权衡组分配伍优劣，从分子水平提取有关功能信息的关键因素分析清开灵组分配伍的复杂体系，并且通过相关基因表达特征分析，为方剂配伍研究提供借鉴，为脑缺血药物筛选平台、药效评价方法以及现代中药药物配伍优化和中药资源的合理配置提供重要理论参考及依据。

首先，用线栓法建立大鼠脑缺血再灌注模型。提取临床疗效较好的清开灵中的四个主要组分黄芩苷、栀子苷、胆酸、珍珠母作为研究对象，为展示方剂的综合效应、整体功能及组分功效的共性和个性特点，实验分为西药对照尼莫地平治疗组、模型组及黄芩苷、栀子苷、胆酸、珍珠母四个单一组分治疗组的同时，增加了黄芩苷 + 栀子苷，黄芩苷 + 栀子苷 + 胆酸，黄芩苷 + 栀子苷 + 胆酸 + 珍珠母，栀子苷 + 胆酸四个层次不同而又紧密相关同属一系统的组分配伍组。通过脑组织 TTC 染色测量药物治疗后脑梗死面积、神经功能检查法对脑缺血后动物进行行为测评、病理及超微组织观察作为药效评价辅助手段。考虑到复杂性研究所遵循的整体、活体、动态观察原则，应用磁共振弥散加权成像和弥散张量成像技术于造模后 1 小时，脑缺血再灌注 3 小时、12 小时、24 小时进一步综合评价模型是否成功及组分配伍的治疗作用，准确界定不同方剂组分配伍的功效层次。

根据脑缺血后机体复杂的生理病理反应，简化复杂问题，从先期 973 工作基础及国外文献报道基因组数据库中提取了 372 个基因作为靶标，建立了涵盖脑缺血病生理反应特异表达基因及部分非特异表达基因在内的 DNA 芯片。于脑缺血模型再灌注后 3 小时、12 小时、24 小时分别提取每组 3 只鼠脑组织总 RNA 与芯片进行杂交，获取与治疗各组药效功效层次相应时间点对应的芯片杂交基因表达谱数据。采用管家基因（Housekeeping gene）校正和局部加权最小二乘法（LOWESS）方法对数据进行标准化校正，差异表达基因 Ratio 值和不同矩阵、不同芯片中同一基因的 *P* 值作为筛选具有显著统计性意义表达基因的标准。根据国际通用的 GO 分类原则，运用国际公认的 Genespring 软件对标准化后数据进行功能分类分析和聚类分析；通过脑缺血后不同组分差异表达基因的个性和共性特点及生物信息学相关研究，结合方剂配伍治疗脑缺血药效，中药对病理环节干预的偏重，权衡复杂体系中方剂配伍的利弊。通过荧光实时定量 PCR、蛋白印迹以及指纹图谱特征分析方法对基因芯片实验技术平台及实验结果进行综合评估。

配伍组黄芩苷 + 栀子苷 + 胆酸 + 珍珠母，黄芩苷 + 栀子苷 + 胆酸在 TTC 染色、行为学、形态学、磁共振成像研究中都体现了显著疗效，黄芩苷 + 栀子苷，栀子苷 + 胆酸配伍组在所有药效评价指标中，也有一定的治疗作用，但治疗作用较前两组差。尽管黄芩苷、栀子苷、胆酸三个单一组分在 TTC 染色脑梗死面积测量中体现了治疗作用，但在动物行为测评及活体磁共振检查中均未见明显治疗作用。珍珠母在所有药效评价指标中均未见显著治疗效果，在四组分配伍中也没有起到药效叠加作用。在黄芩苷、栀子苷、胆酸、珍珠母四个组分治疗组中，共同差异表达的基因只有6个，每组与其他三个组分别做比较，差异表达基因数目显著不同，黄芩苷治疗组有16个，栀子苷治疗组有3个，胆酸治疗组为19个，珍珠母治疗组仅有1个。黄芩苷+栀子苷，栀子苷+胆酸，黄芩苷+栀子苷+胆酸，黄芩苷+栀子苷+胆酸+珍珠母治疗组的差异表达基因分别为65、24、53和62个，这些基因涉及到了信号转导、蛋白结合、转录调节等多方面。

通过不同组分及其配伍药效和基因表达谱特征比较分析可以得出以下结论：中药复方配伍的治疗作用较单方效果好，凭借目前一两种常用的评价方法，难以真正准确和全面地判定药物药效，现有的治疗脑缺血药物筛选平台及药效评价方法，需增加一些活体、动态、全面、综合的分析方法：在治疗脑缺血中，胆酸可以完全发挥珍珠母的药理作用并优于珍珠母，在我们目前开展的二者组方配伍研究中，珍珠母可以弃置不用，可见任何一种中药的任何一种效应，都是来自该中药的一种特定的中药分子组合，基因表达谱特征能够反映这种组合产生的特定效应：中药合理配伍可以起到减毒增效作用；中药配伍的增效作用机制可以通过启动新的作用途径和作用因子而实现；通过基因表达谱评判药效是可行的，组分配伍所产生的药效并不是依赖各单一组分作用及基因数目的叠加而实现的，更重要的是配伍后的整合作用，这种整合作用体现了中医中药作为复杂理论科学的原创优势和整体性，全方发挥疗效的整体作用机制同样在基因mRNA这样的微观世界得到体现；研究中医、中药作用机理，离不开整体观的指导，基因芯片技术是能较好体现或证实中医中药作为复杂理论学科“整体观”的原创优势和整体性及非线性特征的有效研究手段；这种整体综合评价方法的科学应用可以反证配伍优劣，优化配伍组合，指导调节这些非线性关系可以使药效达到最佳。

（2）清开灵组分配伍治疗小鼠脑缺血的药理机制比较研究

荆志伟等在《清开灵组分配伍治疗小鼠脑缺血的药理机制比较研究》一文中指出：

近年来，中药复方药效物质基础及其作用机理研究的方法学，方剂多途径、多靶点发挥整合调节的作用原理，方剂配伍规律内在机制，已成为关键科学问题。

目的：

比较清开灵 4 个单一组分和 4 个不同组分配伍治疗脑缺血小鼠的基因表达和药理作用通路，揭示清开灵组分配伍方的配伍与组分的内在机制。

结论：

1）清开灵单一组分和组分配伍均可以不同程度地改善脑梗死面积，起到脑保护的作用。而全组分配伍组的效果明显优于各个单一组分和部分组分配伍组，体现了“君、臣、佐、使”四部分配伍的优势。

2）栀子苷能发挥和黄芩苷 + 栀子苷（BJ，BA + J）、黄芩苷 + 栀子苷 + 胆酸（BJU，BA + JA + UA）配伍组相似的药理通路效应，在清开灵 4 个组分中起主导作用，但仍需与其他三组分配伍使用，达到最佳疗效。

3）组分配伍组黄芩苷 + 栀子苷 + 胆酸（BJU，BA + JA + UA）和全组分配伍组（BJUC）通过激活 MAPK、PI3 - K/Akt、JAK - STAT、NF - κB、Wnt、TGF - β、Ca^{2+}、IGF1R - CEBPA 等多条信号转导通路，整合调节后起到总体上的脑保护作用。

2.3.6.4 白术黄芪方组分配伍研究

李茹柳等在《白术黄芪方对溃疡性结肠炎及紧密连接相关蛋白影响的实验研究》一文中指出：

由白术、黄芪、甘草组成的白术黄芪汤是金元医家刘完素治疗泻痢恢复期的古方，因此考虑以白术 AMPS - Ⅱ、黄芪总皂苷、甘草总黄酮组成的白术黄芪方新组方（以下简称白术黄芪方）是否具有原方的疗效和适应证等特点，是否可以向创新药物方向继续研究。所以在继续对三者单用和组方作用机理深入研究的同时，也向创新药物研制做进一步探索。完成了白术 AMPS－Ⅱ、黄芪总皂苷、甘草总黄酮提取分离工艺研究，包括定量分析方法学考察、不同提取方法比较、有效部位提取实验室或中试研究等，三者均达到中药新药有效部位的要求，并将其以均匀设计的方法通过动物药理实验而计算出白术黄芪方最佳配伍比例，为后续研究提供了符合创新药物要求的受试药。

（1）白术黄芪方和白术黄芪汤治疗溃疡性结肠炎的疗效比较

白术黄芪方的前期研究已有 6 年时间，本实验室在国家自然科学基金项目“益气健脾中药对鸟氨酸脱羧酶作用的物质基础研究”（39970906，2000－2002 年）等资助下，陈蔚文教授及其博士生等研究人员从美国引进大鼠小肠隐窝细胞株（IEC－6），采用溶剂分离、层析及大孔树脂吸附等方法提取分离得到党参、白术、黄芪和甘草有效部位共 18 个。发现有促进 IEC－6 细胞增殖作用的部位 14 个（包括甘草总黄酮），诱导细胞分化的部位 3 个（包括白术 AMPS－Ⅱ和黄芪总皂苷），促进细胞迁移的部位 3 个（包括白术 AMPS－Ⅱ和黄芪总皂苷），提高肠黏膜修复的关键酶——鸟氨酸脱羧酶（ODC）蛋白、ODC mRNA 表达、ODC 活性和腐胺含量的部位 2 个（白术 AMPS－Ⅱ和黄芪皂苷），提高细胞吸收功能的指标之一转铁蛋白的部位 3 个（包括白术 AMPS－Ⅱ和黄芪皂苷）。其中白术 AMPS－Ⅱ具有较强的诱导细胞分化的作用，从超微结构和绒毛蛋白水平证实其作用。表明益气健脾中药以不同有效组分的形式，可通过鸟氨酸脱羧酶和多胺机制促进小肠隐窝细胞增殖、迁移、分化和吸收功能，其有效组分的配伍运用可协同增强药效。

在以上工作基础上筛选出的 3 个药理活性较强的有效部位白术 AMPS－Ⅱ、黄芪总皂苷和甘草总黄酮组成了白术黄芪方。本实验室近两年来进行了白术 AMPS－Ⅱ、黄芪总皂苷、甘草总黄酮提取分离工艺的研究，包括定量分析方法学考察、不同提取方法比较、有效部位提取分离实验室或中试研究等。在动物实验中观察了白术黄芪方的药理作用，结果表明该方能提高 TNBS 致结肠炎小鼠 SOD（过氧化物歧化酶）活性、降低 MPO（髓过氧化物酶）含量，改善小鼠一般状况和组织病理损伤程度；能减少冰乙酸所致小鼠扭体次数，有镇痛作用；能减轻二甲苯所致的耳郭肿胀，有抗急性炎症的作用；能减轻小鼠包埋滤纸所致的慢性肉芽肿，有抗慢性炎症作用；能减慢正常小鼠粪便炭末排出；但对小鼠番泻叶致泻无明显作用。

在以往工作基础上，本实验主要比较白术黄芪汤与白术黄芪方治疗溃疡性结肠炎的疗效。结果在 TNBS 致大鼠溃疡性结肠炎模型中，白术黄芪方的疗效优于白术黄芪汤，提示药物经过化学提取和工艺质控、细胞实验筛选、最佳配比组方等过程后，能达到较合理的组方配比，从而有助于提高疗效。

（2）白术黄芪方提取部位单用、配伍、组方对结肠炎小鼠髓过氧化物酶的影响

中药配伍、组方能提高疗效是传统中药的特色和优势，为了考察白术黄芪方经过提取、筛选、组方后是否能保持这一特点，本实验在 TNBS 致结肠炎小鼠上，观察白术黄芪方提取部位单用、配伍、组方对反映炎症程度的指标——髓过氧化物酶的影响。

髓过氧化物酶（myeloperxidase，MPO）是中性粒细胞中含量较高的一种酶（在单核和巨噬细胞中也有少量存在），其含量的增高可以反映中性粒细胞在某一组织中的增高，间接反映炎症在组织中的存在，凡是存在中性粒细胞浸润的组织都可以通过 MPO 活性测定来决定细胞浸润程度。因此 MPO 是衡量炎症程度的重要指标。

本实验结果表明，在 5 个中药组中单用白术 AMPS – Ⅱ能降低小鼠 MPO 活性；单用黄芪总皂苷、甘草总黄酮则对 MPO 无明显影响；方中两个主要药物白术 AMPS – Ⅱ和黄芪总皂苷配伍后效果略优于单用白术 AMPS – Ⅱ；白术黄芪方降低结肠炎小鼠 MPO 活性的效果最好。说明益气健脾中药经过有效部位提取后，

其配伍、组方能提高疗效，与中药汤剂配伍组方能增效的特点相似。

本实验结果表明，虽然以白术黄芪方代替了白术黄芪汤，但其益气健脾的功效和主要用于治疗泻痢恢复期的性质没有改变。本研究方案设计了白术黄芪方对不同造模时间大鼠溃疡性结肠炎的治疗作用，从实验结果来看，白术黄芪方对实验早、中期的治疗作用不明显，对实验后期炎症慢性期的治疗效果较好，提示该方不适宜用于湿热蕴结的泻痢急性期，而比较适于用在脾虚湿胜为主的泻痢后期，与白术黄芪汤原方设立的本意较相符。

2.3.6.5 若干组分配伍研究实例

（1）参知健脑片组分配伍对拟阿尔茨海默病细胞模型的保护作用及机制探讨

杨傲然等在《参知健脑片组分配伍对拟阿尔茨海默病细胞模型的保护作用及机制探讨》一文中指出：

本实验研究制造了拟 AD 痴呆的细胞模型，并运用形态学、生化学、流氏细胞分析、分子生物学等方法，从实验角度证实了参知健脑方组分对老年性痴呆的治疗作用。

目的：依据阿尔茨海默病（AD）发病机理中的“Aβ 级联假说”，从 Aβ 产生的氧化损伤毒性的环节的各个靶点入手，并与神经营养肽 APP17 进行对比，探讨参知健脑方组分对 Aβ 的神经元毒性的保护作用。

结论：参知健脑方组分对 Aβ 引起的神经元毒性损害有保护作用，其机制可能与抑制了 Aβ 产生的氧化应激损伤和细胞周期异常有关，同时对凋亡信号转导蛋白的产生也有一定的抑制作用，与 APP17 肽的神经营养作用相似。

（2）生脉散抗小鼠脑缺血缺氧有效组分的配伍研究

张建宏等在《生脉散抗小鼠脑缺血缺氧有效组分的配伍研究》一文中指出：

目的：研究生脉散有效组分（人参皂苷、麦冬皂苷、五味子木脂素）静脉注射给药抗脑缺血缺氧的最佳配伍比例；方法：采用小鼠亚硝酸钠（$NaNO_2$）组织中毒性缺氧和断头呼吸两个缺氧模型，通过三因素九水平［L_9（3^4）］的正交表设计实验，进行生脉散有效组分注射给药的配伍比例筛选，并以断头呼吸和小鼠反复缺血再灌模型组进行初步验证。结果：三个有效组分的最佳配比为人参皂苷∶麦冬皂苷∶五味子木脂素 =7∶2∶6，所得新组方（XZF）50，150mg/kg 两个剂量组，均明显延长小鼠断头呼吸时间，与对照组比较，具有显著或非常显著性差异；均明显减少反复缺血再灌模型小鼠脑内一氧化氮（NO）含量，高剂量能显著减少模型小鼠脑内丙二醛（MDA）含量，并显著提高超氧化物歧化酶活性。结论：正交实验筛选确定的生脉散有效组分配伍，对小鼠脑缺血缺氧具有明显保护作用。

（3）泻心汤有效组分配伍对脂多糖诱导的大鼠腹腔巨噬细胞活化的影响

孟宪丽等在《泻心汤有效组分配伍对脂多糖诱导的大鼠腹腔巨噬细胞活化的影响》一文中指出：

目的：观察泻心汤有效组分结合蒽醌与总黄酮配伍（重量比为4∶3）对 LPS 诱导巨噬细胞 NO 合成以及对 NOS、CD14 和 TLR4 mRNA 表达的影响。方法：采用 MTT 法观察结合蒽醌与总黄酮配伍对巨噬细胞生长活性的影响，采用 Griess 法观察其对 LPS 诱导的巨噬细胞产生 NO 的影响，采用 RT－PCR 法观察其对巨噬细胞 iNOS、CD14 和 TLR4 mRNA 表达在2、4、6、24 小时的影响。结果：泻心汤结合蒽醌与总黄酮配伍在 0.01 ~0.1mg/ml 剂量对巨噬细胞生长活性无明显影响，此浓度能明显抑制 LPS 诱导的巨噬细胞 NO 分泌，结合蒽醌与总黄酮配伍组 TLR4 和 CD14 mRNA 表达在2 小时明显低于 LPS 模型组，而 iNOS mRNA 表达与模型组无明显差异，4 小时以后 iNOS 和 TLR4 mRNA 的表达均明显低于模型组，而 CD14 mRNA 表达在4 小时后与模型组无明显差异。结论：泻心汤结合蒽醌与总黄酮配伍抑制 LPS 诱导的巨噬细胞 NO 合成、NOS mRNA 表达与其抑制 TLR4 mRNA 的表达密切相关，而与 CD14 的关系不大，TLR4 可能是泻心汤结合蒽醌与总黄酮配伍抗内毒素的作用靶点。

（4）酸枣仁汤组分配伍抗焦虑作用及机理

王守勇等在《酸枣仁汤组分配伍抗焦虑作用及机理》一文中指出：

酸枣仁汤（SZRT）源于《金匮要略》，主治肝血不足、虚热内扰所致之虚烦证。现代临证除治疗失眠症外，还用于包括焦虑症在内的以情绪或神志障碍为主要表现的精神系统疾病。本文在前期工作证实 SZRT 水煎液具有确切的抗焦虑作用基础上，通过对水煎液中大体部位/组分的分离与重组，观察了不同组分配伍与抗焦虑作用的关系，并对酸枣仁汤组分有效配方的抗焦虑作用机理进行初步探讨。

研究的初步结论：酸枣仁汤各组分与其抗焦虑效用具有一定的相关性，SZRT 组分配方 $SZRT_6$的抗焦虑效应与含括 SZRT 水煎液全部成分的 $SZRT_1$相当，$SZRT_6$主要为 SZRT 中的多糖和黄酮类成分，是该方抗焦虑作用的物质基础。酸枣仁汤全方和其组分有效配方抗焦虑效用可能与其对神经系统下丘脑 β－内啡肽、中枢神经肽 Y 以及海马5－HT的调节作用有关；还可能对免疫系统具有调节作用。提示 SZRT 及其组分配方通过多层次、多系统及多靶点产生效用，对于焦虑症以及伴随的免疫失调状态的防治具有优势。

本研究为认识酸枣仁汤临床治疗焦虑症提供了现代科学的理解，为从化学组分配伍的角度认识中医方剂效用物质基础提供一个有用的研究模式，为抗焦虑中药复方新药的进一步研发奠定了良好的药学基础。

第3章 肾/命门调控系统

火神派注重阳气：肾阳为本，人身赖之。“天一生水，在人身为肾，一点真阳，含于二阴之中，居于至阴之地，乃人立命之根，真种子也。”“人生立命全在坎中一阳”，“坎中一阳”即肾阳，为人身阳气之本，立命之根，这是郑钦安在注重阳气的基础上进一步提出的观点。气机升降理论认为，中气如轴，四象如轮，两者关系密切。若只知后天，犹如有轴无轮；若只知先天，又如有轮无轴，均不可能成其为整个圆运动之作用矣。先天心肾为母，后天脾胃为子，心肾水火相须，上下相交，水火既济，是升降出入之根本。

本章从现代临床与实验角度科学论证了肾/命门与“人体整体调控网络”关系密切，系统阐述了以沈自尹院士为首的一批中国学者在长期科学研究的基础上，发现中医学肾/命门与NEI网络存在本质联系，其调控中心在下丘脑，提出肾/命门-神经-内分泌-免疫网络学说。并在此基础上，通过“以药测证”的科学实验研究，进一步提出肾虚证两大基因网络调控路线图谱，奠定了肾/命门-分子细胞调控系统。从“整体调控医学”的角度看，肾/命门是人机体具有全局性的最重要的调控系统。

3.1 肾/命门－神经－内分泌－免疫网络

3.1.1 中医调控理论体系探讨

《内经》认为，人体机能活动的物质基础是精、气、血、津液等，而精、气、血、津液的生成和转化，又是脏腑生理活动的结果。藏象学说是中医生理学与病理学的集中体现，在整个中医理论体系中占有极其重要的地位。“藏居于内，形见于外，故曰藏象”。藏，是藏于体内的脏腑；象，是形见于外的生理病理现象。心、肝、脾、肺、肾五脏和小肠、胆、胃、大肠、膀胱、三焦六腑及脑、髓、骨、脉、胆、女子胞奇恒之腑各有专职，产生并维持机体的生命现象。这种脏腑名称虽与现代解剖医学的脏器名称相同，但其生理学与病理学意义则不能等同。暂且不论中医脏腑的实质是什么，如果站在现代医学角度，将五脏分成五大系统，那么五脏之中是否存在着像西医NEI网络那样的调控中心？回答应该是肯定的。如果没有则五脏之间盛不得抑衰不得扶，怎能维持机体的动态平衡及与自然界的统一？各脏腑、组织、器官的功能活动不是孤立地各司其职，而是相互依赖，相互制约，以气血阴阳为共同物质相互传递信息，保持整体的协调和统一。问题是：五脏之中谁主调控？

自《素问·灵兰秘典论》与《灵枢·邪客》提出“心者，君主之官，神明出焉”及“心者，五脏六腑之大主”的观点后，历代医家大多认为心是五脏调控中心。但是明代医家赵献可、张景岳则指出机体的调控中心不在心而在肾/命门。

命门之名，始见于《内经》，中医学命门义理转易始自《难经》，至明代命门学说形成。考《内经》“命门”凡三见，《灵枢·卫气》：“太阳之本，在根以上五寸中，标在两络命门。命门者，目也。”《素问·阴阳离合论》：“太阳根于至阴，结于命门，名曰阴中之阳。”《灵枢·根结》：“太阳根于至阴，结于命门。命门者，目也。”

对命门进行全面论述的当推《难经》，《难经》不仅明确提出右肾命门观，而且有着比较系统的命门理论。《三十六难》云：“肾独有两者，何也？然，肾两者，非皆肾也，其左者为肾，右者为命门。命门者，诸精神之所舍，原气之所系也，男子以藏精，女子以系胞。”《三十九难》云：“左为肾，右为命门。命门者，诸精神之所舍，男子以藏精，女子以系胞，其气与肾通。”《八难》云：“所谓生气之原者，为十二经之根本也，谓肾间动气也。此五脏六腑之本，十二经脉之根，呼吸之门，三焦之原，一名守邪之神。”《难经》之论述指出了命门的位置、本质、功能，为命门学说奠定了基础。其中明确指出命门是精、气、神之根源，元精、元气、元神都藏于命门。不仅主司男女之生殖，而且是脏腑、经脉之根，是呼吸之原动力，是三焦元气之源泉，又是人体抗御外邪、预防外感疾病的根本。

此说影响最大，最为盛行，并成为后世的共识，代表医家是明代的孙一奎、赵献可、张介宾。孙一奎力主肾间动气命门说，以豆果萌芽时两瓣间所生根蒂内含的真气和坎中之阳即肾间动气，释命门原气为太极之本体，谓其“非水非火，乃造化之枢纽、阴阳之根蒂，即先天之太极，五行由此而生，脏腑以继而成”，既与《难经》命门功能合，又力辟左肾右命门之弊，并开拓了命门学说的临床应用途径，确实使命门学说来了一个质的飞跃。赵献可的《医贯》说：人身别有一主非心也。命门为真君真主，乃一身之太极无形可见，两肾之中是其安宅。命门为十二经为主，肾（指主水之肾）无此则无以作强而伎巧不出矣，膀胱无此三焦之气不化而水道不行矣，脾胃无此则不能蒸腐水谷而五味不出矣，肝胆无此则将军无决断而谋虑不出矣，大小肠无此则变化不行而二便闭矣，肺无此则相傅不能而治节乱矣，心无此则神明昏而万事不能应矣，正所谓主不明则十二官危也。在明确肾中命门调控十二官功能活动的主导地位后，赵献可进一步强调了命门之火的重要性：譬之元宵之鳌山走马灯，拜者舞者飞者走者，无一不具，其中间惟是火耳！火旺则动速，火微则动缓，火熄则寂然不动。余所以谆谆必欲明此论者，欲世之养生者治病者，以命门为君主而加意与火之一字。张景岳对肾/命门调控中心的认识更加全面。所著《三焦包络命门辨》《大宝论》《真阴论》《命门余义》等详尽阐述了肾/命门水火对机体各脏腑的重要调节作用：命门之火谓元气，命门之水谓元精，五脏之本，本在命门；命门之水火即十二脏之化源，五脏之阴气非此不能滋，五脏之阳气非此不能发。非常清楚地阐明了五脏乃至全身阴阳受控于肾/命门阴阳的学说。针对肾/命门阴阳是元阴元阳宜补不宜泻的特点，张氏发展前人“壮水之主以制阳光，益火之源以消阴翳”的理论，提出著名的“善补阴者必于阳中求阴，善补阳者必于阴中求阳”观点，有极其重大理论与临床意义。他创制的左归饮（丸）与右归饮（丸）不仅在理论上发展了六味地黄丸与桂附八味丸，更重要的是在治疗上将肾/命门调节理论落实到实处，阙功甚伟。

我们认为，心为人身之主的观点虽然来自《内经》，但是从现代神经－内分泌－免疫网络学说看，这种理论似乎缺少临床实践指导意义。古往今来，很少看到学者专家主张调理心阴心阳来治疗五脏阴阳失衡的。相反，肾/命门调控中心学说尽管得到某些医家的反对，但由于其本身的科学价值与确切的临床疗效，为越来越多的学者所接受。滋水涵木的杞菊地黄丸与滋水清肝饮，补肾纳气的黑锡丹与七味都气丸，补北泻南的黄连阿胶汤与知柏地黄丸，温肾健脾的四神丸与附子理中汤等等，临床实践的广泛应用都证明肾/命门理论有现实的科学价值。“万病穷必及肾”，因而温补肾阳方药在临床应用相当广泛。肾病综合征、支气管哮喘、“再障”“甲减”、系统性红斑狼疮、小肠吸收不良、冠心病、心功能不全、骨质疏松综合征、早老性痴呆、功能性子宫出血及不孕不育等都可通过调补肾/命门达到较好的治疗效果。从中医肾/命门角度看，既然肝、心、脾、肺、肾之阴阳受控于肾/命门之阴阳，那么通过调节肾/命门阴阳就能有效改善肝、心、脾、肺的不足之阳，从而达到治疗目的；从西医 NEI 角度看，调节肾/命门阴阳可能改善了紊乱的 NEI 网络而对各系统疾病发挥治疗作用。中医学肾/命门与西医 NEI 网络存在着本质联系，为此提出肾－神经－内分泌－免疫网络学说。

3.1.2 肾/命门与 NEI 网络相关

1997 年沈自尹院士提出肾/命门－神经内分泌免疫网络，见下图。

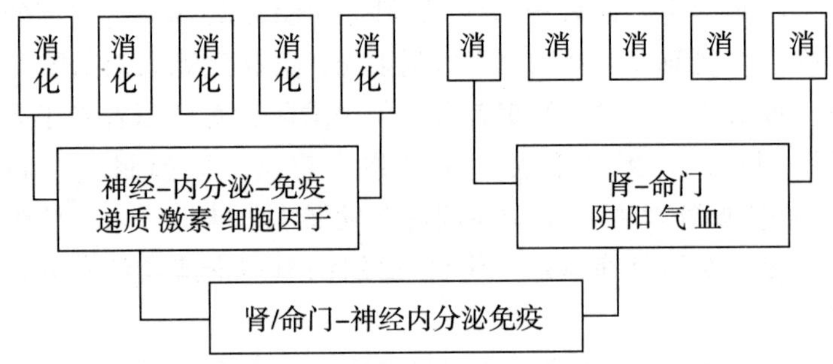

图 3－1 肾/命门－神经内分泌免疫网络示意图

下面，科学论证肾/命门与 NEI 网络相关：

（1）从脏腑辨证着手，由 3 个轴的功能紊乱推论，肾阳虚证发病环节在下丘脑

20 世纪 50 年代从脏腑辨证思路着手对“证”的研究是通过“形见于外”，探求“藏居于内”的本质，就是设立统一辨证标准选择“形见于外”，符合肾阳虚证而无其他证夹杂的典型患者筛选“藏居于内”的反映内脏功能的特异性指标。结果发现肾阳虚患者普遍有尿 17－羟皮质类固醇含量（简称尿 17 羟）值低下的

现象，经国内 7 个省市及日本高雄医院等研究单位的重复验证。从肾上腺皮质功能往上追溯，采用 20 世纪 60 年代能反映下丘脑 - 垂体 - 肾上腺皮轴这 3 个层次最先进的指标，在正常组、肾阴虚组、肾阳虚组做全套测定的对比研究，得出了肾阳虚证具有下丘脑 - 垂体 - 肾上腺皮质轴有不同环节（层次）、不同程度的功能紊乱。

20 世纪 70 年代末，进一步增加了甲状腺与性腺轴功能的研究，并设立了同病异证组的对比，以避免疾病对指标的影响，同时将肾阳虚者与 60 岁以上的老年人做比较，结果发现肾阳虚者的这两个轴上亦都有不同环节、不同程度的隐潜性变化，而且和平均 60 岁的老年人甚为类似。

由此可以得出如下结论：①肾阳虚证具有多靶腺（3 轴都累及）功能紊乱，两轴平行观察未见轴间相互影响证据，温补肾阳法治后各轴均有一定程度的恢复，故可推论肾阳虚证的主要发病环节为下丘脑（或更高中枢）的调节功能紊乱；②老年人组在两轴上的异常表现和肾阳虚组甚为类似，因此，肾阳虚证的外象又意味着下丘脑 - 垂体及其某个靶腺轴上有一定程度的未老先衰。《素问·上古天真论》中描述女子七、男子八为基数递进的生长、发育、衰老曲线是由肾精、肾气的充盈虚损所决定，衰老亦是生理性肾虚，从肾阳虚证到证明衰老是生理性肾虚证这一过程正是取中医理论之长。

（2）从方剂辨证着手，认为肾阳虚证涵盖着 NEI 网络，其调控中心在下丘脑

20 世纪 80 年代中期起从方剂辨证思路着手，中医传统一向着重于从证效关系来判别辨证的正确与否，张仲景所制汤方都有相应的证，故《伤寒论》的辨证论治是“有是证用是方（汤）”，显示证的存在是由药物验证而成立，有治疗性验证之意，故而证的研究须用经典或确实行之有效的方药以检验证的客观指标能否得到纠正。脏腑辨证必须从人体表现的证候外象入手，因此研究对象都是

人，人体研究在取材上有所限制，第一阶段的研究认为肾阳虚证的病理发源地在下丘脑亦只能是推论而已。为要验证调控中心是否定位在下丘脑，第二阶段的药物验证需取材下丘脑，这就不得不以动物模型为对象，选用生理性肾虚的老龄鼠以及用外源性糖皮质激素（皮质酮）造成下丘脑－垂体－肾上腺皮质轴抑制模拟肾阳虚两种模型，以其病因明确、条件可控、随意取标本，并可用不同的经典方剂进行对比研究，这为阐明病位、找到药物作用于肾阳虚证的调控中心，提供了极有利的条件。

1）补肾药可直接作用于下丘脑

①补肾药有效改善下丘脑双氢睾酮受体亲和力

1986 年的论文 《补肾法对老年男性下丘脑－垂体－性腺轴作用的临床和实验研究》：

为了探讨肾虚与衰老的关系及补肾法养生益寿的科学根据，在研究性腺轴老年性改变的基础上，观察了补肾法对这一改变的作用：补肾益寿片对老年人的血清睾酮有明显提高作用，而用四君子汤则无作用。故将 25 月龄的老年大鼠分补肾（用补肾益寿片，由仙灵脾、枸杞、首乌等组成）与对照组，并与 4 月龄成年大鼠做比较，特取材于下丘脑，结果老年大鼠下丘脑双氢睾酮受体亲和力比成年大鼠明显下降，补肾益寿方药有效改善老年大鼠下丘脑双氢睾酮受体亲和力，说明补肾药可直接作用于下丘脑。

②1989 年的论文 《补肾中药对老年雄性大鼠下丘脑单胺类神经递质作用的研究》

许多资料证明，随着年龄的增长，神经内分泌调节的不同环节如激素的合成、储备、分泌、运输、靶腺的反应性以及代谢发生了不同的变化。多数研究者认为，衰老进程的调节受制于下丘脑，由此逐步影响到内分泌各靶腺器官和机体的其他功能。

补肾益气方能明显延缓 23 月龄雄性大鼠下丘脑基底部 NE 和 DA 的含量的降低；健脾益气方也能延缓 NE 含量的降低。因而首次证明：补益中药对自然衰老的雄性大鼠下丘脑神经递质老年性变化有明显的延缓作用。同时，补肾益气方能提高23月龄雄性大鼠下丘脑基底部5－羟色胺（5－HT）和5－羟吲哚乙酸（5－HIAA）的含量，5－HIAA升高更为显著。而健脾益气方仅能提高5－HIAA的含量。说明补肾中药能对老年雄性大鼠下丘脑单胺类神经递质起作用。

③1991年的论文

• 《补肾对神经内分泌老化调节作用研究》

下丘脑是调控神经内分泌系统的重要器官，其单胺类神经递质对内分泌系统的调控作用已为许多实验研究所证实。在补肾与健脾药物验证对比研究中，发现老龄大鼠下丘脑TRH、LRH及下丘脑单胺类递质NE、DA、5－HT、5－HIAA出现不同程度的紊乱，补肾方药“寿而康”能有效改善老龄大鼠上述各项指标，健脾方药作用不明显，说明补肾药能改善下丘脑儿茶酚胺类神经元机能的老化，而健脾药则不明显。

• 《补益中药对老龄雄性大鼠下丘脑神经递质－性腺轴机能作用的研究》

本研究结果提示，老龄大鼠下丘脑机能的衰退可能是性腺轴机能衰退的主要原因；补肾药对老龄大鼠性腺轴机能的作用很可能是通过“改善”或“延缓”下丘脑或更高中枢调控机能的老年性变化来实现的。

④1995年的论文 《右归饮对皮质酮大鼠下丘脑单胺类递质含量以及体重饮食摄水的影响》

皮质酮大鼠下丘脑去甲肾上腺素、3，4二羟基苯乙酸、多巴胺、5－羟基引味乙酸、5－羟色胺等单胺类递质含量明显升高，体重增长严重受抑，每日饮食与摄水量显著减少；加用右归饮（10g/kg灌胃共14天）后能有效改善皮质酮大鼠的上述各项指标。提示：外源性糖皮质激素在抑制下丘脑－垂体－肾上腺轴（HPA）时可能激活中枢单胺类递质的合成与代谢和抑制体重增长，减少每日饮食摄水量；右归饮在改善皮质酮大鼠HPA轴抑制程度的同时，抑制其中枢单胺类递质的激活，保护下丘脑对饮食摄水的正常调节。

⑤1996 年的论文 《乌头碱对大鼠下丘脑促肾上腺皮质激素释放激素含量的影响》

选用温补肾阳代表性药物附子的主要成分乌头碱对正常大鼠下丘脑 CRH 形态与功能的影响，结果表明乌头碱腹腔注射的 3 个不同剂量组使下丘脑室旁核与正中隆起的 CRH 含量呈依赖性增高、免疫组化显示室旁核与正中隆起的神经元、神经纤维染色增多增深，进一步证明了温补肾阳药对下丘脑的特异性调节作用。

⑥1999 年的论文 《补肾、健脾、活血三类中药复方对脑室内注射白细胞介素 1 大鼠下丘脑单胺类神经递质变化的影响》

补肾的右归饮（由熟地 10g、怀山药 10g、仙灵脾 10g、枸杞子 10g、山萸肉 6g、附子 6g、肉桂 3g、炙甘草 3g 组成）能使因侧脑室注射（IL－1β）引起下丘脑匀浆液中去甲肾上腺素（NE）含量下降进一步明显降低；而健脾的四君子汤和活血的桃红四物汤则无明显变化。结论：补肾中药能增强下丘脑去甲肾上腺素神经元的活动，未能观察到健脾、活血中药有类似的作用。

2）补肾药是调节 NEI 网络的有效手段

①1991 年的论文 《补肾对神经内分泌老化调节作用研究》

本文从临床和实验两方面，观察了老年垂体－肾上腺皮质－淋巴细胞糖皮质激素受体各个水平的变化以及补肾方药对它们的改善作用。

综合分析，可以认为：a. 补肾延缓衰老在很大程度上是因为它能延缓老年神经内分泌功能的减退；b. 大鼠肾上腺皮质细胞体外培养实验证明，补肾作用广泛，对中枢以下各个环节也有直接的影响；c. 补肾能增强老年机体的功能储备，能加强神经内分泌系统与免疫系统的联系。因此，尽管其作用是多环节甚至是多途径的，但主要还是调节、整合，这正是中医药的特色和精华所在，今后进一步加强对以补肾为代表的整体调节疗法的研究，不但对阐明中医脏腑的本质及相应的治疗方法的机制有重要意义，而且对深入了解诸如神经－内分泌－免疫网络对机体的整合调节功能也不无帮助。

②1995 年的论文

- 《右归饮对皮质酮大鼠细胞免疫及细胞因子的影响》

肾上腺糖皮质激素（GC）是重要的免疫抑制剂。本项研究及我们以往的资料说明，GC 对 HPAT 轴的抑制可以为中医补肾名方右归饮所调整，与 CORT 组比较，右归饮组 T 淋巴细胞增殖反应与自然杀伤细胞活性明显增强；T 淋巴细胞诱生 IL－2、IFN－γ 水平显著升高；脾淋巴细胞数增多。与此同时，血浆 ACTH、CORT 含量升高；下丘脑室旁核 CRF 神经元及正中隆起 CRF 神经纤维及垂体前叶 ACTH 细胞等免疫组化染色加深，数量增多，肾上腺皮质束状带及胸腺萎缩现象得到改善。提示右归饮可以有效参与 HPAT 轴的调节。分析其作用的可能机理之一，我们认为右归饮有可能先作用于免疫系统，通过促进 T 淋巴细胞、自然杀伤细胞等以及由这些细胞产生的 ILs、IFN 等多种细胞因子，进而使下丘脑－垂体－肾上腺皮质轴低下状态得以改善。关于右归饮是在免疫细胞的受体（包括核受体）水平调整 GC 效应，还是通过影响免疫细胞跨膜信息传递而发挥作用的研究正在进行中。

- 《命门合剂对大鼠神经内分泌网络的影响》

命门合剂灌胃能有效地改善 CORT 对 HPAT 的抑制，$P < 0.01$。提示命门合剂可能是调节 HPAT 轴的有效方剂。

- 《补肾中药对大鼠生殖内分泌作用机理的研究》

补肾中药无论对雌性去卵巢大鼠，还是对雄性去睾丸大鼠的脑垂体都有一定作用。我们过去的工作还表明补肾中药能提高 18 月龄大鼠下丘脑 DHT 受体的亲和力；能延缓 24 月龄雄性大鼠下丘脑 NE、DA 的下降，能提高 24 月龄雄性大鼠下丘脑 5－HT、5－HIAA 的含量；能提高脑垂体 LH 单位含量、血清 LH 含量。这些实验结果可以给我们这样一个提示：补肾中药对神经内分泌系统的作用是广泛的，它的作用方式可能是一种多成分、多层次、多环节、多途径的综合反应。

③1996 年的论文 《补肾和健脾对免疫系统不同作用方式的研究》

无论 7 天或 14 天，健脾组的免疫系统均得到保护，而神经内分泌系统却未有明显作用，说明健脾药是对免疫系统的直接作用；补肾组虽 7 天实验尚未见对各系统有何影响，至 14 天实验才显示对神经内分泌免疫系统的全面作用。结论：补肾药是先作用于神经内分泌系统，而后才影响于免疫系统，亦即是作用于神经内分泌免疫网络的下行通路。

④1998 年的论文 《仙灵脾减轻外源性糖皮质激素抑制神经内分泌免疫作用的临床与实验研究》

补肾中药仙灵脾具有减轻外源性糖皮质激素副作用的神经内分泌免疫学效应。

⑤国内其他学者相关的一些研究

• 补肾中药对下丘脑 - 垂体促性腺机能的影响

沈皓等在《补肾中药对下丘脑 - 垂体促性腺机能的影响》一文中指出：

本实验显示，滋阴泻火中药对下丘脑 GnRH 周期性及紧张性分泌中心均有显著的抑制作用，不仅可明显抑制 GnRH 的蛋白表达，而且使 GnRH 的脉冲释放也显著减少；而益肾填精中药对下丘脑 GnRH 周期性及紧张性分泌中心均有显著的促进作用，可增加 GnRH 的含量。

本课题实验结果进一步表明，滋阴泻火中药还可抑制内侧基底下丘脑 NE 的释放，促进下丘脑视前区 DA、NPY 的释放，使下丘脑内侧视前区、弓状核、正中隆起部位 NPY 蛋白表达增加。这些神经递质及神经肽的变化均可能使下丘脑 GnRH 周期性分泌中心与紧张性分泌中心 GnRH 神经元的功能活动显著降低，GnRH 的合成与分泌明显减少，从而抑制下丘脑 - 垂体的促性腺机能。

益肾填精中药可使弓状核、正中隆起部位 NPY 含量降低，这可能引起下丘脑 GnRH 周期性与紧张性分泌中心 GnRH 神经元的功能活动的活跃，GnRH 的合成与分泌明显增加，从而促进下丘脑－垂体的促性腺机能。这可能是补肾中药有效地调整性早熟儿童青春发育进程的主要作用机制之一。

● 补肾填精药对慢性应急小鼠脑内神经递质及生殖机能的影响

唐怡等在《补肾填精药对慢性应急小鼠脑内神经递质及生殖机能的影响》一文中指出：

补肾填精药物既能调整脑组织中神经递质的含量，使神经内分泌系统能恢复正常，以治其本；又能直接改善生殖生理功能，消除抑制状态以治其标。因此在一定程度上可以认为补肾填精对本病的治疗是标本兼顾，以本为先。补肾填精中药对慢性应急小鼠神经内分泌的作用方式不同于激素治疗，是一种多成分、多层次、多途径的综合效应。

以上的这些科学实验支持肾与神经内分泌免疫网络存在本质联系的观点。因此，我们可以把神经内分泌免疫网络的相关内容融入中医学科学理论体系。

3.2 肾－分子细胞调控网络

中医科学本质上仍属于生命科学，因此，中医科学要适应现代科学的发展大趋势，就必须要与现代生命科学交叉融合，挖掘分子细胞生物学与中医的内在联系，并在此基础上发展中医药理论的合理内核。

对于中医调控体系而言，如何从基因组学中切入呢？关键在建立“实验体系”，这种实验必须是以基因组学技术为手段，并“以基因的表达为指标，以基因产物的功能修饰为主要研究方向”。从中医学的角度看，其中的“一个突破口”是“以药测证”。中医传统一向着重于从证效关系来判别辨证的正确与否，也就是以药物验“证”。我们要把中医传统临床的方法，推广为一种实验的科学方法，并称之为“以药测证”的方法。由于“证”是一种功能态，它的治疗在于“调节”其偏盛偏衰，对证的定位就着重在找到“调节失衡的发病部位”以及“方药的主要调节点”。这样不仅找到证的网络基础，也找到了相应的药（方）可以调节的网络。因此，我们把建立在基因组学基础上的“以药测证”实验方法定义为：

定义（基因组学基础上以药测证实验方法）：以基因组学技术为手段，研究“证”的基因表达谱，研究用相对于“证”的药（方）作用后而引起基因表达谱的差异。

通过以药测证的实验，我们可以获取大量的数据。对这些数据的深入分析研究，则有可能找到证的调控中心及其所属众多分子网络，即同时找到了可以用相应药作用的“调控中心及其所属众多分子网络”。而这样的“调控中心及其所属众多分子网络”就可以归属于中医调控体系。如果在此基础上，结合相关的中医理论与生命科学（或现代医学）做进一步的深入研究工作，或许能概括出中医分子细胞调控理论。

例如，用补肾中药复方或淫羊藿及其提取物总黄酮（EF）能调节的分子网络皆可归于中医肾－分子细胞网络。而进一步的研究将是建立中医肾－分子细胞调控理论。

由于沈自尹院士已经得出了肾与神经－内分泌－免疫网络存在本质联系的结论。因此，我们不仅可以把神经－内分泌－免疫网络的相关内容融入中医药学科学理论体系，而且要在肾－神经－内分泌－免疫网络学说指导下，利用现代生命科学与现代医学的相关知识，通过以药测证的科学实验而构建肾－分子细胞调控网络。下面是对沈自尹院士等有关研究的整理。

3.2.1 肾虚证下丘脑－垂体－肾上腺皮质－胸腺轴基因调控网络

3.2.1.1 肾虚证所具有特征性的有序的基因网络调控路线图谱

沈自尹院士等在长时期科学研究的基础上，总结了从细胞内的小的信号转导通路组成的网络到中等的下丘脑－垂体－肾上腺－胸腺（HPAT）轴网络和涵盖全身，联络多个重要系统的大的神经－内分泌－免疫（NEI）网络，提出人体受到外界干预而形成的“病”或“证”，亦都是以众多的分子网络变化为基础。描绘了信号转导通路的方式、能力、研究信号转导通路变化的方法，提出“以药测证”是按系统生物学方法研究证的干预手段。沈自尹院士等采用补肾复方以药测证发现肾阳虚证涵盖着NEI调节网络，而且直接作用于NEI网络的调控中枢下丘脑。采用从补肾复方中提取的有效组分——淫羊藿总黄酮（EF），发现它通过NEI网络的下行通路激活免疫系统，能激活生长激素轴、性腺轴、淋巴细胞凋亡3个方面的网络机制发挥分子网络效应；也观察到EF调控基因网络表现出多种多样的方式，在淋巴细胞凋亡和增殖的网络机制中重塑对立的凋亡相关基因及增殖相关基因平衡；能汇聚与整合共刺激分子、转化生长因子及多个原癌基因，成为启动促增殖、抗凋亡的上游因子网络；使NIK/IKK/IκB/Rel/NFκB信号转导通路中对立的IκBα与NFκB同时升高，既维持NFκB适度升高，又保证NFκB呈强者态势发挥其分子调控网络中的枢纽作用，并由此观察到肾虚证HPAT轴上有序的基因网络调控路线图谱。于2005年提出肾虚证所具有特征性的有序的基因网络调控路线图谱（图2－1）。

3.2.1.2 以药测证对肾虚证基因网络和信号转导的研究

分子生物学的研究证实，细胞内存在着受体介导的多种细胞信号转导通路，这些通路之间存在着复杂的相互作用，形成了一个个细胞信号转导通路组成的网络系统。生物有机体是由无数个大大小小、由众多小节点（蛋白质、RNA、DNA、小分子）组成各种各样，如规则的、随机的、复杂的网络所构成。因此，人体受到外界干预而形成的“病”或“证”，亦都是以众多的分子网络变化为基础。

（1）以药测证观察分子网络调控规律

1977 年 Basedovsky 首次提出体内存在 NEI 网络的假说，现已证实神经内分泌与免疫系统之间存在双向信息传递机制，并拥有一套共同的化学信息分子与受体，使这三个系统之间得以相互交通和调节，呈现多维立体网状的联系。我们在肾阳虚证的研究中，采取以药测证，用补肾方在模拟肾阳虚证的皮质酮大鼠模型上，观察了以下丘脑为调控中心的 NEI 网络中 HPAT 轴的变化，证明肾阳虚证是涵盖着 NEI 调节网络，而且直接作用于 NEI 网络的调控中枢——下丘脑。

随后，我们进一步在模拟肾虚证的自然衰老大鼠模型上，采用补肾药淫羊藿总黄酮（EF）进行以药测证，摘取下丘脑、垂体、肾上腺、脾淋巴细胞，并用 Affymetrix 公司的大鼠基因芯片，研究老年大鼠 HPAT 轴的基因表达谱，结果显示：①EF 上调多种神经递质受体的表达，通过 NEI 网络的下行通路激活免疫系统；②还通过生长激素轴、性腺轴、淋巴细胞凋亡三个方面的网络机制发挥分子网络效应；③EF 在淋巴细胞凋亡和增殖的网络机制中重塑对立的凋亡相关基因及增殖相关基因的良性互动并重塑基因平衡。我们从有效的多个补肾复方中筛选出对 HPAT 轴最具效应的淫羊藿有效成分——EF，虽然它不能代表补肾的全方效应，但可针对病或证的某个方面（甚至是主要方面）作为药靶以发挥更为高效且专一的效应。

（2）对于核因子 NFκB 信号转导通路的研究

在 EF 调控老年大鼠淋巴细胞基因表达谱中还看到 NFκB 显著上调。NFκB 是一组重要的快反应多向性核转录调节因子，集抗凋亡、促增殖、调节免疫效应于一身，为多种信号转导途径的联结点，在分子调控网络中处于枢纽地位。

NFκB被激活时，首先启动NIK（NFκB induciblekinase），使得IKK（IκB kinase）被诱导激活，进而导致IκB（inhibitor of NFκB）发生磷酸化和降解，由于NFκB通常与其对立的因子IκB结合为复合物限制了NFκB向核内移动，IκB的降解使得NFκB与IκB解离，游离的NFκB迅速从细胞质移位到细胞核，结合到靶基因的同源DNA结合位点，从而启动靶基因转录发挥其生物学功能。这样NIK/IKK/IκB/Rel/NFκB成为NFκB的主要信号转导通路。

为观察EF对NFκB的作用强度，采用包含96个NFκB相关基因表达的专用基因芯片，分别检测老年大鼠对照组、EF组、PDTC（NFκB阻断剂组）、PDTC加EF组和年轻大鼠组的NFκB相关信号差异表达。结果显示年轻大鼠NIK/IKK/IκB/Rel/NFκB信号转导通路及相关成员与老年对照组比较有较多的上调，达39/96个基因。EF用药组与老年对照组比较，NIK/IKK/IκB/Rel/NFκB信号转导通路及相关成员则普遍上调，达73/96个基因，证实了EF对于NFκB家族成员具有很强的调控能力。在一般情况下，IκBα降解才导致NFκB活化，但本组IκBα却与NFκB家族成员同时升高，原因可能是由于NFκB持续激活后对IκBα反馈式的上调作用，从而抑制NFκB过度活化，使得NFκB活性维持在较为适度的范围。这是信号整合能力以发挥其最佳效应。

对另一组PDTC阻断后，NIK/IKK/IκB/Rel/NFκB通路及相关成员仅有9/96个基因上调，说明PDTC对NFκB活性抑制作用成立。而经用EF再行PDTC阻断后，又可见到相当多NIK/IKK/IκB/Rel/NFκB通路及相关成员，仍有47/96个基因上调。证明EF对该信号转导途径的激活，具有很高的强度。分析EF仍能发挥作用的另一原因，PDTC虽是一种有效的NFκB抑制剂，但其阻断作用并不完全，鉴于EF具有多靶点的作用，很有可能通过激活网络中其他信号转导途径，促使 NIK/IKK/IκB/Rel/NFκB 通路仍能处于活化状态，从而发挥免疫调控作用。

（3）结语

中医是用自然的系统概念考察人体的变化，一向着重于证效关系来判别辨证的正确性，也就是“以药测证”，这就提供了一个研究证的干预手段。我们以临床疗效为基础，从有效的多个补肾复方中筛选出最具效应的单味药——淫羊藿，又从淫羊藿不同成分中找到对 HPAT 轴的有效成分——EF，虽然它未必代表补肾的全方效应，但可针对病或证的某个方面（甚至是主要方面）作为药靶以发挥更为高效且专一的效应，而且可以用这高效的 EF 以药测证，在两种不同的机体状态（老年对照组与 EF 用药组）的比较中，深入细致地了解肾虚证微观内涵——基因网络与信号转导通路的动态变化，如 EF 汇聚与整合共刺激分子、转化生长因子及多个原癌基因成为启动促增殖、抗凋亡的上游因子网络。还有 EF 在下调促凋亡基因的同时上调抗凋亡；在下调抗增殖基因的同时上调促增殖基因，使得这些对立的基因整合到向有利于增殖与凋亡平衡的一个方向进行。又如 EF 使 NIK/IKK/IκB/Rel/NFκB 信号转导通路中对立的 IκBα 与 NFκB 同时升高，既可维持 NFκB 适度升高，又保证 NFκB 呈强者态势发挥其分子调控网络中的枢纽作用。从而呈现肾虚证所具有特征性的有序的基因网络调控路线图谱，并由此来认识与“证”相关的生命活动的一些规律。

这样，以药测证对肾虚证基因网络和信号转导通路的研究内容为前提提出“证”的新概念：“证是一种有机综合的功能态，由一个调控中心及其所属众多分子网络所构成，作为对外界反应与自我调节的基础”，逐步积累中医药学与现代生命科学相交融的资料。

3.2.2 肾虚证分子细胞调控网络

3.2.2.1 以药测证绘制肾虚证两大基因网络调控路线图谱

沈自尹院士在《以药测证绘制肾虚证两大基因网络调控路线

图谱》一文中指出：本研究的目的是研究肾虚证基因网络调控的路线和规律。其方法为选择青年组（4 月龄）、老年组（24 月龄）、淫羊藿总黄酮（EF）治疗组 SD 大鼠，取全面反映肾虚的 7 个组织下丘脑、垂体、肾上腺、淋巴细胞、骨骼、肝脏、肾脏，采用 Affymetrix 公司的大鼠全基因组芯片再次重复肾虚证基因表达谱差异研究。结果老年大鼠下丘脑、垂体、肾上腺（HPA 轴）显示神经递质 γ - 氨基丁酸（GABA）、促性腺激素释放激素（GnRH）、促甲状腺激素释放激素（TRH）与促甲状腺激素（TSH）、生长激素释放激素受体（GHRH）、胰岛素样生长因子及结合蛋白（IGF，IGFBP）；淋巴细胞显示与细胞生长相关的生长因子相关蛋白（GFRP），与免疫调节相关的 IFN - γ、IL -4、IL -6 等；骨骼显示甲状旁腺（PTH）、降钙素（calcitonin）与骨基质相关的前胶原、胶原、结缔组织生长因子等；肝脏显示氧化磷酸化相关的细胞色素 Cytochrome P450、NADH 脱氢酶，与蛋白质代谢相关的谷氨酸脱氢酶（Glutamate dehydrogenase），与糖代谢相关的葡萄糖 -6 - 磷酸酶（G -6 - Phos - phatase）均为低表达。EF 作用后，可见老年大鼠 7 个标本低表达的基因几乎全部上调，此外还有大量与衰老机理相关的基因明显上调。包括 HPA 轴的神经递质如GABA，激素如 GnRH，细胞周期相关基因如 CyclinB，免疫调节相关基因如 NFκB105；淋巴细胞与生长调节相关的基因如 GFRP，免疫调节相关的基因如 IFN - γ；骨骼的甲状旁腺、降钙素、IGF、前胶原、胶原、GnRH、Progesterone 等；肝脏的大量代谢相关的基因如 Cytochrome P450、NADH 脱氢酶；肾脏的代谢相关基因及钠、氨通道等基因。我们的结论是，通过以药测证，发现肾虚证大鼠模型存在神经 - 内分泌 - 免疫以及神经 - 内分泌 - 骨代谢两大基因调控路线的紊乱，补肾能纠正该网络功能低下。

沈自尹院士等在长时期科学研究的基础上于 2006 年提出肾虚证两大基因网络调控路线图谱。（图 2 -2）

3.2.2.2 科学论证肾虚证分子细胞调控网络（按论文发表时间表排序）

（1）1997 年的论文：补肾健脾活血三类复方对下丘脑－垂体－肾上腺－胸腺轴及 CRF 基因表达的影响

唯有补肾药可通过提高下丘脑 CRF mRNA 表达来保护 HPAT 轴免受外源性皮质酮的抑制；健脾药对免疫系统有直接的促进作用；而活血药对 HPAT 轴无任何影响。结论：药物对肾阳虚证的主要调节点定位在下丘脑。

（2）1999 年的论文：补肾与活血复方调节老年鼠 T 细胞凋亡的对比研究

我们比较分析了补肾（药物组成为附子、肉桂、熟地、山茱萸、山药、仙灵脾、茯苓、炙甘草等组成）、活血两类复方对老年大鼠抗 CD3 单抗诱导 T 细胞凋亡的干预作用。研究发现，长期使用活血复方后，抗 CD3 单抗诱导 T 细胞凋亡的百分率仍高达 43.4%，而补肾复方组这种 T 细胞凋亡比例则明显降低，表明只有补肾复方可以下调老年大鼠激活诱导的 T 细胞凋亡，活血复方则无此效应。鉴于以药测证是验证中医理论的强有力手段，因此，本次研究提示，尽管血瘀也是衰老的重要因素之一，但激活诱导的 T 细胞过量凋亡主要与肾虚密切相关。这一结果为肾虚→老年期激活诱导 T 细胞过量凋亡→T 细胞功能减退这一假设提供了实验依据，同时部分解释了临床补肾延缓衰老的免疫学机制。

（3）2000 年的论文：补肾复方下调老年大鼠激活诱导的 T 细胞凋亡

本次研究还发现老年大鼠经补肾益寿胶囊（补肾益寿胶囊由制首乌、黄精、人参、枸杞子、仙灵脾、灵芝等组成）喂养 6 个月后，激活诱导的 T 细胞凋亡比例虽然仍高于年轻大鼠组，但明显低于老年大鼠对照组，说明补肾益寿胶囊尽管不能完全阻断抗 CD3 单抗对 T 细胞凋亡的诱导作用，但能降低老年大鼠 T 细胞对激活诱导凋亡的敏感性。鉴于肾虚衰老是中医经典衰老学说之一，补肾益寿胶囊是根据衰老的肾虚原理所建立的补肾复方，因此这一结果提示下调激活诱导的老年 T 细胞凋亡可能是补肾延缓衰老的免疫学机制之一。此外，本次实验在大鼠老年前期即开始用药，持续用药时间较长，较为符合机体肾气由盛至衰这一生理节律，为临床上设计合理的抗衰老方案提供了有价值的线索。我们尚不清楚补肾益寿胶囊下调老年大鼠 T 细胞凋亡的分子细节，考虑到 Fas/FasL 是介导成熟 T 细胞凋亡的重要基因，这两个基因的高表达是老年期 T 细胞过量凋亡关键所在，补肾益寿胶囊是否通过改变 Fas/FasL 的表达而调节激活诱导的 T 细胞凋亡，将是一个十分值得深入研究的问题。

（4）2002 年的论文：

1）补肾法延缓免疫衰老的临床与实验研究

此次观察到两个补肾复方均能下调老年大鼠促凋亡 FasL 基因的表达，而 Fas 基因未见变化，这一事实重复了我们以前的结果。

尽管活血复方也可下调 $TNFR_1$ 的转录水平，但是对于老年大鼠 T 细胞的过度凋亡无明显改善。以药测证本是验证中医学理论的强有力手段，因此，本研究进一步证明在老年大鼠采用激活诱导的 T 细胞过度凋亡与肾虚密切相关，也就是说衰老是生理性肾虚。补肾复方下调促凋亡基因 FasL 与 $TNFR_1$ 的转录从而下调老年时过度的 T 细胞凋亡是补肾法所特有的调控模式，也是补肾延缓免疫衰老的重要途径。

进一步分析补肾、活血两类复方的效应发现，活血复方组 Fas、FasL 基因的 mRNA 水平与老年组比较差异无显著性意义，表明老年大鼠 Fas、FasL 基因的高表达均不能被活血复方下调。而 Fas、FasL 基因对补肾复方则有不同的反应：两个补肾复方组的 Fas 基因 mRNA 水平与老年组差异无显著性意义，但 FasL 基因的 mRNA 水平均低于老年组。因此，老年大鼠 FasL 基因的高表达可在一定程度上被补肾复方下调。鉴于在体内 Fas、FasL 介导的 T 细胞凋亡过程中，FasL 是传递死亡信息的重要分子；同时，本次研究中各组T细胞与既往研究细胞凋亡时的T细胞同步取自相同的个体；因此，本次结果表明，对FasL基因转录的负调控作用，是补肾复方下调老年大鼠T细胞过度凋亡的分子机理之一。此外，我们曾报道补肾、活血两类复方对老年大鼠T细胞凋亡的效应不同，本次研究则发现，两个补肾复方对老年大鼠FasL基因均有一定的负调控效应，而活血复方则不能。这一结果不仅从基因水平上为这两类复方功效的差异提供了解释，也进一步为肾虚与老年T细胞过度凋亡相关的推断提供了依据。

2）补肾方对老年人T细胞凋亡相关基因群转录的调控模式研究

补肾组T细胞凋亡率比安慰剂组明显降低（$P<0.01$），FasL、$TNFR_1$基因mRNA表达明显降低（$P<0.05$），bcl-2基因mRNA表达显著增高（$P<0.05$）。结论：补肾方对老年人T细胞部分促凋亡基因的转录具有负调控作用，同时上调抗凋亡基因的转录，这种协同作用模式是补肾方下调老年人T细胞过度凋亡的分子机制之一。

3）补肾与健脾复方调节皮质酮鼠T细胞凋亡的对比研究

我们的实验结果表明，两个补肾复方都可以显著下调皮质酮鼠T淋巴细胞的过度凋亡，而对照的健脾组则不能。因此，进一步阐明了补肾药物改善皮质酮鼠T淋巴细胞功能的作用机制，亦说明老年大鼠模型与皮质酮鼠模型在T细胞凋亡方面具有一定的共性。

（5）2003年的论文：

1）淫羊藿总黄酮对应一个药靶的探索过程

鉴于两个补肾复方（右归饮和补肾益寿胶囊）仅淫羊藿为共有，故本研究以皮质酮大鼠为模型，设EF与两个补肾复方及健脾复方进行比较。结果表明，EF与两个补肾复方对于皮质酮大鼠T细胞过度凋亡均有明显下调作用，而且在下调促凋亡FasL、$TNFR_1$基因的mRNA表达，上调抗凋亡Bcl-2基因的mRNA表达，及降低凋亡启动酶 Caspase8、执行酶 Caspase3 的活性方面都具有完全相同的调节方式。由此看到 EF 在 T 细胞凋亡及其基因调控过程中，可以代表补肾复方保护神经内分泌免疫系统拮抗外源性激素对 T 细胞的抑制，对撤除激素或减轻激素的不良反应有其良好的应用前景。

（6）2004 年的论文：

1）淋巴细胞基因表达谱揭示淫羊藿总黄酮重建衰老免疫稳态的分子机制

本研究进一步采用全基因组分析的基因芯片技术观察到老年大鼠淋巴细胞增殖与凋亡基因表达失衡，而淫羊藿总黄酮恰是在老年大鼠基因表达谱的基础上，表现为逆转了功能对立的各个增殖与凋亡调控基因的表达，从而重塑基因表达的平衡，体现出淫羊藿总黄酮重建衰老免疫稳态的分子机制及作用规律。同时淫羊藿总黄酮所具有的多基因调控优势可避免单个基因强行干预延缓衰老所存在的弊端。因此，我们这一研究是从多基因研究到基因表达谱的延伸，不仅丰富了对药物作用机制的认识，同时为今后的研究奠定了良好的基础。

2）EF 延缓 HPAT 轴衰老的基因表达谱研究

本研究以青年大鼠、老年大鼠及 EF、补肾、活血分为 5 组，各组均取下丘脑、垂体、肾上腺、淋巴细胞为样本，采用假阳性 <1% 的 Affymetrix 公司的大鼠基因芯片，每张芯片点有 8784 条基因，如此共投入 20 张，在全基因组范围内进行多组间、多层次的比较。

在比较 EF、补肾、活血对老年大鼠 HPAT 轴的作用，下丘脑可见三组药物都使多种神经递质上调，但对整个 HPAT 轴的下续作用结果有明显的不同。EF 在下丘脑，除了有如此众多的 DaDIR、DaD2R、αlER、GABA - AR、GluR、5 - HT1R 神经递质受体，还有 GH 显著上调，已知 GH 是受这 6 种神经递质的调节，多种神经递质的共同释放可起协同作用。以此为启动因素激发

GH 以及垂体 - 肾上腺 - 皮质轴上各种激素或因子的上调。在垂体，可见促性腺激素和性激素以及和 GH 相关 PRLR、IGFBPS 显著上调，SS 显著下调，在肾上腺也有性激素的显著上调。在淋巴细胞可见 NPY 显著上调，其功能可促进淋巴细胞的增殖与抗凋亡，而作为细胞增殖、细胞凋亡的上游因子 TGFβ 显著上调，可能由此诱导一系列免疫效应及调节因子上调，在下调促凋亡基因的同时，上调抗凋亡基因，在下调抗增殖 Rb 基因的同时上调促增殖基因。结合我们曾发现 EF 对皮质酮大鼠显著下调 T 淋巴细胞凋亡率的同时，下调促凋亡基因 FasL、$TNFR_1$，上调抗凋亡基因 Bcl - 2，并显著降低凋亡相关酶 Caspase8、Caspase3 的活性，从而重塑基因的平衡。这样就体现出 EF 之所以能延缓免疫衰老，在于其重建衰老免疫稳态的分子机制。

联系我们在补肾和健脾对免疫系统的不同作用方式的研究，结果显示补肾药是先作用于神经内分泌系统，而后才影响免疫系统，即作用于 NEI 网络的下行通路。

联系我们观察到补肾益寿片提高老年人（男性）血清睾酮，提高老年大鼠下丘脑双氢睾酮受体亲和力、下丘脑 - 垂体 - 性腺轴以及免疫功能，由于 GH、PRL 属于免疫增强类神经激素，亦都能促进淋巴系统功能，可见 EF 在 HPAT 轴上延缓多种衰老表现的交叉并综合的机制。

本实验不但证实了衰老时 HPAT 轴的这三个方面明显受损，而且从 EF 能广泛而有效调动的基因群中可以分辨出除了作为启动的众多神经递质和神经肽，还有如 GH、IGFs、GnRH、TGFβ、NFκB 等关键基因，为阐明 EF 延缓衰老的分子机理提供科学依据。

3）补肾及健脾复方对皮质酮大鼠 T 细胞凋亡信号相关基因群调控模式的对比研究

对照的四君子汤仅能上调 Bcl - 2 及 cIAP2 基因的转录，而对 T 细胞凋亡却无显著下调作用。提示皮质酮大鼠 T 细胞对激活诱导的细胞凋亡易感性增高是其 T 细胞数量减少及功能低下的重要分子机制；两个补肾复方下调高表达的促凋亡基因与上调低表达的抗凋亡基因的协同作用是补肾法特有的对 T 细胞凋亡的调控模式。

两个补肾复方都可显著下调 FasL、$TNFR_1$ 基因的转录，并降低 caspase－8、caspase－3 活性，改善 T 细胞过度凋亡。基于上述研究背景，我们对下丘脑－垂体－肾上腺－胸腺轴受抑制模型——皮质酮大鼠 T 淋巴细胞凋亡情况及凋亡相关基因群表达进行了研究，并对比观察了补肾、健脾复方对 T 细胞凋亡及其相关基因群表达的干预作用，结果表明，老年大鼠与模拟肾阳虚证的皮质酮大鼠在 T 细胞凋亡及相关基因群表达方面具有基本一致的模式，且初步表明补肾复方在调控 T 细胞凋亡方面具有协同干预促凋亡及抗凋亡因素的作用模式。

4）补肾延缓衰老——从单基因到多基因的调控研究

补肾方能有效降低老年大鼠和老年人 T 细胞的过度凋亡，而这种作用是补肾方对各个相关基因综合调控的结果。为肾本质和中药延缓衰老的研究提出了新的思路。

5）补肾法调节肾阳虚证 T 细胞凋亡的规律——重塑基因平衡

归纳以往三项实验所见，无论反映肾阳虚证的皮质酮大鼠或老年大鼠、老年人，都表现有 T 细胞过度凋亡，并有上调的凋亡级联反应，而且促凋亡基因高表达，抗凋亡基因低表达。温补肾阳复方可以下调促凋亡基因、上调抗凋亡基因，同时下调凋亡级联反应；而对照的健脾、活血复方均无此作用。显示温补肾阳复方调节肾阳虚证 T 细胞凋亡是通过对于促凋亡、抗凋亡基因之间的协同与整合，重塑基因平衡。

补肾复方是通过调节多基因中促凋亡、抗凋亡基因对立的双方，通过协同与整合，重塑基因平衡，使得大、小网络调控总效应对中药的应答沿着一个方向进行。亦可看出中医药不是改变基因的结构，而是从修饰基因的功能着手，而且在调节基因失衡方面有一定的规律可循。

（7）2005 年的论文：

1）系统生物学和中医证的研究

研究结果提示：在“肾虚证”状态时，HPAT 轴上出现了众多分子网络调控规律，表现为：①EF 上调多种神经递质受体的表达，通过神经－内分泌－免疫网络的下行通路激活神经内分泌和免疫系统。②EF 还通过生长激素轴、性腺轴、淋巴细胞凋亡 3 个方面的网络机制发挥分子网络效应。③EF 在淋巴细胞凋亡和增殖的网络机制中重塑凋亡相关基因及增殖相关基因的良性平衡。由此我们提出“证”的新概念：“证是一种有机综合的功能态，由一个调控中心及其所属众多分子网络所构成，作为对外界反应与自我调节的基础”，补肾中药可以对此进行调整。正如美国加州理工学院新近创造了一种“基因调控网络”模型，以此可以解释海胆的胚胎发育不是单个基因，而是一种基因网络式的调控。这一原理同样适用于人类在发育或衰老时无数种不同类型细胞的调控方式和规律，也间接佐证了我们对“肾虚证”（衰老）提出的分子网络调控概念。

2）从分子水平研究补肾法对性早熟与衰老的调控规律

沈自尹院士等在临床上观察到，用滋阴泻火药可缓解性早熟患儿 HPO 轴的功能亢进。当患儿到达青春期，改用温肾填精药则可使 HPO 轴的功能重新活跃，说明这两类中药对性早熟患儿的 HPO 轴功能具有双向调节作用，可起到调整其青春发育进程的作用。

进一步探讨两类中药对下丘脑－垂体促性腺机能的调节规律，结果显示，滋阴泻火药可抑制兴奋性氨基酸递质的释放而促进抑制性氨基酸递质、神经肽 Y 和 β－内啡肽的释放，使下丘脑 GnRH 神经元的功能活动降低，GnRH 的基因表达下调，GnRH 的合成及分泌减少，从而明显抑制下丘脑－垂体的促性腺机能。而温肾填精药则可抑制神经肽 Y 的释放，使下丘脑 GnRH 神经元的功能活跃，GnRH 的基因表达上调，GnRH 的合成及分泌增加，从而明显促进下丘脑－垂体的促性腺机能。说明这两类补肾中药可通过对神经内分泌调节机制的双向作用，调整下丘脑－垂体－性腺轴的功能活动。

沈自尹院士等在临床上观察到，用滋阴泻火药可使性早熟患儿血清胰岛素样生长因子1（IGF－1）的水平下降，并明显抑制其成骨细胞过度亢进的功能活动，血清骨钙素（BGP）水平降低，使骨骼的线性生长减慢、成熟延缓，从而可防止骨骺的过早融合并改善其最终身高。而温肾填精药则可使患儿血清 IGF－1 水平上升，并可使其成骨细胞的功能活动重新活跃，血清 BGP 水平升高。说明这两类补肾中药对成骨细胞的功能活动具有双向调节作用，可明显改善患儿的骨骼发育及最终身高。

在促进骨骼线性生长过程中，GH 起着关键的作用，GH 却受下丘脑 SS 的调控。为探讨两类中药对下丘脑－垂体促生长的调节规律，采用下丘脑及垂体原位杂交及免疫组化方法，结果显示滋阴泻火药可使 SS 基因表达、蛋白表达水平显著上调，GH 的基因表达、蛋白表达显著下调；温肾填精药的作用恰恰相反，可使 SS 基因表达、蛋白表达水平显著下调，GH 的基因表达、蛋白表达显著上调。说明这两类补肾中药可在转录水平双向调节下丘脑 SS 及垂体 GH 的基因表达。从性发育和骨骼发育两个发面来看，两类性质相反的中药对青春发育不同阶段中枢相关基因和蛋白质均有双向调节作用。

3）EF 调控老年大鼠淋巴细胞基因表达谱中凋亡相关信号分子表达的研究

本研究观察到 EF 除了使老年大鼠上调抗凋亡基因表达的同时下调抗增殖基因的表达；上调促增殖基因表达的同时下调抗增殖基因的表达，重塑基因表达良性平衡之外，还使得多种免疫调节因子表达上调，在促进免疫相关基因中有三个在细胞凋亡与细胞增殖中起诱导作用的上游因子值得注意。

转化生长因子 TGF－β 本身就具有诱导某些细胞的凋亡反应，又能增强某些细胞的抗细胞凋亡作用，这种显而易见的矛盾性质是被机体按其需求利用。当老年大鼠由于 EF 的干预而呈现逆转促凋亡而有抗凋亡的趋势，TGF－β 的显著上调就作为调节细胞凋亡过程的上游因子，而成为促增殖、抗凋亡的另一个信号转导的重要途径。

细胞内存在着受体介导的多种细胞信号传导通路，这些通路之间存在着复杂的相互作用关系。一种信号可以激活一种以上的受体，产生多种效应；有时也会刺激两类功能对立的受体，细胞的最终命运取决于这两种相反信号的强度和力量的对比，如本研究中 EF 同时激活原癌基因和抑癌基因，却是以原癌基因为主导加强促增殖抗凋亡的作用；另一方面不同信号可以在信号通路中发生汇聚，细胞具有分检信号、合并同类信号，使不同信号共同做出最有利于细胞发挥功能的效应，这种细胞对信号的整合能力反映了调控的整体性。如本研究观察到经过 EF 激活的 CD28、TGF－β 及甚多的原癌基因都被整合而汇聚一起，发挥其促增殖、抗凋亡信号传导上游因子的作用。还有 EF 在下调促凋亡基因的同时上调抗凋亡基因；在下调抗增殖基因的同时上调促增殖基因，使得这些基因向有利于增殖与凋亡平衡的一个方向进行，则又是另一种信号转导模式。通过 EF 在老年大鼠淋巴系统形成的基因表达差异谱中，既反映 EF 的多靶点作用，亦揭示了启动淋巴细胞凋亡的过程中有多种多样的信号传导模式与规律。

4）淫羊藿总黄酮（EF）对老龄大鼠 Th1、Th2、Th3 细胞的调节作用

本研究结果也显示，衰老状态下（27 月龄大鼠），脾淋巴细胞过度凋亡，Th1、Th2、Th3 类细胞因子均比青年对照组显著增高，并呈 Th2、Th3 类细胞因子优势应答。说明本实验老年大鼠存在 Th1 细胞向 Th2 细胞极化偏移现象，Th3 对 Th1 过度抑制，

没有充分发挥对Th1－Th2间的比例失调的校正调节作用，提示：本组老龄大鼠的Th1、Th2、Th3类细胞因子之间的平衡网络失调，从而确证本实验免疫衰老模型的成立。

本研究用EF干预老年大鼠后，可以明显抑制淋巴细胞过度凋亡，降低Th1、Th2、Th3类细胞因子表达，使Th1、Th2、Th3类细胞恢复相对平衡状态。另外，本实验对核转录因子κB（NFκB）信号途径用NFκB抑制剂PDTC进行了阻断做对照（NFκB在调节机体免疫功能发挥枢纽作用，本研究前期结果已证实EF可通过激活NFκB而实施免疫调控）。比较研究免疫功能强抑制后，EF是否仍然能够调节Th1、Th2、Th3类细胞免疫网络的作用。结果发现NFκB通路抑制后，Th1、Th2、Th3类细胞因子间的平衡关系愈加紊乱，表达趋势与OM近似，而EF的干预仍能不同程度下调Th1、Th2、Th3各组细胞因子表达，使其组内Th1－Th2达到相对平衡，进一步佐证了EF可以校正Th1、Th2、Th3类细胞因子之间的极化偏移状态，重塑Th1、Th2、Th3细胞因子网络的良性平衡，从而有效调控免疫衰老。

（8）2006年的论文：

1）基因表达谱揭示淫羊藿总黄酮对皮质酮大鼠肾上腺皮质再生的调控机制

本实验首先采用组织学检测发现，长期应用糖皮质激素，肾上腺皮质细胞数量减少，可见核碎裂、浓缩的细胞，应用EF后，肾上腺皮质细胞上述现象改善，并可见处于分裂相的细胞，与以前的研究结果相一致。细胞周期可依次分为G_1、S、G_2、M期，在S期细胞的遗传物质DNA倍增，在M期细胞由一个细胞分裂为两个子代细胞，通过这样一个连续性的过程，细胞的数量得以增高。我们分离肾上腺皮质细胞，检测其细胞周期分布，结果皮质酮可使肾上腺皮质细胞周期停滞于G_0/G_1期，EF治疗后G_0/G_1期细胞比例下降，G_2/M期细胞比例上升，表明EF能减少皮质酮导致的细胞周期G_1期阻滞，促使细胞进入分裂的时相，由此组织学和细胞学水平的研究均提示 EF 促进肾上腺皮质细胞再生。

HPA 轴受抑状态时，内源性皮质激素合成不足，我们在分析基因表达谱数据时，发现 EF 能大量上调类固醇合成相关的酶类基因，表明 EF 能增强 HPA 轴受抑大鼠内源性类固醇的合成。

本研究表明 EF 能促进细胞周期，增加细胞分裂增殖；上调众多类固醇合成酶的表达，促进内源性皮质激素的合成；减轻 HPA 受抑大鼠肾上腺皮质细胞过度的细胞凋亡，从而促进萎缩的肾上腺皮质再生，改善 HPA 轴受抑状态，发挥其有利于激素撤除的功效。

2）淫羊藿总黄酮经由核因子 κB 相关信号转导途径调控免疫衰老机制

本实验的目的是探讨淫羊藿总黄酮（EF）经由核因子 κB（NFκB）家族相关信号转导途径调控免疫衰老的有效机制。结论：EF 可抑制老年大鼠脾淋巴细胞过度凋亡、激活老年大鼠 Rel/NFκB/IB/IKK 及其相关信号转导途径，最终经由 IBε、IBα 的调节，使 NFκB 在适度范围上调，这可能是 EF 重建 T 淋巴细胞凋亡平衡免疫稳态、延缓免疫衰老的重要机制。

3）淫羊藿总黄酮拮抗皮质酮大鼠肾上腺皮质细胞凋亡的研究

细胞凋亡是由基因表达控制的程序性死亡过程，本研究显示皮质酮诱导的肾上腺皮质过度细胞凋亡为下调上述抗凋亡基因表达，使凋亡相关基因网络向促凋亡的方向发展的结果。

EF 作用后，肾上腺重量指数部分回升，反映 EF 有防止皮质酮诱导的肾上腺皮质萎缩的作用。为观察 EF 对皮质酮诱导的过度细胞凋亡的影响，笔者采用 PI 染色流式细胞术定量检测细胞群中细胞的凋亡率，同时采用末端转移酶介导的 X - dUTP 缺口末端标记法原位细胞凋亡检测，该方法具有敏感、特异并能在组织原位显示。本研究看到 EF 作用后，与皮质酮造模组相比，细胞凋亡率下降；同时 TUNEL 法显示，束状带和网状带阳性染色细胞数目显著减少，仅为皮质酮模型组的 1/15，因此 EF 能明显拮抗皮质酮诱导的肾上腺皮质细胞大量凋亡，成为其防止肾上腺皮质萎缩的的机制之一。

EF 作用后，与皮质酮造模组比较，有两个基因被明显调动：具有抗凋亡活性的 AMPK 基因和丝裂原激活蛋白激酶 8 相互作用蛋白基因被显著上调，其中 AIPK 正是被皮质酮显著下调的抗凋亡基因，所以，EF 既能够直接拮抗皮质酮对抗凋亡基因的表达抑制作用，也作用于其他不受皮质酮干预的基因，如丝裂原激活蛋白激酶 8 相互作用蛋白基因，总体效应是增强了抗凋亡基因的表达。

本研究表明 EF 通过逆转皮质酮造成的抗凋亡基因表达抑制，使促凋亡和抗凋亡的力量向后者移动，从而 EF 能够部分拮抗皮质酮诱导的大鼠肾上腺皮质细胞凋亡，这可能是 EF 拮抗糖皮质激素副作用，保护肾上腺皮质功能，防止肾上腺皮质萎缩的机制。

（9）2007 年的论文：

1）衰老进程中大鼠淋巴细胞凋亡率的比较研究及淫羊藿总黄酮的干预作用

本次实验重复验证了 EF 对老年大鼠淋巴细胞过度凋亡状态的有效抑制作用，并且进一步证明，EF 干预之后的 27m 组细胞凋亡率可明显下降至介于 10m 与 18m 之间水平，这与我们在后续的系列研究中对免疫衰老的整体调控效应是一致的。

2）以药测证对肾虚和肾阳虚大鼠基因表达谱的比较研究

本研究拟从模拟肾阳虚证的皮质酮大鼠模型，也是两次（在 2004 年及 2005 年）以药测证，在 HPAT 轴进行基因表达差异谱的研究，并与上述老年大鼠研究结果进行比较，以期了解“肾阳”的内涵。

在 EF 干预的实验中，2004 年与 2005 年两次老年大鼠和皮质酮大鼠原来下调的基因表达，几乎全面翻转为上调，从以药测证的角度看，又一次证明两种模型大鼠都具有肾虚证的内涵。所不同的是经 EF 干预的皮质酮大鼠激活了 HSP 和 Cyt P450 的上调。HSP 是应激蛋白的一种，参与新合成蛋白质的正确折叠和运输，它的意义不只限于应答热刺激，还参与基因快速诱导表达，促进能量代谢中酶促化学修饰的磷酸化过程。Cyt P450 主要存在于微粒体，能催化电子传递的酶，加强细胞对氧的利用，进行可逆的氧化还原反应，从而促进能量代谢。

（10）2008 年的论文：

1）衰老大鼠淋巴细胞磷酸化 p65、IκBα、IκBε 表达特点及淫羊藿总黄酮的干预研究

衰老状态下，ReIA（p65）、磷酸化 p65、IκBα、IκBε 的表达与青年组对比，均明显降低，对 27m 组进行 PDTC 阻断后则愈加明显。而加用 EF 干预后，老年各组的以上指标表达均可明显上调。结论：衰老大鼠淋巴细胞中 p65、IκBα、IκBε 磷酸化蛋白表达明显不足，EF 能够显著上调衰老状态下以上蛋白的表达。

3.3 临床实例

3.3.1 补肾法防治生殖系统疾病

3.3.1.1 卵巢Ⅱ号治疗多囊卵巢综合征的研究

孙永生等在《卵巢Ⅱ号对多囊卵巢大鼠垂体、肾上腺及卵巢作用的实验研究》一文中指出：

多囊卵巢综合征（PCOS）是育龄女性最常见的内分泌紊乱性疾病。其临床表现多样化，典型的表现为卵巢多囊性改变、高雄激素血症（HA）和黄体生成素（LH）/促卵泡激素（FSH）比值增高，不同程度的月经异常（稀发、量少、闭经、功能失调性子宫出血）、不孕、多毛、痤疮、肥胖等，并常伴有随年龄增

长而日益明显的胰岛素抵抗或高胰岛素和高脂血症。因其涉及下丘脑、垂体、卵巢、肾上腺、胰腺及遗传等诸多因素，生化改变、发病机制及临床表现有高度的异质性，病因尚未阐明，成为妇科内分泌领域内最复杂的研究热点之一。

（1）卵巢Ⅱ号的组成及功效

卵巢Ⅱ号是由巴戟天、菟丝子、香附、夏枯草、水蛭、当归、苍术、半夏等12味中药组成。该方是导师根据多囊卵巢综合征的病因病机结合多年治疗该病的经验而制定的，临床应用取得了非常满意的疗效。通过上述药物可以看出，卵巢Ⅱ号标本兼治、攻补兼施，具有补肾疏肝、活血化痰之功效，对下丘脑－垂体－卵巢轴具有调整作用，并且对多囊卵巢综合征的远期并发症如糖尿病、高血压、动脉粥样硬化等代谢综合征有预防作用。

（2）卵巢Ⅱ号对垂体形态学的影响

卵巢Ⅱ号高、低剂量组促性腺激素细胞恢复正常结构，细胞核旁细胞器丰富，粗面内质网减少，上述模型对照组变化消失。提示腺垂体细胞形态学上的异常可能与垂体分泌促性腺激素有一定联系，而卵巢Ⅱ号对此具有调整作用。

（3）卵巢Ⅱ号对肾上腺形态学的影响

光镜见模型对照组网状带较正常对照组明显增宽，毛细血管丰富，且不规则伸入束状带内，而卵巢Ⅱ号使增宽的网状带恢复正常。透射电镜见模型对照组网状带细胞胞质内脂滴明显增多，部分脂滴通过质膜排出细胞外，线粒体絮状变，基质密度增大，可见嗜锇颗粒。而灌服卵巢Ⅱ号高、低剂量后，可见胞质内有大的不规则溶酶体，少量脂滴，并可见到凋亡早期的细胞，线粒体和滑面内质网丰富。本实验提示肾上腺网状带功能的变化与形态有一定的联系，而卵巢Ⅱ号能够使网状带恢复正常，抑制肾上腺网状带细胞产生雄激素，也可能是通过下丘脑－垂体－肾上腺轴的调节而起作用。

（4）卵巢Ⅱ号对卵巢形态学的影响

卵巢Ⅱ号可以使多囊卵巢大鼠的卵巢颗粒细胞层增厚，细胞器接近正常；使卵泡膜细胞层变薄，并促使卵泡膜细胞凋亡；使黄体组织数量明显增多。其可能通过对颗粒细胞和卵泡膜细胞的作用，降低多囊卵巢大鼠雄激素水平，促使卵巢排卵。

（5）卵巢Ⅱ号对血清 LH、FSH、T、E_2的影响

本实验模型对照组血清 LH、T 升高和 FSH、E_2降低与人 PCOS 非常相似，实验结果表明卵巢Ⅱ号高、低剂量组血清 LH、T 明显降低（$P<0.01$），血清 FSH 明显升高（$P<0.01$，$P<0.05$），血清 E_2水平卵巢Ⅱ号高剂量组升高明显（$P<0.05$），而卵巢Ⅱ号低剂量组 E_2有所升高（$P>0.05$）。卵巢Ⅱ号对血清激素的影响可能是通过对 H－P－O 轴、H－P－A 轴以及卵巢局部的调节而起作用的。

（6）卵巢 II 号对卵巢 Bcl－2、Bcl－2 mRNA 表达的影响

本实验结果表明，卵巢Ⅱ号高剂量组的颗粒细胞 Bcl－2、Bcl－2 mRNA 表达水平较模型对照组明显提高（$P<0.05$），提示卵巢Ⅱ号高剂量组可以通过提高 Bcl－2 的表达抑制多囊卵巢大鼠颗粒细胞的凋亡。

（7）卵巢Ⅱ号对卵巢 Bax、Bax mRNA 表达的影响

本实验结果表明卵巢Ⅱ号高、低剂量组的颗粒细胞 Bax 表达水平较模型对照组明显下降（$P<0.01$），卵巢Ⅱ号高、低剂量组颗粒细胞 Bax mRNA 表达水平亦较模型对照组明显下降（$P<0.01$，$P<0.05$）。提示卵巢Ⅱ号使多囊卵巢大鼠卵巢颗粒细 Bax 含量从基因的转录水平直至翻译水平均降低，说明其通过抑制 Bax、Bax mRNA 表达而抑制颗粒细胞的凋亡。

（8）卵巢Ⅱ号对卵巢 Fas、Fas mRNA 表达的影响

本实验结果表明卵巢Ⅱ号高剂量组的颗粒细胞 Fas、Fas mRNA 表达水平较模型对照组明显下降（$P<0.01$），卵巢Ⅱ号低剂量组 Fas mRNA 表达水平亦较模型对照组下降（$P<0.05$），提示卵巢Ⅱ号使多囊卵巢大鼠颗粒细胞 Fas 含量从基因的转录水平直至翻译水

平均降低，说明其可以通过抑制 Fas、Fas mRNA 的表达而抑制颗粒细胞的凋亡。

（9）卵巢Ⅱ号对卵巢 IGF－1R、IGF－1mRNA 表达的影响

本实验结果表明卵巢Ⅱ号高剂量组的卵泡膜细胞 IGF－1R、IGF－1 mRNA 表达水平较模型对照组明显下降（$P<0.05$），卵巢Ⅱ号低剂量组的卵泡膜细胞 IGF－1R、IGF－1mRNA 表达水平亦有所下降（$P>0.05$）。提示卵巢Ⅱ号通过抑制卵泡膜细胞 IGF－1R表达和IGF－1 mRNA转录水平，降低 IGF－1 在卵巢局部的作用，从而抑制卵泡膜细胞雄激素的产生。卵巢Ⅱ号具有抗 IGF－1 作用，此作用是否下调肾上腺 IGF－1R、IGF－1 mRNA 而抑制肾上腺雄激素的产生，尚待进一步研究。

3.3.1.2 补肾活血法治疗子宫内膜异位症黄素化未破裂卵泡综合征

子宫内膜异位症（EMS）和黄素化未破裂卵泡综合征（LUFS），是与不孕密切相关的妇科疑难病。LUFS 常见于正常月经周期的不孕妇女，发病率在正常生育妇女中为9%～55%，不育妇女中为6%～83%，EMS 患者中为33%～83%。由于 EMS 不孕症中，LUFS（后简称内异症 LUFS）的发病率高、疗效差，因此有关该病的发病机制和治疗的研究是当前备受关注的课题之一。

对于该病的治疗，现代医学主要是药物促排卵、体外受精、胚胎移植等以助孕，但效果还不够理想，且导致 LUFS 的反复发生。因此医学界将注视的目光集中在中医中药上，寄希望于中医中药来攻克这一世界性的疑难病症。

具春花等在《补肾活血法治疗子宫内膜异位症黄素化未破裂卵泡综合征的临床研究》一文中指出：

内异症 LUFS 神经－内分泌－免疫功能失调的病机在中医范畴常表现为肾虚血瘀，补肾活血方（内异促排卵方：菟丝子、桑寄生、仙灵脾、丹参、红花、桃仁、枳壳、皂角刺）治疗本病取

得了良好的临床疗效。本文拟从神经 - 内分泌 - 免疫功能的变化来探讨补肾活血法治疗内异症 LUFS 的作用机理。

本研究按照随机—对照的原则对补肾活血法治疗子宫内膜异位症黄素化未破裂卵泡综合征进行详细、系统的临床研究，并从调节神经 - 内分泌 - 免疫功能的角度来探讨内异促排卵汤治疗内异症 LUFS 的作用机理。

经过研究，我们认为补肾活血法通过调节神经 - 内分泌 - 免疫网络而发挥作用。一方面，使 EmAb 转阴、CAlas 下降；并调节免疫系统淋巴细胞产生的细胞因子使其趋于生理浓度（如使围排卵期血清 VEGF 升高、EGF 降低），而作用于神经内分泌系统，使围排卵期 FSH、LH、E_2 升高达到锋值，并降低 PRL 水平。另一方面，调节神经内分泌系统以自分泌和旁分泌的形式合成并释放多种细胞介质（如 VEGF、EGF 使其达到生理状态），以调节局部的生殖内分泌功能，从而发挥诱导新生血管生成，促使卵泡周期微血管生成，改善子宫及卵巢血流灌注、改善子宫内膜容受性，使卵泡有机会得到更多的血液 FSH 和 LH 的作用而进一步发育和成熟，并顺利排出而提高妊娠率。因此，中药补肾活血法对内异症 LUFS 患者的神经 - 内分泌 - 免疫系统有很好的调节作用，是治疗内异症 LUFS 的有效途径之一。

3.3.1.3　补肾调冲方治疗卵巢功能失调性疾患研究

夏天等在《补肾调冲方对大鼠卵巢颗粒细胞增殖与分泌及其相关基因表达的影响》一文中指出：

补肾调冲方是导师韩冰教授根据中医理论及多年的临床实践所创立的，具有滋补肝肾、平衡阴阳、疏达肝气、调理冲任气血等功能，适用于肾虚、冲任失调所致的一系列卵巢功能失调性疾患的方药。经过多年的临床观察发现，补肾调冲方（基本药物组成：菟丝子、黄精、熟地、肉从蓉、巴戟天、当归、川芎、紫石英、五味子等）在治疗卵巢功能失调性疾病，如闭经、不孕症、卵巢早衰等方面，临床疗效显著，可明显改善患者的内分泌，促进甾体激素的分泌，提高卵巢的排卵率，调节下丘脑－垂体－卵巢轴的功能；且未发现有明显的毒副反应和副作用，摒弃了激素类药物的弊端，在疗效上又优于单纯补肾的中药人工周期疗法。

本研究即以补肾调冲方作为干预手段，以体外培养的大鼠卵巢颗粒细胞作为研究对象，运用直接给药法及血清药理学两种方法观察补肾调冲方对卵巢颗粒细胞增殖与甾体激素分泌功能的影响，并进一步研究中药对卵泡刺激素受体（FSHR）、类固醇激素合成急性调节蛋白（StAR）、类胰岛素样生长因子1（IGF－1）等基因表达的影响，从而在卵巢一级水平探讨补肾调冲方调节卵巢功能的分子生物学机制，为补肾调冲方在临床上的推广应用提供理论依据。

（1）补肾调冲方直接给药对大鼠卵巢颗粒细胞增殖与分泌功能的影响

1）补肾调冲方直接给药对颗粒细胞增殖的影响

实验结果表明，补肾调冲方直接给药可增加颗粒细胞DNA的生成，并促进细胞由静止期G_0期向增殖期S期转化，从而促进颗粒细胞的增殖与分化。另外，补肾调冲方促细胞增殖作用与药物剂量有明显相关性。

2）补肾调冲方直接给药对颗粒细胞甾体激素分泌的影响

实验结果显示，补肾调冲方直接给药可明显促进基础状态下卵巢颗粒细胞E_2、P的分泌，且分泌量随着浓度的增加而增加，其中以100μg/ml药物浓度组作用最为显著，与FSH直接给药组差异无显著性意义。

3）补肾调冲方直接给药对卵巢颗粒细胞cAMP含量的影响

本研究的实验结果表明，补肾调冲方直接给药能明显提高颗粒细胞cAMP的含量，且其作用随剂量增加而增强。进一步证实了补肾调冲方可通过提高细胞内cAMP含量的途径，来促进卵巢颗粒细胞的增殖及甾体激素的合成与分泌。

4）补肾调冲方可增强 FSH 促颗粒细胞增殖与分泌的作用

为研究 FSH 存在条件下，补肾调冲方对卵巢颗粒细胞的作用，我们将补肾调冲方与 FSH 同时加入到细胞培养体系中，结果发现补肾调冲方可进一步增强 FSH 促颗粒细胞增殖与分泌的作用。推测补肾调冲方在体内可通过增强 FSH 对卵巢的作用以及卵巢对 FSH 的反应性，而发挥其调节卵巢功能的作用。

（2）补肾调冲方含药血清对基础状态下颗粒细胞增殖与分泌功能的影响

1）补肾调冲方含药血清对基础状态下颗粒细胞增殖与分泌功能的影响

本研究的实验结果显示补肾调冲方含药血清能明显促进颗粒细胞增殖及 E_2、P 的分泌，细胞内 cAMP 的含量也相应地明显增加。说明补肾调冲方经胃肠吸收后，在体内形成的代谢产物及其诱生的机体内源性物质有利于促进体外培养的卵巢颗粒细胞增殖与分泌功能，且摒弃了中药本身的理化性质对实验结果的干扰，从而更能体现补肾调冲方的整体药理效应。未成熟大鼠体内各项激素均处于较低水平，卵巢功能低下，而中药作用后，其药物血清能明显促进卵巢颗粒细胞的功能，也间接说明补肾调冲方具有促进性成熟的作用。

2）高雄激素状态下补肾调冲方含药血清对颗粒细胞增殖与分泌功能的影响

过高浓度的雄激素明显抑制了颗粒细胞的增殖与分泌功能，并明显降低了细胞内 cAMP 的含量；而补肾调冲方含药血清可明显改善高雄激素对颗粒细胞功能的抑制状态，促进细胞增殖及 E_2、P 的分泌。推测补肾调冲方通过促卵泡发育，提高雌、孕激素水平，改善雌/雄激素比值来调节卵巢功能，从而有效治疗月经失调、无排卵等卵巢功能失调性疾病。

（3）不同培养条件下补肾调冲方对颗粒细胞 FSHR mRNA 表达影响的差异

综合以上实验结果，我们认为：①补肾调冲方在无FSH存在的条件下，可通过卵巢局部其他调节途径（非FSH/FSHR结合途径），激活腺苷酸环化酶，引起细胞内cAMP含量增加，从而发挥其在卵巢一级的调节作用。②对于FSH作用下的颗粒细胞，补肾调冲方可增强FSH诱导自身受体mRNA表达的作用，增加FSHR数目，促进FSH与其受体的结合，从而增强FSH对卵巢颗粒细胞的调控作用以及颗粒细胞对FSH的反应性。

（4）补肾调冲方对颗粒细胞StAR mRNA表达的上调作用

本研究的实验结果表明，补肾调冲方直接给药及其含药血清均能促进体外培养的卵巢颗粒细胞StAR mRNA的表达，并可加强FSH促StAR mRNA表达的作用。且StAR mRNA的表达量与细胞内cAMP的含量呈明显的相关性，表明补肾调冲方通过增加细胞内cAMP的含量，进而促进编码StAR的基因转录，使蛋白活性快速增强，从而调节卵巢颗粒细胞甾体激素的分泌功能。

（5）补肾调冲方可通过不同途径促进颗粒细胞IGF-1 mRNA的表达

本研究的实验结果也证实，FSH可明显促进体外培养的卵巢颗粒细胞IGF-1 mRNA的表达。但补肾调冲方直接给药组在无FSH存在的条件下，也能明显促进IGF-1 mRNA的表达，提示补肾调冲方可通过FSH以外的其他途径调节IGF-1 mRNA的表达。李桂玲等通过观察补肾中药治疗前后雄激素致高胰岛素、高雄激素不孕大鼠胰岛素样生长因子1（IGF-1）及胰岛素样生长因子1受体（IGF-1R）的变化发现，补肾中药对雄激素致不孕大鼠的促排卵作用可能是部分通过调节IGF-1/IGF-1R来实现的。故我们推测，在无FSH作用的条件下，补肾调冲方可能通过激活IGF-1/IGF-1R信号通路，激活腺苷酸环化酶，使5′-三磷酸腺苷（ATP）在细胞内转化成cAMP，从而调节颗粒细胞的增殖与分泌功能。另外，本研究的结果还显示，补肾调冲方与FSH共同作用可进一步增加卵巢颗粒细胞IGF-1 mRNA的表达量，故我们推测，在 FSH 存在的条件下，补肾调冲方除可直接调节 IGF－1 的含量外，还可通过促进 FSHR mRNA 的表达，增强 FSH 促 IGF－1 合成的作用；而增高的 IGF－1 协同 FSH，进一步提高 FSH 促卵巢颗粒细胞增殖与分泌的作用。

（6）补肾调冲方调节卵巢功能的多靶点、多途径的非线性作用机制

本研究的实验结果显示，对于缺乏 FSH 作用的卵巢颗粒细胞，补肾调冲方可通过非 FSH 途径调节 IGF－1 mRNA 的表达，增加细胞内 cAMP 的含量，增强 StAR 诱导甾体激素快速生成的作用，从而促进颗粒细胞的增殖与分泌功能。对于 FSH 作用下的体外培养的颗粒细胞，补肾调冲方可增强 FSH 诱导自身受体的生成，通过 FSH/FSHR 途径进一步提高颗粒细胞 cAMP 的含量，促进 StAR、IGF－1 mRNA 的表达，从而增强 FSH 对卵巢颗粒细胞的作用以及颗粒细胞对 FSH 的反应性。而现代研究表明，FSH 对卵巢作用的调节包括 4 个主要部分：①自分泌和旁分泌调节因子；②激素的异质性；③受体的升调和降调作用；④腺苷酸环化酶的调节作用。可见补肾调冲方可从 3 个方面调节 FSH 对卵巢的作用。这些结果充分显示了补肾调冲方调节卵巢功能的多靶点、多途径的非线性作用机制。

另外，我们应用血清药理学实验，模拟补肾调冲方在体内的作用形式，结果验证了补肾调冲方确实具有调节卵巢功能的作用，且其对高雄激素状态下的卵巢颗粒细胞，具有恢复其增殖状态，改善 E_2、P 分泌功能，纠正雌/雄比例失调的作用。

（7）补肾调冲方在性腺轴中卵巢一级水平的调节作用

实验结果再次证实补肾调冲方具有促进卵巢颗粒细胞增殖与分泌的功能。另外，我们还发现，补肾调冲方与 FSH 共同作用，可协同 FSH，进一步促进颗粒细胞的增殖与分泌功能，从而加强 FSH 对卵巢的作用以及卵巢对 FSH 的反应性。这些实验结果共同验证了我们开始的假说：即补肾调冲方在卵巢功能调节方面具有

卵巢一级水平的调节作用，且该作用在纠正 HPO 轴功能紊乱方面占有重要地位，可协助调节下丘脑、垂体的功能。

李沛霖等在《补肾调冲含药血清对离体大鼠卵巢颗粒细胞分泌功能与结构的影响》一文中指出：

目的：补肾调冲方是导师韩冰教授经多年悉心研究和临床实践，创立的治疗卵巢功能失调性疾病的方药。其临床疗效和对下丘脑－垂体－卵巢轴的调节效应已为以往的临床和实验研究所证实。本实验拟从卵巢水平入手，探讨中药补肾调冲方对卵巢卵泡生长、发育、成熟与闭锁的调控机制，了解该方体内代谢产物在调节卵泡微环境过程中所起的作用。

结论：对卵泡局部微环境的调节，是补肾调冲方调整下丘脑－垂体－卵巢轴功能的作用靶点之一。该方对离体培养的大鼠卵巢 GC 从基础分泌功能到结构都有明显的影响。其对 GC 的分泌功能调控作用的结果，是使其分泌产物有助于卵母细胞的生长、发育、成熟和排卵，同时也有利于抑制 GC 自身的凋亡；该方通过对凋亡相关基因Bcl－2 和 *p*53蛋白表达的影响，有效地延缓了颗粒细胞的凋亡；该方对卵巢 GC 微观结构的影响，则是其促进 GC 分泌功能的形态学基础。因此，可以认为补肾调冲方对 GC 结构和功能两方面的影响是相互联系、相互促进的，它们协同作用调控卵泡局部自分泌、旁分泌系统的作用，使卵巢局部调节因子相互协调平衡，进而改善卵巢功能。

3.3.1.4 经验方坤宁安治疗围绝经期综合征研究

围绝经期综合征（CS）是妇科常见病、多发病，是一种不受种族、地域和经济状况限制的世界性疾病。

秦佳佳等在《坤宁安浓缩水蜜丸对围绝经期大鼠卵巢颗粒细胞凋亡影响的研究》一文中指出：坤宁安是导师王秀霞教授在深入研究围绝经期综合征中医病机证治的基础上，总结了大量的临床实践经验，从围绝经期综合征中医病机本质出发，立足于标本同治为目的进行组方，并在多层次、多指标的临床观察和研究中逐步筛选的中药复方制剂，本制剂已按照中药新药的技术要求，完成了基础药效学、药理学、毒理学研究。前期研究证实其对神经－内分泌－免疫网络各个环节均有调节作用。此次又从细胞凋亡角度进一步探讨坤宁安治疗围绝经期综合征的机制及该病的发病机理。

坤宁安具有补肾疏肝、健脾安神、调和营卫、祛瘀化浊之功效，紧紧抓住了该病肾虚肝郁、瘀浊互阻的主要病机。全方以经方桂枝加龙骨牡蛎汤化裁而来，由桂枝、白芍、龙骨、牡蛎、柴胡、当归等药物组成。

（1）对中枢神经系统功能的影响

鉴于以上药物所具有的药理作用，以及我们实验的结果提示坤宁安能够调节人体神经－内分泌－免疫网络，改善自由基代谢，维持机体内环境的相对稳定。其综合的作用机制，体现了坤宁安浓缩丸不仅仅局限于改善围绝经期综合征患者的精神神经症状，而且还着眼改善机体自由基代谢，同时又起到了抗衰老的作用。充分体现了坤宁安浓缩丸“治标与治本”与“既病防变”的组方思想。

（2）坤宁安对下丘脑－垂体－卵巢轴的影响

实验结果显示，坤宁安治疗后能明显升高血清 E_2 水平、降低血清 FSH 水平。表明该药能通过提高围绝经期模型大鼠体内 E_2 水平，增强对 FSH、LH 的负反馈，从而调整下丘脑－垂体－卵巢轴的功能失调。这可能是坤宁安治疗围绝经期综合征的机理之一。实验证实，坤宁安可以提高围绝经期综合征患者激素内环境的稳定能力。坤宁安提高 E_2 水平，主要是通过提高卵巢功能，延缓卵巢衰老，改善卵巢分泌 E_2 和将 T 转化为 E_2 的功能实现的，而不是通过增加外周组织中雄激素的转化实现的。

这一观点我们也通过模型组大鼠卵巢颗粒细胞的形态学观察和颗粒细胞凋亡的实验结果证实了。

（3）坤宁安对围绝经期大鼠一氧化氮的影响

本课题的研究结果表明，围绝经期大鼠空腹血清NO水平明显降低，与青年对照组比较差异有极显著性意义（$P<0.01$）；经过坤宁安高剂量组治疗后，NO水平升高，与模型组比较差异有极显著性意义（$P<0.01$）；坤宁安低剂量和西药对照组治疗4周后，NO水平亦提高，与模型组大鼠比较差异有显著性意义（$P<0.05$）；提示坤宁安能够提高体内NO水平。作为局部调节因子，NO可促进卵巢分泌雌激素的功能，从而改善围绝经期综合征各种症状。另一方面坤宁安可提高体内雌激素水平（临床研究已证实）而提高体内NO水平。NO与雌激素二者相互促进，良性循环，可能也是坤宁安能提高围绝经期大鼠体内E_2的机理之一。

（4）坤宁安对围绝经期大鼠自由基的影响

本课题的研究结果再一次证实模型组大鼠空腹血清MDA水平明显提高，血清SOD水平明显下降，与青年对照组比较差异均有极显著性意义（$P<0.01$），说明模型组大鼠清除自由基能力和抗氧化能力下降。经坤宁安高、低剂量组和利维爱组治疗4周后，MDA水平降低，SOD水平升高，且坤宁安作用优于西药对照组，说明坤宁安具有提高机体SOD等酶的活性，从而提高机体清除或抑制MDA对机体的损害作用。自由基学说是目前公认的重要的衰老学说之一。体内MDA和SOD水平可以作为研究衰老的一个重要指标。本课题的研究结果还提示，坤宁安通过提高体内SOD，降低MDA水平来达到延缓衰老的目的。

（5）坤宁安对围绝经期大鼠卵巢颗粒细胞凋亡的影响

坤宁安高、低剂量组和西药对照组三组卵泡颗粒细胞凋亡阳性表达与模型组比较差异均有极显著性意义（$P<0.01$），说明坤宁安具有预防和延缓颗粒细胞凋亡而达到延缓卵泡闭锁，使卵泡向发育成熟方面发展以获取更多卵泡，达到颗粒细胞分泌雌激素增多的目的。

（6）坤宁安对卵泡颗粒细胞凋亡相关因子*Bcl*－2、*Bax*、

Fas、*Caspase* -3 蛋白及 *Bcl* -2 mRNA、*Bax* mRNA 表达的影响

本课题的研究结果还表明，坤宁安高、低剂量组和西药对照组的 Bax 蛋白阳性表达结果与模型组比较差异有极显著性意义（$P<0.01$），说明坤宁安和利维爱均能够促进 *Bcl* -2 基因抑制卵巢颗粒细胞凋亡，并具有抑制 *Bax* 基因诱导卵巢颗粒细胞凋亡的作用。而中药对照组无此作用。*Fas* 为促凋亡基因，本实验研究结果显示坤宁安高、低剂量组及西药对照组均有较少量的 *Fas* 蛋白阳性表达，且染色较浅，与围绝经期大鼠卵泡颗粒细胞的 *Fas* 蛋白阳性表达差异有显著性意义（$P<0.05$）。

本实验结果显示，*Caspase* -3 蛋白在青年对照组表达少量，且颜色较浅，在模型组表达较强，且颜色较深，坤宁安高、低剂量组和西药对照组均有不同例数的染色程度相对较弱的 *Caspase* -3 蛋白阳性表达，可以推测坤宁安可能是在凋亡的较早阶段即可开始起效，通过阻断 *Caspase* -3 的级联裂解而发挥作用。资料报道，多数 *Bcl* -2 家族成员都有疏水的尾部，它们可以锚定在线粒体外膜、内质网或核膜上，间接作用于半胱天冬酶。本实验中，*Bcl* -2 和 *Caspase* -3 在各组中的阳性表达结果呈反比，可能揭示了两者相互抑制作用。

3.3.2 肾衰胶囊治疗慢性肾功能衰竭研究

慢性肾功能衰竭（CRF）是因各种原因造成的慢性肾实质损害，导致毒素不能排出体外，水、盐、酸碱失衡，代谢紊乱等肾功能失常及机体各系统受累，进而危及生命的综合征。中医药作为非透析疗法对 CRF 的治疗效果已引起世人的瞩目，因此积极开发中医药治疗 CRF 的研究具有非常广阔的前景。

王少华等在《肾衰胶囊延缓慢性肾功能衰竭的临床与实验研究》一文中指出：

肾衰胶囊（人参、白术、茯苓、菟丝子、熟地、淫羊藿、黄连、大黄、草果仁、半夏、桃仁、红花、丹参、甘草等药组成）

具有补脾肾、泻湿浊、解毒活血功效，从临床疗效、动物试验、基因水平、组织病理学等方面，探讨肾衰胶囊治疗 CRF 的机理。临床治疗组 90 例，尿毒清对照组 60 例，治疗组肾衰胶囊 10 粒，每日 3 次口服，配合常规治疗 1 ~6 月，观察疗效及其对血脂、ET-1、NO 等的影响。动物实验用 Wistar 大鼠灌服腺嘌呤 21 天，造模成功后，分肾衰胶囊高、低剂量组，及尿毒清组给药治疗 31 天。用放疫法检测 TNF-α，原位末端标记法检测肾组织细胞凋亡，免疫组化检测 *Fas*、*Bcl*-2、TGF-β_1的肾脏表达水平，肾组织 HE 染色，电镜检查。结果表明：①肾衰胶囊能改善 CRF 患者临床症状，降低 BUN、Scr、24 小时尿蛋白定量；升高 Hb、Ccr；调节脂质代谢紊乱，降低血 P，升高血 Ca。临床显效率 52.22%，有效率 86.67%，优于尿毒清组（$P<0.05$），两组直线回归斜率比（$P<0.05$）。②光、电镜结果提示，能抑制肾小球系膜细胞及其基质增生，改善其病理状态，减轻肾小管-间质损害。③调节细胞因子，降低患者 ET-1 水平，升高 NO，降低 CRF 大鼠血浆 TNF-α、TGF-β_1的肾内表达。④对 CRF 大鼠肾小管上皮细胞凋亡有明显的抑制作用，能抑制诱发细胞凋亡 *Fas* 基因表达水平，提高抑制细胞凋亡 *Bcl*-2 基因表达水平。

第4章　经络调控系统

中医将人体视为不可分割的整体，认为人体各部分之间存在着复杂而有规律的相互联系，这种联系是通过经络来实现的。因此，经络是体现中医整体医学的基础，是“中医整体调控医学”理论的重要组成部分，而针灸疗法是以中医经络学说为基础的中医整体调控医学实例。

从中医整体观出发，强调多学科融合，立足临床和功能，以经络整体调控作用、针灸“调气”与“现代气”关系作为突破口，是经络研究的重要方面。《科学中医气学基础》一书研究了“经络”与“人体整体调控网络”的关系，研究了“经气”“调气”与“现代气”的关系，提出并论证了称之为“经络－人体整体调控网络”的经络模型是客观存在的，并在此基础上系统研究且阐述了针刺穴位是怎样作用于内脏器官、作用途径与针灸治病的整体调控功能。本章进一步深入研究了针灸调控机理。

4.1　“经络－人体整体调控网络”经络模型

4.1.1　“经络－人体整体调控网络”模型的提出

4.1.1.1　从复杂性科学角度看经络

（1）复杂系统与复杂网络

自然界中存在的大量复杂系统都可以通过形形色色的网络加以描述。一个典型的网络是由许多节点与连接两个节点之间的一些边组成的，其中节点用来代表真实系统中不同的个体，而边则用来表示个体之间的关系，通常是当两个节点之间具有某种特定的关系时连一条边，反之则不连边。有边相连的两个节点在网络中被看作是相邻的。例如，神经系统可以看作是大量神经细胞通过神经纤维相互连接形成的网络；计算机网络可以看作是自主工作的计算机通过通信介质如光缆、双绞线、同轴电缆等相互连接形成的网络。类似的还有电力网络、社会关系网络、交通网络等等。

（2）从复杂性科学角度看经络

经络学说以十二正经为主体，包括奇经八脉、经筋、经别、皮部等内容。经络内属于脏腑、外络于肢节，完成“行血气而营阴阳，濡筋骨，利关节”的生理功能，可“决死生，处百病，调虚实”，贯穿周身上下内外，使人体形成一个有机的整体，完成运行气血、协调阴阳、抗御外邪、反映病候等生理病理作用，因而“不可不通”。

中医学认为经络是沟通机体各器官的联络和调节系统。经络理论认为，五脏六腑各有所属的经脉，这些经脉贯穿于脏腑之间、脏腑和体表之间。内而通过经脉的络属，形成脏和腑之间的表里关系；外而与四肢百骸、五官九窍、筋肉皮毛等建立各有所属的联系。由于经脉的周而复始地运行，使脏腑与体表经穴之间形成紧密联系。如《灵枢·海论》说：“夫十二经脉者，内属于藏府，外络于肢节。”《针灸大成·卷四》：“经脉十二，络脉十五，外布一身，为血气之道路也。”按经络理论，人体的联络系统是由十二经脉、十五络脉、奇经八脉、十二皮部和头、胸、腹、胫之气街以及孙脉所组成的。这个联络系统可以理解为是一个遍布全身的网络系统，起着疏通气血、传递信息的作用。故内脏有疾，可以通过经络的途径而反映到体表；而体表受到刺激时，亦可以通过经络将其信息传导于相关的脏腑。

从复杂性科学角度看经络，经络是复杂网络。机体通过经络系统，可以根据外部环境的变化，主动地改变自己的决策方法和行为，以适应外界环境的变化。

4.1.1.2 “经络－人体整体调控网络”模型的提出

经络模型是建立在对传统经络正确认识的基础上，也是建立在复杂性科学与“人体整体调控网络”的基础上。

统计物理与图论都是研究复杂网络的有力工具。网络 G =（V，E）作为图论的概念是指由一个点集 V（G）和一个边集 E（G）组成的一个图，且 E（G）中的每条边 e_i 有 V（G）的一对点（u，v）与之对应。记顶点数为 N = | V |，边数为 L = | E |。如果任意（u，v）与（v，u）对应同一条边，则称为无向网络，否则为有向网络；如果任意 | ei | =1，则称为无权网络，否则为加权网络。从统计物理学的角度来看，网络是一个包含了大量个体以及个体之间相互作用的系统，是把某种现象或某类关系抽象为个体（顶点）以及个体之间相互作用（边）而形成的用来描述这一现象或关系的图。

现设 G_1 =（V_1，E_1），其中 V_1（G_1）表示穴位的集，E_1（G_1）表示人机体体表连接穴位的经络线，G_1 =（V_1，E_1）表示人体表经络线路图，简称为“人体经络线”（即体表经脉，主要是体表十四经线）。现代解剖学未能发现经络穴位系统独立的组织形态，但对于“人体经络线”，古今临床与现代研究却又明确表现出它的独特性质。同样，我们可以用图来表示人体整体调控网络，设为 G_2 =（V_2，E_2）。从数学角度看，如果两个图的边或点相重，或有新的边连接两个图的点，则这两个图可以组成一新的连通图，它可以表示新的复杂网络。因此，经络模型将考虑建立在“人体经络线”与“人体整体调控网络”的关系上，如果它是有现代实验基础，而又能经得起中医针灸临床的检验，则它就是我们所要寻找的经络模型，不妨记为 G =（V，E），并称之为“经络 - 人体整体调控网络”。下面要进行两方面的工作，第一方面，通过现代研究确定 G_1是存在的，然后证明 G_1与 G_2两个图的边或点相重，或有新的边连接两个图的点，亦即通过现代研究证明 G 是存在的。如果存在，第二方面的工作是研究它是否能经得起中医针灸临床的检验。

4.1.2 “经络 - 人体整体调控网络”模型是客观存在的

4.1.2.1 “人体经络线”是客观存在的

《科学中医气学基础》一书阐明国内外学者对“人体经络线”（即体表经脉，主要是体表十四经线）客观存在问题做了大量的研究，从而证明“人体经络线”是客观存在的，亦即图 G_1 =（V_1，E_1）是存在的。

（1）从生理学角度证明“人体经络线”是客观存在的

1）循经感传

2）循经性感觉异常

3）循经皮肤病变

（2）从物理学角度证明“人体经络线”是客观存在的

1）以皮肤阻抗为指标，检测经脉的循行路线

2）放射性同位素示踪

3）循经传导的低频机械振动波检测

4）体表经脉循行线的自然显示

4.1.2.2 “经络 - 人体整体调控网络”模型是客观存在的

《科学中医气学基础》一书引用了大量的科学依据证明“经络 - 人体整体调控网络”模型是客观存在的。

（1）穴位与“人体整体调控网络”相关

近半个世纪以来，国内外学者从经穴的组织形态、生理学、生物化学、物理学以及作用途径等多方面多学科深入地进行了实

验研究和临床研究，提出多种看法，但穴位与“人体整体调控网络”相关是肯定的。

1）穴位的形态学基础

神经干及分支、血管（壁上神经装置）、游离神经末梢三者及穴位所在部位的主要感受器共同组成穴位针感的形态学基础。在穴位区从表皮、真皮、皮下、筋膜、肌层以及血管的组织中都存在丰富而多样的神经末梢、神经束和神经丛，几乎所有穴位都有多种神经末梢的感受器分布。

腧穴针感可以形成于从皮肤至骨膜的所有组织结构中，而在这些组织结构中，其所共有的结构就是能将刺激转换为神经冲动的感受器，分别为游离神经末梢、肌梭、环层小体、克氏终球及关节囊感觉器，这些是针感的物质基础。

2）穴位与“人体整体调控网络”相关联

所谓“人体整体调控网络”，是指“作为对外反应与自我调节的基础”的“通过层次与层次之间、网络与网络之间、系统与系统之间的联系和整合而建立起来的复杂系统”。“人体整体调控网络”包括从涉及整体性系统之间调节的神经－内分泌－免疫网络，到局部性质的如下丘脑－垂体－肾上腺皮质－胸腺轴网络、肾素－血管紧张素系统（RAS）等，直到细胞网络、分子网络与基因网络。因此，只要穴位与“人体整体调控网络”中的任一个子网络相关联，如与神经－内分泌－免疫网络相关联，或与细胞网络、分子网络、基因网络相关联，都可以说是穴位与“人体整体调控网络”相关联。从上述穴位的形态学基础研究看，穴位与神经网络相关联是肯定的，也是最重要的。因此，也可以肯定地说，穴位与“人体整体调控网络”是相关联的。

（2）针灸穴位可通过神经途径作用于内脏器官

体表和内脏相联系的观点古人在两千多年前已经认识到，《灵枢·海论》曰：“十二经脉者，内属于府藏，外络于肢节。”我国著名医学专家季钟朴认为：“经络现代研究却发现了现代生理学所没有的新功能，即‘经穴脏腑相关’。新功能的生理过程在什么基础上进行的呢？可能是新的，更可能是老的。”著名科学史专家李约瑟在高度评价古代中国人采用针灸方法治疗内脏疾病时指出，这一发现“揭示了人体体表反应与内脏器官变化之间存在必然联系的秘密”，“堪称中世纪中国在生理学方面的一大发现”。

1）针灸穴位作用于内脏器官初级神经途径的研究

穴位的针刺效应主要是通过传入神经起作用的，而且主要是躯体神经，但分布在穴位周围血管壁的交感神经纤维也可能参与针刺效应的传入。这些不同的神经末梢接受不同的刺激，引起神经末梢兴奋传递的激发和递质的释放。穴位和内脏初级传入纤维可有相同的神经节段性支配的关系；穴位（躯体）与内脏初级传入纤维可在脊髓内的汇聚；穴位－脊髓背角－孤束核可以有机能联系；内脏痛觉经背索－内侧丘系上传，并与针刺信号传入有汇聚与相互影响；刺激穴位产生的传入信号可在脊髓内跨节段起作用。

2）针灸穴位对大脑功能的影响

针刺对正常人脑功能成像有一定影响，发现在安静状态或运动状态下，针刺经穴、头穴、阴经穴、阳经穴等不同穴位可引起脑部不同功能区的功能变化；最早报道运用 PET 技术研究脑葡萄糖代谢显像，发现针刺正常志愿者单侧手三里、合谷穴时，对侧中央前回、中央后回和丘脑的葡萄糖代谢明显增高。针刺双侧手三里、合谷穴时，双侧中央前回、中央后回和丘脑的葡萄糖代谢明显增高。针刺 12 名健康人合谷、曲池、足三里、上巨虚等阳经穴位，针刺 18 名健康人内关、尺泽、三阴交、阴陵泉等阴经穴位（均取单侧），结果表明，针刺阳经穴位后，可见双侧额颞叶交界和颞叶、顶叶、丘脑、眶回、对侧小脑、海马葡萄糖代谢增高变化，这种变化以对侧为主。针刺阴经穴位后，可见双侧额颞叶交界、对侧颞叶、小脑、丘脑葡萄糖代谢减低变化和同侧海马、尾状核葡萄糖代谢增高变化；在运动状态下分别针刺百会和左侧曲鬓穴等头部穴对脑功能成像的影响，能增高双侧大脑顶上小叶、楔前叶葡萄糖代谢，以左侧大脑为主。减低左侧小脑、脑干和前额区及颞叶。

基于fMRI技术证实，腧穴针刺与大脑皮层兴奋存在一定相关性，腧穴针刺对脑皮层功能区的激活存在多元性和腧穴相对特异性。即不同腧穴（或穴组）能激活同一脑皮层功能区，同一腧穴（或穴组）能激活多个皮层功能区；针刺不同的腧穴（或穴组）能激活相同的脑皮层功能区，但BA的分区不同，执行的功能也不同，进一步论证针刺与大脑皮层兴奋是：存在一定的相关性。足三里穴以激活同侧大脑半球初级躯体运动区（MI）、辅助运动区（BA6，8）、初级躯体感觉区（SI）等功能区为主；合谷穴、曲池以激活双侧大脑半球为主。在双侧初级躯体感觉区、运动区，合谷穴优于曲池穴；在其他双侧脑功能区二者比较差异无显著性意义。不同腧穴组合针刺，对脑皮层功能区的激活表现为多元性，既有共同激活区（但兴奋程度存在差异），又表现各自优势区。单一腧穴刺激的激活范围广并且散在，组合穴的激活点比较集中，但并不是两个或三个单一腧穴激活点的叠加，而是激活点的重新分布。

穴位与脑功能间有相对特异的联系，并与其功效、主治作用密切相关。通过调整神经中枢的功能而发挥作用是针灸的重要作用机制。不同穴位针刺时可能对脑皮层神经活动有较相对特异的作用。同经络相似神经支配的不同穴位脑中枢效应最相似，不同经络相邻近神经节段支配区的经穴有明显差异，而相邻近神经节段的对照穴大脑反应区与各穴位差异最大。

（3）针灸穴位对“人体整体调控网络”与“现代气”的影响

《科学中医气学基础》一书引用了大量的科学依据证明针灸穴位对“人体整体调控网络”与“现代气”的影响，下面分类列举一些这方面研究成果的题目。

1）针灸穴位对神经系统与神经递质的影响

针刺的中枢调节机制研究进展；中枢神经介质与针刺镇痛；下丘脑孤啡肽参与电针调整去卵巢大鼠 LH 异常释放的神经内分泌机制；电针三阴交诱发 LH 峰的作用及机制的实验研究；艾灸对老年鼠乙酰胆碱含量及胆碱脂酶活性影响的研究；电针大鼠“足三里”穴对脑干 P 物质基因表达的影响。

2）针灸穴位对内分泌系统与激素的影响

促肾上腺皮质激素释放激素在针刺镇痛和免疫调节中的作用及机制研究；促皮质激素释放激素及性腺外芳香化在电针调整大鼠下丘脑－垂体－卵巢轴功能中的作用；两种艾灸法对二肾一夹型高血压大鼠血压及血管紧张素Ⅱ、肾素活性的影响；穴位艾灸对男性运动员血清睾酮的影响；保健灸对老年人上皮生长因子分泌的影响。

3）针灸穴位对免疫系统与细胞因子的影响

针灸调节免疫功能研究概况；针刺对不同应激源所致免疫功能失调影响的机制研究；电针对更年期大鼠神经－内分泌－免疫网络的影响；艾灸抗炎免疫作用机制的实验研究；艾灸阿是穴对多发性跖疣患者细胞免疫功能的调节作用；艾灸“大椎”穴对免疫低下小鼠巨噬细胞吞噬功能的影响；艾灸“肺俞”“膏肓俞”穴对 BLM_{A5} 所致肺纤维化大鼠肺组织干扰素－γ 影响的实验研究；逆灸对随后佐剂性关节炎大鼠早期及继发期炎性细胞因子和局部足肿胀的影响；艾灸强壮要穴对衰老小鼠免疫功能的影响；艾灸治疗类风湿关节炎抗炎免疫作用机理的研究。

4）针灸穴位对细胞网络与基因网络的影响

电针抗局灶性脑缺血大鼠的细胞凋亡和基因调控机制的实验研究；针刺对脑衰老相关基因表达谱影响的实验研究；针刺足阳明经穴对家兔胃平滑肌及其细胞内信使物质的影响；电针足阳明足少阳经穴对胃胆运动功能及相关脑肠肽受体基因表达的研究；

电针对老年性痴呆大鼠海马组织信号转导介质的调节作用研究；针刺对去卵巢大鼠脑内胆碱乙酰转移酶基因表达的影响；电针对创伤大鼠脑内孤啡肽及白介素－1β基因表达的调节作用；脑内催乳素释放肽在电针调整去卵巢大鼠下丘脑－垂体－卵巢轴中的作用；艾灸对老年大鼠线粒体释放蛋白 Bcl－2、Bax 在凋亡信号转导通路中的影响；艾灸对钩端螺旋体感染豚鼠延髓中 *c－fos* 表达的影响；“逆灸”对大鼠更年期衰变的影响及机制研究；艾灸对实验性类风湿关节炎滑膜细胞原癌基因 *c－fos* 和 *c－myc* mRNA 表达的影响；艾灸对应激性胃溃疡大鼠胃黏膜细胞增殖和凋亡的影响及其与热休克蛋白表达关系的研究。

4.2 针灸机理

4.2.1 针灸机理表述

基于“经络－人体整体调控网络”模型，根据现有的生理学知识与相关的研究成果，针灸机理可表述为：一切针灸效应都是通过反射弧实现的。针刺穴位所产生的对内脏功能活动调节的作用是由于直接作用于穴位的各种神经组织，通过相应的传入系统到达脊神经节和脊髓背角。首先在节段水平对来自内脏的传入进行初级整合和调节作用，控制内脏病理信号向高级中枢的传递，起到镇痛作用。另外，躯体的传入通过侧支与脊髓自主神经的传出系统发生突触联系，在节段间调节内脏功能运动，达到治疗目的。穴位（或非穴位）的相对特异性与这种节段性作用有关。另外，躯体（穴位）的传入通过脊髓上下节段间的投射联系，对内脏的传入和运动起调节作用，以扩大穴位在节段间的联络效应。来自穴位的传入信号在脊髓背角换元后经腹外侧束上行到中枢神经系统的高级部位（如脑干和丘脑等），激活脑内的抗痛系统，经背侧束的下行投射，对包括内脏的身体各部伤害性信号传入进行控制，引起广泛区域的镇痛。另外，穴位的传入信号到达脑干后，对脑自主神经系统中枢发生整合作用，通过自主神经的下行传出通路对内脏活动进行调节。由于这种调节是自主神经中枢的系统反应，因而也是整体性的、超节段的。穴位对内脏传入和传出活动的超节段调节作用与中枢神经系统的功能完整性有关，换言之，穴位疗效的广泛性作用是通过脊髓上中枢介导的。神经系统的变化将会引发整个“人体整体调控网络”的变化，如引发神经－内分泌－免疫网络的变化，甚至于引发细胞网络、分子网络、基因网络的变化。所谓“现代气”是由“人体整体调控网络”中具有调节、推动功能的或具有能量作用的等三大类微物质所组成，如NEI中的共同的化学信息分子与受体，RAS中的血管紧张素Ⅱ（AngⅡ）、DNA，具有调节功能的酶，或具有能量作用的线粒体，等等。因此，针刺穴位会引发“人体整体调控网络”的变化，其实质上是会引发“现代气”的变化，传统中医所谓的“调气”实质上就是调控“现代气”。

下面，我们系统阐述针灸足三里穴治病机理研究与针灸内关穴治疗心肌缺血机理研究，以便进一步证明“经络－人体整体调控网络”经络模型是客观存在的，上述的针灸机理表述是正确的。

4.2.2 针灸足三里穴治病机理研究

根据传统的中医理论，有记载的穴位多达361个。其中，足三里穴是最常用的治疗穴位之一，被称为四大总穴之首，有“三里者，股之要穴”之说。

4.2.2.1 针灸足三里穴作用于内脏器官神经途径的研究

体表和内脏相联系的观点古人在两千多年前已经认识到，《灵枢·海论》曰：“十二经脉者，内属于府藏，外络于肢节。”

研究针灸穴位作用于内脏器官的途径，是“十二经脉者，内属于府藏，外络于肢节”科学内涵的重要内容。

（1）足三里穴的形态学基础

神经干及分支、血管（壁上神经装置）、游离神经末梢三者及穴位所在部位的主要感受器共同组成穴位针感的形态学基础。

足三里穴位周围的血管和神经分支及淋巴管同非穴位处有显著差异，证实穴位的针刺效应是神经、血管及淋巴管的复合作用。余安胜等用组织学方法在光镜下观察到足三里的微血管分支、神经分支及淋巴管分支十分丰富，明显多于非穴位组（$P<0.05$）。证实穴位的针刺感受器是神经、血管及淋巴的复合结构。对足三里穴和相对应的非穴位层次和断面解剖、ABS铸型和胎儿淋巴管的巨微结构进行观察，证实足三里穴位不是由一种组织构成，而是由多种组织构成，共同参与穴位的传导作用，是一个多层次的立体结构。赵敏生等采用ABS血管铸型的电镜观察方法，观察了足三里穴和对比穴区的血管超微形态结构。证实了足三里穴和非穴位的超微血管结构存在着结构配布上的不同，穴位各层的血管结构并不是一致和一成不变的，存在着立体空间结构。与非穴区对比存在着一定的形态结构的差异，证实血管走行和分布在穴区发挥着重要作用。“穴位的微血管立体构筑”是穴位产生效应的基本形态之一。

余安胜等通过对足三里、三阴交、合谷等穴的显微结构和大体空间形态学的观察发现穴位的神经、血管、淋巴管及其分支的数量同非穴位处差异无显著性意义（$P>0.05$）。穴位处存在着大神经干，故认为穴位的针刺效应主要通过神经干起作用。穴位与非穴位的结构大体观察未发现除神经、血管、淋巴、筋膜、肌键、肌肉等组织外的特殊结构，穴位不是由一种组织结构组成，而是由多种组织共同构成的一个多层次的空间结构。

（2）足三里穴位与内脏相关的初级神经传入联系途径

穴位的针刺效应主要是通过传入神经起作用的，而且主要是躯体神经，但分布在穴位周围血管壁的交感神经纤维也可能参与针刺效应的传入。这些不同的神经末梢接受不同的刺激，引起神经末梢兴奋传递的激发和递质的释放。

1）“足三里”针刺效应外周传入神经纤维的分析

①“足三里”针刺镇痛效应外周传入神经纤维的分析

针刺“足三里”穴对以下颌运动反应为指标的痛模型具有显著的抑制效应。引起这一效应的，来自“足三里”穴的针刺镇痛冲动主要由腓神经中 Aβγ 传入纤维传递；足够数量的 Aβγ 纤维活动是产生显著镇痛效应的重要因素。传递镇痛冲动的 Aβγ 类粗纤维对传递致痛冲动的 Aδ 和 C 类细纤维的抑制作用，看来是针刺镇痛原理的一个组成部分（吕国蔚等，1979）。

②“足三里”针刺镇痛点的有、无髓传入纤维比例

对具有镇痛效应的“足三里”穴点区的有髓传入纤维直径谱的研究表明，此区传入纤维的自然配布中，Ⅰ、Ⅱ类纤维显著多于Ⅲ类纤维，其中Ⅱ类约占 1/2 强（谢竞强、杨进等，1980）。该研究由于切片染色法的限制，未能观察无髓纤维。本工作的目的在于用形态学方法，在未排除交感神经节后纤维的情况下，对具有不同镇痛效应的“足三里”穴点区的有、无髓纤维的数量比例，进行观察和计数，以期对此穴区的传入纤维组成做进一步的了解。

实验动物为腰 6 ~ 7 脊神经前根被切断的猫，在针刺镇痛的基础上，用硝酸银染色法显示“足三里”穴区针刺镇痛点的神经纤维，计数了有髓和无髓传入神经纤维的数量比例。结果表明：

- 针刺镇痛显效动物的“足三里”穴区中，有髓与无髓传入纤维的数量比例为 2. 7 ∶1；
- 针刺镇痛无效动物的穴区中，有髓与无髓纤维比例为 0. 7 ∶1；
- 针刺镇痛显效与无效动物的“非穴”区的有髓、无髓纤维比例为 0. 8 ∶1。

本文的结果倾向于认为，有髓纤维多于无髓纤维或许是穴位结构特征之一；无髓纤维在针刺镇痛中似不起作用（张进等，1980）。

③“足三里”穴针刺镇痛点的传入纤维速度谱

“足三里”针刺镇痛作用与腓神经Ⅱ类传入纤维活动密切相关的工作说明，针刺“足三里”所产生的镇痛信号主要经由 Aβγ 类纤维向中枢传递。由此推论，针刺时腓神经 Aβγ 类纤维的活动是在穴位局部相应纤维被兴奋的基础上进行的。为了直接地验证上述结果和推论，本工作在经过镇痛实验证明具有典型效果的动物上，以剥制后根纤维细束、记录传入纤维单位放电的方法，定量地了解和比较针刺“足三里”穴所兴奋的有髓传入纤维的类别和数量，以便对该点区的传入纤维组成进行分析。结果表明：

- 针刺镇痛显效动物穴位诱发的 529 个传入单位中Ⅰ、Ⅱ、Ⅲ各类纤维分别占 7.9%、67.8% 和 24.3%，（Ⅰ+Ⅱ）：Ⅲ = 3.1∶1。
- 针刺镇痛无效动物穴位诱发 389 个单位中，各类纤维依次占 6.4%、47.6% 和 46.0%，（Ⅰ+Ⅱ）：Ⅲ为 1.17∶1；非穴诱发的 563 个传入单位中各类纤维的比例与无效穴相似，（Ⅰ+Ⅱ）：Ⅲ=1.61∶1。

结果提示，与对照点相比，电针刺激具有显著的镇痛作用。“足三里”穴，主要兴奋Ⅰ、Ⅱ类粗纤维，特别是Ⅱ类纤维；这种Ⅱ类粗纤维的活动优势可能与显效穴局部Ⅱ类粗纤维的配布优势有关（吕国蔚等，1981）。

④传入 C 纤维的兴奋在电针“足三里”激活中缝大核中的作用

为了分析电针“足三里”是否以其伤害性刺激性质引起镇痛作用，我们试探了电刺激“足三里”穴区所引起的传入（顺行）冲动是否可以减小刺激腓总神经引起的逆行 C 波。碰撞实验表明刺激“足三里”确可兴奋腓神经的一些 C 纤维。此外我们还观察到刺激“足三里”的强度达到或超过 C 纤维阈值时，可明显激活中缝大核神经元，当刺激强度达到可引起最大C波时，激活NRM的效应也达到最大。上述结果提示电针“足三里”除可以其非伤害性刺激性质引起镇痛作用外，可能主要是以其伤害性刺激，经C类纤维激活NRM，再经过痛负反馈调制引起镇痛。

根据我们以往及本文所述的研究结果，我们更加相信，穴位针刺的即时镇痛效应可能是主要以其非伤害性刺激性质通过直径较大的A类纤维在脊髓水平实现的。而停针后持续时间较长的对痛的后抑制作用，可能主要是以其伤害性刺激性质，经Aδ特别是经C类纤维传入中枢，通过激活脊髓上痛的负反馈调制机制发挥作用的。而从对疼痛的治疗作用来看显然后者具有更为重要的意义。因此我们认为针刺的本质可能是以小痛抑制大痛（刘乡等，1990）。

2）足三里穴区感觉神经元的节段性分布

一般解剖学认为，“足三里”穴区的一级感觉神经元是下腰部及骶部的背根节，属于腓深神经支配的范围，其节段性应为腰神经节4、5及骶神经节1~2（$L_{4\sim5}$和$S_{1\sim2}$）。陶之理等的研究则发现，“足三里”穴区感觉神经元的节段性分布为T_6到S_3。

从形态学方面，背根节中有大、中、小型假单极细胞；背根节的细胞数与后根纤维数的比例，在胸髓水平接近1∶1。后根纤维分细、中、粗3种，虽然痛觉冲动也经中等纤维传递，但是起自痛觉和温度觉感受器的冲动，通常是由最细且髓鞘最薄的纤维传导。陶之理等将HRP注入“足三里”穴区，发现其感觉神经元的节段分布较长，且HRP标记的背根节细胞有大细胞、中等大小细胞及小型细胞，这与Peele所著《神经解剖学》的叙述是相一致的。针刺“足三里”穴区引起胃肠机能改变时，其穴区传入纤维有3种来源：一是坐骨神经和股神经；二是穴区的血管周围交感神经；三是坐骨神经、股神经及股动脉管壁神经丛。

赵敏生等在“足三里”穴位区和非穴位区的HRP追踪发现，在脊髓节段上基本相同，但在节段的标记数目上却有明显的不同，两组相比差异有显著性意义（$P<0.01$ 或 $P<0.05$）。证明穴位区的神经传导功能比非穴区强，针刺时可能在脊髓的相应节段产生不同的功能表现，在穴区与非穴区局部存在着不同的神经构筑。

逯波等在发育动物的“足三里”穴区注入HRP，在背根节观察到标记细胞与前述报道基本一致，可以认为“足三里”穴区的传入神经元是背根节中的大细胞、中等细胞及小细胞。“足三里”穴区的传入纤维在周围部分的节段分布亦是较长的。因此认为“足三里”穴区传入纤维无论在背根节或脊髓内其节段性都是比较长的，除腰、骶部背根节外，可向上至胸部。

李瑞午等认为胃经的腧穴能够治疗胃部疾患的机理，不同部位可能有所不同。腹部的梁门穴区与胃的神经节段性分布有明显的重叠现象。因此，梁门穴区与胃相关的联系途径可能主要在外周神经，而足三里穴区和四白穴区的神经节段性分布与胃的神经支配节段无重叠现象，这些腧穴与胃相关的联系途径可能主要在更高部位的神经系统，而不是在外周神经。

（3）“足三里”－脊髓背角－孤束核的机能联系

孟卓等在《“足三里”－脊髓背角－孤束核的机能联系》一文中指出：

在戊巴比妥钠麻醉的大鼠上，应用电刺激“足三里”穴（ZSL）和孤束核（SN）及腰髓背角Ⅲ～Ⅴ板层微电极细胞内记录技术，发现并鉴定了57个对ZSL和SN电刺激均有反应的脊髓神经元。其中34个可被SN逆向激动，其余对SN发生突触反应。所有神经元对ZSL刺激均发生顺向反应，LTM型和WDR神经元约各占一半。结果提示：①同一个脊髓背角神经元可接受来自ZSL的躯体传入信息，并将其传递给内脏感觉核团——SN；②脊髓背角神经元也可接受SN的下行神经支配；③躯体传入与内脏传入两种信息可在脊髓背角神经元或SN内汇聚和整合。

（4）手针和电针足三里对腰髓背角神经元放电的影响

霍刚在《手针和电针足三里对腰髓背角神经元放电的影响》一文中指出：

综合以往的文献报道，发现针刺手法和得气与穴位相对应的脊髓节段背角神经元放电的关系很密切。我们猜想不同的刺激方式（手针、电针）作用于穴位产生不同的针刺效应可能是对穴位相应的脊髓背角神经元放电的影响程度不同所致。因此我们设计了以下实验，试图以腰髓背角神经元放电频率为观察指标，通过对足三里穴区实施不同的针刺手法（手针、电针）来比较各种针刺手法作用足三里对腰髓节段背根神经元放电的影响，探讨针刺手法与得气的神经电生理机制。

1）实验一　细胞外记录腰髓背角神经元放电与手针和电针足三里穴的关系

本实验以大鼠腰髓节段（$L_1 \sim L_5$）背角神经元的放电频率为指标，探讨手针和电针足三里穴对腰髓背角神经元放电的影响。

实验一结果表明，手针和电针足三里都能明显兴奋腰髓背角神经元，使其放电频率升高（$P<0.05$）；手针和电针非穴位的效应也是以兴奋为主；手针和电针比较，手针的兴奋作用大于电针（$P<0.05$）；手针穴位与非穴位相比差异有显著性意义（$P<0.05$），而电针穴位与非穴位相比差异无显著性意义（$P>0.05$）。

2）实验二　新生大鼠腰髓背根节神经元的形态学研究

新生大鼠“足三里”穴区感觉神经元的节段性分布：

一些研究者认为，“足三里”穴区传入纤维有3种来源：一是坐骨神经和股神经；二是穴区的血管周围交感神经；三是坐骨神经、股神经及股动脉管壁神经丛。根据穴区传入纤维来源于躯体神经即腓总神经的论述，其节段性应为$L_{4\sim5}$和$S_{1\sim2}$，这种节段似已为解剖学所公认。用切断相当于足三里穴区感觉神经的部分后根即$L_{3\sim4}$后根的方法，观察“足三里”穴区溃变感觉纤维向脊髓的投射范围及节段，以确定足三里穴区传入纤维向脊髓投射的节段性。腰3的后根被切断后，其溃变纤维在脊髓后角内的投射范围较广泛，可以从 $T_7 \sim L_5$以下。陶之理将 HRP 注入兔“足三里”穴区后，在 $T_{6\sim12}$、$L_{1\sim7}$及 $S_{1\sim3}$的背根节细胞内见到 HRP 标记颗粒。此外，还在交感神经纤维内见到 HRP 标记颗粒，这说明“足三里”穴区的传入纤维在周围部分的节段分布亦是较长的。因此，“足三里”穴区传入纤维无论在背根节或脊髓内其节段性都是比较长的，除腰髓部背根节外，可向上至胸部。

结论：

- 新生大鼠背根节中的神经细胞与成年动物比要小，只有成年动物的 70%。推测大鼠背根节细胞在生后仍有较大的发育空间。

- “足三里”穴区的传入神经元包括背根节中的大型细胞、中等细胞及小细胞，推测手针和电针的刺激可能经由背根节中的大型神经元传入导致 WDR 型神经元放电，从而发挥针刺的作用。

（5）刺激“足三里”穴产生的传入信号在脊髓内跨节段作用的研究

燕平等在《穴位刺激和心脏病灶产生的传入信号在脊髓内跨节段整合作用的研究》一文中指出：

目的：探讨建立“气至病所”的病理模型，为研究经络实质提供依据。方法：利用甘氨酸抑制剂士的宁，提高脊髓兴奋功能，观察针刺发生的传导性脊髓场电位（SEP）与病灶兴奋的传入冲动在脊髓内的重叠情况。结果：实验组在刺激心脏前仅能从 L_4 和 L_6 记录到 SEP，而刺激心脏后 SEP 还可在 T_3 和少数 C_7 记录到。皮下注射士的宁后，SEP 能够从每例动物的 C_7 中记录到，并且随着传导性 SEP 到达 C_7，动物的心电图也随之改善。对照组针刺“足三里”后可在 L_4 和 C_6 记录到 SEP，皮下注射士的宁后，SEP 也可在 T_3 记录到。结论：士的宁背景下的传导性 SEP 可作为“气至病所”的病理模型。

本研究在给予心脏直接刺激，引起心律改变和心肌缺血，造成心脏受损模型后，在士的宁条件下，使 SEP 向上传导，与心脏病理信号（主要在C_7～T_3）相合，此时，心脏功能趋于正常，心电图恢复。以上研究结果提示，在脊髓内，通过对心脏病理信号和穴位刺激信号进行整合，使穴位刺激对心脏功能起到了调整作用，至于二者整合的机制，则需进一步的探讨。而在士的宁背景下，中枢神经系统的兴奋性提高，传导性SEP可考虑为心脏疾病“气至病所”的病理模型的指标之一，也可为其他疾病“气至病所”病理模型的建立提供借鉴。

以调整内脏感觉传入部位感受到胃伤害性刺激后发生变化的NOS阳性神经元成分，使其趋于正常水平，这是否是电针抗内脏痛的途径之一，有待探讨。许多学者认为，电针信号的传入途径是穴位下的躯体神经，而躯体和内脏的传入神经在背根神经元发生汇聚，电针对内脏痛的镇痛作用可能与躯体内脏的汇聚有一定的关系，从这个角度考虑，电针足三里穴似乎更有可能在脊髓或脑干一级水平而非外周神经系统发挥调控作用。

（6）针刺缓解慢性内脏痛敏的作用及其神经中枢机制研究

崔可密等在《针刺缓解慢性内脏痛敏的作用及其机制研究》一文中指出：

本工作获得以下结论：

1）制作成功的IBS大鼠模型较好地模拟了临床IBS的表现；内脏痛敏表现明显，有关体征比较稳定，可以维持至成年大鼠12周龄以上，是一个稳定的功能性慢性内脏痛敏动物模型。

2）单次电针在短时间内（停针后20～90分钟）可以明显缓解慢性内脏痛敏；多次电针具有累加效应，隔日连续电针2次后治疗效果明显，4次后达到最大；针刺疗效的维持时间随着治疗的次数的增加而延长。

3）电针（电针时取大鼠双侧的“足三里”和“上巨虚”）可以明显抑制脊髓背角内脏相关神经元（WDR神经元）的兴奋性，这可能是针刺缓解慢性内脏痛敏的机制之一；脊髓的兴奋性氨基酸递质受体系统可能主要通过NMDA受体参与功能性慢性内脏痛敏的维持。

(7) 足阳明经与胃相关的延脑初级中枢（孤束核）机制的研究

刘健华等在《阳明经与胃相关的延脑初级中枢（孤束核）机制的研究》一文中指出：

本研究选取足阳明经头面部“四白”穴、下肢部“足三里”穴，观察 NTS 和 SP 在电针效应中的作用，以初步探讨足阳明经和胃相关的初级中枢机制和物质基础。

1）孤束核是足阳明经与胃相关的重要延脑初级中枢

结合本实验研究结果，电针足阳明胃经“四白”“足三里”穴对大鼠胃肌电慢波高活动相振幅和快波峰簇数有明显的兴奋作用，而电针足太阳膀胱经“承山”穴作用不明显，说明足阳明胃经与胃有着相对特异性的联系。电解损毁 NTS 后，电针“四白”“足三里”穴对胃肌电的兴奋作用受到明显的抑制，表明 NTS 对胃肌电的发放有调节作用，不仅是调节胃机能活动的枢纽，而且是足阳明经与胃相关的一个重要的延脑初级中枢。

2）P 物质是足阳明经与胃相关的重要脑肠肽

本实验观察到，电针足阳明经“四白”“足三里”穴对胃肌电慢波高活动相振幅和快波峰簇数有明显的兴奋作用，该效应伴随着 NTS 中 SP 的释放明显减少。表明 SP 是参与“四白”“足三里”穴兴奋胃肌电的重要脑肠肽，SP 在中枢对胃肌电的发放以抑制作用为主。NTS 微量注射 SP 受体拮抗剂 D－Arg^{1}、Trp^{7,9}、Leu^{11}－Substance P 能显著增强“四白”“足三里”穴对胃肌电慢波高活动相振幅、慢波高活动相时程的兴奋效应，说明 SP 通过其受体参与电针“足三里”“四白”对胃肌电的调节作用。

3）经脉（穴）－脏腑肽能神经相关

本实验研究的结果，电针足阳明经“四白”“足三里”穴可使 NTS 中 SP 明显减少，NTS 微量注射 SP 受体拮抗剂后明显增强电针上述穴位对胃肌电的兴奋效应。因此，推测经脉与相应脏腑

（足阳明经与胃）特异性联系可能是通过外周及中枢途径共同实现的。脑肠肽既广泛分布于胃肠内，又存在于脑内，在中枢和外周对胃的功能活动起着至关重要的调节作用，是足阳明经与胃相关的重要物质基础，经脉（穴）－脏腑与肽能神经有着密切的联系。

4）“四白”“足三里”穴与胃相关的联系途径

综上所述，NTS 是足阳明经与胃相关的重要的延脑初级中枢，SP 是实现其效应的一种重要的脑肠肽。那么，“四白”和“足三里”穴到底通过何种途径联系来实现的呢？根据神经生物学原则，这种联系是以节段性、节段间和全身性（脊髓上）的作用为基础的。

“足三里”穴区的皮肤和肌肉分别由腓浅神经和腓深神经支配。穴位的传入冲动主要通过躯体神经和血管壁神经丛两条途径上行，投射到 T_6 ~ S_3 脊神经节。

辣根过氧化酶（HRP）神经束路示踪研究对穴位与内脏传入神经节段的支配关系的结果表明，“足三里”穴区与胃的感觉神经支配在下胸段及腰段相互重叠。躯体与内脏的神经节段联系，可能是经脉（穴）－脏腑相关的形态结构基石。

目前研究已证实脊神经背根节内的外周传入纤维有分支现象存在，即同一初级感觉神经元的轴突分为两支，一支到内脏，另一支到达躯体部或两侧支分别到达躯体的不同部位。这种分支现象的存在，使得不同来源（内脏或躯体部）的神经冲动可能汇聚在同一条轴突上，再传向同一中枢。进一步证明内脏和穴位处的神经节段性交汇可能是经穴脏腑相关的形态学基础。

脊髓是神经系统的低位中枢，针刺“足三里”的传入冲动到达脊髓后，首先在节段水平对来自内脏的传入进行初级整合和调节作用，控制内脏病理信号向高级中枢的传递。穴位的传入信号通过侧支与脊髓自主神经的传出系统发生突触联系作用，在节段间调节内脏功能。另外，穴位的传入还可通过脊髓上下节段间的投射联系，对内脏的传入和运动起调节作用，以扩大穴位在节段间的联络效应。然后针刺信息再通过相应的上行传导束到达 NTS 及邻近的延髓内脏带的其他部位，再上传至丘脑、大脑皮层等高位中枢，激活脑内相应的调节中枢，对包括内脏（胃）和穴位（足三里）的各种信号发生整合作用，再经相应的下行投射系统，通过自主神经的下行传出通路（交感、副交感和肽能神经）对胃的功能活动进行调节。

（8）刺激足三里穴对胃肠功能的影响

霍刚在“手针和电针足三里对腰髓背角神经元放电的影响”一文中指出：

欧阳守等从猫胃浆膜下电极记录 GEMG，观察到针刺“足三里”穴对胃电有双向调节作用，其效应以抑制为主。刺激延脑中缝核可抑制胃电的振幅和频率，延脑中缝核损毁后，针刺抑制胃电的效应大为减弱；而刺激延脑两侧网状结构，其效应以兴奋为主。认为针刺“足三里”穴激活延脑中缝核及其邻近的网状结构从而实现对胃电的双向调节作用。翁泰来等采用针状电极埋植家兔胃窦部记录 GEMG，观察到针刺“足三里”穴对胃电有双向调节作用，胃电效应以兴奋为主。刺激迷走神经及胫神经，其胃电效应与针刺“足三里”穴相同，切断迷走神经或胫神经后针刺“足三里”穴，胃电效应消失。认为针刺“足三里”穴的传入途径是胫神经，传出途径是迷走神经。许冠荪等经家兔胃左动脉灌注肾上腺素、乙酰胆碱及胰高血糖素建立胃节律紊乱实验模型，观察补、泻手法针刺“足三里”穴对胃电的影响，发现补法可使胃电节律紊乱或失常的实验家兔胃电振幅升高，泻法使之降低，补、泻手法均使胃电节律趋于正常。

何智明对提、插、补、泻手法针刺脾、胃病患者足三里穴对 EGG 的影响进行观察，发现补法以升高 EGG 的振幅为主，泻法则以降低为主。而李万瑶等观察补、泻手法针刺足三里穴对胃十二指肠疾病患者胃电频谱的影响，发现泻法可明显升高 EGG 振幅，频率变化不明显；补法则使 EGG 的振幅和频率明显降低，认为泻法可增强胃运动，补法则抑制胃运动。张安丽等采用针刺足三里穴治疗胃动力障碍症，并以 EGG 作为指标观察疗效，发现针刺足三里穴可使胃动力障碍患者 EGG 不规则波明显减少，EGG 节律紊乱趋于正常，患者症状、体征明显改善，具有良好的治疗效果。

足三里穴的传入路径主要是支配该区的腓神经，且由 A 类纤维传导。腹部胃经穴的传入则由低胸段脊神经中的 A 类与 C 类纤维传导。但是也有实验发现，切断双侧坐骨神经和股神经，针刺大鼠“足三里”穴仍然能观察到胃电的显著变化，只是与正常针刺的效应相反。提示针刺穴位的信号不仅仅是通过神经，而且还有其他途径共同参与，多途径的协同作用，可能是更为合理的解释。针刺信号通过外周在向中枢的传递中，可经过各级水平到达大脑皮层的内脏神经投影区，在高位中枢与内脏器官发出的冲动相互汇合，发挥对脏器的调整作用。

(9) 针刺足三里穴的脑功能成像及动物实验研究

孙锦平等在《针刺足三里穴的脑功能成像及动物实验研究》一文中指出：

脑功能成像结果显示针刺足三里穴可导致下丘脑、脑干的葡萄糖代谢、血流量增加。神经病理已证实上述脑区受损（出血、缺血、炎症等）可以引起消化道应激性溃疡和出血。针刺足三里穴上述脑功能区的变化为针刺足三里穴治疗胃肠疾病找到了可视性的实验依据。针刺足三里穴颞叶的葡萄糖代谢和血流量增加，这与针刺足三里穴改善睡眠、调节情绪有关。动物实验的分子生物学结果，说明了针刺引起下丘脑一些肽类和与内分泌有关的神经激素分泌是有其穴位特异性的。针刺旁开点的刺激引起一些与疼痛有关的物质（SP、POMC 和 Oxytocin）的快速、短暂释放。针刺足三里穴可引起激素、肽类调质的缓慢释放，Vasopnessn 和 CRH 的表达受抑制说明针刺可以部分地抑制这种疼痛应激反应。

针刺足三里穴 IL－1β 的表达增高，说明足三里穴提高免疫功能也有其中枢依据。针刺后的 Era 和 GnRH 的表达变化提示我们足三里穴对中枢性激素也有影响。实验进一步证明足三里穴具有镇痛、强身健体、调节内分泌、调节免疫力的功能。我们综合上述实验结果和既往有关针刺足三里穴镇痛作用的中枢机制研究，在大量文献调研的基础上，将足三里镇痛、调节自主神经的中枢作用机制绘制成一幅模式图（图 4－1），旨在说明针刺足三里作用的中枢网络机制。

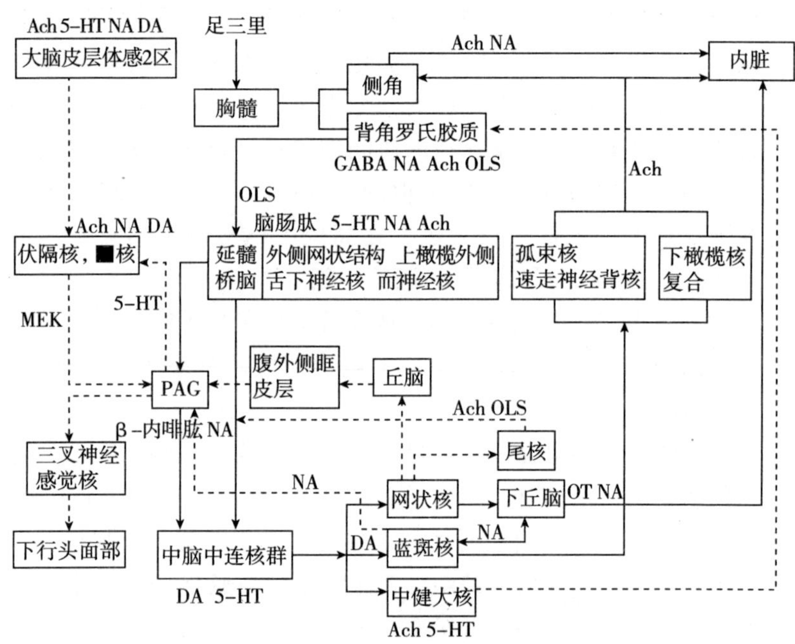

图 4－1 针刺足三里穴中枢作用网络机制模式图

说明：上图中虚线代表痛觉通路，实线代表自主神经调节通路，黑色斜体部分代表与脑功能成像结果吻合区域。

（10）足三里穴针刺效应的中枢作用机制

金香兰在《针刺足三里穴 FDG－PET 和 fMRI 脑功能成像研

究》一文中指出：

本实验的目的是，利用PET和/或fMRI技术研究针刺正常人和大鼠足三里穴脑葡萄糖代谢和局部血流的变化，探索足三里穴针刺效应的中枢作用机制。

结论：

①针刺正常人足三里穴可以引起部分脑区脑葡萄糖代谢和局部脑血流的变化，用PET/MRI技术找到了针刺脑功能变化的可视性实验依据。

②针刺人足三里穴对内脏功能相关脑区有激活和抑制两种影响：激活下丘脑、海马、旁中央小叶和扣带回中部上缘，抑制隔区、扣带回中部。提示针刺效应是通过调节内脏相关脑区的功能来实现的。

③针刺足三里穴可以激活正常人和大鼠的下丘脑和感觉运动皮质，大鼠脑对针刺信号的应答与正常人脑存在一定的相似性。

4.2.2.2 针灸足三里穴对神经递质的影响

(1) 针刺足三里穴对中枢神经递质的影响

孙锦平等在《针刺的中枢调节机制研究进展》一文中指出：

针刺的功能及使用范围非常广泛，包括对各种正常生理功能的调节和对一些病理状态的改善。目前，国内对穴位研究最多的是足三里穴，而对其功能的研究以两方面为主：镇痛功能、胃肠调节功能。

1) 参与针刺镇痛的中枢神经递质的研究

①单胺类

电针与杵针刺激大鼠“足三里”穴均可见间脑和端脑的5-羟色胺与5-羟吲哚乙酸的含量明显提高，同时也可使间脑的去甲肾上腺素含量明显下降。应用5-HT释放剂酚氟拉明研究证明，电针能促进大鼠脑内PAG（中脑导水管周围灰质）腹侧部单胺类递质多巴胺和5-HT的释放，酚氟拉明能加强这一作用，提高针刺镇痛的效应。

现代应用DA受体拮抗剂氟哌利多研究结果表明，电针后5－HT及其代谢产物5－HI－AA明显增加，氟哌利多与电针合用后使5－HT及5－HIAA含量明显增加，NE在电针组和氟哌利多合用组均明显减少，说明氟哌利多加强电针的作用不仅是通过拮抗DA，而且协调脑内其他单胺类递质的活动。

②其他

针刺能使兴奋性氨基酸在中枢的含量下降，使抑制性氨基酸的中枢含量上升。应用放射免疫测定法观察电针“足三里”穴30分钟穴内不同核团内的生长抑素（SS）含量的变化，提示在SS分布广泛的脑内核团中，只有少数核团参与镇痛的机制。

何润昌等发现，电刺激“足三里”30分钟的大鼠脑切片视上核、室旁核催产素免疫反应阳性物质明显增加，提示催产素参与了针刺镇痛的中枢调节，PAG内注射抗催产素血清对针刺镇痛作用的翻转证明了以上结论的可靠性。

2）针刺对胃肠道功能的调节作用的研究

①经典神经递质对胃肠功能的调节作用

有人应用霍尔效应记录胃电的方法观察到侧脑室微量注射阿托品后，艾灸“足三里”增强胃运动的效应消失，而侧脑室注入酚妥拉明、心得安、纳洛酮后，艾灸增强效应继续出现，提示了艾灸增强胃运动的中枢机制可能与中枢的胆碱能神经M受体有关。免疫组化法也证明了电针“足三里”可使下丘脑内的乙酰胆碱含量明显增加，进而影响到胃酸的分泌。

②神经肽与胃肠功能的关系

雷亚宁报道电针大鼠双侧“足三里”穴50分钟后，小肠壁神经结构内，Enk免疫反应性明显降低，而SP免疫反应性明显升高，提示电针对胃肠功能的影响可能有Enk及SP的参与。单纯电针、“足三里”穴和单纯侧脑室注入SP均可产生胃运动幅度下降和胃电慢波频率下降，侧脑室注入SP拮抗剂DADTL后，对观察指标无影响；再予以电针刺激，则电针抑制效应大为减弱，提示中枢内的SP参与电针的抑制效应。采用放免分析的方法观察到针刺“足三里”对胃窦部SP、MTL影响最显著；对延髓的影响以MTL为主。

（2）电针大鼠“足三里”穴对脑干P物质基因表达的影响

田庆华等在《电针大鼠足三里穴对脑干P物质基因表达的影响》一文中指出：

电针不同穴位对脑肠肽的影响具有特异的选择性，影响最明显的为足三里穴，其次为上巨虚穴，而下巨虚无明显影响，这与中医“足三里为足阳明胃经之合穴”是一致的。另外还发现，针刺足阳明经头面、躯干、下肢不同节段的四白、天枢、梁门、足三里、上巨虚等穴对人胃窦面积、胃幽门压力、动物胃排空率均有一定影响，而针刺其旁开对照点作用不明显，为经脉对相关脏腑特异性调控作用提供了一定实验依据。SP是最早被发现的脑肠肽之一，它由11个氨基酸组成，对胃肠道纵肌和环肌有双重收缩效应，具有促进胃肠平滑肌收缩作用。邵雷用B超观察胃蠕动波动态变化，发现针刺足三里胃蠕动波频率、波幅均增强，而原有蠕动亢进者呈抑制效应。有实验显示，这种作用是通过某些脑肠肽释放实现的。常小荣等在功能性消化不良的患者中观察到，针刺足三里穴具有调整胃肠激素，改善胃运动功能的作用，进而使其临床症状得以不同程度的减轻。在胃肠系统，已经观察到SP可有效刺激胃肠道平滑肌，并引起收缩。这种作用不被阿托品、六甲胺、烟碱、可卡因、抗组胺剂或5-羟色胺拮抗剂阻断，可以认为SP系直接作用于平滑肌纤维。本研究表明，针刺“足三里”穴可使脑干中SP合成增多，但又不像针刺非经穴点“过度”升高，从而达到对胃肠道免疫的调节，实现对胃肠道疾病及功能的调整作用。

本试验中，电针后2小时，电针“足三里”穴与非经非穴点同样使SP的基因表达增加，表明SP作为参与痛觉反应神经肽，在电针初期对疼痛刺激反应性升高；在针刺后的6小时，针刺“足三里”穴组SP的基因表达相对稳定，而非经非穴组则持续升高，这种“适度”提高SP表达的作用可能也参与了足三里的镇痛作用，同时电针穴位起作用也是有时间的变化的。崔仁麟报道，大鼠在针刺镇痛时，下丘脑SP明显减少，脑干和腰髓SP增高，这与我们的实验结果相一致。在针刺大鼠“足三里”穴后SP在脑干的基因表达增加，结合其促进胃肠运动的作用，考虑SP在刺激“足三里”穴影响胃肠功能的中枢与周围联系通路中起作用，并通过神经反射或神经-体液的综合性调节活动来实现它对机体内有关组织器官机能与代谢活动的调整。

4.2.2.3 针灸足三里穴对激素的影响

（1）针刺足三里穴调节下丘脑-垂体-肾上腺皮质轴稳定的分子机制研究

万顺伦在《针刺调节下丘脑-垂体-肾上腺皮质轴稳定的分子机制研究》一文中指出：

结论：

束缚应激能够引起大鼠血浆皮质酮浓度增加，针刺“足三里”穴可以下调应激引起的血浆皮质酮浓度的增加。针刺调节应激后下丘脑-垂体-肾上腺轴活动的分子机制一方面可能与其调节HPA轴的启动部位下丘脑内*p*38 MAPK磷酸化和*c-fos*蛋白的表达有关；另一方面也与调节HPA轴的负反馈部位内下丘脑和海马内11β-HSD1蛋白的表达有关。尽管针刺对不同部位、不同物质的调节作用有所不同，但是其最终的调节功能和方向是一致的。

（2）两种艾灸法对二肾一夹型高血压大鼠血压及血管紧张素Ⅱ、肾素活性的影响

朱新安等在《两种艾灸法对二肾一夹型高血压大鼠血压及血管紧张素Ⅱ、肾素活性的影响》一文中指出：

目的：应用两种艾灸疗法治疗两肾一夹肾血管性高血压大鼠（2K1C－RHR），评价这两种艾灸疗法的降压作用，并对其降压机理做初步的探讨。方法：建立 2K1C－RHR 模型，并将其随机分为六组：灸法Ⅰ组（“百会”“神阙”“足三里”）、灸法Ⅱ组（“关元”“涌泉”“足三里”）、卡托普利组、灸法Ⅰ＋卡托普利组、灸法Ⅱ＋卡托普利组、高血压对照组，另设正常对照组。经过 10 天治疗后，测量血压，并测定血浆中血管紧张素Ⅱ（AngⅡ）的含量及肾素活性（PRA）。结果：高血压对照组的收缩压（SBP）、舒张压（DBP）明显高于正常对照组，各治疗组的 SBP、DBP 明显低于高血压对照组（$P<0.01$），各治疗组间则差异无显著性意义（$P>0.05$）。血浆 AngⅡ含量、PRA 高血压对照组明显高于正常对照组（$P<0.01$），并与卡托普利组差别不大（$P>0.05$），但灸法Ⅰ、Ⅱ组明显低于高血压对照组（$P<0.01$）。血浆 NO 含量各组间差异无显著性意义（$P>0.05$）。结论：两种艾灸疗法有良好的降压作用，其降压机理与抑制肾素－血管紧张素（RAS）系统活性有关。

（3）穴位艾灸对男性运动员血清睾酮的影响

王家祥等在《穴位艾灸对男性运动员血清睾酮的影响》一文中指出：

根据中医经络理论，运用艾灸相关补肾强壮穴位（本文采用关元、足三里穴和肾俞、命门穴交替选用）的方法，对 20 名男性运动员施灸 4 周，结果血清睾酮水平明显高于对照组 12 名男性运动员，提示该方法有助于调整男性运动员雄激素分泌，提高血睾酮水平，进一步提示该法可用以治疗和预防运动性低血睾酮症并且有利于运动疲劳的恢复。

（4）保健灸对老年人上皮生长因子分泌的影响

詹瑧等在《保健灸对老年人上皮生长因子分泌的影响》一文中指出：

40 例公寓生活、生活自理的老年人经神阙、足三里穴行温和灸，每次每穴 10 分钟，隔日 1 次，连续 2 个月后，采用^{125}I 标记放射免疫法检测其灸前、灸后空腹血清中上皮生长因子（EGF）的含量。结果：灸后 EGF 含量有明显增高（$P<0.01$）。表明保健灸能够调节机体 EGF 的合成与释放。EGF 具有促进组织细胞生长增殖的作用，因而保健灸有益于机体的新陈代谢，延缓衰老的进程。

4.2.2.4 针灸足三里穴对免疫系统与细胞网络的影响

（1）针灸“足三里”穴对免疫细胞的影响

T 淋巴细胞是重要的免疫活性细胞，在 ConA 刺激下淋巴细胞增殖转化可以反映其功能状态和成熟程度，是衡量细胞免疫功能的重要指标。针灸能增强淋巴细胞转化能力，提高淋巴细胞活性。程晓东等电针“自由”活动状态下正常大鼠“足三里”和“阑尾”穴，结果表明，电针能提高脾淋巴细胞转化率，以及 IL－2 诱生水平，与对照组比较差异有显著性意义。

单核吞噬细胞系统（MPS）是一类主要的抗原呈递细胞系统，在特异性免疫应答的诱导与调节中起着关键作用。赵氏等观察针刺对免疫抑制大鼠吞噬细胞功能的影响，发现针刺“足三里”穴 6 天，可使其降低的腹腔吞噬细胞吞噬百分率和吞噬指数显著增高，血清溶菌酶无明显改变。

（2）电针对更年期大鼠神经－内分泌－免疫网络的影响

刘宏艳等在《电针对更年期大鼠神经－内分泌－免疫网络的影响》一文中指出：

电针可以调节更年期大鼠生殖内分泌、提高免疫力、调节自主神经功能，对更年期衰退的神经－内分泌－免疫网络（NEI－N）起综合性调节作用，具有多途径作用机制和整体调节的特点。

（3）针刺足阳明经穴对家兔胃平滑肌及其细胞内信使物质的影响

邓元江等在《针刺足阳明经穴对家兔胃平滑肌及其细胞内信

使物质的影响》一文中指出：

①五组胃窦平滑肌细胞长度比较，足阳明经穴组的细胞长度明显短于其他各组，而B、D、E三组间差异均无显著性意义，提示足阳明经与胃有相对特异性联系。

②电针足阳明经穴可使血浆、胃窦平滑肌组织MTL、SP含量增高，MTL、SP的含量与胃窦平滑肌细胞长度呈明显负相关。MTL、SP是足阳明经与胃相关的重要物质基础。

③电针足阳明经穴可使胃窦平滑肌细胞内Ca^{2+}、IP_3含量明显升高，而对胞内cAMP的含量无明显影响；胞内Ca^{2+}、IP_3含量与胃窦平滑肌细胞长度呈明显负相关。针刺足阳明经穴影响胃运动的细胞内信号转导可能是通过IP_3-Ca^{2+}途径实现的。

④采用针刺血清作用于离体的器官、组织、细胞来研究针刺的效应与作用机制值得进一步深入地探讨。

（4）电针足阳明、足少阳经穴对胃胆运动功能及相关脑肠肽受体基因表达的研究

张泓等在《电针足阳明、足少阳经穴对胃胆运动功能及相关脑肠肽受体基因表达的研究》一文中指出：

①从针刺足阳明、足少阳、足太阳经穴对胃胆运动调控作用异同的比较进一步证实了经脉－脏腑相关存在相对特异性，体现在足阳明、足少阳经对胃、胆等消化系统脏器的调整作用更明显。

②本研究进一步证实了肽类物质是经脉－脏腑相关的物质基础，针刺对不同脏腑的影响和经脉－脏腑相关的相对特异性与脑肠肽及其释放的不同有密切关系。

③本研究发现针刺足阳明、足少阳经穴可上调MTL mRNA及CCK－R mRNA的表达，表明针刺对胃、胆运动的影响不仅与其物质基础脑肠肽的释放有关，还可调控其受体基因表达，进而从分子水平揭示了经脉－脏腑相关的部分分子生物学机理。

（5）针刺对去卵巢大鼠脑内胆碱乙酰转移酶基因表达的影响

田淑君等在《针刺对去卵巢大鼠脑内胆碱乙酰转移酶基因表达的影响》一文中指出：

有研究表明，针刺“足三里”穴有抗衰老作用。为此，本实验采用去卵巢大鼠动物模型，造成体内雌激素降低，观察针刺“足三里”穴后去卵巢大鼠体内雌激素的变化及对脑内 ChAT 生成的影响，探讨雌激素对脑内胆碱能系统的影响及针刺对其的调节作用，旨为临床针灸治疗脑衰提供实验依据。

本实验发现，电针刺激去卵巢大鼠“足三里”穴后，脑内 ChAT mRNA 表达较去卵巢未针刺组明显增加。针刺调节 ChAT 生成的机制可能与多种因素有关，本实验中针刺可使去卵巢大鼠血中雌激素水平在一定程度上升高，脑组织 ChAT mRNA 的表达随之增加，提示针刺可通过调节内分泌功能（雌激素的水平）影响 ChAT 的生成。胆碱能神经元是雌激素作用的靶细胞，雌激素可通过基因调节机制控制细胞内蛋白质及酶蛋白的表达；通过非基因组机制影响细胞内神经营养因子和其他神经递质的功能。至于针刺使去卵巢大鼠体内雌激素增加的原因，已有报道证实，针刺对正常大鼠血中雌激素无明显影响，但能使去卵巢大鼠肾上腺皮质内侧区的活动增强，甾体激素的合成增加，同时脑、脂肪等组织的芳香化酶活性增强，促进雄激素转变为雌激素。本实验结果提示，脑内 ChAT 基因表达与体内雌激素水平有密切关系；卵巢切除后，针刺“足三里”穴能在基因水平上调节脑内 ChAT 的生成可能是针刺增强乙酰胆碱含量、改善老年妇女学习记忆功能的机制之一。

（6）电针对创伤大鼠脑内孤啡肽及白介素 -1β 基因表达的调节作用

肇晖等在《电针对创伤大鼠脑内孤啡肽及白介素 -1β 基因表达的调节作用》一文中指出：

电针对机体具有特殊的整合功能，是治疗免疫抑制的一种有效手段。大量的研究认为电针能充分调动交感神经系统及下丘脑－垂体－肾上腺轴的活动，从而参与机体的免疫调控。而且实验已经证明，电针“足三里”（ST36）穴对创伤大鼠的免疫抑制有明显的改善作用。本实验则是在以往工作的基础上，采用免疫组织化学及原位杂交的方法，探讨电针免疫调节作用的中枢机制。实验发现内源性孤啡肽在正常大鼠的中枢神经系统呈广泛表达。在创伤应激刺激下，海马、皮层及下丘脑的孤啡肽免疫阳性细胞数分别下降至25.2±5.07，31.1±10.50，24.5±5.44，与对照组比较（72. ±7.99，115.7±19.47，64.1±8.90）差异有显著性意义（$P<0.05$）。电针“足三里”后，孤啡肽的表达明显提高，以上三个部位的孤啡肽免疫阳性细胞相应恢复至60.0±5.48，111.0±11.64，64.0±10.01（$P<0.05$）。孤啡肽受体（OP4）在中枢神经系统的表达也观察到相似的变化趋势。但是中枢神经系统白介素－1β的表达却表现出不同的变化。白介素－1β mRNA免疫阳性细胞在对照组为15.9±3.93，7.9±3.07，8.6±2.41；创伤组为38.1±6.33，78.9±5.13，49.1±9.84；电针组为22.7±3.30，30.8±8.74，11.6±2.80。实验结果表明，白介素－1β mRNA能被创伤应激诱导高表达，并且能被电针抑制。以上结果提示，中枢神经系统的孤啡肽与白介素－1β有着密切的相关关系。电针的神经免疫调节作用可能依赖于二者的相互作用。

（7）电针“足三里”对去卵巢大鼠脑认知功能影响机制的研究

田淑君等在《电针对去卵巢大鼠脑认知功能影响机制的研究》一文中指出：

实验内容分为：①去卵巢大鼠血中性激素水平的改变及电针“足三里”穴的调节作用；②电针对去卵巢大鼠脑内胆碱乙酰转移酶基因表达的影响；③电针对去卵巢大鼠脑内雌激素受体（ER）基因表达的影响。

结果：与对照组比较，去卵巢大鼠血中雌激素（E_2）水平明显降低，睾酮（T）水平升高，同时血中的促卵泡素（FSH）和黄体生成素（LH）亦明显升高，下丘脑内 SP mRNA 表达增加；与去卵巢未电针刺激组比较，去卵巢电针组大鼠血中的雌激素水平较高、血中的 T 较低；血中的 FSH、LH 也较未电针组明显降低，下丘脑 SP mRNA 表达减少，差异有显著性意义。去卵巢大鼠脑内 CHAT mRNA 的表达减少，而去卵巢电针组大鼠脑内的 CHAT mRNA 的表达较高；去卵巢大鼠脑内 ERα 在 mRNA 水平上表达减少而去卵巢后脑内 ERβ 在 mRNA 水平上的表达却明显增加。电针组大鼠脑内的 ERα mRNA 表达较去卵巢组多 ERβ mRNA 表达较少。电镜下观察到去卵巢大鼠垂体、海马组织的超微结构有明显的改变，而去卵巢针刺组大鼠脑内的超微结构改变得较轻微。

（8）艾灸对应激性胃溃疡大鼠胃黏膜细胞增殖和凋亡的影响及其与热休克蛋白表达关系的研究

易受乡等在《艾灸对应激性胃溃疡大鼠胃黏膜细胞增殖和凋亡的影响及其与热休克蛋白表达关系的研究》一文中指出：

本课题组以往的研究证明，针刺“足三里”对胃黏膜损伤具有保护作用，针刺能抑制实验性胃溃疡胃黏膜的细胞凋亡。临床报道显示，艾灸对胃溃疡有很好的疗效。艾灸对急性胃黏膜损伤胃黏膜细胞的增殖和凋亡有何影响？其保护机制是否与 HSP70 有关？本实验选用“足三里”和“梁门”两穴，观察艾灸预处理对胃黏膜的保护作用，试图进一步从转化生长因子（TGF－α）含量、HSP70 mRNA、胃黏膜细胞的增殖和凋亡等环节来探讨其作用机制。

本课题组在针刺足阳明经穴对胃黏膜保护作用方面进行了长期研究，发现电针家兔足阳明经不同节段的腧穴均对胃黏膜损伤细胞有保护作用，其中以“足三里”最满意。在对无水乙醇灌胃造成胃黏膜损伤家兔的研究中发现，电针“足三里”可降低胃黏膜损伤指数。陈演江等实验证明，艾灸对大鼠实验性溃疡模型有减轻损伤和加快修复两方面的作用。本实验在以往研究的基础上，采用艾灸“足三里”和“梁门”两穴，观察其对胃黏膜损伤的影响，结果显示，艾灸大鼠“足三里”和“梁门”穴后胃黏膜损伤指数显著低于模型组和对照组（$P<0.01$），提示艾灸“足三里”“梁门”对胃黏膜损伤确有一定的保护作用。

本课题组以往的研究显示，电针“足三里”可激发 *Bcl*-2 基因蛋白表达，从而抑制和减轻乙醇所诱发的胃黏膜细胞凋亡，且效果优于非穴组。本次实验结果亦表明，艾灸“足三里”“梁门”穴也具有抑制胃黏膜细胞凋亡的作用。胃黏膜细胞增殖能力是影响溃疡愈合的重要因素，而 PCNA 在细胞增殖和 DNA 合成过程中起重要作用，是目前较常用的评价细胞增殖的指标。孙为豪等在实验中发现，大鼠胃损伤后 3 小时，增殖带即开始加宽，此时 PCNA 标记指数尚无明显增加；在盐酸灌胃后 24 小时，胃黏膜病变基本消失时 PCNA 标记指数开始增加，提示损伤早期上皮细胞游走在黏膜修复中发挥重要作用。本实验结果显示，胃黏膜损伤后 24 小时，艾灸“足三里”“梁门”组胃黏膜细胞增殖指数显著高于模型组（$P<0.01$），说明艾灸“足三里”“梁门”可促进胃黏膜损伤后的细胞增殖以修复受损的胃黏膜。

本实验结果显示，艾灸“足三里”“梁门”穴可显著提高胃黏膜 TGF-α 含量，同时出现胃黏膜增殖加强。

本实验中，艾灸“足三里”“梁门”组胃黏膜中 HSP70 mRNA 显著高于模型组和对照组（$P<0.01$），提示艾灸“足三里”“梁门”可促使胃黏膜组织中 HSP70 mRNA 增高。

综合本实验结果可以认为，艾灸“足三里”“梁门”可保护胃黏膜，促进了 TGF-α 合成，从而促进损伤黏膜周围的细胞增殖，抑制细胞凋亡，而这一过程与艾灸“足三里”等穴诱导 HSP70 的产生有关。

4.2.2.5 针灸足三里治疗消化系统疾病机理研究

（1）针刺对肠易激综合征不同证型结肠电、脑肠肽的影响陈永萍等在《针刺对肠易激综合征不同证型结肠电、脑肠肽的影响》一文中指出：

针刺足三里对 IBS 不同证型及 UC 的结肠电、脑肠肽两项指标均有良性双向调节作用，针刺后各异常指标均趋向正常。这一结果有助于针刺足三里治疗脾胃病证疗效机理的阐明，并为中医“同病异治”“异病同治”理论提供实验依据。

(2) 悬灸“足三里”对疳积大鼠胃泌素和胃动素及体重的影响

邵瑛等在《悬灸“足三里”对疳积大鼠胃泌素和胃动素及体重的影响》一文中指出：

艾灸“足三里”能提高疳积大鼠的进食量、体重及血中 GAS、MOT 水平，从而明显改善其低下的消化功能。

近年报道，针灸穴位（主要是足三里穴）对 GAS、MOT 的调节具有双向作用。针刺足三里可使十二指肠溃疡患者 G 细胞数和细胞内 GAS 减少。而电针正常大鼠“足三里”，GAS 显著升高。针刺正常人足三里等阳明经穴，其血浆 GAS、MOT 明显上升。针刺可提高 MOT 的水平，从而对 FD、术后胃肠功能减低、急性黄疸型肝炎、全麻围手术期等患者的胃肠功能恢复具有一定的促进作用。上述研究都说明足三里穴对 GAS、MOT 的良性调节作用。

(3) “足三里”穴位注射对实验性胃痛大鼠镇痛效应和共存神经递质的影响研究

陈玉华等在《“足三里”穴位注射对实验性胃痛大鼠镇痛效应和共存神经递质的影响研究》一文中指出：

根据实验结果得出以下结论：

①“足三里”穴位注射罗通定可明显延长实验性胃痛大鼠扭体反应的潜伏期，减少扭体次数，其镇痛效应强于药物肌注疗法和注射用水穴位注射方法。提示穴位注射疗效显著，整合了药效、穴效。

②“足三里”穴位注射罗通定能促进 NRM 和腰髓背角内共存递质 SP 及 5 - HT 的释放的显著增加，而在促进 NRM 和腰髓背角内 SP、5 - HT的独立释放方面与药物肌注和注射用水穴位注射比较无明显优势，提示“足三里”穴位注射对实验性胃痛的镇痛优势可能与促进中枢神经系统中的共存递质 SP 和 5 - HT 的释放密切相关。

（4）艾灸家兔“足三里”穴区对胃运动胃电的影响

王宏平等在《艾灸家兔“足三里”穴区对胃运动胃电的影响》一文中指出：

实验结果表明，在实验动物清醒安静、自由饮水进食之后，艾灸其“足三里”穴区对胃运动、胃电慢波的影响主要表现为抑制效应，使其频率减慢，波幅降低，呈现以抑制为主的单向调节作用。艾灸足三里穴区对胃肠运动的影响，很早有过报道，但由于实验方法不同，结果不尽相同。如冯氏报道同时做成胃瘘和肠瘘，通过瘘管将橡皮囊分别送入胃内和肠内，然后注入水，通过激体 - 空气传导装置同时记录胃体部及回肠下段运动。结果表明，单灸“足三里”穴区后，胃运动主要表现为抑制，而肠运动抑制和兴奋各半。马氏报道灸“足三里”穴区可以使正常家兔小肠消化间期综合肌电（IDMEC）第三时相提前诱发，并使之周期缩短，时程延长。陈氏等报道艾灸自由饮食后的小鼠“足三里”穴区能明显抑制小肠推进运动。

在临床治疗方面，章氏报道对那些消化不良的患者施灸能显著提高其消化能力，而对那些胃酸分泌过多的患者，艾灸可以抑制胃酸分泌。葛氏观察了 31 例慢性胃炎患者，用隔姜灸足三里穴后，症状明显改善。

艾灸足三里穴区对胃运动的影响与胃所处的状态有关，本实验观察了正常清醒状态下自由饮水进食后，当胃处于消化期运动时，艾灸“足三里”穴区可以明显地抑制胃运动，使相对亢进的胃运动得以平缓，为临床应用艾灸足三里穴区治疗胃肠疾病提供理论依据。

(5) 电针治疗溃疡性结肠炎的免疫学机制研究

田力等在《电针治疗溃疡性结肠炎的免疫学机制研究》一文中指出：

电针“足三里”穴可阻止促炎细胞因子的升高，并对UC模型大鼠有良好的治疗作用：减轻UC大体形态及超微结构的损伤，降低MPO活性。这种作用机制可能与电针“足三里”穴良性下调促炎细胞因子IL－6、IL－8和TNF－α有关，表明免疫因素可能是经络－脏腑相关的物质基础，经络的实质与免疫系统有关。

(6) 艾灸足三里等穴对溃疡性结肠炎结肠黏膜IL－8、ICAM－1及其mRNA表达的影响

施征等在《艾灸对溃疡性结肠炎结肠黏膜IL－8、ICAM－1及其mRNA表达的影响》一文中指出：

目的：探讨艾灸（隔物灸）对溃疡性结肠炎结肠组织IL－8、ICAM－1及其mRNA表达的影响。方法：将确诊的109例患者随机分为隔药灸组（61例）与隔麸灸组（48例），观察两组患者结肠黏膜组织治疗前后IL－8、ICAM－1及其mRNA表达的变化。结果：隔药灸组、隔麸灸组治疗后能够降低IL－8、ICAM－1及其基因表达($P<0.01$)，且隔药灸组的抑制作用明显优于隔麸灸组($P<0.01$)。结论：艾灸可能是通过下调溃疡性结肠炎患者结肠黏膜组织IL－8及其mRNA的表达，抑制ICAM－1及其mRNA的表达，从而达到治疗之目的。

(7) 电针“足三里”“中脘”“内关”穴抗大鼠急性胃黏膜损伤机理的实验研究

李莉等在《电针“足三里”“中脘”“内关”穴抗大鼠急性胃黏膜损伤机理的实验研究》一文中指出：

结果表明，电针“足三里”等穴后，各电针组GMBF、血清NO含量均升高($P<0.01$或$P<0.05$)，血浆ET含量和LI均有所下降($P<0.05$或$P<0.01$)。同时发现电针不同穴位对上述改

变的影响效果不同，各电针组间疗效存在差异性。

实验提示，电针“足三里”及其不同的组方配穴具有抗大鼠胃黏膜损伤的作用，其中尤以“足三里”+“中脘”+“内关”组疗效最显著，提示合理的穴位配伍对于提高临床疗效具有重要作用。同时提示其作用机制可能是通过调节血中NO/ET含量，改善胃黏膜血流，从而起到抗胃黏膜损伤的作用。

4.2.2.6 针灸足三里穴治疗应激性疾病机理研究

（1）针刺“足三里”穴对正常及应激性溃疡大鼠神经-内分泌影响的研究

孙锦平等在《针刺“足三里”穴对正常及应激性溃疡大鼠神经-内分泌影响的研究》一文中指出：

①针刺大鼠“足三里”穴对下丘脑信息物质（OT、AVP、SP、POMC、GnRH、IL-1β）及受体（Era）在mRNA水平的表达产生影响，且针刺对上述物质影响的时效关系具有一定的规律性。

②针刺大鼠“足三里”穴对下丘脑信息物质（OT、AVP、SP、POMC）在mRNA水平和蛋白水平表达的影响一致。

③针刺可以影响与细胞凋亡有关的P38MAPK表达，并对P38MAPK的表达起到了抑制作用，这可能是针刺对机体具有保护作用的机制之一。

④针刺可以通过上调下丘脑内对机体具有保护作用NOS1的表达，抑制对机体产生伤害作用的NOS2、NOS3、ET-1的表达，从而实现对应激性溃疡的保护作用。

（2）针刺“足三里”穴对冷应激性溃疡大鼠下丘脑与肾上腺NOS表达的影响

孙锦平等在《针刺“足三里”穴对冷应激性溃疡大鼠下丘脑与肾上腺NOS表达的影响》一文中指出：

从本实验结果可以看出，冷应激对下丘脑3种亚型NOS的影响各不相同，而针刺对各亚型 NOS 也具有不同的调节作用。冷应激对下丘脑 NOS1 的影响与正常对照组比较，差异无统计学意义，说明下丘脑内 NOS1 没有参与冷应激反应；而针刺预防组大鼠的 NOS1 表达显著高于正常对照组及单纯应激组，说明针刺“足三里”穴可上调下丘脑 NOS1 表达，使 NOS1 能够催化合成更多 NO，从而对因冷应激引发的胃黏膜损伤起保护作用。从 NOS3 的表达结果可以看出，冷应激可引起 NOS3 表达水平显著增高，与正常对照组差异具有极显著性意义，而针刺“足三里”穴可以抑制 NOS3 病理性高表达，但其抑制效应不够全面，只能在一定程度内发挥下调作用，并不能完全抑制 NOS3 对机体的不利影响，这与既往的文献报道结果不同，考虑是由于 NOS3 的外周反应及中枢反应间存在差异造成，具体机制有待进一步探寻。

本实验结果还表明，肾上腺 NOS1、NOS3 与中枢作用过程不完全一致。相同之处为 NOS3 均参与了冷应激性溃疡的病理过程，针刺虽然可以抑制这种病理性高表达反应，但其抑制程度微弱（差异无统计学意义）；不同之处为肾上腺 NOS1 也参与了该病理性应激过程，而针刺对该病理过程有明显的抑制作用。

NOS2 可能主要在病理状态下表达，其表达受内皮素、白细胞介素 -1 等因子诱导，一旦表达即可持续合成高浓度的 NO，从而参与神经损伤病理过程。本实验结果表明，冷应激可引起下丘脑 NOS2 表达水平明显升高，与对照组比较，差异有极显著性意义，充分证实了下丘脑 NOS2 水平与胃黏膜及血浆中 NOS2 的变化规律一致，它的过度表达参与了胃黏膜病变的病理生理过程，而针刺“足三里”穴可以明显抑制这种过度表达反应，使机体得到最大程度的保护。

（3）冷应激溃疡大鼠下丘脑和肾上腺一氧化氮合成酶 2 与内皮素 -1表达及针刺“足三里”穴保护机制的研究

裴海涛等在《冷应激溃疡大鼠下丘脑和肾上腺一氧化氮合成酶 2 与内皮素 -1 表达及针刺保护机制的研究》一文中指出：

近年来发现，针刺对胃肠运动、分泌及消化吸收功能均有调控作用，对损伤的胃黏膜具有保护作用，电针“足三里”可以使应激大鼠的胃黏膜血流量增加。电针狗“足三里”穴 30 分钟后，胃黏膜血流量较针刺前明显升高，血浆及胃黏膜组织中的 ET 含量显著下降。有人推测 ET 可以通过作用于中枢神经系统调节胃肠道功能。本实验采用冷束缚应激溃疡模型研究针刺“足三里”对溃疡的保护作用，以及针刺对下丘脑、肾上腺的 NOS2 和 ET－1 表达的影响。

本实验的研究结果表明，针刺对冷应激溃疡具有良好的预防作用，能够使溃疡指数明显下降，下丘脑的 NOS2 与 ET－1 的表达在冷应激时明显增高。这与既往的文献关于胃组织局部 NOS2 和 ET 表达的报道基本一致。说明在中枢神经系统内也存在着和外周相互平行的上述两种物质的表达，而没有组织学差异。我实验室的前期实验结果已经证明，下丘脑 NOS1 主要参与生理性反应过程，NOS2 和 NOS3 主要参与应激的病理过程，其中以 NOS2 表达增高尤其明显。针刺“足三里”穴可以显著抑制由应激引起的下丘脑 NOS2 和 ET－1 表达的增高，推测该种影响作用可以减弱上述物质对胃黏膜血流量减少的影响和缓冲胃肠道平滑肌的过度收缩运动，从而对应激性溃疡起到了良好的预防作用。但是，下丘脑通过何种途径来影响到周围的胃黏膜尚不清楚，有待于进一步的研究证实。

（4）电针“足三里”穴对束缚应激大鼠下丘脑神经元活化的调节作用

万顺伦等在《电针对束缚应激大鼠下丘脑神经元活化的调节作用》一文中指出：

针刺“足三里”穴对应激引起的下丘脑 *c－fos* 蛋白的调节作用：

结果显示，针刺“足三里”穴能够调节应激引起的下丘脑内 *c－fos* 蛋白的变化，针刺“足三里”穴并不导致下丘脑 *c－fos* 蛋白的进一步增加，而是产生下调作用，针刺结束后的各个时间点（0 小时、1 小时、3 小时）下丘脑内 *c-fos* 蛋白均比应激组显著下降（$P<0.05$）。

中医学实践表明，足三里为四大总穴之首，具有明显的整体调节作用，主治消化、呼吸、循环、泌尿、神经多个系统数十种疾病。针刺足三里穴不仅能够调节胃肠功能，防止应激性胃溃疡的发生，诱发体内第二信使的变化，还能降低应激引起的 GC、ACTH 水平的升高。这些研究提示针刺足三里穴可能会影响调节神经内分泌反应的下丘脑 *c-fos* 蛋白的表达水平。从某种意义上讲，针刺本身作为一种疼痛刺激，应该加重应激的程度，使下丘脑 *c-fos* 蛋白表达进一步增加，但是本研究发现针刺“足三里”不但没使 *c-fos* 蛋白水平增加，反而降低，这就提示针刺对 HPA 轴亢进活动的下调作用可能是通过下调下丘脑内 *c-fos* 蛋白的表达而实现的，而且这种调节作用与足三里穴位的特殊调节作用有关，与针刺的局部疼痛无关。本研究还显示针刺“足三里”对下丘脑 *c-fos* 蛋白的调节作用可以持续到针刺结束后 3 小时，这进一步提示针刺穴位所产生的作用并不局限于刺激的即时，还可持续一段较长的时间。这可能是针刺足三里产生远隔效应和时间延迟效应的中枢机制，从而为针刺防治应激性疾病提供了中枢理论依据。

（5）艾灸“足三里”“梁门”穴对应激性溃疡大鼠胃黏膜细胞凋亡的干预作用

易受乡等在《艾灸“足三里”“梁门”穴对应激性溃疡大鼠胃黏膜细胞凋亡的干预作用》一文中指出：

目的：探讨艾灸“足三里”“梁门”穴对应激性溃疡胃黏膜细胞凋亡的影响，分析其与血浆多巴胺（DA）、胃黏膜内皮素（ET）的关系，揭示艾灸“足三里”“梁门”穴对抗应激性损伤，进而保护胃黏膜的机制。

而电针“足三里”穴后，胃窦黏膜 DA 含量较应激组升高，而胃体黏膜DA含量较应激组下降，接近正常水平，表明电针“足三里”穴对应激性溃疡大鼠胃黏膜DA含量起双向调节作用。本实验观察到，经艾灸“足三里”“梁门”穴预处理的大鼠血浆DA含量较模型组显著降低，接近束缚对照组水平，提示艾灸“足三里”“梁门”穴可调节应激性溃疡大鼠血浆DA含量，从而对抗应激，减轻胃黏膜损伤。

已有资料报道，针刺可抑制缺血引起的神经系统细胞和心肌细胞凋亡的发生。针灸对胃肠道黏膜细胞凋亡的影响研究较少。有研究表明，针灸可抑制溃疡性结肠炎结肠上皮细胞的凋亡。本课题组在观察针刺对胃黏膜细胞凋亡的影响时发现，电针“足三里”可激发*Bcl*-2基因蛋白表达，从而抑制和减轻乙醇所诱发的胃黏膜细胞凋亡，且效果优于非穴组。本实验观察到，模型组细胞AI显著增高，提示束缚水浸应激可诱导大鼠胃黏膜细胞凋亡，从而引起胃黏膜损伤；艾灸“足三里”“梁门”穴组大鼠胃黏膜AI显著低于模型组，提示艾灸“足三里”“梁门”穴可抑制束缚水浸应激所诱导的胃黏膜细胞凋亡，从而减轻胃黏膜损伤。

本实验观察到，模型组血浆DA和胃黏膜ET显著高于束缚对照组，GMBF显著低于束缚对照组，AI显著高于束缚对照组，结果提示束缚水浸应激造模后，血浆DA和胃黏膜ET含量升高，而胃黏膜血流量下降，诱发细胞凋亡；艾灸“足三里”“梁门”穴组血浆DA和胃黏膜ET含量显著低于模型组，胃黏膜血流量显著高于模型组，AI显著低于模型组，结果提示，艾灸“足三里”“梁门”穴可调节血浆DA和胃黏膜ET含量，改善胃黏膜缺血，抑制细胞凋亡，减轻胃黏膜损伤，从而保护胃黏膜。

本实验采用艾灸预处理，观察其对胃黏膜的保护作用。结果显示艾灸预处理可对抗束缚水浸应激引起的胃黏膜损伤，该作用的可能机制是通过调节血浆DA、降低胃黏膜ET释放，增加GMBF，抑制细胞凋亡的发生，从而保护胃黏膜。且艾灸“足三里”“梁门”穴效果优于艾灸非穴对照点，表明针灸“足三里”

“梁门”穴对胃黏膜的保护作用亦具有穴位的相对特异性。

（6）艾灸“足三里”和“梁门”穴诱导热休克蛋白70抗大鼠胃黏膜氧化损伤作用

常小荣等在《艾灸“足三里”和“梁门”穴诱导热休克蛋白70抗大鼠胃黏膜氧化损伤作用》一文中指出：

目的：观察艾灸“足三里”和“梁门”穴对应激性溃疡大鼠胃黏膜热休克蛋白70（HSP70）表达的影响，探讨艾灸足阳明经穴抗胃黏膜氧化损伤的作用机制。

艾灸作为一种生理性温热刺激原，可诱导HSP70的产生，作为免疫源激活免疫系统而治疗一些疾病。从本实验研究结果看，应激后（模型组）大鼠胃黏膜的HSP70表达均较未应激大鼠（空白组）增强（$P<0.05$），而经艾灸预处理的大鼠在应激后其表达较模型组更显著（$P<0.01$），胃黏膜的损伤程度也明显减轻（$P<0.01$）。说明，艾灸预处理能通过诱导胃黏膜HSP70高表达而达到保护作用。

电针“足三里”可降低血浆MDA，影响氧自由基代谢水平，抗应激损伤。本实验结果中，B组胃黏膜MDA含量明显高于A组和C组（$P<0.05$），显示艾灸可降低胃黏膜应激后增高的MDA，达到抗氧化损伤的作用。本实验研究结果显示，与艾灸非穴对照点组比较，艾灸“足三里”“梁门”穴组大鼠胃黏膜的HSP70表达均明显增强、MDA含量明显减少（$P<0.05$）、胃黏膜损伤程度明显减轻（$P<0.01$）。由此可看出，足三里和梁门穴在抗胃黏膜氧化损伤作用上有一定的穴位特异性，为临床运用艾灸治疗消化系统疾患提供了科学依据。

（7）电针“足三里”等穴对慢性应激疲劳证候模型大鼠神经免疫网络调节机制研究

孟宏等在《电针对慢性应激疲劳证候模型大鼠神经免疫网络调节机制研究》一文中指出：

王景杰等报道电针刺激“足三里”，对心理性应激大鼠的胃电变化有良好的调节作用，其机理可能是与电针刺激可引起某些胃肠道激素变化有关，为临床治疗提供了理论依据。韩鑫等用免疫组织化学染色的方法，定量观察了电针对慢性应激抑郁模型大鼠海马 BDNF 的影响，发现电针可对抗应激引起的海马 BDNF 减少，增加 BDNF 阳性神经元数量，改善神经元形态，说明电针对 BDNF 的影响以及对海马神经元的保护作用是电针治疗抑郁症的机理之一。展淑琴等在电针大鼠下肢“足三里”穴位后，用免疫组织化学的方法观察了电针后 24 小时大鼠尾壳核、杏仁核、下丘脑室旁核、下丘脑前区、导水管周围灰质 P 物质表达的变化，结果电针组较对照组上述部位 P 物质表达阳性细胞数明显增高，电针可引起脑内上述部位 P 物质表达增高，可能在调节机体许多生理功能中起重要作用。

本文结论：

①从 CDC 的诊断标准不断的修订和近几年的研究趋向可以看出，对 CFS 症状表现的深入分析研究更加集中到心理 - 神经 - 免疫网络这一层面上来。CFS 与应激关系密切，过度的体力、脑力劳动，应激性生活事件的刺激等皆为 CFS 的重要发病因素。

②电针调整了中枢神经系统单胺类神经递质 NE、DA、5 - HT 等紊乱的状态，这有利于神经内分泌和神经递质正常的功能活动，以此调节脏腑经络，平衡阴阳，稳定机体内环境。说明单胺类神经递质与心理 - 神经 - 免疫网络的密切关系，以及电针对其的调节作用。

③观察电针对海马组织中脑源性神经生长因子的影响可以看出海马神经元的可塑性，起到治疗 CFS 的作用，从而说明 CFS 与心理 - 神经 - 免疫网络的必然联系。

④β - 内啡肽属于内源性阿片肽，是机体的主要应激激素。本研究首次证实电针可能通过 β - EP 的调节保护脑神经元，对抗恶性应激引起的脑组织神经元结构可塑性的损伤，从而起到治疗 CFS 的作用。

⑤细胞因子不仅可以激活免疫系统，而且对神经和内分泌系统也有重要的调节作用。本研究首次观察到电针可以调节不同证型疲劳模型大鼠血清中细胞因子 IL－1β、IL－6 水平，即经过电针治疗的疲劳模型各组 IL－1β、IL－6 均趋于正常。

（8）艾灸强壮穴对慢性疲劳综合征患者免疫功能的影响

田华张等在《艾灸强壮穴对慢性疲劳综合征患者免疫功能的影响》一文中指出：

本研究观察了艾灸强壮穴（气海、关元、足三里和肾俞、命门、足三里）对慢性疲劳综合征患者免疫功能的影响。

经艾灸强壮穴后 CFS 患者 NK 细胞活性和 IL－2 含量升高，提示艾灸强壮穴能有效提高 CFS 患者 NK 细胞活性和 IL－2 含量，从而改善 CFS 患者的免疫低下。

4.2.3　针灸内关穴治疗心肌缺血机理研究

内关穴来源于《灵枢·经脉》：“手心主之别，名曰内关，去腕二寸，出于两筋之间。”“内”指内面，“关”指关口，本穴是心包经之络脉，通于阴维，善宁心理血，多年来，运用现代科学技术研究针灸治疗急性心肌缺血，取得了一定成果，验证了“心胸内关谋”等经典论述，业已证实内关等心包经穴对急性心肌缺血的确切疗效，并对针灸作用机制进行了有益探讨。

4.2.3.1　针灸内关穴治疗心肌缺血神经途径的研究综述

（1）针刺内关穴区对心血管效应传导通路

穴位的针刺效应主要是通过传入神经起作用的，而且主要是躯体神经，但分布在穴位周围血管壁的交感神经纤维也可能参与针刺效应的传入。这些不同的神经末梢接受不同的刺激，引起神经末梢兴奋传递的激发和递质的释放。

刘磊等在《交感神经在经穴脏腑相关中的作用》一文中指出：

1）内关与足三里穴对心血管功能有否相对特异性影响

电针刺激内关与足三里穴区时，所出现的电反应与血压变化差异十分显著。该事实证明，内关穴较足三里穴区对心血管功能的影响具有特异性特征。

我们对此问题也注意到了点与线的关系，点是穴下结构，线是传入纤维类别，关于内关穴与足三里穴下结构，本工作未做研究，根据有关材料“内关穴深刺与正中神经关系非常密切，正中神经以多种形式在不同程度上暴露于桡侧屈腕肌和掌长肌腱的间隙内，其百分比高达97.7%，因而碰上它的可能性非常大”。事实上，本工作从机能上证实，正中神经是内关穴的一条传入神经。

2）实验结果

①迷走神经与交感神经作用比较：

电刺内关穴或正中神经传入端，其对心血管活动的影响主要通过交感神经起作用，而迷走神经几乎不起作用。

②心交感神经居优势的问题：

电刺内关穴或正中神经传入端对心血管机能的影响均可通过心交感神经及周围血管交感神经起作用，但心交感神经的作用居优势。

实验条件是否影响上述结果？摘除心神经节后的动物基础血压均值为98.55mmHg；保留心交感神经，切除内脏大、小神经的动物基础血压为79.33mmHg，前者较后者高。是否因去心交感神经后，使缩血管中枢兴奋性升高，周围血管处于张力升高状态，此时正中神经传入冲动已不可能经由缩血管中枢去较大改变外周阻力以升高血压，而因实验条件的改变机体机能的动态平衡也随之改变，这也是需探讨的问题。但实验事实已指出：心交感神经的优势调节作用是值得重视并具有临床意义的。

（2）电针内关穴抗急性心肌缺血损伤的神经作用途径

1）外周神经系统

闫丽萍将大鼠右侧脊髓C_6 ~ T_2前后根切断，静脉注射垂体后叶素造成大鼠实验性心肌缺血模型，结果表明，刺激右侧正中神经对大鼠急性心肌缺血心电图仍具有明显的改善作用，因而认为这一效应主要是通过脊神经节外周短反射实现的；刺激尺神经作用较弱，刺激肌肉无效，提示正中神经是针刺内关的主要神经机制。刘瑞庭进一步证明正中神经Ⅱ、Ⅲ类纤维是电针内关穴促AMI恢复的主要传入途径。史明仪采用配对使用的荧光素示踪发现，“内关”区人类皮肤由前臂内侧皮神经及前臂外侧皮神经双重分布，其纤维由 C_6 组成。“内关”区肌肉由正中神经支配，其纤维由 $C_6 \sim T_1$ 组成，针刺“内关”可直接刺中神经干。辣根过氧化酶逆行示踪显示，“内关”穴传入节段为 $C_8 \sim T_1$，心脏包括心包支配神经传入节段为 $C_8 \sim T_{10}$，“内关”及心脏传入在 $C_8 \sim T_1$ 有相互交汇与重叠。

刘瑞庭研究发现摘除星状神经节和切断迷走神经均可显著减弱或消除电针“内关”改善心肌缺血的作用。

史明仪研究发现切断 $C_6 \sim T_2$ 脊神经前后根之后，针刺“内关”缓解心肌缺血性心电图变化的作用未见消失，此外运用细胞外记录技术，在切断侧 T_2 脊神经节中记录到，34.1%（28/82）放电单位对急性心肌缺血及电针刺激内关穴均起反应，两种兴奋传入彼此存在时间依赖性抑制。“内关”与心脏之间存在着不依赖于中枢神经系统的短反射通路。汪桐发现在切断脊神经背根、排除中枢长反射机制后，心脏缺血仍可影响内关穴的皮肤电阻与温度，针刺内关穴仍可改善急性心肌缺血、加速心率、改变内关的皮温和皮电，揭示内关－心脏相关中存在着中枢外短反射联系途径，并认为这可能是通过以交感神经节为中心的中枢外反射弧来实现的，感觉－交感神经节的往返纤维联系可能是针刺镇痛和对内脏活动双向调整作用的形态学基础之一。

郭义发现家兔出现实验性心律失常时其相关的心包经上的钙离子浓度显著低下，在家兔乌头碱心律失常模型、电刺激下丘脑心律失常模型和大鼠心肌缺血模型三种模型中，针刺内关可有肯定的疗效，但当用 EDTA 络合掉内关或相应心包经上的细胞外钙离子后，针刺内关的效应均消失，而升高有关部位的钙离子则对针刺效没有影响。熊克仁等发现内关穴区有 $C_6 \sim T_1$ 源性的一氧化氮合酶阳性感觉和运动神经纤维分布。陈嘉观察到急性心肌缺血时家兔 $C_6 \sim T_5$ 脊神经节一氧化氮合酶表达增加。

以上研究均提示，正中神经Ⅱ、Ⅲ类纤维是电针内关穴促急性心肌缺血恢复的主要传入途径，针刺效应亦可通过短反射实现，心交感神经、迷走神经参与内关-心脏相关联系外周途径。内关穴区与心包经循行线上的钙离子，穴区与脊神经节的一氧化氮可能是内关与心脏相关联系的外周重要介质。

2）中枢神经系统

①脊髓

刘俊岭发现，电针猫“内关”穴区的冲动主要经正中神经Ⅱ、Ⅲ类纤维传入，投射至脊髓的 $C_3 \sim T_3$ 段Ⅰ~Ⅴ板层；观察 48 个背角神经元电活动，结扎冠状动脉造成急性心肌缺血时，一部分背角神经元可产生增频或减频反应，而且这种反应可持续较长时间，说明心肌缺血的信息可到达胸髓背角，并能显著影响某些神经元的电活动。对心肌缺血产生兴奋反应的背角神经元在电针“内关”穴区后，绝大部分神经元所发生的兴奋反应都被抑制；而心肌缺血产生抑制反应的神经元中绝大部分在电针“内关”后，此抑制反应都被解除，说明电针“内关”对背角神经元的活动具有双向调整作用。对心肌缺血产生反应的背角神经元，绝大部分还可接受电针“内关”的信息，对感受野内各种刺激可产生兴奋或抑制反应。说明这些神经元既可接受来自“内关”电针和心肌缺血的信息并进行整合，应属于躯体内脏会聚性神经元。

他们观察脊髓上胸段蛛网膜下腔微量注射 α 受体激动剂去甲肾上腺素可明显加快急性心肌缺血后 ST、T 的恢复，能明显加强电针“内关”促进 ST、T 恢复的作用，相同部位微注 α 受体拮抗剂酚妥拉明则减弱或消除针刺的上述作用，从而表明胸髓内 α_1 受体参与电针“内关”抗急性心肌缺血损伤的作用，提示胸髓上段是内关－心脏相关联系的环节之一。进一步研究发现相同部位蛛网膜下腔注射肾上腺素能 α_1受体激动剂苯肾上腺素可在一定程度上加强电针“内关”改善心肌缺血损伤的作用，注射 α_1受体拮抗剂哌唑嗪似可减弱电针的作用。微注 α_2受体激动剂可乐宁及其抑制剂育亨宾则发现，当 α_2受体兴奋或抑制时，电针“内关”改善缺血心脏的电活动无明显影响。α_2受体激活时，电针升高平均动脉压的作用被减弱；α_2受体被抑制时，电针升高平均动脉压的作用无明显影响。提示脊髓节段 α 受体，主要是 α_1受体参与电针改善缺血心脏的功能活动。

陶之理证实，“内关”穴的传入神经元节段为颈 5～8 及胸 1，心脏传入神经元为颈 8 及胸 1～10。“内关”穴与心脏传入神经元相互重叠在颈 8 至胸 2 节段，同时皆向脊髓投射至Ⅲ～Ⅴ板层。电针“内关”穴对胸髓（$T_{2\sim3}$）背角神经元的电活动主要以兴奋为主。针刺与急性心肌缺血的信息可在胸髓背角发生会聚性反应，表明背角参与电针“内关”与急性心肌缺血的整合过程，是“内关”－心脏联系的环节之一。胸髓蛛网膜下腔微量注射去甲肾上腺素（NE）和电针均可促进急性心肌缺血后 ST、T 及血压的恢复，且两者有明显的协同作用。表明胸髓中肾上腺素能 α 受体参与电针“内关”改善急性心肌缺血的作用。

张建梁在猫冠脉再灌注模型基础上采用逆向刺激鉴定胸位上段（$T_{2\sim4}$）交感节前神经元（SPNs），以玻璃微电极胞外记录神经元的放电频率，结果表明，$T_{2\sim4}$内 SPNs 参与电针内关穴对急性心肌缺血的调控，是内关－心脏相关的重要中枢环节之一。刘俊岭等采用荧光组织化学法发现脊髓侧角神经元胞体周围的轴突前、树突终末有肾上腺素能免疫荧光反应，电针“内关”与“间使”穴组大鼠，其荧光反应的强度弱于缺血模型组，提示脊髓交感肾上腺素能神经元参与电针内关－心脏相关的效应。

马勤耘采用免疫组化方法观察到，针刺使胸髓中间外侧核中

P物质（SP）、神经肽Y（NPY）显著减少，提示肽能神经释放增加，功能活跃；相反，迷走神经背核中SP、NPY显著增加，提示肽能神经释放减少，功能处于抑制状态。说明在电针作用下，交感和副交感两个支配心脏的节前纤维核团的正协同作用，参与心血管活动的调节作用。

②脑干

脑干分布有调节心血管活动的重要核团和部位，其中在内关－心脏相关研究中，涉及较多的主要为延髓腹外侧区、孤束核、蓝斑等部位。

陈东风等的研究发现电针“内关”穴可引起大鼠延髓内神经元广泛的*c－fos*表达，*fos*免疫反应阳性神经元广泛分布于孤束核、迷走神经背核等于内脏信息、传导相关的中枢核团。曹庆淑证明电针“内关”双向调整急性心肌缺血所导致的孤束核电活动的变化，提示孤束核是内关－心脏相关联系的重要中枢环节。

刘俊岭研究经侧脑室注射去甲肾上腺素，可使急性缺血性心电图恢复时间显著提前，与电针效应一致，侧脑室注射肾上腺素能α受体阻断剂酚妥拉明后，可以对抗电针效应。因此，推测电针促进急性心肌缺血恢复的作用可能是通过激活中枢去甲肾上腺素系统，兴奋肾上腺素能α受体而实现的。单纯侧脑室注射酚妥拉明，无缺血性心电图出现，表明其对心肌供血无直接影响，但在电针时其可通过与α受体竞争性结合而拮抗电针作用，间接影响心肌供血，从而推测，电针兔“内关”穴促进急性心肌缺血恢复作用的机理可能是电针激活中枢去甲肾上腺素能神经元，加速中枢去甲肾上腺素的释放，通过其上行纤维和下行纤维对心血管活动中枢发生调节，导致中枢性交感血管运动神经紧张性降低，血压下降，心脏后负荷降低，心肌耗氧量减小，并使收缩的冠脉舒张，冠脉血流量增加，从而促进急性心肌缺血恢复。李伊为侧脑室微注去甲肾上腺能使心肌缺血恢复变慢，侧脑室注射酚妥拉明阻断电针“内关”的效应，而侧脑室注射心得安不对抗电针的效应，提示中枢肾上腺素能系统参与电针“内关”的心脏效应，电针“内关”可能通过兴奋 α 受体、抑制 β 受体兴奋起作用。

刘俊岭在急性心肌缺血大鼠模型上，采用乙醛酸诱发荧光的组化方法观察到，孤束核及其周围区有一条带状亮绿荧光区，区中呈点状或串珠状，针后 30 分钟实验组孤束核区的荧光亮度强于非针对照组；采用酪氨酸经化阵单克隆抗体免疫组化方法在同样模型上观察到，大鼠蓝斑区的荧光亮度电针组和对照组呈同一趋势。这些结果表明，①电针可抑制急性心肌缺血时中枢肾上腺素系统的激活，减少肾上腺素的释放；②低位脑干的肾上腺素系统参与针刺改善缺血心脏的功能活动过程。

延髓腹外侧区注射微量谷氨酸可在一定程度上加强电针对左室内收缩压、左室内压上升速率、平均动脉压的作用，微注甘氨酸可显著削弱电针的作用，微注可乐宁可在一定程度上加强电针对 ST 及左室内收缩压的作用，而微注育亨宾则显著削弱电针对 ST 及左室内收缩压的作用，这显示当延髓腹外侧区内 $α_2$受体被兴奋时，电针“内关”对缺血心肌电活动及机械活动的良性调整作用，可得到某种程度的加强；而当 $α_2$受体被抑制时，电针的作用基本消失，延髓腹外侧区参与电针“内关”对心脏功能的调整过程。

黄娥梅在延髓腹外侧区贴敷阿片受体拮抗剂纳洛酮后观察到，电针“内关”促进缺血心肌恢复和维持心肌缺血动物血压的作用明显减弱；用心得安贴敷延髓腹侧 S 区阻断 β 受体，对电针“内关”促进心肌缺血的恢复无明显影响。提示针刺促进急性心肌缺血恢复的作用可能与延髓腹外侧区阿片受体的激活有关，而与 β 受体抑制无关。陈东风发现电针内关穴能加速急性心肌缺血 ST 的恢复，但可被侧脑室微量注射阿片受体拮抗剂纳洛酮阻断，提示内阿片肽在电针内关穴减轻急性心肌缺血损伤过程中发挥重要作用，可能是内关穴与心脏相关联系中的一个重要介质。而陈丽新在实验中发现侧脑室注射纳洛酮对电针作用无明显影响，作者因此推测内源性吗啡样物质可能没有参与电针促进急性心肌缺血恢复的作用。

常加松研究发现电针内关穴和 P 物质注入蓝斑区能够抑制急性心肌缺血后血浆内皮素含量的异常增高，但二者没有协同作用，蓝斑区注射 P 物质拮抗剂则有对抗电针内关阻止血浆内皮素含量增高的作用，从而认为血浆内皮素含量降低可能是电针内关促进急性心肌缺血损伤后恢复的机理之一，P 物质在内关与心脏相关联系途径中可能有一定的作用。

陈东风发现急性心肌缺血兔侧脑室微量注射苯海拉明有加强电针内关穴促心肌缺血恢复的作用，提示中枢组胺系统影响电针内关穴改善心肌缺血的作用，是内关与心脏联系的重要因素之一。

陈东风发现去水吗啡侧脑室微注可延缓急性心肌缺血 ST 段的恢复，电针“内关”能加快急性心肌缺血 ST 段的恢复，多巴胺受体阻断剂氟哌啶醇有增强电针“内关”促进心肌缺血的恢复，这些结果提示中枢多巴胺受体参与电针“内关”减轻损伤作用，是内关与心脏联系的重要因素之一。

以上研究均提示，脑干中延髓腹外侧区、孤束核、蓝斑等多个核团或部位参与内关－心脏相关的中枢途径，其中脑干肾上腺素能、多巴胺能系统、组胺、内啡肽、P 物质等发挥作用。

③下丘脑的作用

下丘脑是内脏活动的高级中枢。实验证实，损毁视前区下丘脑前部（POAH）可削弱电针作用，刺激 POAH 则增强其作用。采用微电极细胞外记录发现，电针“内关”穴区可调制大部分 POAH 神经元因心肌缺血引起的反应。曹庆淑等研究表明，下丘脑后区（PHA）参与针刺“内关”对心血管的调节作用。PHA 可接受针刺“内关”和心肌缺血两种信息，并将其进行整合。POAH 与 PHA 在电针“内关”的效应中具有一定的协同作用。

综上所述，有关研究肯定了针灸内关穴在抗急性心肌缺血损伤中的显著的相对特异性作用，有关内关－心脏相关的途径研究，主要集中在外周、脊髓、低位脑干部分核团的研究，现有研究结果能较清楚提示，针刺内关穴信号主要通过正中神经的Ⅱ、Ⅲ类粗纤维传入，初级传入神经元位于 $C_6 \sim T_1$ 脊神经节，心交感神经系统和迷走神经参与针刺内关治疗急性心肌缺血，胸髓上段背角神经元、孤束核、杏仁核、视前区－下丘脑前部、下丘脑后区等区域内急性心肌缺血和电针“内关”传入信号能发生汇集和整合，而且上述区域对电针和 AMI 反应完全不同，中枢 CA 系统、组胺、内啡肽能系统等神经递（调）质参与其中，发挥多途径、多水平的抗急性心肌缺血损伤的作用，同时提示中枢脑区之间存在复杂的相互作用，中枢神经系统中多环节、多途径的参与针刺内关穴效应，而丘脑、大脑皮层等结构、神经－内分泌－免疫网络机制在内关－心脏相关中的作用研究有待深入开展。

4.2.3.2　针灸内关穴治疗心肌缺血作用机制的研究综述

各家学者分别从电针对急性心肌缺血心肌功能、代谢、结构、微血管影响等多方面展开研究，发现电针内关穴能有益心肌兴奋状态同步化、减少心律失常发生率，可显著促进急性心肌缺血后 ST 段、T 波及血压的恢复，能促进心肌细胞和线粒体损伤的恢复，改善急性心肌缺血心肌微循环转运功能，调节相关体液因素的含量，多途径、多层次地抗急性心肌缺血损伤，主要体现在：

（1）心血管活性物质的作用

临床与实验研究显示，针灸内关穴可以通过调节血中与心肌组织诸多体液因素的分泌、代谢，从而减少心肌缺血损伤，促进缺血心肌机能的恢复。

1）去甲肾上腺素

临床及实验证明体内儿茶酚胺水平增高（尤是去甲肾上腺素），可导致心肌缺血，以致坏死，尤易发生在严重冠脉硬化者。

李雪苓研究表明针刺主穴内关、间使、足三里、支正等显著降低冠心病患者血浆中异常增高的 5－羟色胺、去甲肾上腺素含量，从而缓解冠状动脉痉挛和闭塞，增加冠脉血流量。文琛等发现急性心肌缺血心肌内肾上腺素荧光大量减少，而电针内关穴组肾上腺素荧光较多而亮。刘金兰实验发现心肌缺血 20 分钟，血中去甲肾上腺素含量呈有意义的上升，而 5－羟色胺和肾上腺素则未见明显变化，可能与高峰值出现时间不同有关，电针“内关”穴可有意义地降低血中去甲肾上腺素水平。他们在家兔急性心肌缺血模型上，采用液相色谱定量分析技术比较了电针“内关”和缺血对照组血浆中肾上腺素、去甲肾上腺素和 5－羟色胺的浓度，结果表明，电针“内关”组血中去甲肾上腺素的浓度明显低于缺血对照组，采用组织化学染色法，在同样动物模型上观察到电针“内关”组动物心肌组织肾上腺素荧光强于缺血对照组，这些结果说明电针和手针心包经经穴改善缺血心肌功能活动与其抑制急性心肌缺血时外周交感－肾上腺素系统的激活、减少肾上腺素的释放分不开。

电针“内关”可能激活中枢某些部位释放 NE，作用于下丘脑前部、脊髓等处的中枢 α_z受体，降低外周交感活性；同时抑制蓝斑等部位 NE，减少下丘脑后部 β 受体兴奋所引起的交感激活作用，从而达到促进心肌缺血恢复的作用。吴绪平实验表明针刺内关穴可以降低心肌急性缺血异常增高的细胞内 cAMP 含量，降低 cAMP/cGMP 比值，可能由于急性心肌缺血早期机体处于应激状态，交感－肾上腺髓质系统活动过于增强，交感神经末梢释放的神经递质 NE 增加，肾上腺髓质分泌的肾上腺素也会增加，致使血浆 NE、cAMP 过度升高。针刺“内关”使过度升高的 NE、cAMP 含量降低，抑制机体过度的应激反应。

2）神经肽

陈东风等发现侧脑室微量注射纳洛酮，可阻断电针“内关”促急性心肌缺血 ST 段的恢复和缩小心肌缺血范围的作用。提示阿片肽在针刺减轻心肌缺血损伤过程中发挥重要作用。

3）血栓素 A_2（TXA_2）和前列环素（PGI_2）

李雪苓等针刺治疗40例冠心病心绞痛患者，主穴：内关、间使、神门、足三里、支正。治疗前，患者血浆 TXB_2、T/P 显著高于健康对照组，治疗后 TXB_2、T/P 显著降低。提示针刺具有调整 TXB_2、T/P 比值，缓解冠脉痉挛和闭塞，增加冠脉血流，治疗冠心病心绞痛。俞雁彤等临床研究发现冠心病患者血浆 6 – Keto – P/TXB_2比值明显低度于健康人，TXB_2含量明显升高，针刺内关对 PGI_2 – TXA_2系统有双向良性调整作用。

4）内皮素（ET）和降钙素基因相关肽（CGRP）

王友京观察电针双侧“内关 – 间使”穴对急性实验性心肌缺血大鼠血浆中内皮素、一氧化氮和降钙素基因相关肽含量的影响，结果显示，电针“内关 – 间使”穴可以升高急性心肌缺血后大鼠血浆内皮素含量，降低一氧化氮含量，对血浆降钙素基因相关肽含量没有明显影响，亦提示内皮素和一氧化氮可能参与电针改善心肌缺血的作用以及心包经穴与心脏相关联系。

（2）局部心肌组织调节

1）血流动力学调节

现代医学认为冠脉粥样硬化和血液黏稠度增高是冠心病发生的主要因素。研究发现针灸内关穴能通过降低血黏度、改善血液高黏滞状态、改善微循环的途径治疗急性心肌缺血。

朱柏君针刺主穴厥阴俞、夹脊、膻中、内关等穴治疗冠心病，结果治疗前绝大多数患者有微循环障碍，治疗后在症状和心电图改善的同时，微循环亦明显改善，可见管袢输入支口径增大，输出支与乳头下静脉丛扩张，瘀血减轻，血流速度加快，血细胞聚集减轻，白色微小血栓和袢周渗出、出血减少或消失等，与治疗前相比较，其差异非常显著。辛双生发现电针内关穴使得红细胞膜流动性增大，从而改善缺血、缺氧状况。而且，针刺还能动员心肌缺血区侧支循环储备，促进梗死区远端吻合支血管开放，将血供给缺血区，故使心肌梗死范围缩小。

肖延龄探讨针刺内关穴促进冠脉侧支血管新生的作用机理发现，针刺组血管内皮生长因子（VEGF）及VEGF mRNA较模型组明显增多，并且在VEGF的分布上，针刺组2小时即有VEGF反应物沉着于血管壁上，3周时血管壁成为VEGF反应物的主要分布区，而模型组VEGF反应物的分布则多在心肌细胞胞浆中，提示内关对心肌缺血区VEGF合成及VEGF mRNA的表达具有促进作用，可能是其促进血管新生的途径之一。

罗明富在电镜下观察到家兔急性心肌缺血区的微血管内皮细胞损伤严重，瘀滞肿胀的红细胞形成血栓，造成微血管通路阻塞，经电针“内关”穴后，心肌缺血区开放扩张的微血管数量明显增多，微血管内皮细胞的损伤减轻，红细胞不肿胀粘连，不形成血栓，微血管内皮细胞向心肌输送物质的功能增强，提示电针“内关”穴对缺血心肌的主要作用之一，是使心肌缺血区较多的微血管网开放，以改善心肌的缺血状况。另外，他们还采用透射电镜技术观察对家兔急性心肌缺血后心肌缺血区肌原纤维、线粒体及血小板结构的变化及针刺的作用，发现：①缺血组肌原纤维的明暗带变浅或消失，Z带呈屈曲状；线粒体积聚、肿胀，有的线粒体嵴断裂和血小板脱颗粒发生。②电针“内关”穴后，心肌的横纹和肌原纤维的明暗带清晰可见，多数线粒体未见肿胀和积聚成堆现象发生，血小板也没有出现脱颗粒。证实针刺“内关”穴可保护心肌细胞免于在急性心肌缺血期间受损。

杨友泌实验得到类似结论，电针内关穴对线粒体嵴的缺氧变化的恢复有明显的促进作用，从而有利于氧化磷酸化的进行，供给心肌能量，加速因缺血损伤的心肌恢复。

马铁明研究发现电针组心肌细胞轻、中度坏死占多数，重度坏死较少，而对照组心肌细胞中、重度坏死占绝大多数，而且长时间电针组优势更明显，电镜下见电针组Z线轮廓较清晰，肌丝较完整，仅局部有少量肌丝排列紊乱和间隙增宽现象，电针组线粒体嵴比较密集完整，嵴膜清晰，提示针刺能够使线粒体嵴的缺氧变化有明显改善，并减轻肌丝的损伤。

文琛等研究表明，针刺“内关”穴可使心肌缺血犬的冠脉血流量增加，冠脉侧支循环功能加强。以碱性磷酸酶（ALP）显示的毛细血管，在缺血心肌中大为减少，长度缩短，电针组有显著意义。说明电针对缺血心肌微循环和转运功能有改善作用。王祥瑞等观察针刺对38例体外循环心脏手术病人血液动力学调节作用证实，全麻组心脏指数（CI）、平均动脉压（MAP）、每搏输出量（SV）明显低于针麻组，同术前相比，全麻组术毕时CI、MAP、SV明显降低，针麻组无显著变化。表明针刺可能通过增加心肌缺血区域的氧释放，增加组织氧摄取，降低心肌需氧量来调节患者循环功能。叶向荣等采用荧光偏振技术，从膜分子生物学角度观察了“内关”对家兔红细胞膜流动性的影响，结果表明，电针后红细胞膜荧光偏振度和膜脂区微黏度减少，使膜脂的流动性增大。提示电针“内关”可显著提高红细胞膜的流动性。细胞膜脂质流动性是细胞膜的主要动力学特性，细胞的一切正常功能都有赖于膜结构的完整性和膜脂的恒定流动。张朝晖等观察了针刺对冠心病患者血小板膜表面α颗粒蛋白（GMP 140）的影响。GMP 140可灵敏且特异性反映血小板活性，其分子数目的增加对激发血小板活性、形成血栓、扩大血栓有重要意义。结果发现针刺组患者GMP 140分子数显著下降，血小板计数无明显变化。表明针刺使GMP 140分子数明显降低，使血小板活性明显受到抑制，防止冠心病患者血液系统的高凝状态及易栓倾向。

2）代谢调节

①糖原代谢

糖原和磷酸化酶都是反映急性心肌缺血的灵敏指标。缺氧心肌糖原含量与心脏功能成正比。心肌缺血后，心肌的有氧代谢转为无氧糖酵解，以供应心肌活动所需的能量。多项研究发现，电针“内关”可促使心肌缺血边缘区的物质代谢正常进行，促进缺血边缘区代谢的恢复。

刘俊岭观察证实，电针“内关”后，家兔缺血心肌糖原合成酶、糖原和磷酸化酶呈同样的分布形态性增加，提示电针既可促使糖原的分解又可促使其合成，还发现家兔心肌缺血30分钟时心肌细胞明显损伤，线粒体排列紊乱；而针刺组线粒体及肌原纤维排列较整齐，表明针刺可以抑制这种损伤。文琛观察到针刺组在糖原与糖原代谢有关的磷酸化酶、乳酸脱氢酶、琥珀酸脱氢酶以及儿茶酚胺荧光等都有较好的恢复，并通过显微镜可以观察到针刺时糖原已恢复的状态，说明针刺改善缺血心肌的糖原完全脱失程度，促进了糖原的恢复。

②葡萄糖和脂肪酸代谢

针刺可使心肌对FFA摄取增加，GLU摄取减少，纠正代谢紊乱。研究表明，随缺血时间延长，二氧化碳分压的静动脉差（Pv－aCO_2）增加，冠脉窦血pH值（pHv）降低，提示CO_2和酸性代谢产物潴留。同时心肌发展张力（DT）明显下降，且有反向波形，提示缺血区酸中毒，心肌收缩力下降。电针后防止了Pv－aCO_2的升高及pHv的降低，可能是电针使冠脉侧支循环功能加强，使氧供应增加，无氧糖酵解减少，酸性代谢产物产生减少，清除加速，从而防止了细胞内酸中毒，有利于心肌收缩力的恢复。

③心肌ATP代谢

ATP不仅是心肌收缩力的直接能源，而且是推动钠泵和钙泵的动力。崔仁麟等发现，缺血心肌ATP、ADP明显降低，并形成电紊乱，而电针“内关”穴使缺血边缘区ATP和ADP均高于缺血组，同时电稳定性明显改善。表明电针可能改善了缺血边缘区的供血状态和能量代谢的维持，稳定心肌电活动。高翠华等观察电针“内关”穴对心肌氧代谢和冠状窦血液酸碱度的影响，发现血氧含量的动、静脉差及心肌氧提取率均明显降低，二氧化碳分压明显降低，提示针刺能明显降低缺血心肌的氧摄取，防止CO_2及酸性代谢产物的潴留。此外，针刺内关穴可降低血浆中磷酸肌酸酶的水平，促进缺血区心肌代谢，改善心肌的营养状况，对缺血心肌有保护作用。电针内关穴，还可使缺血区心肌对游离脂肪酸的摄取增加，糖的摄取减少，部分纠正了心肌缺血心绞痛时糖和游离脂肪酸代谢的紊乱。

急性心肌缺血时，心肌细胞内 cAMP、cAMP/cGMP 显著增加，针刺“内关”后 cAMP、cAMP/cGMP 比值显著下降。张坚等结扎大鼠冠脉前降支，术后第 2 天开始针刺“内关”“间使”穴，连续 7 天观察心肌 cAMP、cGMP 变化发现，结扎组 cAMP、cGMP 均显著升高，针刺后 cAMP、cGMP 含量均明显下降，与结扎组差异显著。证明针刺对心肌缺血早期及中、后期均有良性调整作用。有人认为，针刺“内关”可能通过抑制腺苷酸环化酶，抑制缺血心肌细胞内 cAMP 过度升高，减少心肌耗氧量，有益于心肌的恢复。

此外，研究发现，针灸内关穴能够通过降低缺血心肌内的细胞毒性产物，调理微环境。艾灸“内关”穴后，在改善了缺血心肌心电图的同时，显著降低了血中游离脂肪酸水平，说明艾灸“内关”穴能减少心肌摄取游离脂肪酸，增加摄取葡萄糖的作用，从而降低了心肌氧耗，防止游离脂肪酸对心肌的一系列毒害作用。辛双生研究证实穴位注射丹参液可提高大鼠超氧化物歧化酶活性，降低脂质过氧化产物丙二醛含量，使红细胞流动性增加，提示“内关”穴注射改善心肌功能，此作用可能与抗自由基活性有关。丁奇峰研究亦证实针刺内关穴可明显提高血清及心肌组织 SOD 的活性，降低血清及心肌组织丙二醛的含量。此外，胡洁研究发现电针“内关”可明显抑制垂体后叶素注射引起大鼠急性心肌缺血时血钾和血钙浓度的增高。

3）心肌电紊乱的调节

目前关于缺血心肌电活动的观察指标主要有心电图 ST 段电位值的改变、缺血心肌不应期的改变、缺血心肌单相动作电位的变化、左心室内压、冠脉血流量和血流阻力的改变、缺血心肌室壁局部运动的变化，及一些衍生指标如左心室压力上升速率等的变化，各项研究显示针灸内关穴可以调整心肌电活动，减少损伤，促进恢复。

黄娥梅等发现急性心肌缺血时，心室肌细胞静息电位、动作电位振幅，动作电位0相除极最大速率均明显减少，而动作电位时程明显延长，同时出现除极后电位。电针“内关”可使上述电位变化明显减弱，防止心室肌细胞转化为具有慢反应细胞的特性，并能减少除极后电位的发生。曹庆淑等研究表明，给予针刺后急性心肌缺血心电图 ST 段电位抬高得到迅速恢复，到起针 40 分钟时基本恢复到结扎前的水平，心肌缺血引起的有效不应期的改变也得到抑制，不应期离散度明显改善，有利于心肌兴奋状态同步化。电针可易化电兴奋在缺血边缘区的传导，并使该区域内心肌细胞的激活得到同步，对于阻断折返途径具有重要意义。同时，魏毅等证实电针能够挽救可逆性损伤的缺血心肌，促使其电活动向正常转化，能够抑制急性心肌缺血早期单相动作电位的变化，改善缺血心肌电稳定性，减少心律失常的发生。崔仁实验表明急性缺血同时电针内关穴可延长单相动作电位各时程，改善急性缺血心肌的电稳定性。孙国杰实验表明缺血同时电针家兔“内关”穴，可明显提高家兔急性缺血心肌细胞静息电位、动作电位振幅、动作电位0相最大上升速率，缩短动作电位复极时间。

张林雪等电致室颤，针刺大鼠“内关”“灵道”穴，结果表明电针能明显提高室颤阈值（VFT）。郁礼兴等也证实，电针“内关”“曲池”穴，家兔急性心肌缺血早期 UFT 明显升高。切断颈部双侧迷走神经，UFT 再度显著下降。表明电针后 VFT 明显升高的针效与迷走神经结构、功能的完整有关。胡利民等采用 Ca^{2+} 选择性针型电极，观察到心律失常过程中，心包经上 Ca^{2+} 浓度发生先下降后逐渐回升的特异性变化，针刺可调整 Ca^{2+} 浓度变化。

此外，电针可增强缺血区心肌收缩力，结扎左冠脉的一个分支造成猫冠脉部分阻塞，电针内关或电刺激正中神经模拟针刺，能够明显抑制胆囊给予缓激肽反射性引起的血压升高、左心室压力上升速率增大和缺血区心肌运动的减弱，有效地改善了心脏的功能。

（3）抗氧自由基作用

韩艾等对40例冠心病患者的血清SOD活性和LPO含量进行针刺前后对比发现，与治疗前相比，SOD平均活性明显升高，LPO平均含量明显降低，说明针刺具有较强的抗氧自由基损伤和抗脂质过氧化损伤作用。王祥瑞等观察25例心脏手术病人，结果发现，针麻组、针麻加全麻组，停转流后1小时SOD较转流前明显增高；全麻组SOD明显下降，MDA显著增高；且全麻组肌酸磷酸激酶同工酶（CK MB）增加幅度明显大于前两组。表明针刺可能通过提高机体清除氧自由基的能力，减少脂质过氧化物的生成保护缺血心肌。热休克蛋白（HSP）属一类应激蛋白。当机体受到应激因子刺激，组织细胞可产生HSP，对机体产生保护作用。HSP能减少氧自由基释放，稳定细胞膜和溶酶体膜，防止蛋白质变性，减轻心肌缺血再灌注损伤。研究表明，心脏手术病人针刺组HSP70 mRNA表达高于全麻组。针刺增强术中热休克蛋白的基因表达，减少氧自由基生成可能是针刺对缺血心肌保护作用的机制之一。

（4）结语

综上所述，针灸改善心肌缺血的作用机理研究已从中枢神经系统、心血管活性物质、局部心肌组织调节及抗氧自由基作用等方面进行了探讨，表明下丘脑、延髓、胸髓等心血管中枢及某些心血管活性物质参与了针刺保护缺血心肌的作用，从而改善心肌缺血后心脏血流动力学紊乱，促进心肌恢复正常代谢，调整心肌收缩力，纠正心律失常。随着分子生物学的迅速发展，针刺改善心肌缺血的机理研究可进一步深入到细胞水平和分子水平。

4.2.3.3 针灸内关穴治疗急性心肌缺血效应综述

迄今，内关穴应用于治疗急性心肌缺血，除了传统的毫针刺外，已经拓展了多种治疗新手段。大量的资料显示，内关穴单独使用或配伍他穴治疗急性心肌缺血均能取得较满意疗效。

1）毫针针刺

针法：内关穴位于前臂掌侧，当曲泽与大陵的连线上，腕横纹上2寸，掌长肌腱与桡侧腕屈肌腱之间。取穴时令患者屈肘仰掌紧握拳，掌后2寸出现凹陷是穴。多为直刺，针0.5～1寸深度，亦可直刺入1～2寸，透刺外关穴，或从内关成45°角向支沟针入，针1.5～2.5寸。

单穴效应：宋显春等对38例冠心病心绞痛患者于心绞痛发作时，双手拇指持续点按患者双侧内关穴，使有酸胀感或麻感，直至心绞痛缓解为止，结果2分钟内缓解者34例，余4例无效均为病程在10年以上体质虚弱者。鲍廷熙报道，对13例急性心梗伴胸痛患者进行针刺双侧内关时，全部患者胸痛症状均有不同程度的减轻，心脏收缩间期明显缩短，有利于降低心肌氧耗及缩小梗死面积，有利于减少严重并发症的发生。于礼等针刺内关穴治疗冠心病98例，治疗后心率、下移ST段有明显恢复。石砚等临床观察显示针刺内关穴对冠心病患者心率变异性的下降趋势具有改善作用。胡乃珂针刺内关穴对60例冠心病心绞痛患者进行血液流变学观察，针刺双侧内关穴1个疗程后，与对照组相比，治疗组心绞痛消失，心电图ST－T改变逐渐恢复正常，血液流变学有明显改善，说明针刺内关穴能增强血栓溶解性，改变纤维蛋白原的稳定性，从而降低血液黏度，能同时降低甘油三酯，抑制红细胞和血小板的聚集，防止血栓形成，改善冠状动脉的血流状态，增加血氧含量，改善血循环。此外，郑关毅应用多普勒超声心动图测定30例正常人及20例冠心病患者针刺内关穴前后左心室功能参数，结果表明针刺内关能改善患者左室舒张与收缩功能，且对舒张功能的影响较收缩功能明显。

配伍使用：商楠等以内关等穴配伍观察了120例心肌缺血患者的疗效，证明了该疗法对解除临床症状，改善心肌缺血，恢复缺血心肌的功能有显著疗效。张朝晖等研究结果亦显示针刺内关、神门可抑制血小板活性，防止血栓形成及易栓倾向，改善冠脉血流，减轻心肌缺血。陈少宗发现针刺间使、内关等穴位后，心肌缺血患者心脏功能得以改善：左心室射血时间增长，射血前期和等容收缩期明显缩短，左心室射血时间/等容收缩期增大，射血前期/左心室射血时间减小，心电图ST段呈现良性回复。王中华针刺主穴神门、劳宫、后溪，配穴心俞、通里、郄门、内关、大陵、厥阴俞、膻中、至阳、涌泉等穴，治疗冠心病心绞痛1300例，总有效率为94.48%。刘富强针刺治疗32例冠心病患者，取主穴心俞、厥阴俞、内关及膻中，辨证为阴虚瘀滞者配神门，阳虚瘀滞者配足三里，用平补平泻手法，每日针刺1次，10次为1疗程，共治疗2个疗程。结果心绞痛总有效率为92.31%，心律失常总有效率为62.5%，心电图改善率为62.51%。赵传成选用膻中、心俞、内关，并配合足三里、阳陵泉、丰隆、血海等穴位，得气后留针15分钟，每天1次，1周为1疗程，治疗86例冠心病患者，有效率为72.12%。李保良氏针刺背俞穴之心俞、肝俞、肾俞，用提插、捻转、平补平泻法行针1分钟，留针25分钟，每5分钟运针1次，每日1次，12次为1疗程，治疗冠心病心绞痛，临床疗效有效率为91.18%。

手法：高氏日易采用互动式针刺法治疗心绞痛，临床总有效率为97.3%，心电图总效率为87.4%，疗效优于单纯针刺组，经统计学处理差异有显著性意义。有人用双内关治冠心病36例，快速捻转2分钟、留针30分钟，每日1次，10次1疗程，共治3疗程，实证16例全部有效，虚证20例，18例有效，2例无效，提示内关对实证冠心病效果好。有人治疗5例心绞痛，主穴内关，配穴膻中或心俞，内关针向心斜刺0.5~1.2寸，提插捻转，留针20~30分钟，甚至2小时均获迅速止痛效果。有人对“真心痛”冠心病心绞痛，每日针刺内关2次用补法，以回阳救脱固其本。郑氏创立温通针法，临床上取内关穴施以该法，使针感向心胸传导，治疗急、慢性缺血性心脏病取得了比较满意的疗效，温通针法比平补平泻针法更为显著地升高血清、组织SOD活性、降低丙二醛的含量。

2）腕踝针法　唐相森用腕踝针针法治疗冠心病，方法是选左侧内关、神门穴，常规消毒后，一手持针，一手拇食指绷紧进针点处的皮肤，使针体与皮肤成30°角，针尖迅速刺入皮肤后立即使针体与皮肤近于平行，紧贴真皮层，进针深度为75～125mm，留针60～120分钟，每日1次，10次为1疗程，共治疗588例，2疗程后结果显效率为38.74%，有效率为52.8%，总有效率为91.54%。

3）穴位疗法　现有在内关等穴处采用穴位注射、封闭、粘贴、介入等方法治疗急性心肌缺血：毛喜荣用复方丹参注射液和独参注射液在心俞、厥阴俞、内关做穴位注射，隔日1次，10次为1疗程，治疗2疗程，共治疗冠心病患者102例，结果临床症状总有效率为96.5%，心电图改善率为82.9%。史明仪等采用“内关”注射硝酸甘油，发现可发挥药物、腧穴和胞浆内运输三重作用，减少肝肾对硝酸甘油的分解破坏，使硝酸甘油维持较长时间效应，达到降低药物剂量、减少毒副作用、延长作用时间和提高疗效的目的，可明显改善窦性心肌缺血引起的心电图改变，比舌下运用硝酸甘油防治心肌缺血的持续时间更长，可作为防治冠心病的有效方式之一；另外，应用丹参“内关”穴封闭或“内关”穴注射丹参液可提高大鼠超氧化物歧化酶活性，降低脂质过氧化产物丙二醛含量，使红细胞流动性增加，提示能改善心肌功能，对缺血性心肌具有一定保护和治疗作用。高社光等用麝香通痹膏贴敷膻中、内关穴（双），每3日换药1次，5次为1疗程，观察治疗冠心病心绞痛患者130例，结果：临床治愈111例、占85.5%，好转17例、占13%，无效2例、占1.5%，总有效率达98.5%。王维庭采用穴位介入法治疗冠心病，在内关、少冲穴处贴球形穴位助压器，患者自行靠近按压助压器，每日3～4次，

5~10 分钟/次，并在至阳穴皮下埋藏微型助压器，有效率为88%。

4）针药结合　梁春雨运用针灸与中药结合治疗冠心病心绞痛46例，以双侧内关、足三里、三阴交为主穴，以生脉散加味为主方，症状疗效显效率34.7%，有效率58.7%，总有效率93.48%；心电图疗效显效率21.95%，有效率46.34%，总有效率68.29%。

此外，艾灸“内关”穴能改善缺血性心电图，并使改善了的心电图基本恢复正常，其抗心肌缺血的作用机理，可能部分同改善心肌脂肪代谢紊乱有关。李伊为应用激光针心包经穴内关，可促进急性心肌缺血后ST段和动作电位的恢复，抑制动作电位幅度的衰减，加快$MAPD_{5DH}$和$MAPD_{9D}$的恢复过程。

诸多研究显示，内关穴可以多手段、多途径发挥其对急性心肌缺血的相对独特作用。

4.2.3.4　针刺内关穴对心肌梗死冠脉侧支循环影响的实验研究

肖延龄在《针刺对心肌梗死模型大鼠冠脉侧支循环影响的实验研究》一文中指出：

本课题采用结扎大鼠冠脉左前降支所造成的急性心肌梗死模型，动态观察梗死后缺血心肌的毛细血管数目、内皮素和一氧化氮水平、碱性成纤维细胞生长因子和转化生长因子－β_1、血管内皮细胞生长因子及其基因表达的变化规律与针刺效应，以冀为临床针刺治疗冠心病提供实验依据，为冠心病治疗提供安全有效的手段。

（1）针刺“内关”穴对心肌梗死模型大鼠微血管ATP酶的影响

1）针刺“内关”对MI后冠脉侧支循环的影响

针刺“内关”对急性心肌缺血的治疗作用，已为临床和动物实验证实。针刺“内关”可以增加冠脉血流量，减轻心肌缺血性损伤程度，以及改善左心功能。

有人报道，结扎兔左冠脉心室支30分钟后，电针“内关”组毛细血管有显著增加。电镜下，电针“内关”穴后心肌缺血区出现了较多开放的、功能活跃的毛细血管，毛细血管内皮细胞损伤现象明显减少。我们的实验结果也证实，针刺“内关”穴可改善ATPase活性，减轻血管内皮细胞损伤，增加缺血区Mg^{2+} -ATPase所显示的微血管数目，从而改善心肌细胞的缺血缺氧，减轻心肌细胞损伤。我们在实验中观察到，针刺组在MI早期（2小时、2天）血管处于舒张状态，电镜下可见管腔内有红细胞的舒张微血管，而没有发现管腔变窄的毛细血管。这提示针刺在AMI早期对缺血区微血管有舒张作用。通过舒张微血管以改善缺血区的血液循环。也就是说，在MI早期，针刺从侧支血管扩张、开放角度，促进了冠脉侧支循环的建立。这与文献报道一致。在1周以后，除原来的微血管外，针刺组毛细血管新生较模型组增多，Mg^{2+} -ATPase显示的微血管数目逐渐增多，组织结构比较完好，修复快，形成的瘢痕也比模型组为小。在电镜下毛细血管芽增生活跃，并可见到成腔的有功能的新生毛细血管。提示在MI修复期，针刺“内关”具有促进毛细血管新生的作用。也就是说在MI修复期针刺“内关”通过促进血管生成而建立冠脉侧支循环。因而，在AMI后的冠脉侧支循环建立中，针刺“内关”穴在MI不同的时期，有不同的针刺效应。其确切机理目前并不明了。我们认为，这可能与MI的病理变化有关，针刺“内关”可能干扰了MI的某个病理环节或者不同的病理环节，使机体朝着有利于侧支循环建立的方向发展，从而对心肌缺血区冠脉侧支循环建立起到促进作用。

（2）针刺“内关”穴对MI模型大鼠缺血心肌ET和NO的影响

本实验选用血管内皮细胞分泌的血管收缩因子内皮素（ET）和血管舒张因子一氧化氮（NO）为指标，动态观察结扎冠脉后针刺对缺血心肌组织的 ET 和 NO 含量的干预效应，从生化角度以探讨针刺促进冠脉侧支循环的作用机理。

1）针刺“内关”穴干预 ET 和 NO 的病理性改变是其促进侧支血管开放的机理之一

血管内皮细胞损伤导致 ET 与 NO 二者失衡是引起冠脉痉挛的主要原因之一。内皮素在调节冠状血管痉挛中起一定作用。本实验观察到，针刺“内关”可以降低 ET 的升高水平，抑制 NO 下降，改善二者的失衡状态，从而缓解冠脉血管的痉挛状态，使心肌的吻合支血管更多地开放，而利于侧支循环的建立。因而，在 MI 早期，针刺“内关”穴可能是通过调整 ET 和 NO 的病理性变化，改善冠脉微小血管的痉挛状态，使吻合支血管更多地开放，而起到促进冠脉侧支循环的效果。

（3）针刺“内关”穴对 MI 模型大鼠缺血心肌 bFGF 和TGF－β_1 的影响

本实验观察针刺对 MI 模型大鼠缺血心肌 bFGF 和 TGF－β_1 的干预，以进一步探讨针刺是否在血管新生环节上发挥着促进冠脉侧支循环的建立作用。

1）针刺内关对 MI 模型大鼠心肌缺区 bFGF 和 TGF－β_1 的影响

MI 后，缺血心肌在血管诱导剂的主导下开始进行血管新生，针刺作为一种外源性干预手段对血管新生的诱导剂和抑制剂都有一定的影响。我们观察到针刺组 bFGF 免疫反应较模型组强烈，反应物多，并且血管生成较快，血管比较完整。如 3 周时模型组血管形成尚未完整，bFGF 反应物在血管周围、血管壁及腔内均有分布，而针刺组新生血管比较完整，bFGF 反应物仅在血管壁及血管腔内有分布。提示针刺“内关”对 bFGF 的产生具有促进作用，对血管的生成也具有促进作用。与 bFGF 相反，针刺“内关”对 TGF－β_1 的产生却是一种抑制。本实验观察到，针刺组 TGF－β_1 反应物较模型组少，特别是在修复期（1 周以后）TGF－β_1 免疫反应明显减弱，3 周反应物极少。提示针刺“内关”对 TGF－β_1 的产生具有抑制作用。因此，针刺“内关”在缺血心肌的血管新生过程中的干预机制之一，可能是促进bFGF生成、抑制TGF－β_1增加，调整bFGF/TGF－β_1的关系，使血管生成占主导，而促进侧支血管新生。

（4）针刺“内关”穴对MI模型大鼠缺血心肌VEGF及VEGF mRNA的影响

我们以心肌梗死大鼠为模型，应用免疫组织化学方法和原位杂交技术，动态观察针刺对缺血心肌VEGF及其mRNA的影响，从基因水平上深入揭示针刺促进冠脉侧支血管新生的机理。

1）针刺促进侧支血管新生的作用机理

我们从实验中观察到，针刺“内关”穴对心肌缺血区VEGF及VEGF mRNA的表达具有调节作用。针刺组VEGF及VEGF mRNA较模型组明显增多，并且在VEGF的分布上，针刺组2小时即有VEGF反应物沉着于血管壁上，3周时血管壁成为VEGF反应物的主要分布区；而模型组VEGF反应物的分布则多在心肌细胞胞浆中。这表明针刺“内关”对心肌缺血区VEGF合成及VEGF mRNA的表达具有促进作用。针刺不仅促进VEGF及其mRNA增多，而且使VEGF较快地趋向血管内皮，使内皮细胞分裂、增殖，从而促进血管新生。因此，针刺“内关”对VEGF的调节，可能是其促进血管新生的途径之一。

结合前面的实验结果我们可以看到，针刺“内关”对血管生长因子具有调节作用，针刺可促进促血管生成细胞生长因子bFGF和VEGF的生成，抑制对血管生成具有抑制作用的细胞生长因子TGF－β_1的增加。有实验证实，bFGF与VEGF合用较单用任何一种的促血管生成作用都强，二者之间起到协同作用。这些细胞生长因子相互作用，从而促进了缺血区的毛细血管新生。因此，针刺“内关”对这些血管生成诱导剂bFGF、VEGF和抑制剂TGF－β_1的调节，可能是其促进侧支血管生成的主要作用机理。通过对血管生长因子的调节，促进侧支血管的生成，从而在心肌缺血区建立起有效的侧支循环，这可能是针刺“内关”穴促进冠脉侧支循环建立的另一途径。

关于针刺“内关”穴通过何种途径调节细胞生长因子，目前并不清楚。我们认为这可能与针刺“内关”在MI早期促进侧支血管开放，改善梗塞动脉灌流区血供，阻止大量心肌细胞坏死有关。由于改善了梗塞动脉灌流区的血供，使大量缺血心肌细胞避免了进一步缺血坏死而保留存活下来，从而使该区缺血心肌细胞与坏死心肌细胞的比例发生变化，坏死心肌细胞减少（HE染色见到针刺组瘢痕明显小于模型组），而缺血心肌细胞相对增多，从而刺激或抑制细胞生长因子的生成。

（5）小结

本课题通过以上系列实验，初步得出以下结论：

1）心肌梗死后冠脉血管内皮细胞首先受损，内皮细胞膜上的ATPase活性受到抑制，微血管数目减少，微血管痉挛，缺血区心肌肿胀、水肿、坏死；在修复期ATPase活性逐渐改善，并有毛细血管新生，纤维瘢痕形成。针刺“内关”能有效地保护血管内皮细胞，改善ATPase活性，增加微血管数，促进侧支血管更多地开放及毛细血管新生，从而促进缺血区冠脉侧支循环建立，缩小梗塞面积。

2）在MI早期，由于内皮细胞的损伤，缺血心肌组织ET升高、NO下降，这是导致血管痉挛的重要因素之一。针刺“内关”能够有效地改善ET和NO的病理性改变，减轻及消除血管痉挛，使吻合支血管更多开放，为缺血区心肌及时有效地提供代偿血流，从而在MI早期使缺血区建立起有效的冠脉侧支循环。

3）心肌梗死后，与血管生成有关的细胞生长因子生成，血管新生，组织修复，但这种自身修复作用是极其有限的。针刺“内关”能够有效地促进血管生长因子bFGF、VEGF的生成，抑制TGF－β_1的增加，并提高VEGF mRNA的表达，促进侧支血管新生。研究结果提示，针刺对侧支血管生成的调节，不仅限于分子水平，而且在基因水平也有调节作用。在冠脉侧支循环建立中，针刺“内关”穴表现出多方面的针刺效应，针刺是促进冠脉侧支循环的一种有效手段。

4）“心主血络论”，是针刺内关促进冠脉侧支循环建立的中医学理论基础。养心通络，促进血络的畅利及损伤修复、再生是针刺内关穴促进冠脉侧支循环建立的有效作用机理之所在。

4.2.3.5 电针“内关”对心肌缺血再灌注损伤大鼠心肌细胞内 Ca^{2+} 的影响及其调控机制

杨孝芳等在《手厥阴心包经与心相关的实验研究——电针“内关”对心肌缺血再灌注损伤大鼠心肌细胞内 Ca^{2+} 的影响及其调控机制》一文中指出：

大量临床发现针刺内关有改善冠心病患者心功能，实验研究从改善心肌能量代谢障碍、减少氧自由基生成、调整血管内源性保护物质等方面已得到证实，但未见从整体、细胞、分子水平研究电针不同经脉（穴）治疗心肌缺血再灌注损伤的钙超载调节机制。

本文结论：

①电针内关通过上调心肌钙泵和钠泵基因表达，增强钙泵和钠泵活性，降低心肌细胞内钙离子含量，从而达到抑制钙超载，实现对心肌组织的保护作用，表现为促进心电活动、心肌组织形态和超微结构的恢复。

②出现内关与神门对心肌保护作用的差异性可能是心主血脉和心藏神的内在表现，也就是说以内关为代表的手厥阴心包经穴治疗心血管系统疾病为主，而神门为代表的手少阴心经穴治疗神经系统疾病为主。

③电针内关对心肌细胞较明显的保护作用，可能是经脉（穴）－脏腑相关特异性的依据之一。

4.2.3.6 电针“内关”对急性心肌缺血家兔内皮源性及血小板活性物质影响的研究

李强等在《电针“内关”对急性心肌缺血家兔内皮源性及血小板活性物质影响的研究》一文中指出：

缺血性心脏病（IHD）是中老年人的常见心血管疾病，严重危害患者的身心健康。大量临床和实验研究表明，针刺治疗本病具有独特疗效。近年来针灸治疗急性心肌缺血（AMI）的临床观察和实验大多以“内关”穴为主，并取得较好疗效。为了进一步探讨其作用机理，本实验以家兔为研究对象，结扎左冠状动脉前降支制作急性心肌缺血模型，针刺“内关”进行治疗。观测心电图Ⅱ导联 ST 段电位的变化，以及血浆内皮素（ET）、一氧化氮（NO）和血小板 α 颗粒膜蛋白 - 140（GMP - 140）含量的改变。从血管内分泌角度探讨针刺治疗急性心肌缺血的作用机理，为临床治疗缺血性心脏病提供理论依据。

既往的研究已经从多方面探讨了针刺治疗急性心肌缺血的作用机理，本实验以活血化瘀、通络止痛为治疗原则，选择了对血管舒缩作用较强的内皮源性血管活性物质 ET、NO 和最具特异性的血小板活化分子标志物 GMP - 140 作为观察指标，重点探讨了电针“内关”对急性心肌缺血后血管内分泌的调节作用。

结果显示，模型组造模后家兔心电图 ST 段电位显著升高，血浆 ET 和 GMP - 140 的含量较假手术组和正常组均显著升高，NO 含量显著降低；且血浆 ET 浓度的升高与 GMP - 140 含量的上升呈显著正相关，NO 浓度的降低与 GMP - 140 含量的下降呈显著负相关。证实了 ET、NO 和 GMP - 140 三者参与了急性心肌缺血的病理发展过程，三者的异常分泌、表达共同加剧了缺血心肌的损伤。电针“内关”穴后，能明显改善心电图，使血浆 ET 和 GMP - 140 的含量显著降低，NO 含量显著升高，且趋向于正常值水平。ET 和 NO 分别与 GMP - 140 发挥协同作用，共同促进缺血心肌损伤的恢复。

本实验结果表明，电针“内关”治疗急性心肌缺血的疗效确切，其机理可能是通过调节内皮源性及血小板活性物质 ET、NO 和 GMP - 140 的水平，调整冠脉血管的舒缩状态，从而改善心肌缺血缺氧，发挥对缺血心肌的保护作用。本研究从血管内分泌的角度进一步阐述了针灸治疗急性心肌缺血的机理，为临床治疗缺血性心脏病提供理论依据。

第 5 章 脾主运化调控系统

祖国医学认为，脾“主运化，主统血，主肌肉四肢”，为“气血生化之源”“后天之本”“脾为之卫”“脾气虚则四肢不用，五脏不安”。脾主运化是脾最主要的功能。现代医学对中医脾的认识，多认为是一多系统、多器官的功能单位。它是以消化系统为基础的，包括能量代谢、水液代谢，与血液，特别是与“人体整体调控网络”等有密切联系的一个概念。

5.1 中医“脾”的现代研究

5.1.1 脾主运化与消化系统

《素问·经脉别论》曰：“饮入于胃，游溢精气，上输于脾，脾气散精，上归于肺，通调水道，下输膀胱，水精四布，五经并行，合于四时五藏，阴阳揆度以为常也。”当饮食进入胃以后，实际上是在胃和小肠内，完成对饮食物消化吸收，在大、小肠内的完成分清泌浊，传化糟粕。但这一系列生理功能，必须依赖脾的运化功能，才能将水谷转化为精微，再输布、布散全身，化生为精、气、血、津液，以提供足够的营养物质，使全身脏腑经络等组织器官得到充分营养，以保证身体各种生理功能的正常运行。所以说，脾主运化是机体消化功能的基础。脾胃疾病的辨证论治中，脾气虚证是一个主要证型。根据文献统计，其在慢性萎缩性胃炎、溃疡病及慢性腹泻的发生率占70%。

5.1.1.1 脾气虚证本质研究的概况

周福生等在《脾气虚证本质研究的概况与思路》一文中指出：

脾主运化是脾的最重要的生理功能之一，是其他功能的基础。脾气虚往往表现为脾主运化功能减退的一系列表现。所以，研究脾气虚本质，首先要从研究脾主运化着手，根据脾气虚的症状，如纳呆、便溏、腹胀等症加以研究。现代研究最初就从消化道的运动功能改变入手。现就近年来对脾气虚证的研究做一回顾。

（1）胃肠运动功能改变

1）胃排空情况

对脾气虚患者胃排空情况的研究，各家报道不一。潘国宗等用核素法检测发现脾胃虚弱组液体胃排空较正常组快。崔琦珍等采用吞服钡条法，结果显示脾气虚组钡条胃排空时间、单位时间钡条总排出率和健康对照组比较差异无显著性意义。任平采用^{99}Tc－DTPA标记的面粉糊灌服，测定其残留活性度的方法，发现脾气虚大鼠胃排空率下降。

2）肠运动情况

李勇敏通过测定炭末推进率发现脾气虚大鼠存在小肠运动的亢进。而任平测定十二指肠电活动结果却显示脾气虚大鼠十二指肠电慢波节律、振幅、运动指数与正常组差异无显著性意义，结肠环形肌运动频率与正常组接近，振幅高于正常组，但无统计学意义。

可见，多数研究认为胃排空是有改变的，小肠运动亢进，结肠运动无明显改变。尽管研究结论不够一致，脾气虚存在胃肠运动功能紊乱是一致的。

（2）胃肠内分泌改变

胃肠道已被认为是人体最大的内分泌器官，它不仅能分泌各种消化液完成其对食物的消化吸收功能，而且能分泌许多胃肠激素调节消化系统及其他系统的生理功能。

1）胃泌素（Gas）

大黄致脾气虚大鼠模型血浆胃泌素水平下降，胃壁细胞胃泌素受体结合位点数明显降低。因此脾气虚病人消化道功能是处于低下或紊乱的病态。

Gas是重要的脑肠肽激素，主要分布于胃窦、十二指肠黏膜及中枢神经系统内，具有促进胃酸、胃蛋白酶分泌，营养胃黏膜，促进胃肠道平滑肌收缩，松弛幽门括约肌等多种生理功能。脾气虚时Gas水平下降可导致基础胃酸及高峰酸排量低下、胃蛋白酶和内因子分泌受抑、上消化道黏膜血流量减少、胃黏膜细胞营养及增殖能力下降。

2）生长抑素（SST）

利血平致脾气虚大鼠研究结果显示，血浆、胃液、肠液中SST含量均明显高于正常组。

SST可抑制基础胃酸和胃蛋白酶的分泌，同时也可抑制Gas对胃酸分泌的作用，还能抑制MOT（胃动素）的释放，使MOT刺激胃内固体食物排空受影响，从而抑制胃排空，抑制MOT引起的肠肌电活动，抑制小肠对碳水化合物及氨基酸的吸收。脾气虚时SST升高可加剧上述抑制作用。

3）胃动素（MOT）

大黄致脾气虚大鼠模型血浆胃动素水平升高。

胃动素主要由十二指肠和近端空肠黏膜隐窝内的M细胞及肠神经丛中的肽能神经元分泌，具有强烈的刺激上消化道的机械运动和电活动的作用。并能刺激胃蛋白酶和胰液分泌，在消化间期胃动素呈周期性释放，引起胃和小肠产生消化间期移行性复合运动。

4）胆囊收缩素（CCK）

脾气虚早期CCK在组织及血浆中含量升高。脾气虚后期含量均下降。

CCK 有多种分子形式，消化系统中 CCK 由主要分布于十二指肠及空肠上段的肠绒毛和肠腺上皮的 I 细胞分泌。CCK 对消化系统作用有收缩胆囊，同时舒张 Oddi 氏括约肌导致胆囊排空，刺激胰腺分泌胰酶和碳酸氢盐，促进胃幽门括约肌收缩，抑制胃基础紧张度与自发性收缩，从而对胃排空起抑制作用。其在肠道运动中主要抑制近端十二指肠蠕动，促进远端十二指肠和空肠蠕动，使近、远端结肠收缩。CCK 在中枢神经系统作用主要有抑制胃排空和食欲。脾气虚早期 CCK 在组织及血浆中含量升高促进小肠运动，抑制胃运动作用加强，动物表现为纳差、腹泻。脾气虚后期十二指肠组织及血浆中 CCK 含量均下降，对小肠运动刺激作用下降，动物表现为腹泻停止，排便黏滞；同时 CCK 促进胆囊收缩和胰液分泌作用下降，脾气虚动物表现为消化功能低下。下丘脑 CCK 神经元数量增加，CCK 在下丘脑含量升高结果一致。CCK 浓度在脾气虚晚期升高是否与抑制食欲及胃排空有关，尚有待于进一步研究。

5）神经肽 Y（NPY）

脾胃气虚型厌食症患儿血浆 NPY 含量明显降低。

NPY 有抑制平滑肌收缩和水电解质分泌、收缩血管、刺激摄食等作用。NPY 是一种存在于中枢神经、肠神经及交感神经系统的属胰多肽族的脑肠肽，它是摄食的强刺激剂，在胃肠道的作用主要是抑制性的。患者胃肠道运动受到抑制，可反射性地引起 NPY 分泌的降低，使 NPY 在脑组织中以较低浓度存在，从而导致食欲中枢功能紊乱，降低了对摄食的刺激，进一步加剧了患者食欲减退，甚至产生了食欲消失或厌恶进食的症状。

（3）胃肠黏膜结构改变

1）胃肠黏膜结构改变学说

孙远岭采用利血平法制成大鼠脾气虚模型发现，脾气虚大鼠胃黏膜比正常大鼠薄，胃腺数量有不同程度的减少，并且腺体变小，胃主细胞、壁细胞数量有不同程度的减少，服用健脾中药后，恢复正常。姚永莉发现脾气虚大鼠胃肠黏膜上皮局灶坏死脱落，炎性渗出，胃腺、肠腺萎缩。透射电镜下观察，上皮细胞内含有大量自噬泡，腺体萎缩，黏膜下层水肿，细胞排列疏松。肠黏膜微绒毛排列稀疏紊乱，长短不一。

2）D 细胞功能亢进学说

D 细胞是主要分布于胃窦及十二指肠的一种神经内分泌细胞。其主要分布于胃窦黏膜的下 1/3，偶见于黏膜的中上部。其形态呈圆形、椭圆形、梭形、三角形或不规则形。大鼠脾气虚早期 D 细胞数较正常对照组显著增加，强阳性细胞数下降，说明细胞分泌活动下降。脾气虚晚期 D 细胞数无明显变化，强阳性细胞率显著增加，说明在脾气虚后期 D 细胞激素合成功能加强。临床用于治疗脾气虚证的四君子汤可以调整上述 D 细胞数量和功能的改变，六味地黄汤对脾气虚证动物模型 D 细胞的改变无明显影响。

脾气虚组较正常组 G 细胞数目较少，平均密度升高，D 细胞则数目及平均密度均降低，提示 D 细胞分泌 SST 亢进，G 细胞释放 Gas 不足，G/D 细胞比例失调，是导致胃肠功能障碍的一个重要病理机制。

3）线粒体超微结构改变学说

刘劲采用番泻叶法（B 组），劳倦过度法（C 组），番泻叶加劳倦过度法（BC 组）塑造 3 种大鼠脾气虚模型发现，3 组大鼠脾气虚症状严重程度分别是 C < B < BC 组，C 组骨骼肌线粒体数量增多，以新生线粒体为主，密集重叠，血管周围尤其明显，线粒体形态不固定，嵴清晰。B 组骨骼肌线粒体形态不规则，呈扩张状，外膜相互融合，嵴断裂，有的呈溶解状，有的外膜破坏明显，基质部分溢出。BC 组线粒体肿胀，破坏严重，有的呈空泡化改变，可见电子致密颗粒。线粒体是重要的能量代谢细胞器，线粒体的破坏可导致电子传递系统的缺陷，尤其是 AIP 依赖性呼

吸障碍，氧化磷酸化过程遭到破坏。提示，在脾气虚症状出现的同时，伴随有线粒体的破坏，且破坏程度与脾气虚症状的严重程度一致。线粒体受损可能是脾气虚的一个重要发病机制。

5.1.1.2 脾虚失运与胃肠动力障碍

脾胃的纳运升降功能部分相当于胃肠动力作用，胃肠运动是脾升胃降的重要体现，脾失运化是脾虚证发生时的最基本内涵，胃肠动力紊乱成为脾气虚证研究的重要组成部分。

（1）脾虚证胃动力障碍的 ICC 特征

黄穗平在《脾虚证胃动力障碍的 ICC 特征及健脾中药干预研究》一文中指出：

本研究以胃运动起搏细胞 ICC 为切入点，探讨脾虚证胃动力障碍的发病机制。首先进行临床研究，以脾虚证慢性胃炎胃动力障碍患者为研究对象，应用多功能胃肠动力测定仪等仪器，观察给予香砂六君子汤以益气健脾治疗前后，慢性胃炎脾虚证患者胃动力的变化以及临床表现的改善情况；然后，进行动物实验，以脾虚证 Wistar 大鼠模型为研究对象，应用功能检测、免疫组织化学、分子生物学等方法，观察给予香砂六君子汤干预前后，脾虚型大鼠的胃动力变化、胃起搏区 ICC 的数量、形态特征、ICC 细胞标志物 *c－kit* 基因表达变化。其结论为：①脾虚证慢性胃炎患者存在胃排空运动障碍。②胃肌电活动减弱是脾虚证慢性胃炎患者胃排空运动障碍的电生理基础。③健脾理气药方香砂六君子汤可以明显改善脾虚证慢性胃炎患者的消化不良症状和脾虚证候，其机理与改善胃排空运动障碍、胃电生理活动有关。④脾虚证大鼠动物模型胃肌层的 ICC 形态、数量与功能有异常，健脾理气药方香砂六君子汤可改善这些异常。

（2）脾气虚证与胃肠动力紊乱

刘凯等在《实验性脾气虚证大鼠胃肠动力紊乱及香砂六君子汤治疗的信号传导机制》一文中指出：

本实验从器官、组织和细胞等不同的层次，系统研究了脾气虚大鼠模型的胃肠动力障碍，确定了香砂六君子汤对脾虚胃肠动力障碍的治疗作用，揭示了香砂六君子汤的某些作用机理。

本实验显示，脾虚大鼠胃排空延迟，小肠推进性蠕动亢进，反映出脾虚时胃肠运动失协调。我们的实验发现脾气虚大鼠胃窦的胃电异常表现为慢波振幅和快波频率的降低。提示在脾虚状态下，胃电基本节律尚保持相对稳定，但所做的“有用功”下降，引起的胃运动减弱，胃排空障碍。

我们的实验结果表明，即使在脾气虚状态下，胃体起搏区对胃动素较胃窦也有较高的敏感性，但与对照组比较，脾气虚组的敏感性明显下降，这可能是其胃运动减弱的原因之一；胃体起搏区敏感性高于胃窦区，表明脾气虚状态下，机体尚保持相对平衡。

作为兴奋性胃肠肽的MTL和抑制性胃肠肽的VIP，都对胃平滑肌细胞的收缩或舒张有直接作用。实验结果表明，在相同浓度的胃动素作用下，脾气虚证大鼠离体胃窦平滑肌细胞的收缩强度低于对照组。提示脾气虚可致平滑肌细胞对MTL反应敏感性下降，这一趋势在组织和细胞水平都是一致的；与自然恢复组相比，香砂六君子汤能显著提高MTL反应敏感性，使之基本恢复正常。与单纯胃动素作用下脾气虚组收缩强度相比，相同浓度的VIP预先孵育后，胃动素作用下的脾气虚组收缩强度下降程度明显低于对照组，提示脾气虚可致VIP对MTL引起的肌细胞收缩的抑制作用下降，即VIP舒张功能下降，脾气虚使胃窦平滑肌细胞对VIP的反应敏感性也下降。同样，与自然恢复组相比，香砂六君子汤能显著提高VIP反应敏感性，使之基本恢复正常。这提示脾气虚胃肠动力障碍，在离体组织和细胞水平都有体现，其本质不能简单地局限于“信号分子异常（如胃肠肽水平）”这一初始环节。香砂六君子汤对脾气虚胃肠动力障碍的调节，可能通过调节胃电异常、胃体起搏区（ICC区）和胃窦对胃肠肽反应敏感性的异常，来改善脾气虚胃肠动力障碍。

5.1.2 脾虚与“人体整体调控网络”

5.1.2.1 脾气虚与神经－内分泌－免疫网络（NEI）

（1）胃溃疡病脾气虚证 NEI 的变化

陈天娥等在《大鼠脾气虚胃溃疡证病结合模型胃肠黏膜局部免疫－神经－内分泌网络的变化》一文中指出：

结果示：实验动物大脑皮层、海马，特别是下丘脑等部位的神经元合成及分泌生长抑素（SST）、P 物质、VIP、IL－2 的活性均增强；胃黏膜 D 细胞分泌 SST 活性增强，空、回肠分泌 P 物质、VIP 神经元的活性增强，胃黏膜免疫细胞分泌 IL－2 的活性增强。

（2）脾气虚大鼠下丘脑－垂体－甲状腺－胸腺轴功能的变化

李刚等在《脾虚证与下丘脑－垂体－甲状腺－胸腺轴功能的关系》一文中指出：

结论：

脾虚时下丘脑－垂体－甲状腺－胸腺轴的合成分泌和调控功能紊乱，致机体免疫功能低下，这可能是脾虚证的重要病机或病因。

①脾虚大鼠胸腺细胞 IL－2 活性极显著降低，是机体免疫力下降的重要原因之一。

②脾虚大鼠血清甲状腺素 T_3、T_4水平极显著下降，胸腺细胞 T_3 受体的含量极显著减少，直接影响甲状腺素免疫调节作用，是机体免疫力下降的重要原因之一。

③脾虚大鼠下丘脑细胞上 T_3受体的含量极显著减少，下丘脑自身合成 TRH 的量减少，均直接影响垂体 TSH 合成，致甲状腺对 TSH 反应的敏感性下降，下丘脑－垂体轴进而呈现出对甲状腺激素反馈的应答能力下降，该轴功能的减退间接影响了甲状腺素

免疫调节作用；而且甲状腺合成和分泌 T_3、T_4 能力下降，上述复合因素也是机体免疫力下降的原因之一。

④脾虚大鼠皮质 NE 水平的极显著下降和各脑区 L－EK 含量的极显著增高可能同样是下丘脑 TRH 和垂体 TSH 含量下降原因之一，进而影响了下丘脑－垂体轴对甲状腺激素反馈的应答能力，这说明了脾虚时下丘脑－垂体－甲状腺轴功能的减退与神经递质和神经肽功能紊乱有关。

脾虚证与下丘脑－垂体－甲状腺－胸腺轴关系的研究证实，下丘脑－垂体－甲状腺－胸腺轴功能紊乱直接参与脾虚证的形成，四君子汤可通过健脾益气作用调节该轴功能，改善脾虚症状。

（3）脾气虚证与神经递质

耿昱等在《从现代医学角度探索异病同治的实验室依据》一文中指出：

以 HA 为例，脾气虚比脾阴虚组差异有显著性意义（$P<0.001$）。与正常人组比，脾阴虚组升高而脾气虚组下降。ACHE 活性脾气虚、脾阴虚下降。较正常人差异有显著性意义（$P<0.001$），而脾气虚则更低。

不论是糖尿病的脾虚型，还是慢性肾炎的脾虚型，血中的 5－HT、HA 和对照组比较，皆趋于降低，而用共同的健脾益气汤治疗后，两种病人的 3 项指标向正常化恢复。这说明中医的辨证有区别于西医辨病的不同特点，不同的西医疾病，相同的证型可以异病同治，并有其科学的实验室依据。

（4）脾气虚证与其他内分泌激素

1）脾气虚证对下丘脑神经肽的影响

下丘脑神经肽 Y（NPY）对于机体摄食及能量代谢贮存的平衡有重要调节作用，这些作用与中医对脾运化水谷精微，充养五脏六腑、四肢百骸有着密切的联系。陈加旭应用不同造模方法制造脾气虚大鼠模型后，观察其下丘脑 NPY，发现经泻下法和劳倦法塑造的脾气虚模型大鼠下丘脑 NPY 含量均较正常大鼠明显升高，去势大鼠下丘脑 NPY 水平也出现显著上升，且上升幅度较泻下、劳倦组更大。陈华等亦报道脾胃气虚型厌食症患儿血浆 NPY、血浆 NT 升高，证实脑肠肽——食欲中枢紊乱是小儿厌食症发生发展的重要环节。

2）脾气虚证对性激素的影响

脾气虚模型组的血清睾酮及雌二醇的水平均明显降低，经具有健脾益气小西洋参汤、西洋参汤治疗后，以上两种性激素的水平趋向恢复，表明脾气虚证可导致性激素水平下降，经用健脾益气方法治疗后性激素可恢复正常水平。

3）脾气虚证与胰腺外分泌功能关系

脾气虚组的胰淀粉酶活性和胰脂肪酶活性与作为脾胃病实证对照组的肝胃不和组及脏腑虚证对照组的心气虚组之间差异有显著性意义，表明胰腺外分泌功能的降低可视为是脾气虚证的特异性诊断指标之一。

胰淀粉酶同工酶是在消化、吸收糖类中起关键作用的消化酶，通过对胰淀粉酶同工酶的测定，证实了在脾气虚时，淀粉酶总活性的降低取决于胰淀粉酶同工酶的下降，而与唾液淀粉酶无关。这一结果，为脾气虚证的诊断提供了一个更准确、有效的实验指标。

（5）脾气虚证的免疫学研究

“脾为之卫”，“脾气虚则四肢不用，五脏不安”，中医的“脾”与机体的免疫功能密切相关。陈天娥研究表明，大鼠肠系膜淋巴结免疫细胞分泌白细胞介素 -2（IL-2）的活性变化，发现脾气虚组与脾虚胃溃疡组，其阳性细胞内的免疫反应产物比溃疡组减少。樊雅莉研究表明，初步规范化的脾气虚证大鼠模型的细胞免疫功能，证实模型动物胸腺皮质厚度减少，脾脏中央动脉周围淋巴鞘直径减少，外周血 T 淋巴细胞总数（$CD3^+$ T 细胞）减少，T 细胞亚群变化见 $CD4^+$ T 细胞降低，$CD_8{}^+$ T 细胞不变或升高，CD4/CD8 比值降低，脾脏 T 细胞增殖反应降低。IFN－γ与 IL－4 是 TH1 与 TH2 各自能够分泌而对方不能分泌的细胞因子，因而可成为鉴别 TH1、TH2 两个亚型的方法。郑爱华等研究表明，脾气虚时 IFN－γ 降低、IL－4 升高，肝郁时则相反，四君子汤和柴胡舒肝散分别对其有纠正作用，可见肝脾两脏在调节 THO 细胞功能方面相关。李家邦研究表明，脾气虚模型大鼠较正常大鼠 T 淋巴细胞转化率及血清 IgM 水平显著降低。杨冬花等研究表明，脾虚证模型大鼠 Th1/Th2 细胞因子处于失衡状态，Th 细胞向 Th2 偏移；四君子汤可以上调 IFN－γ 以及下调 IL－4 的表达，纠正脾虚证模型大鼠 Th1/Th2 细胞因子的失衡状态。罗云坚等研究表明，脾气虚证慢性胃炎与溃疡性结肠炎患者外周血白细胞中 CD9、CD164、PF4、RARB 基因表达下调，IGKC、DEFA1、GNLY 基因表达上调。结论：脾气虚证发生有免疫相关基因组学基础，脾虚时机体免疫功能紊乱。

5.1.2.2 脾气虚与细胞信号转导

（1）脾虚证与 Ca^{2+}/CaM 信号系统

修宗昌等在《脾虚证 Ca^{2+}/CaM 信号系统的实验研究》一文中指出：

本课题结论为：

①饥饱失常加苦降破气法，目前是塑造脾虚动物模型较理想的方法之一。

②“脾主运化”与空肠平滑肌细胞内 Ca^{2+}/CaM 信号系统密切相关，Ca^{2+}/CaM 信号系统的异常变化，是“脾虚失运”的分子生物学基础之一。

• 脾虚大鼠空肠平滑肌细胞内［Ca^{2+}］i 含量升高。

其可能机制包括：脾虚时空肠组织中 MOT 分泌增多，作用于平滑肌细胞受体后，IP_3 生成增多，激活肌浆网上的自身受体，导致 Ca^{2+} 释放增多；脾虚时空肠平滑肌细胞膜发生脂质过氧化，导致流动性和通透性异常，胞外 Ca^{2+} 内流增多。

• 脾虚大鼠空肠平滑肌细胞内 CaM 活性增强。

主要由于脾虚时空肠平滑肌细胞内［Ca^{2+}］i 升高，与 CaM 形成的结合体 Ca^{2+}/CaM 增多之故。

③脾虚时空肠运动异常（加快），吸收功能发生障碍。

④四君子汤可以改善脾虚证的临床证候，其健脾益气功效可能是通过降低空肠平滑肌细胞内［Ca^{2+}］i 及 CaM 活性，抑制空肠过度蠕动，进而促进胃肠消化、吸收来实现的。

（2）脾气虚证与组织 MAPK 活性变化

崔家鹏等在《脾气虚证模型大鼠心脏肝脏脑组织 MAPK 活性变及补脾气方药对其影响的实验研究》一文中指出：

目的：探讨脾虚证 MAPK 细胞信号转导的规律。方法：饮食不节加上劳倦过度复合造模法塑造脾气虚证动物模型。采用免疫沉淀法检测心脏、肝脏及脑组织中 MAPK 活性。结果：脾气虚证模型组大鼠心脏和脑组织 MAPK 活性无明显变化。肝脏组织 MAPK 活性较正常对照组明显升高（$P<0.01$）。脾气虚证治疗组较模型组脑组织细胞浆 MAPK 活性明显升高（$P<0.01$）。结论：脾气虚证状态下，机体各脏器组织 MAPK 参与的细胞信号转导发生不同的改变。补脾气方药对脾虚大鼠各组织 MAPK 活性存在不同的影响作用，且可能为其疗效作用机制之一。

（3）脾气虚证与 VIP/NO 信号转导变化

修宗昌等在《脾气虚证小肠运动异常的 VIP/NO 信号转导机制初探》一文中指出：

目的：探讨脾气虚小肠运动异常的细胞信号转导机制。方法：Wistar 健康大鼠 30 只，随机分为正常组、模型组、四君子汤防治组，每组 10 只。采用“破气苦降加饥饱失常法”塑造大鼠脾气虚证模型，分别采用放射免疫法、硝酸还原酶法及分光光度法测定各组大鼠十二指肠、空肠、回肠平滑肌中血管活性肠肽（VIP）、一氧化氮（NO）含量与一氧化氮合酶（NOS）活性；同步观察各组大鼠十二指肠、空肠、回肠平滑肌张力变化。结果：模型组大鼠十二指肠、空肠、回肠平滑肌中 VIP、NO 含量与 NOS 活性明显低于正常组和四君子汤组，四君子汤组和正常组之间差别无显著性意义；模型组大鼠十二指肠、空肠、回肠平滑肌张力较正常组和四君子汤组明显增强，但四君子汤组和正常组之间未见明显改变。结论：脾气虚证与小肠平滑肌 VIP/NO 信号通路之间具有较好的相关性，该信号通路变化可能是脾虚证小肠运动异常以及脾虚证主要病理生理机制之一。

5.1.2.3 脾气虚与端粒的关系

尚冰等在《脾气虚证、脾阴虚证、脾阳虚证模型大鼠 MDA、SOD、GSH - Px、T - AOC、8 - OHdG、端粒长度变化的实验研究》一文中指出：

本项研究的结论：

（1）在脾气虚证、脾阴虚证、脾阳虚证中存在着明显的自由基损伤和体内抗氧化酶活性的降低，且在脾虚三证中表现有明显的程度差异。从而证明在脾病的发展过程中，脾气虚证是脾病发展的较轻浅阶段，而脾阳虚证则是脾病发展的最重阶段。脾气虚为脾的功能失调的最基本也是最常见的病理变化。脾虚证 MDA、SOD、GSH - Px、T - AOC的变化与中医有关脾气虚、脾阳虚和脾阴虚的病机认识是一致的。

（2）脾气虚、脾阴虚、脾阳虚证状态下体内 DNA 受到自由基攻击，发生不同程度的氧化损伤。并从一个侧面证明了在脾病的发展过程中，脾气虚证是脾病发展的较轻浅阶段，而脾阴虚、脾阳虚证则较脾气虚为重。

（3）脾气虚证、脾阴虚证、脾阳虚证状态下端粒发生缩短现象。端粒长度变化与脾虚状态之间有着密切的关系。

5.1.2.4 脾气虚与线粒体的变化

（1）脾虚证胃肠黏膜线粒体研究及其临床意义

劳绍贤等在《脾虚证胃肠黏膜线粒体研究及其临床意义》一文中指出：

本文报道用透射电镜观察脾虚证消化道黏膜主、壁、柱状细胞线粒体的变化，结果显示：胃脘痛脾虚型患者壁细胞线粒体数目比肝胃不和型和正常人明显减少；慢性结肠炎脾虚型患者结肠柱状细胞线粒体数也明显少于肝脾不调型和正常人；慢性胃炎脾虚者壁细胞、主细胞线粒体的体密度、数密度与胃热型和正常人比较明显降低，用健脾方药治疗后可以回升。提示脾虚证与消化道黏膜主、壁、柱状细胞的线粒体改变有密切关系。

（2）脾气虚证壁细胞线粒体，G 细胞分泌颗粒与血清胃泌素，胃黏膜 SOD、MDA 的变化

李庆明等在《脾气虚证壁细胞线粒体，G 细胞分泌颗粒与血清胃泌素，胃黏膜 SOD、MDA 的变化》一文中指出：

对脾气虚证及肝胃不和证的慢性胃病患者 23 例，进行了胃黏膜超微结构研究，胃黏膜超氧化物歧化酶（SOD）活性、丙二醛（MDA）含量的检测，以及餐后血清胃泌素测定。结果显示：脾气虚患者其壁细胞单位面积的线粒体数目，主细胞酶原颗粒，G 细胞的分泌颗粒，以及餐后血清胃泌素比值均明显低于肝胃不和组（$P<0.01$）。提示脾气虚患者胃蛋白酶储备不足，G 细胞分泌能力差，分泌功能低下。同时，线粒体的结构亦有明显损伤，认为线粒体质和量的改变，可能是脾气虚证的病理形态改变的主要环节。此外，脾气虚证患者的胃黏膜 MDA 含量高于肝胃不和及正常人（$P<0.05$），而胃黏膜 SOD 活性则低于肝胃不和及正常人（$P<0.05$），提示脾气虚证的发病过程可能有氧自由基参与。

（3）脾气虚证患者十二指肠吸收细胞线粒体的观察

程学仁等在《脾虚证患者十二指肠吸收细胞线粒体的观察》一文中指出：

消化系统脾虚证线粒体研究和本试验的结果显示，脾气虚证胃肠系统重要细胞的线粒体均出现病理性改变，线粒体数量减少

或肿胀，嵴断裂等。这些病理性改变的出现，必定引起细胞的能量代谢障碍，导致相应细胞的功能低下，所以出现胃壁细胞泌酸、主细胞分泌胃蛋白酶减少；小肠吸收细胞对营养物质的吸收，结肠柱状细胞对水分的吸收障碍，使整个消化道处于一种低下状态，出现中医脾虚失运的证候，如纳差、食后腹胀、便溏、腹泻等。因此，可以认为，胃肠线粒体的改变是脾虚证候发生的一个重要超微病理基础。

5.1.2.5 脾阳虚与“现代气”

(1) 脾阳虚与SP、VIP的关系

杨海卿等在《黄芪建中汤对脾阳虚大鼠回肠SP、VIP影响的实验研究》一文中指出：

本实验结果表明，脾阳虚证大鼠回肠始段SP含量明显增高（$P<0.01$），VIP含量降低（$P<0.01$），存在胃肠激素的紊乱，与文献报道一致。脾阳虚证大鼠回肠始段SP、VIP含量改变可能与神经-内分泌-免疫网络的代谢紊乱有关。

(2) 脾阳虚证与TXB_2/6-Keto-$PGF_{1\alpha}$系统的失调相关

陈学习等在《大建中汤对脾阳虚大鼠TXB_2及6-Keto-$PGF_{1\alpha}$的影响》一文中指出：

临床脾阳虚证以胃肠疾病为多见，体内TXB_2/6-Keto-$PGF_{1\alpha}$系统的失调在其发展过程中具有重要的意义。TXB_2和6-Keto-$PGF_{1\alpha}$都是不稳定的花生四烯酸代谢产物，二者的生物活性很强而作用相互拮抗，在体内形成一对精巧的分子调节机制。TXB_2具有促进血小板聚集、收缩微血管和致溃疡作用，6-Keto-$PGF_{1\alpha}$具有抑制血小板聚集、扩张血管和保护胃肠黏膜作用。脾阳虚时TXB_2/6-Keto-$PGF_{1\alpha}$比例失调，胃肠黏膜微循环障碍，胃肠道屏障作用紊乱，导致胃肠系统糜烂及溃疡的形成，迁延不愈即可能发展为脾阳虚证。本实验结果显示，脾阳虚模型大鼠均出现TXB_2水平升高（$P<0.01$），6-Keto-$PGF_{1\alpha}$水平下降($P<0.01$)，

$TXB_2/6-Keto-PGF_{1\alpha}$比值升高（$P<0.01$）。

（3）脾阳虚时机体存在微循环障碍

陈学习等在《大建中汤对脾阳虚大鼠肠系膜微循环功能的影响》一文中指出：

《素问·举痛论》云："寒气客于肠胃之间，膜原之下，血不得散，小络急引，故痛。"提示脾阳虚脘腹冷痛证候的出现，可能是因寒邪的侵袭而致腹腔脏器微循环障碍、血管痉挛受压或伴平滑肌的痉挛等而引起，对此，贾钰华亦持相似的观点。本实验脾阳虚大鼠模型均出现微血管血液流速下降、口径变窄及毛细血管网交点计数减少等微循环障碍，也证实了脾阳虚时机体存在微循环障碍。可见，机体微循环障碍和灌注不足可能是导致脾阳虚证候出现的病理基础之一。

（4）脾阳虚证大鼠肝细胞端粒的长度变化

秦建设等在《脾阳虚证大鼠肝细胞端粒长度变化的实验研究》一文中指出：

目的：探讨脾阳虚状态下肝细胞端粒长度的变化。方法：采用经典复合造模法塑造脾阳虚证动物模型，测定肝组织中谷胱甘肽过氧化物酶（GSH－PX）活性和肝细胞端粒长度。结果：与正常对照组相比，脾阳虚证的肝组织中的 GSH－PX 活性明显降低（$P<0.01$），肝细胞端粒长度显著缩短（$P<0.01$）。结论：在脾阳虚状态下，肝细胞端粒长度缩短可能与自由基损伤有关。

5.2 健脾法治疗消化系统疾病研究

治法治则总称治疗法则，是辨证论治的一个重要环节。辨证论治是中医临床的操作系统，可以概之为理、法、方、药四方面内容。理是关于诊断和治疗的理论，四诊揭示诊断以后，就可以确立治则，治则是属于辨证论治中"理"的一部分。治法就是辨证论治中的“法”，它们是具体的治疗手段。治则和治法厘定处方、用药。健脾法主要内容包括益气健脾法、温中健脾法、运脾健脾法。

5.2.1 益气健脾法研究

脾胃为气血生化之源。脾虚气必弱，故气虚一证，当以补气健脾为治，使中焦健运，正气充旺，自然无恙。临床与实验研究时但见倦怠无力，呼吸少气，动则气喘，面色晄白，懒于言语，食欲欠佳，肠鸣便溏，脉弱等脾虚气弱证，即应选用人参、党参、白术、茯苓、甘草、山药、黄芪、砂仁、白蔻等药补气健脾。如四君子汤、参苓白术散等即体现这一法则。脾的特点，喜燥恶湿。故补气健脾方中，每配醒脾利气的陈皮、木香及甘淡渗湿的茯苓、薏苡仁之类。如香砂六君子汤用木香、陈皮；参苓白术散用陈皮、茯苓、薏苡仁。若脾虚不能胜湿，亦应以补气健脾法为主，再佐燥湿之品。

5.2.1.1 四君子汤对胃肠道作用的药理研究

叶富强等在《四君子汤对胃肠道作用的药理研究》一文中指出：“总结四君子汤对胃肠道作用的药理研究进展，四君子汤具有促进消化吸收、调节胃肠活动和胃肠激素、抗胃肠黏膜损伤、改善肠道黏膜免疫功能的药理作用。”

四君子汤现代药理研究最早始于20世纪60年代初期，而大量的药理研究则在20世纪80年代后，主要围绕该方的主治和功能，并结合脾虚证本质的研究，从多方位、多角度进行了大量药理研究工作，发现该方具有较为广泛的药理活性，主要集中表现在调节胃肠运动、促进消化吸收功能和免疫调节、促进代谢方面，其他如抗肿瘤、抗溃疡、促进微循环等也有报道。本文主要总结四君子汤胃肠道药理研究方面的进展。

（1）促进消化吸收

四君子汤是健脾益气的基本方剂。彭成等研究发现四君子汤对胃液量、胃酸 pH 值无影响，但能明显增加胃主细胞内酶原颗粒的含量，提高胃蛋白酶消化毛细玻管内凝固蛋白的长度，通过促进胃蛋白酶原的合成，提高胃蛋白酶的活性，从而提高消化能力。通过制作脾虚动物模型，发现四君子汤能升高脾虚大鼠血清 D－木糖，增加脾虚大鼠小肠上皮细胞微绒毛，从而增强小肠对营养物质的吸收功能。胃肠运动在食物消化吸收中起着重要作用，四君子汤对正常小鼠胃肠推进无明显影响，但对脾虚小鼠的胃肠推进却有促进作用，有利于食物消化吸收。用小承气汤合并半量饮食造成小鼠小肠糖吸收功能低下，体重下降，自主活动能力减弱，用四君子汤治疗后各项指标均有明显改善，提示四君子汤具有纠正胃肠功能紊乱的作用。

（2）调节胃肠活动

四君子汤对胃肠运动的药理研究方法主要有离体肠管试验和肠道推进运动试验。四君子汤水提物对家兔离体肠管自发活动主要表现为抑制作用，能拮抗乙酰胆碱、组胺和氯化钡引起的离体小肠强直性收缩，能解除肾上腺素对离体肠管的抑制作用。张曼等报道四君子汤水煎剂经化学提取得到的 A、B 成分对大鼠离体胃运动有双向调节作用，B 成分能抑制乙酰胆碱引起的兴奋作用，且呈现量效关系；A 成分可使正常大鼠胃内压力升高，先用阿托品负荷后再给予 A 成分，则升压作用消失。水煎液的不同溶剂萃取物对大鼠胃肠活动均表现抑制作用，但不同萃取物对胃和十二指肠的作用强度不同，水煎液对胃的抑制作用较强，对十二指肠的作用则很弱，水煎液经正丁醇萃取后的水相部位对十二指肠活动有明显的抑制作用。乙酸乙酯萃取物中进一步分离，可得到作用相反的成分 EA2 和 EA3，EA2 成分对胃活动无影响，但对十二指肠有明显的兴奋作用，EA3 则对胃、十二指肠均表现抑制作用。

四君子汤煎剂对大鼠和小鼠小肠推进运动无明显作用，但对新斯的明和利血平引起的小鼠小肠推进亢进有抑制作用，用阿托品后再给予四君子汤，则对小肠推进的抑制作用减弱。番泻叶可引起小鼠小肠推进运动亢进，引起泄泻，四君子汤水煎液用正丁醇萃取物可抑制番泻叶所致的泄泻。用食醋法制成脾虚模型，脾虚动物的胃肠缺乏动力，胃肠蠕动减弱，四君子汤可增强脾虚小鼠的胃肠蠕动。胃肠运动过快或过慢均不利于食物的消化吸收。运动过快，食物在肠道内的停留时间过短，运动过慢，缺乏动力，不利于食物的运送、研磨和与消化液混合从而影响吸收。四君子汤通过对胃肠运动的双向调节作用而达到治疗胃肠运动紊乱引起的疾病。

（3）对胃肠激素的影响

宋开源等研究发现四君子汤辰时治疗能显著提高“脾虚证”大鼠血清胃泌素水平，恢复其节律性，戌时治疗能够提高“脾虚证”大鼠血清胃泌素总体水平，但对其节律性的恢复作用不明显。

（4）抗胃肠黏膜损伤的作用

易崇勤等也观察到脾虚大鼠胃黏膜细胞形态受损，以壁细胞明显，同时其碳酸酐酶（CA）、琥珀酸脱氢酶（SDH）和 Na^+-K^+-ATP 酶的活性降低，经四君子汤治疗后上述各项指标均有明显改善并接近对照组。彭成等的研究观察到四君子汤有增加脾虚动物胃肠细胞表面黏液糖蛋白的趋势，有增强胃肠黏膜屏障的作用，促进肠上皮细胞的更新，明显提高细胞 SDH 和空肠细胞膜 Na^+-K^+-ATP 酶的活性，为维持黏膜的完整性和提高空肠吸收上皮细胞吸收营养物质提供了前提条件。保持胃肠黏膜细胞的完整性，必须供给足够的氧和营养物质，而氧和营养物质的供给必须依靠胃肠血液循环来完成。四君子汤能明显提高胃黏膜血流量，扩张脾虚动物肠系膜微动脉，增加毛细血管开放数，为胃肠细胞保护提供可靠的物质运送渠道。LPO 是体内细胞膜性结构中的脂质遭受氧自由基损伤的氧化产物，反映氧自由基损伤的程度；SOD 是抗氧化物质，能清除超氧阴离子，保护细胞免受损伤，测定血清 LPO 的含量和 SOD 的活性，间接反映胃肠细胞的损伤程度和清除自由基的能力。四君子汤能明显降低脾虚动物血清 LPO 的含量，提高 SOD 的活性。因此四君子汤通过影响胃肠细胞和细胞生存环境达到抗胃肠细胞损伤的作用。

研究表明，四君子汤能明显升高食醋脾虚动物肠上皮细胞有丝分裂指数，促进肠上皮细胞更新，促进脾虚动物肠上皮细胞微绒毛生长。另外，利用 5 - 溴脱氧尿嘧啶（BrdU）掺入 S 期细胞新合成的 DNA 链内来标记细胞，检测细胞的增殖动力学，结果发现，脾虚大鼠胃肠道黏膜细胞的增殖能力处于受抑制状态，明显弱于正常组和四君子汤治疗组大鼠。自然恢复组大鼠胃肠道黏膜细胞的增殖能力虽有一定程度的改善，但明显不如四君子汤治疗组的细胞增殖活跃，改善黏膜细胞增殖能力是四君子汤抗胃肠黏膜损伤的机制之一。

（5）对肠道黏膜免疫的影响

研究表明，口服四君子汤复方总多糖能增加肠黏膜 Peyer's 结数，Peyer's 结内细胞数量、$CD3^+$ 和 IgA^+ 细胞数量也均有一定程度上升，表明四君子汤复方总多糖经口服给药具有一定程度改善肠黏膜免疫功能的作用。另外，细胞凋亡特异性染色表明给予四君子汤后绒毛和 Peyer's 结细胞凋亡均有一定程度的减轻，其中包括上皮细胞和各种淋巴细胞，提示四君子汤复方总多糖对肠黏膜免疫的作用可能与其对抗肠黏膜细胞的细胞凋亡有关。

综上所述，四君子汤具有促进消化吸收、调节胃肠运动、抗胃肠黏膜损伤、增强肠道黏膜免疫和调节胃肠激素的作用。这些药理作用为四君子汤临床治疗胃肠道疾病如功能性消化不良、慢性腹泻、慢性胃炎、消化性溃疡等提供了科学依据。

5.2.1.2 健脾中药（方）对胃肠道作用研究

（1）“脾虚”大鼠胃壁细胞胃泌素受体变化及补中益气汤的作用

许琦等在《“脾虚”大鼠胃壁细胞胃泌素受体变化及补中益气汤的作用》一文中指出：

胃泌素受体的结合位点数显著减少，可能导致脾虚大鼠胃黏膜的防御性下降；而亲和力显著增高可能是黏膜对攻击因子的敏感性增强的机制之一。补中益气汤通过调节胃泌素受体对脾虚具有复健作用。

本室以往实验表明，大黄使“脾虚”大鼠胃黏膜易损性增高，近期实验表明，“脾虚”大鼠胃黏膜对攻击因子的敏感性增强（经胃泌素腹腔注射后，胃酸分泌的敏感性显著升高），补中益气汤对其有复健作用。而攻击因子增强的原因可能是：与胃酸分泌量成正比的胃壁细胞数（胃泌素受体的结合位点数）的增加，或与壁细胞对刺激物的敏感性（胃泌素受体的亲和力）增加有关。本次实验是在成功分离胃壁细胞，建立大鼠胃壁细胞胃泌素受体放射配基，结合实验观察脾虚大鼠胃壁细胞胃泌素受体的结合位点数显著少于正常大鼠的基础上，进一步同时观察了受体结合位点数及受体亲和力的变化，及经补中益气汤治疗后对它们的影响。

本研究首次表明了，“脾虚”大鼠胃泌素受体亲和力升高，但亲和力的升高并不足以升高胃泌素受体的容量，即胃泌素受体的容量是降低的。后者符合本室的以往研究。上述的受体变化恰好相反于已研究的，经胃近端迷走神经切除术大鼠的胃壁细胞的胃泌素受体变化的结果：亲和力降低，受体容量升高。因此推测，脾虚可能（相对或绝对）兴奋胃近端迷走神经而导致胃泌素受体的异常。

总之，“脾虚”大鼠胃壁细胞胃泌素受体的变化可能是“脾虚”的机制之一。因此可以解释：动物实验中，见“脾虚”大鼠胃黏膜的易损性增高，可能是由于胃壁细胞胃泌素受体的变化导致了胃黏膜的防御机制的下降，及对攻击因子的敏感性增强；另胃泌素结合容量降低，可能导致胃泌素营养、刺激生长功能减弱，最终可表现为实验过程中观察到的“脾虚”大鼠胃壁显得较正常大鼠的薄。同理可以解释，临床上“脾虚”患者易患胃溃疡病（即胃黏膜的易损性增高）。又“脾虚”患者常出现厌食、胃肠运动紊乱等都可能与胃泌素受体的异常有关。而经补中益气汤治疗后，能逆转胃泌素受体的异常而起到复健作用。

（2）脾虚大鼠经胃泌素刺激胃酸分泌的敏感性及补中益气汤的作用

许琦等在《脾虚大鼠经胃泌素刺激胃酸分泌的敏感性及补中益气汤的作用》一文中指出：

补中益气汤能降低“脾虚”大鼠经胃泌素刺激后胃酸分泌的敏感性。

以往研究表明，补中益气汤能提高黏膜的防御能力，从而抵抗胃黏膜的损伤。本研究表明，补中益气汤治疗组经刺激后胃液总酸度较脾虚组经刺激后的胃液总酸度显著降低，且经刺激后，胃液总酸度升高的幅度治疗组较脾虚组显著降低，说明补中益气汤还能降低黏膜对攻击因子的敏感性，从而达到复健功效。

黏膜对攻击因子的敏感性增强的原因可能是与壁细胞对刺激物的敏感性（胃泌素受体的亲和力）增加，或与迷走神经亢进等有关。补中益气汤究竟通过什么途径降低黏膜对攻击因子的敏感性我们将进一步深入研究。

（3）补气类中药对大鼠离体胃平滑肌条的作用

郑天珍等在《补气类中药对大鼠离体胃平滑肌条的作用》一文中指出：

目的：选用黄芪、党参、白术、太子参、甘草、白扁豆和黄精 7 味常用补气类中药水煎剂，观察对大鼠离体胃不同部位平滑肌条的作用。方法：制备大鼠离体胃各部位的平滑肌条，放置在灌流肌槽中，用生理记录仪同时记录肌条的收缩活动。结果：7 味中药均增加大鼠胃底纵、环行肌条的张力。党参、甘草、白术、黄精可增加胃体纵行肌的张力，其余补气类中药对胃体、胃窦肌条的收缩波平均振幅及幽门环行肌运动指数呈现不同的影响。结论：7 种补气类中药可直接影响大鼠离体胃平滑肌条的作用，对胃头区的肌条呈兴奋效应，而对其他部位呈现兴奋和抑制 2 种不同的作用。

（4）益气健脾中药小肠隐窝干细胞分子药理研究

张子理等在《益气健脾中药小肠隐窝干细胞分子药理研究》一文中指出：

本项目从美国 ATCC 公司引进 IEC－6 细胞株，以细胞增殖活力为观察指标，通过不同接种密度和培养时间，确定出适宜于中药药理筛选的最佳条件。应用 DFMO 作为 ODC 的抑制剂，胃泌素作为 ODC 的刺激剂，观察 IEC－6 的增殖、分化、移行，ODC 酶活性及多胺含量等，建立了灵敏和稳定的 IEC－细胞实验技术方法，并应用于中药药理活性评价，是首创性工作。通过实验得出以下结论：

1）实验结果提示，益气健脾中药作用于小肠隐窝干细胞靶点，通过鸟氨酸脱羧酶和多胺机制引起小肠隐窝细胞增殖、分化和移行，从而促进小肠黏膜修复，是其“益气健脾”作用机理之一。

2）益气健脾中药不同的组分对细胞的药理作用方向和强度有所不同，本研究初步阐明了益气健脾中药促进小肠隐窝干细胞增殖、分化和移行的作用物质基础。

3）部分益气健脾中药有效组分进行药对配伍后，可对 IEC－6 细胞的增殖、分化或移行起协同作用，初步揭示益气健脾方剂中“药对”配伍的物质基础及其生物学机理。

（5）白术促进大鼠胃肠道运动的机制探讨

朱金照等在《白术促进大鼠胃肠道运动的机制探讨》一文中指出：

白术是一种常用的健脾补气类中药。现代药理研究证明白术有促进胃肠运动作用，目前白术促胃肠运动的机制尚不明确。乙酰胆碱（ACh）和P物质（SP）是胃肠道最重要的兴奋性神经递质。我们给大鼠灌服白术煎液后，分别应用组织化学法及免疫组织化学法观察大鼠胃肠道胆碱能神经及P物质的分布变化，以探讨白术的促胃肠运动机制。

从实验结果我们可以推测白术促胃肠动力效应的重要机制之一可能是通过增加胃肠肌间神经丛胆碱能神经的分布，促进ACh的释放来实现的。

本实验结果显示，给大鼠灌服白术煎液后胃窦肌间神经丛和空肠黏膜下神经丛、肌间神经丛中的SP免疫反应阳性神经、神经元含量明显增加，而胃窦、空肠黏膜中的SP免疫反应阳性产物无明显变化。结果提示，胃肠肌间神经丛中SP阳性神经的含量增加在白术的促胃肠动力效应中也可能起着重要的作用。综上所述，白术的促胃肠动力效应可能与胃肠道ACh和SP增加有关，但其中ACh与SP之间是否存在相互调节尚不清楚，还有待深入研究。

（6）白术茯苓汤对脾虚大鼠胃肠激素的影响

贾波等在《白术茯苓汤对脾虚大鼠胃肠激素的影响》一文中指出：

近十年来，我们在整理历代著名医家名方的组方特点及配伍规律中发现，许多调理脾胃的方剂，尤其是益气健脾方剂都配有白术、茯苓这一基本药组。此外，在收集近五年来发表于省级中医杂志上中医药治疗功能性消化不良的31首专方中也发现，同时配有白术、茯苓二药的方剂竟达15首，而这二味药组成的方剂正是《古今医统大全》卷35中的白术茯苓汤。为了探讨白术茯苓汤健脾除湿的作用机理，我们复制了脾虚动物模型，观察该方对其血清素（GAS）、血浆素（MTL）及血管活性肠肽（VIP）等胃肠激素含量的影响，以阐明该方作为基础方治疗脾虚证的作用机制和意义。

本研究结果表明，白术茯苓汤使脾虚大鼠GAS、MTL含量升高，

VIP 含量降低。GAS、MTL 含量的升高，VIP 含量的降低，能增加胃肠运动，促进胃肠道内胃酸、胃蛋白酶、胰液、胆汁的分泌增加，从而使脾虚大鼠的胃肠运动、吸收功能障碍得到改善。尤其是白术茯苓汤中剂量组 VIP 含量明显降低，与自然恢复组比较，有统计学意义（$P<0.01$）。

综上所述，白术茯苓汤能调节脾虚证大鼠的胃肠激素，从而纠正其胃肠功能紊乱，这是该方治疗脾虚证的作用机理之一。历代医家将此作为治疗脾虚证的基础方是有意义的、可行的，至于该方从哪些途径调节胃肠激素尚需做进一步探讨。

（7）白术茯苓汤及其配伍对脾虚大鼠胃肠激素的影响

贾波等在《白术茯苓汤及其配伍对脾虚大鼠胃肠激素的影响》一文中指出：

由实验可知：

1）脾虚模型组大鼠与正常组相比，其血清 GAS、血浆 MTL 和 VIP 数值之差异均有高度统计学意义（$P<0.01$），提示脾虚组模型动物之血清 GAS 和血浆 MTL 降低，血浆 VIP 则增高。白术茯苓汤组与自然恢复组相比，其血清 GAS 和血浆 MTL 数值之差异有统计学意义（$P<0.05$）或高度统计学意义（$P<0.01$），提示白术茯苓汤对脾虚动物的前述两项指标有调节作用。补气药组动物与自然恢复组相比，其血浆 MTL 数值之差异，有高度统计学意义（$P<0.01$），提示补气药有降低脾虚动物血浆 MTL 含量升高的作用。除湿药组动物与自然恢复组相比，其 GAS 数值之差异有统计学意义（$P<0.05$），提示除湿药有升高脾虚动物血清 GAS 含量的作用。行气药组动物各项指标与自然恢复组相比，其差异则无统计学意义。提示单独使用陈皮、木香之类行气药对脾虚动物前述各项指标的影响不大。

本实验结果表明，白术茯苓汤和补气药均有降低脾虚动物血浆 VIP 含量的作用。这一结果既能说明白术茯苓汤作为治疗泄泻的基础方的可行性，也为中医运用补气药治疗脾虚泄泻的理论和实践，提供了现代科学实验依据。

2）白术茯苓汤配补气药组动物与自然恢复组和白术茯苓汤组动物相比，其 GAS、VIP 之差异，均有统计学意义（$P<0.05$）或高度统计学意义（$P<0.01$）。提示白术茯苓汤配补气药对脾虚动物有提高其 GAS 和降低其 VIP 的作用，同时也提示，白术茯苓汤加补气药的这一作用，优于白术茯苓汤，说明在补脾除湿的基础上强化补气治疗，更有利于促进脾虚动物的病理改变的恢复。这一结果与中医理论和实践中，对脾虚证的治疗应以补气为主的原则相符。

白术茯苓汤配行气药和白术茯苓汤配除湿药组动物，与自然恢复组相比，仅 VIP 一项指标之差异有统计学意义（$P<0.05$），与白术茯苓汤相比，则各项指标均无统计学意义（$P>0.05$），说明补气作用较弱的白术茯苓汤单纯配伍行气药或除湿药后，虽然对脾虚动物的 VIP 有一定调节作用，但却不能提高白术茯苓汤对脾虚动物的疗效。此外，白术茯苓汤配除湿药组动物的 GAS 含量低于单纯使用除湿药的动物，且与自然组相比，其差异无统计学意义（$P>0.05$），提示其疗效似不如单纯使用除湿药，导致这一结果的原因和机理，尚待进一步研究。

3）综合配伍组动物与自然恢复组动物相比，其 GAS、MTL、VIP 等 3 项指标之差异均有高度统计学意义（$P<0.01$）或统计学意义（$P<0.05$），提示综合配伍组用药具有调节脾虚动物胃激素失调的作用。综合配伍组动物与白术茯苓组、白术茯苓配补气药组、白术茯苓配行气药组以及白术茯苓配除湿药组的 GAS、VIP 含量之差异均有高度统计学意义（$P<0.01$）或统计学意义（$P<0.05$）。提示综合配伍组对上述两项指标的调节作用，优于其他各组。

综合配伍组用药，针对脾胃气虚证的主要病变，并兼顾其可能产生的继发病变，以益气健脾为主，配以行气、除湿之品（白术、茯苓、党参、黄芪、木香、陈皮、半夏、砂仁比例为

5∶5∶5∶5∶4∶4∶4∶2），其结果证明，这一配伍对胃肠激素的调节作用优于其他配伍。这一结果不仅为脾胃气虚证的治疗中“补气勿忘行气，健脾勿忘除湿”这一理论的科学性提供了直接佐证，亦从另一侧面证实行气药、除湿药的配伍，不但未削弱补气健脾作用，而且还可促进脾胃运化功能的恢复。足见中医之“补而不滞”之论，是具有相当的科学性的。但须强调，“补而不滞”必须以补为前提，否则不能奏效，白术茯苓汤分别配伍行气药、除湿药对胃肠激素的调节皆不如综合配伍组即是明证。

4）在本实验的各类配伍中，除综合配伍组用药显示出对脾虚动物 MTL 有一定调节作用之外，其他配伍对这一指标似未显示出调节作用。我们相信，若能通过进一步筛选，而找到对脾虚动物 MTL 有更好调节作用的中医配伍方法，便有可能进一步提高中医对脾虚证的临床治疗效果。

（8）白术茯苓汤配伍对脾虚大鼠神经降压素的影响

贾波等在《白术茯苓汤配伍对脾虚大鼠神经降压素的影响》一文中指出：

神经降压素是广泛分布于胃肠道和脑中的一种脑肠肽，为胃－肠－胰（GEP）内分泌系统中的重要成员之一。产生 NT 的细胞称为 N 细胞，在消化道分布于小肠、结肠、胃等器官，对心血管和胃肠系统均有显著作用。

实验结果显示，白术茯苓汤分别配伍补气、行气、除湿药的治疗组中，以白术茯苓汤配伍补气药组对 NT 调节作用最为明显。由于脾胃气虚证以中气不足为根本，与补气药配伍增强补中益气之力，加之白术健脾燥湿，茯苓渗湿健脾，治本同时兼顾湿阻之标。而配伍除湿药、行气药组，均在补泻同施的基础上以泻为主，补益之力不及，因此作用不及前者。此外，白术茯苓汤配伍补气药作用优于白术茯苓汤组及单独运用补气药组，提示补气药物的应用加强了白术茯苓汤的益气健脾、恢复脾胃功能的作用，同时白术茯苓汤燥湿渗湿的作用亦是恢复脾胃运化功能不可忽视的因素，因此中医益气健脾方剂不单由纯补药物组成是有道理的。各给药组中，以综合配伍对脾虚大鼠 NT 改善作用最为明显。脾胃气虚，生化无源，运化无力，加之脾不运湿，湿停复致气滞，据此病变特点，益气健脾方剂中常有补气药、行气药、除湿药的配伍。综合配伍组具有补中益气、行气除湿的功效而能标本兼顾，对脾气虚证中气不足、水湿内停、气机阻滞等症状均有所顾及。且配伍当中仍以补气为主，兼以除湿行气，白术、茯苓、党参、黄芪、木香、陈皮、半夏、砂仁的用量比例为 5∶5∶5∶5∶4∶4∶4∶2)，此既与益气健脾方剂中补气药为君药的组方理论一致，同时也增强了中医治疗脾虚证“补气勿忘行气，健脾勿忘除湿”传统理论的说服力。同时，配伍行气、除湿药，不但未削弱补益之力，且通过其振奋脾气，既防止补药滋腻碍脾，又促进恢复脾胃运化功能，印证了中医在以补为主的前提下“补而不滞”的科学性。综合配伍结构对脾虚大鼠紊乱的胃肠激素水平的良好调节作用，表明中药复方配伍运用的必要性。

综上，益气健脾方剂的组成，并非益气健脾药物的简单叠加，而是针对脾胃气虚证的病变特点以补气药为主，配伍行气药和除湿药。

5.2.1.3　加味四君子汤的临床与实验研究

危北海等在《加味四君子汤的临床与实验研究》一文中指出：

加味四君子汤（四君子汤原方加陈皮、黄芪，煎汤，每次 20ml，每日 3 次）治疗脾虚型慢性浅表—萎缩性胃炎，肠道吸收不良综合征和糖尿病患者，总有效率分别为 92.9%、76.6% 及 70.1%，与对照组差异有显著性意义。用大黄和利血平造成脾虚动物模型，产生消化系统的吸收分解和运动障碍及适应调节和营养代谢失调，用四君子汤治疗均有改善，为临床提供了依据。

从实验研究的结果来看，与临床疗效可以相互印证。例如大黄致虚模型动物在使用加味四君子汤后，可以明显提高其耐寒能力，减少致虚动物的死亡率。并且有促进肝细胞合成核糖核酸的作用。对利血平化动物服用加味四君子汤后，可较明显地提高动物基础体温及能量代谢率，并能调整肠管对乙酰胆碱的敏感性。我们认为此作用可能与健脾益气方抑制乙酰胆碱的副交感神经节的释放有关，为脾虚证患者服用加味四君子汤治愈泄泻及消化道排空时间加速提供理论依据。加味四君子汤可以明显降低大鼠醋酸性胃溃疡指数，及缓解胃内炎症病理改变，这亦有利于慢性胃炎和溃疡病的恢复。

加味四君子汤对促进利血平化动物（动物脑内单胺介质处于低水平状态）时单胺介质的合成有一定的作用，而对正常动物则不表现出这一作用。上述结果提示，加味四君子汤可能是由于提高利血平化动物脑内单胺介质的水平，从而改善了利血平化造成的症状。或者是由于加味四君子汤改善了利血平化动物机能的紊乱，如增进摄食，改善胃肠功能，提高能量代谢等，从而间接促进了脑内单胺介质的合成。

观察加味四君子汤对利血平出现的一系列副交感神经功能张力增加的调节作用，结果发现：①对利血平化动物所出现的体温低下，能量代谢率下降现象具有一定的改善作用。②能够调整肠管平滑肌的异常反应性，此作用则与临床脾虚证患者腹泻，便溏之症状改善有关。③可以促进脑内单胺介质低水平状态动物的单胺介质的合成过程。

5.2.2 温中健脾法研究

中焦虚寒是临床常见的证型之一。以呕吐，泻利，脘腹疼痛，得温稍减，苔白不渴，脉沉迟，弦紧为主要见证。根据寒者热之的治疗原则，此类证型，宜选用干姜、蜀椒、丁香、吴茱萸、良姜、肉桂等温中散寒药，与党参、白术、甘草、砂仁等补气健脾药组成温中健脾法治疗，使中阳复，寒邪散而病可解。如理中丸、大建中汤、小建中汤等可为本法代表。

5.2.2.1 理中丸研究

(1) 理中丸实验研究

赵宁等在《理中丸和四君子汤与脾虚证方证相关性的实验研究》一文中指出：

理中丸是目前中医治疗脾阳虚证应用广泛的中成药之一。本实验以利血平腹腔注射所致的脾虚动物模型作为研究对象，研究内容包括大体观察、消化学、神经内分泌学以及免疫学等指标，探讨理中丸对脾虚动物的影响。

结论：

①理中丸可以减轻利血平所致脾虚症状。

②理中丸对利血平脾虚大鼠凝血时间无显著影响。

③理中丸可以改善利血平脾虚大鼠肠道病理及超微结构，降低血清中胃泌素的含量，调节机体消化功能。

④理中丸可以通过升高 VIP，降低 SP，对利血平所致脾虚大鼠的神经内分泌网络有一定调节作用。

⑤理中丸可以通过升高脾 T 淋巴细胞增殖功能；升高血清中 IFN－γ、TNF－α、IL－1，降低 IL－6 的含量；升高外周血中 CD4/CD8T 淋巴细胞比值，对利血平脾虚大鼠大体免疫功能有一定的调节作用。

⑥理中丸可以通过增加空肠内 TGF－β 表达，降低 TNF－α 表达，对利血平脾虚大鼠黏膜免疫功能有一定的调节作用；对 PP 结数量及其中的 T 淋巴细胞亚群无显著影响。

(2) 理中丸临床研究

本方是一个强壮性健胃剂。可用于虚寒性溃疡病、慢性胃肠炎、消化不良、肠鸣腹泻、遇寒则腹痛，等等。下面仅介绍理中丸加味冲剂治疗浅表性胃炎。

赵联社等在《理中丸加味冲剂治疗浅表性胃炎 60 例临床观

察》一文中指出：

浅表性胃炎是临床常见的疾病之一，由于内窥镜检查的日渐普及，成人胃病发病率逐年上升，成为长期胃痛的主要原因，经过我们多年反复的实践，研制了理中丸加味冲剂，于1992—2000年对60例经纤维内窥镜确诊为浅表性胃炎的病例，进行临床治疗观察，取得了满意效果。

结果：60例中基本治愈9例（15.0%），显效25例（41.6%），有效21例（35.0%），无效5例（8.3%），总有效率91.6%。

理中丸来源于《伤寒论》，其主要功效是温中散寒、补益脾胃，经过我们加味，改为冲剂，药理研究，该冲剂对大鼠平滑肌痉挛性收缩有非常明显的抑制作用，对大鼠回肠平滑肌收缩有明显的解痉作用。说明该药有较强的解痉、镇痛作用。

5.2.2.2 黄芪建中汤研究

黄芪建中汤，为张仲景所创的一首名方，由黄芪、白芍、桂枝、炙甘草、生姜和大枣组成。本方具有温中补虚、缓急止痛之功。本方突出反映了脾胃虚弱、中气不足的特点。近年来其应用范围不断拓宽，不仅可以治疗溃疡病、慢性肝炎、肠道疾病，还可以治疗妇科、儿科疾病以及白细胞减少症、胃癌等病。

黄芪建中汤实验研究：

（1）抗溃疡的机理研究

黄芪建中汤对溃疡病的疗效肯定，现代研究亦逐渐深入，对溃疡病的治疗机理主要有以下4个方面。

1）镇静和解痉作用

王迪等研究表明黄芪建中汤对中枢神经系统有较明显的镇静作用，使小鼠的自由活动减少。而对小鼠的平滑肌运动有明显的抑制作用，尤其是在异常兴奋状态时更为明显，并且能在一定程度上对抗毛果芸香碱和乙酰胆碱所致的肠痉挛。现代药理研究亦表明，芍药、甘草、桂枝等能解除胃肠痉挛，而痉挛是疼痛的最直接原因，故本方能解除痉挛，缓解溃疡病最主要最常见的疼痛症状。这就是“温中缓急而止痛”的原理。

2）抑制胃液和胃酸分泌

众所皆知，胃酸和胃蛋白酶在消化性溃疡的形成中起决定性作用。陈馨报道解放军 262 医院将黄芪建中汤制成注射剂用于临床，观察其对胃酸的抑制作用，结果治疗 30 天后，基础酸排泄量、最大酸排泄量及高峰酸排泄量均有显著下降。本方对胃酸的抑制作用，不但可降低胃酸本身对胃肠道黏膜的刺激和侵蚀，而且能降低胃蛋白酶的活性，故本方的制酸作用，不仅有缓解高酸的刺激疼痛作用，而且能促进溃疡愈合。

3）促进溃疡愈合

本方之促进溃疡愈合作用，除上述的制酸等作用外，还与黄芪、桂枝等能扩张血管、改善血行、促进坏死细胞修复有关，即“补血、生肌、长肉”之功。现代药理研究亦表明，方中甘草之甘草次酸对胃黏膜有保护作用。复方研究也表明本方能抑酸，促进溃疡愈合。

4）止血功能

本方有一定的止血功能，治疗中除出血较重的配合止血药外，一般的大便潜血单用本方即能见效。

（2）调节胃黏膜组织代谢

陈馨等用 2% 水杨酸钠灌胃诱导大鼠胃黏膜损伤，再用饥饱失常、劳倦过度的方法复制出脾气虚大鼠，观察黄芪建中汤对大鼠胃黏膜组织细胞中 Mg · ATPase、SDH 和 CA 等酶的活性的影响。结果提示脾虚组大鼠的上述酶组织化学指标明显低于正常组，而黄芪建中汤可使之提高至正常水平。ATPase 是细胞膜的标志酶，有维持膜内外离子梯度等重要作用，能够反映细胞的功能状态，SDH 则是线粒体的标志酶，线粒体和细胞的代谢水平密切相关，以上三种酶的活性降低，则表明壁细胞的活性降低，合成和分泌胃酸的功能也随之减弱，组织细胞代谢低下是脾虚证的重要表现，从此也进一步说明黄芪建中汤对脾虚证有治疗作用。

（3）黄芪建中汤干预脾虚型慢性萎缩性胃炎机理研究

慢性萎缩性胃炎（CAG）是一种较顽固难治的消化系统常见病、多发病，检出率占受检人数的7.51%～13.89%，CAG的发病率随着年龄而递增，而且随着纤维胃镜和病理检查技术的广泛开展与提高，本病的检出率也增加，出现低龄化趋势。因其病情复杂，一旦发病，难于治愈，大多带病终生，严重威胁到人类的身体健康、生活质量和劳动能力。

现代医学认为，CAG的发病机制主要是在神经－内分泌－免疫网络调控下出现的攻击和防护因子失调，尤其侧重防护因子减弱，黏膜屏障功能降低，上皮细胞再生失调和胃黏膜血循环障碍等，加上幽门螺旋杆菌（Hp）感染或胆汁反流，便可以产生水肿、糜烂和溃疡等一系列炎症反应。其病理表现主要为胃腺体萎缩、黏膜变薄、黏膜肌层增厚，伴有不同程度的肠腺化生和不典型增生者，被认为是难以逆转，会发生癌变。文献报道CAG伴肠上皮化生者癌变率为1.9%，伴轻度、中度、重度异型增生者癌变率分别为2.5%～11%，4%～35%和10%～83%。1978年，WHO将之称为胃癌前病变，是目前消化界研究的重点之一。目前，现代医学对其病因尚未完全明了，而缺少理想的特异性治疗方法，主要是追踪观察和手术治疗。

下面对黄芪建中汤干预脾虚型慢性萎缩性胃炎机理研究综述如下：

孙宁等研究表明，黄芪建中汤对CAG大鼠胃黏膜病理形态学改变具有明显的复健作用，其疗效明显优于维酶素组。刘旺根等研究表明，与正常组比较，慢性萎缩性胃炎组大鼠的大鼠胸腺指数、脾指数、巨噬细胞吞噬功能、血清IgG和回肠黏液SIgA含量显著降低，经黄芪建中汤和维酶素治疗21天后，大鼠的上述改变有显著的改善。蒋时红等研究表明，使用黄芪建中汤治疗慢性萎缩性胃炎组大鼠21天后，血象、血液和胃黏膜生化指标有显著改善的变化。蒋时红等研究表明，与正常对照组比较，CAG组大鼠胃蛋白酶活性、2小时木糖排泄系数和肠黏膜SIgA含量显著降低，而胃液pH值显著升高；经黄芪建中汤和维酶素治疗21天后，大鼠的上述改变显著改善。刘旺根等研究表明，黄芪建中汤对慢性萎缩性胃炎有良好的治疗作用，其机制与下调慢性萎缩性胃炎大鼠胃黏膜表皮生长因子含量、诱导型一氧化氮合成酶-mRNA及表皮生长因子受体-mRNA的表达有关，其疗效优于维酶素。刘旺根等研究表明，黄芪建中汤可以显著改善CAG大鼠的胃黏膜血流量，提高其前列腺素E_2含量，提示其具有加强CAG大鼠的胃黏膜屏障功能，从而达到对CAG治疗和逆转的效果。宋红等研究表明，加味黄芪建中汤能上调GAS mRNA表达可能是其治疗脾气虚证的机制之一。

（4）调节血液成分

王红伟等同样用水杨酸钠灌胃、饥饱失常、劳倦过度的方法复制出大鼠脾虚模型。造模后实验室检测大鼠血液的红细胞计数、血红蛋白、血浆白蛋白含量示明显低于正常，符合脾虚贫血的诊断标准。给予黄芪建中汤治疗8周后重新检测以上血液成分的含量，结果显示红细胞计数、血红蛋白、血浆白蛋白含量明显高于治疗前，恢复到正常水平，这说明黄芪建中汤有补血的作用。而红细胞也是细胞免疫的组成成分之一，是其调节免疫功能作用的物质基础之一。刘红春等的动物实验同样测定以上指标，为证明黄芪建中汤能改善脾虚大鼠的贫血、低蛋白血症提供了有力的证据。

（5）调节免疫功能

王红伟等在以上实验的基础上进一步测定红细胞C3b受体花环率（C3b-RR）、红细胞免疫复合物花环率（Ic-RR）、淋巴细胞转化率，脾虚组的以上指标明显低于正常组，而用黄芪建中汤治疗8周后再检测以上指标，则明显高于治疗前，提示该药能增强机体免疫力。万幸等采用小鼠大黄脾虚模型，用核素掺入法测定白细胞介素 -2（IL -2）的活性，核素标记靶细胞测定自然杀伤细胞（NK）的活性，微量细胞病变法测定免疫干扰素 -γ（IFN -γ）的水平，结果脾虚小鼠的免疫指标明显低于正常组，分别给予黄芪建中汤后，正常组的免疫指标无明显变化，而脾虚组的免疫指标则升高。NK 细胞、IL -2、IFN -γ 是体内细胞因子网络的重要组成部分，在免疫方面起着重要的作用，它们的活性水平直接反映机体的免疫功能状态。从此可以看出黄芪建中汤有调节免疫功能的作用。

（6）降血糖的作用

张云端等用四氧嘧啶法导致小鼠糖尿病模型，随机分组后分别给予甲福明、格列其特和黄芪建中汤，给药 8 天后眼球取血测其空腹血糖，结果表明三种药物都能降低血糖，其中以黄芪建中汤高剂量组幅度最大，表明本方有类似磺脲类或者双胍类降糖药的作用，为扩大其临床用途提供了依据。

5.2.3 运脾健脾法

全国著名中医儿科专家江育仁提出“脾健不在补贵在运”的思想。运脾法正是针对小儿生理特点“脾常不足”提出来的，属于八法中的和法。具有补中寓消、消中有补、补不碍滞、消不伤正的特点。“运”者，有行、转、动、旋之意，具有动而不息的特性，运与化，是脾的主要生理功能，运者运其精微，化者化其水谷。故欲健脾者，旨在运脾；欲使脾健，则不在补而贵在运。“运脾”一名，始见于张隐庵《本草崇原·苍术》：“凡欲补脾，则用白术；凡欲运脾，则用苍术。”黄元御在《玉楸药解》中说：“白术守而不走，苍术走而不守，故白术善补，苍术善行。”苍术味微苦而气芳香，其性走而不守，功能醒脾助运，开郁宽中，疏化水湿，正合脾之所喜，故运脾法中以此为主药，不必为其性温刚燥之情所囿。

5.2.3.1 运脾法治疗小儿厌食症的疗效机理研究

万力生等在《运脾法改善厌食动物模型胃肠动力及胃肠吸收细胞超微结构的机理研究》一文中指出：

小儿厌食症是近年来儿科临床的常见病之一，特别是在城市发病率较高，患儿如得不到及时治疗，可导致营养不良，并发维生素D缺乏性佝偻病、缺铁性贫血、反复呼吸道感染等疾病，影响儿童的健康发育、成长。其病因和病理生理改变成为研究焦点，胃肠动力减弱是其重要原因之一。

现代中医学认为小儿厌食症主要是由于饮食不节、喂养不当等原因，导致脾胃运化功能失健，以致胃不思纳，脾不运化，临床表现为食欲不振，甚至拒食，脘闷腹胀，继之面黄体瘦，营养不良，影响小儿正常生长发育。

我们在江育仁教授提出的“脾健不在补贵在运”的理论指导下，以运脾法为主，通过实验研究，探讨运脾法改善厌食症模型胃肠动力及胃肠吸收细胞超微结构的作用机理。

儿宝颗粒是在全国著名中医儿科专家江育仁“脾健不在补贵在运”的指导思想下确定组方的。儿宝颗粒以苍术燥湿助运为主药，配合理气助运、消食助运之品陈皮、山楂、鸡内金等，故有调脾助运、开胃进食的功用。适合治疗小儿厌食症脾运失健证。

小儿厌食症的病因病理：①胃肠动力减弱是小儿厌食症的主要病因；②胃肠激素紊乱可致胃肠动力减弱；③胃肠吸收细胞超微结构的病变是小儿厌食症的病理结果。

本研究结论表明，运脾法治疗小儿厌食症的疗效机理主要表现在以下几个方面：①调节厌食症模型胃肠激素的紊乱状态；②促进厌食症模型胃肠动力；③促进厌食症模型小肠的吸收功能；④恢复厌食症模型的胃肠吸收细胞超微结构。

5.2.3.2 宝宝乐口服液治疗小儿厌食症中枢机制的研究

本研究在扩大临床观察进一步证实运脾复方宝宝乐口服液治

疗小儿厌食可靠疗效的基础上，研究了幼龄厌食大鼠模型下丘脑和外周CCK、β-内啡肽和胃泌素的改变，观察了厌食大鼠下丘脑腹内侧核神经元对胃迷走神经刺激和静脉注射CCK的反应；同步研究了运脾复方对于上述变化的调节作用。

宝宝乐口服液由苍术、焦山楂、黄芪、党参、陈皮、白芍、决明子、煅龙骨、煅牡蛎组成，全方以苍术醒脾助运为君；臣以黄芪、党参益气健脾强苍术醒脾之效，焦山楂消食和中增苍术运脾之力；使以陈皮、白芍、决明子、煅龙骨、煅牡蛎理气、柔肝、平肝治疗肝旺之兼证。诸药合用，共奏运脾平肝之功。本研究临床观察结果提示，以苍术为主药的运脾平肝复方宝宝乐口服液对于小儿厌食的主要证型脾运失健和脾胃气虚都有很好的疗效，而对次要证型胃阴不足的疗效则较差，这可能与苍术辛烈刚燥劫阴之弊有关，因此，临床上只要是脾失健运，而无阴伤见证者，即可应用以苍术为主的运脾方药来进行治疗。

本研究结果显示，模型动物摄食量显著减少，胃窦部胃泌素浓度显著降低；用运脾复方治疗的动物摄食量回升，胃窦部胃泌素浓度也恢复正常。因此推测该模型胃窦部胃泌素分泌减少可能与摄食量减少有直接或间接关系；运脾复方促进胃窦部胃泌素分泌可能是促进动物摄食的作用途径之一。实验结果显示，各组间血清胃泌素水平差异无显著性意义，说明造模因素和运脾复方对胃泌素的内分泌途径无明显影响，但影响了胃泌素的旁分泌途径，提示胃泌素分泌状态与小儿厌食症的发生、发展有一定关系，促进胃泌素分泌可能是运脾复方的临床疗效机理之一。

研究结果显示，模型组大鼠下丘脑β-EP水平无明显变化，运脾中药宝宝乐口服液和儿宝颗粒治疗的两组大鼠下丘脑β-EP水平均显著升高，提示运脾中药能够通过促进中枢β-EP的分泌，使动物摄食量增加。本研究显示，模型动物胃窦部和血浆中β-EP水平明显降低，两个用药组血浆β-EP增高，表明模型大鼠外周β-EP分泌减少可能是其摄食量降低的重要原因，运脾中药的促食欲作用与促进β－EP分泌使血浆β－EP含量增加有关。说明β－EP在小儿厌食症发病中可能起重要的作用，促进β－EP分泌是运脾复方发挥临床疗效的作用机理之一。

本实验结果显示，幼龄厌食大鼠模型下丘脑和血浆中CCK－8含量均显著高于正常动物，同时摄食量明显下降，表明用高脂高蛋白饲料喂养幼龄大鼠，可导致动物内源性CCK－8的基础含量异常增高，从而抑制动物的摄食行为，使摄食量显著降低，提示小儿厌食症的发生发展可能与饮食过于肥甘厚腻而导致CCK－8分泌增多有关。用宝宝乐口服液和儿宝颗粒剂治疗的模型动物，摄食量显著高于模型对照组，下丘脑和血浆中CCK－8含量明显低于模型对照组，与正常动物无显著性差异，表明运脾复方对模型动物中枢和外周的CCK－8分泌均有抑制作用。宝宝乐口服液治疗的模型动物下丘脑CCK－8含量明显低于儿宝组，而血浆中两个治疗组之间差异无显著性意义，提示在运脾基础上加入平肝药物可使实验动物下丘脑CCK－8分泌和释放抑制作用更强，使运脾药物更加迅速地发挥治疗作用。目前认为CCK－8对摄食的控制有两种作用方式，一是脑组织分泌的CCK－8的中枢作用，二是腹迷走神经传入纤维介导的外周CCK－8的作用。用宝宝乐口服液和儿宝颗粒剂治疗的模型动物下丘脑和血浆中CCK－8含量明显低于模型对照组，由此推测运脾复方很可能是同时通过这两个途径发挥其促进动物摄食作用的。

本实验结果显示，模型组大鼠VMN神经元兴奋性反应的反应时程显著大于对照组和治疗组，而所需刺激强度却显著低于后两者。这一结果表明，模型组大鼠VMN神经元更容易为胃迷走神经传入信号所激活，提示其接受到的摄食负反馈信号比另外两组强烈。运脾治疗可能通过降低厌食大鼠VMN神经元对胃迷走神经刺激的兴奋性反应，从而协调VMN的整体活动，发出适度的饱信号。

综上所述，本次研究的结果提示，小儿厌食症的主要病因是喂养不当、饮食不节，脾运失健证为其主要证型，临床大多兼有肝旺表现，病机以脾失健运、肝脾不和为主，具有运脾平肝作用的宝宝乐口服液治疗小儿厌食症有较好的临床疗效。由于摄入食物成分不合理，导致中枢和外周脑肠肽的分泌紊乱，作用于食欲中枢，使饱食中枢兴奋，影响摄食行为，进而导致了小儿厌食的产生；运脾复方可以调节“脑肠肽－食欲中枢”的紊乱状态，从而实现其对小儿厌食症的治疗作用。至于这些脑肠肽是如何作用于食欲中枢，以及运脾复方调节“脑肠肽－食欲中枢”的紊乱状态的确切途径与方式，则有待于进一步的研究加以明确。

第6章　心主血脉调控系统

“心者，生之本，神之变也，其华在面，其充在血脉，为阳中之太阳，通于夏气。”（《素问·六节藏象论》）“心生血。”（《素问·五运行大论》）“心之合脉也，其荣色也，其主肾也……心欲苦……诸血者皆属于心”（《素问·五藏生成》）“心主血脉”是中医“心”理论的核心。从现代医学观点看，中医是把循环系统与高级神经活动合起来都属于心，“心”概念具有歧义性，“心”的功能远不只是解剖学所指心脏的功能，而是与之有密切联系的系统功能的综合概念，包括推动血液循环的心脏功能，调节心血管活动的神经和体液因素以及大脑高级神经系统等一系列功能活动。

6.1　心主血脉、气血相关的现代生理学基础

路广林等在《从“心主血脉”“气血相关”探讨温脉通治疗早期肢体动脉硬化闭塞症的作用机制》一文中指出：

本研究在传统中医理论的基础上，结合现代医学研究成果对“心主血脉”“气血相关”进行了从宏观到微观新的诠释。认为“心主血脉”体现了心血管系统中的心脏泵血的机械作用和血管调节功能以及心血管系统对机体的整体调节作用，“气血相关”体现了神经内分泌对心血管系统的综合调控作用。

6.1.1 “心主血脉”“在体合脉”体现了心血管系统中心脏泵血及血管调节功能

心脏是血液循环系统中的重要脏器，血液在脉管内正常运行首先依赖心脏的泵血功能，即由窦房结发出有节律的兴奋，经过心脏传导系统使心脏有节律地收缩和舒张，心脏有节律的搏动将血液由心脏泵出，经动脉输送至全身以营养脏腑组织器官，再经静脉回流于心脏。因此“心主血脉”主要体现了血液循环中心脏泵血的机械作用。

脉是容纳血液、运行血液的管道，血管由内膜、中膜和外膜组成。血液在脉管中运行除了心脏舒缩、心气鼓动之外，还需要脉管的舒缩和张力，以及脉管内膜光滑、血管壁细胞结构和功能正常。只有这样才能血流通畅，既不过速而妄行，又不过缓而滞涩，血液循经而行，周流不息，人体各脏腑组织才能源源不断地获得血液供给的营养，维持机体的生命活动。血管的调整机制可以大概地分成两个方面，即内皮依赖型功能调整和非内皮依赖型功能调整，涉及了自分泌、旁分泌、内分泌及神经系统等多重因素。神经内分泌的调整是血管功能调整的主要方面。通过神经内分泌调节使血管平滑肌收缩和舒张，以调节全身血液分配，满足各组织器官在不同情况下对血流量的需要。另外，许多血管活性物质也参与了血管功能的调整。因此，心血管系统出现了异常往往是心脏及血管调节机制失常的结果。

6.1.2 “心主血脉”体现了心血管系统对机体的整体调节作用

正常的血流动力学、血液流变学、恒定的心电生理功能及血液内各种活性成分的动态平衡是心脏乃至其他脏器功能活动的细胞生物学基础，机体内环境的相对恒定、机体机能的液体性调节、机体的防御机能等各项功能的实现，都有赖于循环系统的功能。因此，心脏不仅具有泵血功能，在血液循环系统中起主导作用，而且还能调节生命代谢，对机体的整体活动起重要作用。因为心脏不仅是动力射血器官和神经－体液作用的效应器官，也是一个内分泌器官，它可以分泌心钠素（AMP）、脑钠素（BNP）、抗心率失常肽（RSA）等激素，并将其直接释放进入血液，周流全身到相应的靶器官及组织，发挥着广泛的生物效应。目前证明心血管系统本身就存在一个局部的肾素－血管紧张素（RAS）系统，通过自分泌、旁分泌和胞内分泌，自身合成、释放肾素和血管紧张素，调节局部血流和血管紧张性，在许多神经心血管疾病中起重要作用。血管不仅是血液运行的通道，血管内皮也不仅仅是为血流提供光滑的表面以维持血液的正常流动，而是具备内分泌功能，它能够分泌几十种化学物质，如血管内皮舒张因子（EDRFs）和血管内皮收缩因子（EDCFs），前者包括 PGI_2、NO等，后者包括ET－1、AngⅡ等，这些物质作用于血管乃至全身发挥各自的生物学效应。血管内皮是人体重要的调节器官，参与机体平衡、炎症反应和免疫反应，并在维持心血管内环境稳定中起重要作用。因此，“心主血脉”是以心肌细胞、血管内皮细胞、平滑肌细胞等心血管系统结构和功能单位作为信息交换、能量互动及功能活动场所，通过自分泌、旁分泌、胞内分泌、循环分泌和神经分泌等方式，分泌多种生物活性物质，既有自身调节作用，维持循环系统的相对稳定功能，又参与多种生理病理过程，调节整体的生命活动。此外，“心者，君主之官，神明出焉。”神明之心对全身以及心血管系统也有调节作用，即所谓“心为五脏六腑之大主也”“故主明则下安，主不明则十二官危”。

6.1.3 “气血相关”“气为血之帅”体现了神经内分泌对心血管系统的综合调控作用

中医学将气血之间的关系概括为“气为血之帅，血为气之母”，二者在发挥各自的功能时又密不可分，所谓“气中有血，血中有气”。西医学的研究也证实了这一点。近年来研究表明，“气”涵盖了神经内分泌免疫调节功能，“气为血帅”则与神经内分泌调节机制对心血管系统的影响相吻合。神经内分泌对心脏的主要调节作用是改变心肌收缩能力和心率以调节心输出量。如神经对心脏的影响：通过支配心脏的交感神经系统使心脏活动增强；通过副交感神经系统中的迷走神经使心脏活动抑制。内分泌激素对心脏的影响：如肾上腺素和去甲肾上腺素都能激活心肌细胞膜上β受体，引起心率加快，心肌收缩力增强，心输出量增大。上述调节体现了中医“心主血脉”的功能，即心气决定心力、心率、心律，是血液运行的原动力。神经内分泌对血管的影响一方面是改变阻力血管的口径以调节外周阻力，另一方面是改变容量血管口径以调节循环血量。通过上述两方面调节可使血压维持相对稳定，还对各组织器官的血流量进行重新分配，从而满足各组织器官在不同情况下对血流量的需要。如神经对血管的影响：研究证实支配血管的传出神经主要有缩血管神经纤维和舒血管神经纤维，分别能引起血管平滑肌收缩和舒张。另有研究证实小动脉、细小动脉、毛细血管前动脉壁上都有肾上腺素能、胆碱能神经末梢形成血管周丛，具有调节局部血液循环和全身阻力的作用。内分泌激素对血管发挥着更广泛的生物效应：如肾上腺素既可引起血管收缩也可引起血管舒张，因而可以调节全身血液分配；去甲肾上腺素能使大多数血管发生强烈收缩，导致外周阻力明显增加，血压急剧升高；肾素可使血浆中的血管紧张素原水解成血管紧张素Ⅰ，经过肺循环，在血管紧张素转换酶的作用下转变成血管紧张素Ⅱ，后者可使全身微动脉收缩，外周阻力增大，回心血量增多，心输出量增加。这些神经内分泌调节机制对心血管系统的影响，体现了中医“气能行血”的作用。

中医学认为气化是生命活动的本质，人体是一个不断发生气化作用的机体，各脏腑组织在气化过程中进行新陈代谢，维持生命活动。气的生成和气化运动依赖血不断为其提供物质基础，脏腑组织功能活动也需要水谷精微、营养物质的支持，即所谓的“血为气之母”“血能生气”。支持人体生命活动的蛋白质、糖、脂类三大营养物质需通过血液循脉络运行而输布到全身。此外，各种神经内分泌因子产生之后，也需借助血液运输到不同脏腑组织，发挥着广泛的生物效应，在运输过程中又可产生一系列的生物化学反应，发挥中医气的生理作用。这些营养物质和神经内分泌因子通过血液输布到全身的作用，体现了中医“血能载气”的特性。

6.2 心虚证与心血管系统的内在关系

6.2.1 心气虚证的临床与实验研究

心位胸中，心气不足则胸中宗气运转乏力，表现为胸闷、心悸、气短。若劳累，则气耗，稍事活动即感心气虚甚，证情随之加剧。气虚卫外不固则自汗。心气不足，血液运行无力，不能上荣，故面色淡白或㿠白，舌淡苔白。血行失其鼓动则脉虚无力，甚或出现结代、促脉。下面就心气虚证的临床和实验研究做一回顾。

6.2.1.1 心气虚证的临床研究

（1）心气虚证脉症的研究

心气虚证是中医的一个证候，它可以出现在冠心病、高血压病、心肌病、病毒性心肌炎、心律失常、风湿性心脏病和贫血性心脏病等疾病发生、发展的过程中。屈松柏等分析了55例心脏病人心阴虚、心气虚证的主要中医症象、舌脉象、年龄分布及与西医病谱、心功能状态、心律失常的关系，发现心阴虚证除见于器质性心脏病，亦常见于非器质性心脏病，心气虚均见器质性心脏病，且心衰发生率及心律失常检出率分别为15.2%（5/33）和

68.2%（5/22）（$P<0.01$）及48.5%（16/33）和27.3%（6/22）（$P<0.05$）。李绍芝观察了心气虚患者的临床脉象，弱脉发生者约占63%。认为弱脉作为心气虚证的一个客观诊断依据具有一定的临床意义，建议将脉图参数作为诊断心气虚证的一个客观指标，因为心气虚证患者的脉图参数变化有一定的特异性，主要是脉图总面积减小和波幅降低。谢梦洲等通过分析心气虚患者临床脉象及心输量，发现心气虚组弱脉的发生数与正常人组差异有显著性意义（$P<0.01$），心气虚组心输出量与正常人组比较明显减少（$P<0.01$），提示心气虚证患者的临床脉象以弱脉为主，弱脉作为心气虚证的客观诊断依据具有一定意义，心输出量减少是心气虚证产生的原因之一。

张道亮等对心气虚患者血液流变学的常用指标进行观察，并与正常人组进行了比较，结果发现，心气虚组全血比黏度、全血还原黏度、血沉、血沉方程K值均较正常人为高（$P<0.05\sim0.01$）。说明心气亏虚可导致血行不畅而致血液流变性发生变化。且血液流变性可作为心病临床辨证客观化的主要参考指标之一。他们还对心气虚证患者自主神经功能的变化进行研究，结果发现心气虚患者，心搏间距、平卧心率虽与健康人无明显差异，但有78.9%的患者呼吸差<15次/分，78.9%的患者30/15比值<1.03，与健康人组比较，差异有非常显著性意义（$P<0.01$），同时还有47.4%的患者立卧差<15次/分，卧立血压差也有增大的趋势。24小时尿儿茶酚胺测定显示心气虚患者明显高于健康人（$P<0.01$），表明心气虚患者有自主神经功能紊乱。刘德山等对10例心气虚证患者进行短潜时体感诱发电位检测。结果显示心气虚证组N20、P25波、潜伏期、AV（N）13－P25峰间期及中枢传导时间［AV（N）13－P20峰间期］均明显延迟；N20波幅较对照组明显降低。这表明心气虚证患者存在明显的中枢神经机能障碍。

（2）心气虚证与心脏功能的内在联系

任树生等在《心脏功能与心气虚证的内在联系》一文中

指出：

心脏功能是人体健康状况的一种反映，除心血管系统疾病外，许多疾病的发展结果都可导致心脏功能不同程度的受损。因此心脏功能的测定已成临床衡量心脏和全身状况的重要指标。临床资料证实，心悸、气短、乏力等症的产生与心脏储备能力的减少及心搏出量的减低有着密切关系。

在中医辨证中，心气虚的临床表现为心悸、气短、神疲乏力、动则喘息、面色不华、舌质淡胖或有齿痕、脉象沉细或结代。这是由于动脉血流量及心搏出量减低所致。其改变能否反映心气虚证的本质，心阴（血）虚、肝阳上亢、心血瘀阻、脾肾阳虚，对心脏血管功能是否也有改变与心气虚证的改变有无质和量的区别，心脏血管功能状态能否成为心气虚的辨证依据或客观指标，均属值得探讨的重要课题。

总的测定结果表明，凡具有心气虚主证的各型患者，心脏功能均有不同程度的减退，其中心气虚组及气阴两虚组患者，心脏功能明显降低，而辨证为心血瘀阻、肝阳上亢、中气不足、脾肾阳虚等证的患者，心功能则正常。说明心气虚证患者，确有心脏功能受损现象。

可以初步以为心功能某些参数可以作为心气虚证的定性、定量指标。心功能障碍，心搏出量减少，组织绝对或相对灌注不足，是产生心气虚证的病理基础。心脏功能不全确可从一个侧面反映心气虚证的本质。

（3）心气虚与心功能的关系的临床观察

心气虚证是指因心气不足、功能活动减退所表现的证候。心气不足，心脏搏动乏力，血行迟缓，心及全身失养可出现心及全身功能活动减退的症状。心气虚证，其病位在心。心脏的正常搏动，依赖于心气的充沛。心气充沛，才能维持正常的心力、心率和心律，血液才能在脉内正常地运行，周流不息，营养全身，才能维持正常的心功能。心力衰竭是指在有足够静脉血回流的情况下，心排血量绝对或相对不足，不能满足机体代谢需要而引起以循环功能障碍为主的一种病理综合征。屈松柏等观察22例心脏病心气虚证心衰者15例，占68.2%，其中Ⅰ度心衰者3例，Ⅱ度心衰者10例，Ⅲ度心衰者2例。

林谦等观察分析344例心气虚证大部分为心血管病，有51例非心血管病，占14.82%。有204例兼有血瘀证，为最常见的标证。107例兼有湿浊证，51例兼有阴虚证，49例兼有肺气虚证，20例兼有脾气虚证，18例兼有肾气虚证。63例心气虚证兼有水邪证者，全部为心血管病。

王金荣等临床研究的心虚证339例，诊断为：冠心病164例，高血压病132例，心肌梗死15例，心律失常116例，慢性支气管炎129例，肺气肿60例，肺心病36例，糖尿病36例，脑梗死29例，胆囊炎胆石症36例，慢性胃炎31例，其他疾病20种272例。

①脉冲波多普勒超声心动图测定

周英等采用脉冲波多普勒超声心动图测定了99例心血管病表现心虚证患者的左心室舒张功能，并以健康人组做对比观察。结果心虚证组有不同程度的左室舒张功能障碍，随着舒张早期血流峰值速度（E）、E波流速积分（Ei）、舒张早期减速度（DC）的减低及舒张晚期血流峰值速度（A）、A波流速积分（Ai）、A/E比值、Ai/Ei比值及等容舒张期（IRT）的增高，心虚证的程度加重，其规律为气阴两虚 > 心阳虚 > 心气虚 > 心阴虚。提示左室舒张功能多项指标是临床评定心虚证的重要依据。郑源庞等应用阻抗心动图对冠心病之心气虚与心气未虚者的心功能不同特点以及兼有标实证对心功能的影响做了较深入的探讨，结果表明心气虚者的心输出量、心肌收缩力、心室顺应性和血管功能等均较心气未虚者明显下降。在心气虚的状态下，兼有血瘀证对左心功能下降的影响最大，其次为气滞证，痰浊证影响最小。为使心气虚具有一定的特异性，以五项主要心功能指标中的异常指标多少作为心气虚量化分级的评判标准，其符合率达 78.08%，故对中医辨证治疗冠心病颇有实用价值和指导意义。郑关毅等应用多普勒超声心动图测定 30 例正常人以及 20 例心气虚患者的左室功能参数。结果表明，心气虚组舒张功能指标 E、A、AC、AT、DT、A/E、Earea、Aarea 以及收缩功能指标 A、V、AC、EF、FS 与正常人比较差异有显著性意义，心气虚患者存在着左室舒张与收缩功能减退。文旺秀等检测了 54 例心气虚患者的心功能，发现与正常人相比，心气虚患者的 PEP 升高，LVET 降低，PEP/LVET 比值增大，心缩力指数（HI）、每搏输出量（SV）、每分输出量（CO）、射血分数（EF）、心脏指数（CI）均明显下降。表明心气虚患者左心室的收缩功能降低。王硕仁等研究表明，左室舒张功能评价对心气虚证诊断有高敏感性，左室收缩功能则有高特异性。李十红等采用脉冲多普勒超声心动图测定了 69 例心血管疾病表现心虚证患者的左室舒张功能的变化，结果显示，心气虚患者有左室舒张功能异常，表现为舒张早期血流速度（E）的减低及舒张早期血流速度（A）、A/E 比值、等容舒张期（IVRT）的增高。周欣等比较胸痹（冠心病）心气虚与非心气虚患者左心形态及功能超声测量数据的差异，发现心气虚组与非心气虚组的左室射血分数和心肌缺血程度仍在正常值范围，两组比较差异有显著性意义，超声测量左室腔和左心房大小、左室心肌厚度、左室每搏量、心输出量、心肌缺血范围，结果两组间差异无统计学意义。因此认为心气虚并非等同于临床上的心功能不全，超声测量虽在正常范围内，但射血分数表现为正常低值者，对胸痹的病程进展预判时可能有所帮助。张丽萍等采用彩色多普勒超声心动图仪、血流变快测仪测定冠心病（CHD）心气虚证和血瘀证心功能指标和血流变指标，结果显示 CHD 气虚组与非气虚组左心室舒缩功能指标有明显差异，左心室功能和血流变指标可以作为 CHD 血瘀证、气虚证的定量性客观指标。

②超声心动图检查

黄碧群等的 31 例心气虚证，现代医学诊断为冠心病 21 例，高血压病 2 例，心肌病 2 例，病毒性心肌炎 3 例，心律失常 3 例。用心脏切面超声和 M 型超声心动图测定下列指标：①左房内径（LA）增加，其平均值为（29.06 ± 4.29）mm，40 例正常人的平均值为（27.70 ± 1.79）mm。②左室内径（LV）明显增加为（50.94 ± 8.26）mm（$P < 0.01$），正常人为（46.03 ± 3.48）mm。③左室后壁厚度（LVEW）明显增加为（10.29 ± 2.02）mm（$P < 0.05$），正常人为（9.22 ± 0.95）mm。④室间隔厚度（IVS）明显增加为（10.23 ± 2.04）mm，正常人为（9.18 ± 0.98）mm。⑤主动脉内径（AO）增加，其平均值为（28.42 ± 3.34）mm，正常人的平均值为（27.48 ± 2.5）mm。⑥二尖瓣 E 点至室间隔距离（EPSS）增加，其平均值为（9.94 ± 7.78）mm，正常人的平均值为(7.38 ± 1.31) mm。⑦左室收缩末期内径（ESD）明显增加，其平均值为（35.55 ± 10.92）mm，正常人的平均值为（30.45 ± 4.67）mm。⑧左室舒张末期内径（EDD）非常明显增加，其平均值为（51.81 ± 8.43）mm，正常人的平均值为（46.55 ± 4.67）mm。⑨左室舒张末期容积（EDV）明显增加，其平均值为（139.23 ± 70.54）ml，正常人的平均值为（105.10 ± 39.11）ml。⑩左室收缩末期容积（ESV）明显增加，其平均值为(53.90 ± 44.63) ml，正常人的平均值为（33.65 ± 16.46）ml。⑪左室收缩排出平均速率（MSER）增加，其平均值为（289.48 ± 151.94）ml/s，正常人的平均值为（203.63 ± 141.09）ml/s。此组心气虚证的 LV、LVEW、IVS、ESD、EDD、EDV 及 ESV 的数值与正常人比较差异有显著性意义，它们的上升可作为心气虚证的诊断依据。这是因为心气久虚，泵力不足，左心室代偿性肥厚、扩大，左室内径、左室后壁厚度、室间隔厚度及左室舒张末期内径、容积均显著增加，以满足体内血供的需要。

柳文仪对 30 例心气虚证的老年人进行超声心动图检查，年龄均在 60 岁以上，左心室内径均小于 5.6cm，测定下列指标：①每搏心输出量（SV）非常明显下降，其平均值为（40.22 ± 5.8）ml/搏，其他虚证（脾、肺、肾虚）者的平均值为（67.13 ±

7.78）ml/搏。②每分钟输出量（CO）也非常明显下降，其平均值为（4.73 ±0.95）L/min，其他虚证者的平均值为（3.11 ±0.58）L/min。③射血指数（CL）也明显下降，其平均值为（1.80 ±0.45）L/（min·m^2），其他虚证者的平均值为（2.98 ±0.52）L/（min·m^2）。④射血分数（EF）也非常明显下降，其平均值为（0.51 ±0.09%），其他虚证者的平均值为（0.58 ±0.08%）。⑤左室小轴缩短百分率（△D%）也非常明显下降，其平均值为（26.61 ±5.46%），其他虚证者的平均值为（30.4 ±5.68%）。左心室排血量偏低，可作为心气虚证的诊断以及与其他虚证鉴别诊断的依据。

廖家桢等对32例冠心病心气虚证患者进行心电图、M型超声心动图检查，有不同程度的左心室功能不全。而冠心病脾气虚证、肾气虚证患者的左心室功能基本正常。测定下列指标：①32例冠心病心气虚证患者的左室舒张末期内径（EDD）稍增加，其平均值为（50.5 ±1.0）mm，30例正常人的平均值为（47.8 ±0.46）mm。②左室收缩末期内径（ESD）也稍增加，其平均值为（38.0 ±1.3）mm，正常人的平均值为（28.0 ±0.58）mm。③每搏心输出量（SV）明显下降，其平均值为（57.90 ±3.17）ml，正常人的平均值为（86.32 ±2.17）ml。④每分钟输出量（CO）明显下降，其平均值为（3.89 ±0.20）L/min，正常人的平均值为（5.20 ±0.17）L/min。⑤左室小轴缩短百分率（△D%）缩小，其平均值为（25.20 ±1.60%），正常人的平均值为（40.70 ±0.84%）。⑥射血分数（EF）明显下降，其平均值为（48.55 ±2.56%），正常人的平均值为（78.78 ±0.92%）。心气虚证的心功能非常明显下降，其下降的程度可作为心气虚证诊断的定量指标。同时，也不难与脾气虚证、肾气虚证做出鉴别诊断，因为冠心病脾气虚证、肾气虚证的心功能在正常范围之内。

李绍芝等的44例心气虚证患者，现代医学诊断为冠心病30

例，高血压病 9 例，肺心病 5 例，用超声心动图观察下列指标：①二尖瓣振幅（CEH）明显减小，其平均值为（17.47 ±3.03）mm，30 例正常人的平均值为（22.00 ±3.19）mm。②每搏心输出量（SV）明显下降，其平均值为（67.89 ±6.93）ml，正常人的平均值为（84.22 ±5.79）ml。③左室后壁平均收缩速度（MPWVS）明显减慢，其平均值为（31.95 ±5.28）ml/s，正常人的平均值为（42.63 ±6.01）ml/s。④左室后壁平均舒张速度（MVWVD）明显减慢，其平均值为（34.80 ±5.88）ml/s，正常人的平均值为（58.27 ±7.91）ml/s。⑤室壁增厚率（△T%）明显下降，其平均值为（23.82 ±5.00%），正常人的平均值为（35.51 ±6.81%）。⑥二尖瓣 E 点至室间隔距离（EPSS）明显上升，其平均值为（8.64 ±2.87）mm，正常人的平均值为（3.00 ±1.28）mm。⑦EF 斜率（MVV）明显下降，其平均值为（86.07 ±8.14）mm/s，正常人的平均值为（116.43 ±14.20）mm/s。⑧快速充盈期左室后壁运动总幅度（R）明显减小，其平均值为（4.42 ±1.01）mm，正常人的平均值为（22.00 ±3.19）mm。⑨快速充盈期左室后壁运动总幅度/左室后壁运动总幅度（R/PWE）明显下降，其平均值为（0.70 ±0.08），正常人的平均值为（0.81 ±0.07）。前 5 项反映左室收缩功能，后 4 项反映左室舒张功能。

③X 线检查

俞兵等的胸片观察指出心气虚证患者心衰表现者较非心气虚证患者多见，表现为心脏扩大，肺静脉扩张。笔者认为上肺静脉扩张是心气虚证的早期表现，心脏扩大是心衰的表现，为心阳虚证的一个诊断依据。屈松柏等的 22 例心脏病心气虚证中心衰者 15 例，占 68.2%；林谦等的 344 例心气虚证中有 51 例非心血管病，占 14.82%。心衰的 X 线表现是每一个从事 X 线诊断的医师都非常熟悉的。也就是说有心衰的 X 线表现者，均可以做出心气虚证的诊断。如果对于临床诊断心气虚证的 X 线检查资料进行整理、分析、研究，就可以找出规律。普通的胸部X线检查肯定可以对心气虚证的诊断，特别是早期诊断提供极大的帮助。

④核听诊器的心功能检测

静脉“弹丸式”注射放射性示踪剂后，示踪剂通过心脏，随心脏舒缩变化，用核听诊器从体外测得的心室放射性计数亦随之出现升高和下降的变化，描成曲线。贾宝善等用的示踪剂为113m铟（In），根据心室放射性计数变化曲线，观察射血分数（EF）、心舒张功能的高峰充盈率（PFR）和高峰充盈时间（TPFR）。正常EF值大于50%。14例冠心病心气虚轻证患者的EF轻度下降，其平均值为（52.92±6%），15例正常值平均为（57.53±8%），30例心气虚重证患者的EF明显下降，其平均值为（34.13±7%）。心气虚患者的PFR明显下降，轻证患者和重证患者的平均值分别为（3.2±0.5）及(3.1±0.8)左室舒张末期容积/s，正常人的平均值为（4.4±0.9）左室舒张末期容积/s。心气虚患者的TPFR明显延长，轻证患者和重证患者的平均值分别为（189±31）及（193±68）ms，正常人的平均值为(4.4±0.9）ms。上述资料说明核听诊器的心功能检测方法，PFR和TPFR值比STI的测定能更敏感地反映左室功能。

樊良卿等采用肌电图的方法研究了心气虚患者的心脏收缩时间间期（STI），发现冠心病心气虚患者的电机械收缩时间（QS_2）延长，左室排血时间（LVET）缩短，排血前时间（PEP）延长，PEP/LVET比值升高，认为心气虚与左室功能密切相关。他们以表示左室功能最敏感可靠的PEP/LVET为例，取正常值上限0.37为界限，凡PEP/LVET>0.37，为左心功能异常。结果冠心病各型患者PEP/LVET的异常率，心气虚组为94.7%，气阴两虚组为91.7%，心阴虚、肾气虚组均无一例异常，其他疾病具有脾气虚无一例异常。李绍芝等采用M型超声心动观测了心气虚证病人左心室功能，通过对心气虚病人和正常人、心阴虚、心脉痹阻病人左心舒缩功能观察，发现在左室收缩功能方面，心气虚组>心脉痹阻组，而心阴虚组无收缩功能受损；在舒张功能方面，心气虚组 > 心脉痹阻组 > 心阴虚组，而且不同病种的心气虚证左心室的舒缩功能的各项指标的差别无显著性意义。提示血液动力学的不同改变是形成三种病位在心证候的内在本质之一。王硕仁等观察了冠心病心气虚证与左心室功能和心肌缺血三者的相关性，认为冠心病心气虚证与非心气虚证比较，左室舒张和收缩功能部分检测指标差异有显著性意义，左室舒张功能的评价对心、气虚证的诊断有高敏感，左室收缩功能则有高特异性。杨振平等采用单笔心电图机测试左心室收缩时相的方法，观察了 38 例心血虚患者静息及负荷刺激后两种状态下左心功能变化情况。结果表明心气虚患者存在着明显的左心功能不全，而心血虚患者则有潜在的左心功能不全。程伟等运用微机心机械图对 64 例心气虚患者的心功能进行观察，证实心气虚患者与正常人比较，其左室舒张和收缩功能降低。上海医科大学华山医院运用心肌图、同位素方法对 61 例心肌梗死心气虚患者的心功能特点进行观察，证实心气虚患者与正常人比较，其左室舒张和收缩功能降低。上海中医学院研究者将 49 例冠心病患者分为心气虚、气阴两虚、心阳虚三组，测定其阻抗图，结果心气虚患者心脏指数（CI）明显降低，阳气虚组还出现射血时间指数（PEPI）和 ICT 的延长。周英等又采用超声心动图对心气虚患者的左心舒缩功能进行研究，发现心气虚组病人存在着全部舒缩功能异常，且程度最重；心脉痹阻病人存在部分舒缩功能的异常，且程度轻于心气虚组病人；心阴虚病人无收缩功能指标的异常，仅部分存在舒张功能指标的异常，且程度最轻。以上研究结果表明，心虚证患者的心脏舒张及收缩功能均有不同程度异常，以心气虚、心阳虚证最为明显，心功能的变化是心虚证的重要内容之一。董文芳等发现 PEP/LVET 值心阳虚证明显大于心气虚证。杨振平等对 20 例心阳虚患者研究发现，QU 上升、QU/LVET 上升与正常组、心气虚组、心阴虚组比较，其变化均有显著性意义，并且 QU/LEVT 比值依次为心阳虚组 >

心气虚组 > 心阴虚组 > 心血虚组，因此心肌收缩功能损害程度也依次减轻。周宜轩等对 14 例心阳虚心血管病的研究亦表明，存在心脏舒缩功能明显减退，并与气阴两虚、心气虚、心阴虚比较，A、A/E、Ai、AilEi、IRT 升高及 E、Ei、DC 减低，依次为气阴两虚组 > 心阳虚组 > 心气虚组 > 心阴虚组。

6.2.1.2　心气虚证的实验研究

（1）心气虚程度与 C 波波幅 HI、CI 分别有较好的相关性

王延倧等在《心气虚证血液动力学的逐步回归分析》一文中指出：

运用电子计算机对随机抽取的 120 例受检者（包括心气虚和心气不虚者）的血液动力学指标进行多元逐步回归分析，同时亦做了一元和二元分析，试图从另一个方面为“心气虚”辨证提供初步的定性及定量分析的客观指标。

本文进行的多元逐步回归分析所建立的偏回归方程引入了 7 个自变量。这 7 个自变量与心气虚程度明显相关（$R = 0.79$，$P < 0.01$）。但进一步对其中 6 个自变量的二元分析表明，心气虚程度与 C 波波幅 HI、CI 分别有较好的相关性，并有显著性意义（$P < 0.01$，$P < 0.001$），按心气虚程度分组的方差分析亦有类似的结果。

C 波、HI、GI 主要反映心脏收缩功能，而 O 波、IRT 是反映心室舒张功能和心室顺应性的指标，多元分析所建立的方程提示其对心气虚程度有显著作用。由此可见，单纯依靠单因素分析法，往往会因某些指标无显著意义而忽略它的诊断价值。多元分析则能较好地反映事物的全貌，定量地揭示其中的内在联系，较单因素分析更为准确全面。

（2）心钠素

黄惠勇等对不同证型冠心病心绞痛患者血浆心钠素（ANP）进行临床检测，结果与正常人比较，差异均有显著性意义，且出现心气虚证组 > 心脉瘀阻证组，正常人组 > 心阴虚证组，提示

ANP 是冠心病心绞痛临床辨证的主要物质基础之一，似可作为客观化辨证的特异性指标。蒋梅先进一步证明 ANP 血浆浓度的上升是“心气虚证”的标志。李莉通过测定正常人和心功能不全患者血浆 ANP 含量的变化，发现正常人血浆 ANP 水平明显低于心功能不全者，因而认为血浆 ANP 含量可作为反映心功能状态的指标之一，且具有一定的定量意义。

（3）免疫学指标

赵家琪通过研究发现心气虚患者的细胞免疫功能低下，廖家祯也通过研究表明，细胞免疫功能低下可能是虚证的共同特点，淋巴细胞转化、E－花环形成及淋巴细胞 d－萘乙酸酯酶染色（ANAE）可以作为虚证的共同指标。且这三种不同的方法得到了一致的结果，即心气虚与心气阴两虚者细胞免疫功能皆明显低于正常，而反映体液免疫的三项免疫球蛋白，则 IgM 有增高的趋势，IgA 有降低的趋势，其意义如何尚难确定。魏强华在研究复方四参饮对病毒性心肌炎患者细胞免疫功能的影响时，发现 NK 细胞功能下降以气阴两虚组为明显，而 T 细胞亚群改变以气虚组为明显。并认为早期 NK 细胞功能状态与疾病预后关系密切。

（4）超氧化物歧化酶（SOD）和过氧化脂质（LPO）

李承军的研究认为，虚证可使生物体内的抗氧化作用衰减。罗陆一通过临床测定，指出心气虚证患者红细胞超氧化物歧化酶（SOD）活性显著降低而血清过氧化脂质（LPO）含量显著升高。陈达理等通过测定，发现心气虚证患者血清丙二醛（MDA）含量与正常健康人比较显著增高，提示心气虚证存在着自由基损伤。徐红等的研究结果表明，心气虚患者 SOD 明显低于健康人，LPO 明显高于健康人。

（5）肾素－血管紧张素－醛固酮系统（RAAS）

周英等采用放射免疫法测定了 85 例心血管病表现心虚证患者的血浆肾素活性（PRA）、血管紧张素Ⅱ（AngⅡ）和醛固酮（ALD）浓度变化，并以 30 例健康人做对比研究。结果心虚证组

PRA、AngⅡ和 ALD 增高，增高的程度与心虚证的类型有关。其规律气阴两虚型 > 心阳虚型 > 心气虚型 > 心阴虚型。认为肾素 - 血管紧张素 - 醛固酮系统（RAAS）的测定结果可作为临床评定心虚证的依据。文哲双等的研究结果也证实了上述观点。

6.2.2 心气虚是充血性心力衰竭（CHF）最基本的病理变化

杨华升等在《温阳化饮、益气活血法防治充血性心力衰竭的实验研究》一文中指出：

CHF 之虚虽涉及心肺脾肾四脏，但其中心气虚是最基本的病理变化，在心气虚的基础上病变涉及肺脾肾三脏。心气虚进一步发展多变为心阳虚，大量临床及实验研究证明心气（阳）虚是 CHF 的基本病理。

徐强等在《充血性心力衰竭“心气虚”证研究》一文中指出：

临床研究结果显示，全部 CHF 患者中，符合“心气虚”诊断标准的有 103 例，占全部病例的 83.1%，其余患者多以阳虚、血瘀和水停等证候表现为主，但所占比例相对较少。“心气虚”证候贯穿于 CHF 的整个病理过程，但随着病情的不断加重，出现气损及阳的情况，血瘀和水停的症状成为主要表现，因此心气虚不再是最主要的矛盾，可能是重要的原因之一。

对 CHF 患者的超声心动检查结果显示，心气虚组与非心气虚组患者心脏收缩功能均下降，但 LVDd、LVDs、SV、CO、EF、FS% 等指标组间比较差异均无显著性意义（$P > 0.05$），但非心气虚组 E/A 值高于心气虚组（$P < 0.05$），心气虚组患者存在更为严重的左室舒张功能不全。对神经内分泌指标的观察结果显示，心气虚和非心气虚的 CHF 患者血浆 ET 和 EDLS 水平存在显著差异。

6.2.3 心功能检查对冠心病心气虚的辨证具有一定的定位、定量和定性的意义

6.2.3.1 冠心病心气虚证与心室舒张收缩功能的相关性研究

张凌岚等在《冠心病心气虚证与心室舒张收缩功能的相关性研究》一文中指出：

本课题从微观指标的角度，探讨了冠心病心气虚患者与心室舒张收缩功能的相关性。选择 CHD 患者 84 例研究对象，心气虚证 30 例，痰浊证 27 例，血瘀证 27 例。30 例正常人作为对照。本研究采用美国惠普 HP4500 彩色多普勒超声心动图仪，利用仪器内部计算机自动设置，进行实时录像和拍照，观察冠心病心气虚患者的左心室舒张收缩功能，测量左房内径（LA），室间隔厚度（IVS），二尖瓣血流频谱中的舒张早期血流峰值速度 E 峰值（cm/s），舒张晚期血流峰值速度 A 峰值（cm/s），并计算 E/A 比值；以及 E 峰的减速率（DEC）cm/s，E 峰减速时间（DT），等容舒张时间（IVRT），左室的射血分数（EF）%。

初步得出如下认识：

（1）再次说明了通过惠普 HP4500 彩色多普勒超声心动图仪来观察冠心病心气虚患者与心室舒张收缩功能相关性的方法是可行的。

（2）E 峰、A 峰、E/A 值、E 峰减速度率（DEC）、E 峰减速度时间（DT）、等容舒张时间（IVRT）等指标与冠心病心气虚证存在着一定的相关性，这些指标似可作为诊断冠心病心气虚证的客观指标。

6.2.3.2 冠心病心气虚证临床微观辨证研究

廖家祯等在《冠心病心气虚证临床微观辨证初探》一文中指出：

本文以中医气血相关理论为指导，初步研究了冠心病心气虚证

的微观辨证。结果提示，心功能检查时心气虚证的辨证具有一定的定位、定性、定量的意义，从血液流变性的改变及血浆 TXB_2、6 - Keto - $FGF_{1\alpha}$ 含量的改变，认为气虚可以导致血瘀，cAMP/cGMP 比值对鉴别气虚与阴虚具有一定意义，细胞免疫功能低下可能是虚证的共同特点，淋巴细胞转化等可以作为虚证的共同指标，2, 3 - DPG 增高可能是心气虚证指标之一；心气虚者 24 小时尿 17 - 羟、17 - 酮类固醇排出量正常，交感神经功能偏亢，此与肾阳虚者尿 17 - 羟、17 - 酮类固醇排量明显减低和脾气虚者以迷走神经功能偏亢有所不同。

6.3 心气虚证与神经 - 内分泌 - 免疫网络

6.3.1 心气虚证与神经功能

心气虚证的表现如心悸失眠、疲乏、气短等与自主神经功能紊乱有关。柳侃等检测发现：①心气虚患者的呼吸差较正常人明显降低，提示心气虚患者迷走神经功能减退。②立卧差明显降低，提示心气虚者的交感神经功能减退。③心气虚者迅速直立后，其心率比对照组上升缓慢。上升不明显或下降不明显，均提示其交感神经和迷走神经敏感性和协调功能紊乱显著。④运动后心率复常时间明显延长。以上表明心气虚者心脏自我调节功能较对照组明显减退。

鲍军等观察冠心病心气虚患者的血清多巴胺 - B - 羟化酶活性明显降低，推测与副交感神经功能偏亢有关。张道亮等为探讨心气虚、心阴虚证自主神经功能的变化，将 55 例辨证为心气虚、心阴虚心脏病患者分别测定心搏间距、卧立血压差、24 小时尿儿茶酚胺等指标，并与健康人进行比较，结果发现心气虚患者心搏间距、平卧心率虽与健康人无明显的差异，但有 79.9% 的患者呼吸 <15 次/分，78.9% 的

患者30/15比值<1.03，与健康人组比较，差异有非常显著性意义，同时还有47.4%的患者立卧差<15次/分，立卧血压差也有增大的趋势；心阴虚患者30/15比值与健康人比较虽有差异，但比值明显>1.03；24小时尿儿茶酚胺测定显示心气虚、心阴虚患者均明显高于健康人；故认为心阴虚、心气虚均有自主神经功能紊乱，其类型及程度与不同证型有关。

刘德山等对10例心气虚证患者进行短潜时体感诱发电位检测。结果显示心气虚证组N20、P25波潜伏期、AV（N）13－P25峰间期及中枢传导时间［AV（N）13－N20峰间期］均明显延迟；N20波幅较对照组明显降低。这表明心气虚证患者存在明显的中枢神经机能障碍。

6.3.2 心气虚证与内分泌功能

6.3.2.1 肾上腺素与去甲肾上腺素

充血性心力衰竭（CHF）存在明显的血液动力学紊乱的同时，伴有神经内分泌机制异常。交感－肾上腺系统激活是CHF失代偿后的一个重要自稳机制。沈建平等测定心力衰竭（HF）－心气虚证患者，去甲肾上腺素（NE）和肾上腺素（E）含量，与健康人比较无统计学意义（$P>0.05$），心阳虚证NE和E水平较健康人和心气虚证患者显著上升（$P<0.05$，$P<0.01$）。心功能不全较重者，心输出量降低和高水平NE、E、PRA、Ang Ⅱ使周围小动脉收缩，周围组织处于低血供、低氧状态。这可能致使病人出现怕冷、肢冻等阳虚证候。故认为CHF心阳虚与NE和E密切相关，血浆NE和E升高，对CHF心气虚和心阳虚的辨别有一定意义。

廖家桢等观察20例心气虚患者NE和E水平，发现尿NE和E含量高于正常人，而血胆碱酶活性则未见异常。提示心气虚患者以交感神经机能偏亢关系为主。

6.3.2.2 肾素－血管紧张素－醛固酮系统

从现代临床和动物实验中均可观察到，肾脏血流量减少，或血钠降低等都可刺激肾脏释放肾素，肾素可促进血管紧张素的生成，使血管收缩。血管紧张素Ⅱ又可使肾上腺皮质释放醛固酮增加，醛固酮可促进肾小管对钠的重吸收，有保钠保水的作用，使血容量增加。

周英等采用放射免疫法测定了85例心血管病表现心气虚患者的血浆肾素活性（PRA），AngⅡ和醛固酮（ALD）浓度变化，并以30例健康人做对比研究，结果心气虚证组PRA、AngⅡ、ALD增高，增高的程度与虚证的类型有关。其规律：气阴两虚型>心阳虚型>心气虚型>心阴虚型。提示RAAS的测定结果可作为临床评定心虚证的依据。

吴齐雁等检测心力衰竭（HF）－心气虚大鼠循环肾素－血管紧张素系统（RAS）及纤溶酶原激活物抑制剂（PAI－1）活性的变化，结果HF－心气虚大鼠术后出现左心功能不全，右室收缩压降低，舒张末压增高（$P<0.05$）。同时血浆PRA、AngⅡ水平及PAI－1活性增高（$P<0.05$），随着心功能的改善，血浆PRA、AngⅡ水平及PAI－1活性下降。提示HF－心气虚时，RAS激活对导致机体纤溶系统功能失调有重要作用，可以用以解释严重的心功能不全患者血液呈高凝状态，并且发生血栓栓塞疾病危险性增高的原因，可能为心气虚致心气虚血瘀的病理生理基础。

6.3.2.3 心房钠尿素

心房钠尿素（ANP），也称心钠素，或心房钠尿因子（ANF），是心脏产生和分泌的多肽类激素。ANP具有强大的排钠利尿、扩张血管和降血压、改善心率失常和调节心功能的作用。另外ANP能抑制急性心肌梗死左室重塑，其机制可能与ANP抑制EF1、AF和醛固酮等有关，静脉注射ANP能显著地抑制急性心肌梗死后1个月时的左心室重塑。

ANP 在调节心血管系统和内环境稳定等方面起着重要作用。现认为外周血中心钠素样免疫活性物质（irANP）含量的变化常预示着体内某些病理生理的改变，它对心功能的改变尤为敏感。俞兵等实验表明，西医心功能 Ⅰ ~ Ⅳ级组的 irANP 含量呈递减现象，中医的心气虚重证、心气虚轻证、单纯心虚、非虚证各组的 irANP 与心功能 Ⅰ ~ Ⅳ级相应，irANP 含量的递减在相应的中西医四组间差异无显著性意义。irANP 与心室射心分数明显相关（r = −0.87）。提示 irANP 可作为心气虚患者的客观指标之一。无症状左心室功能减退患者中（EF = 34% ± 4%），有 irANP 的明显升高。心功能不全患者由于右房压、肺动脉楔压、左室舒张期容积等升高，造成心房牵张而使其处于 ANP 高分泌状态，而 irANP 的循环水平与心功能不全程度直接相关。而心气虚患者有右房压和肺动脉楔压的升高，有心脏指数和 EP 的降压，且 EP 在心气虚兼阳虚、心气虚兼阴虚及非心气虚患者中呈递减现象，这些都提示心气虚患者有促进 ANP 分泌的因素存在，有与 irANP 负相关因素的降压。从而使心气虚的 irANP 含量明显高于其他组。

6.3.2.4 内皮及活性因子

内皮素是一个含 21T 氨基酸的肽类，是内皮素肽家族的主要异构形式，后者还包括 ET－2、ET－3、ET－4。其中 ET－1 参与正常心血管的动态平衡。内皮素是血管内皮细胞分泌迄今所知的缩血管活性肽，血管内皮受损伤，ET 分泌增多，冠状动脉舒缩平衡的调节破坏引起冠状动脉连续痉挛，降钙素基因相关肽（CGRP）是体内最强的舒血管活性肽，主要由支配心血管系统转入神经末梢所释放。CGRP 对 ET 的生物效应能产生抵抗作用，而内皮细胞通过产生和释放血管反应性调节因子如舒张因子（EDRT）和 NO，在维持心血管系统稳态中起中心作用。

韩学杰等认为血管内皮损伤后，血浆纤维蛋白质可附着于血管腔表面并转变为纤维蛋白，逐渐渗入到增殖的新生内膜中，破坏细胞正常结构，因此推测血管内皮细胞损伤是动脉硬化最初阶段，也是动脉闭塞症始动环节，并在冠心病、心绞痛的形成和发展中起重要的作用。陈建鸿等的实验证明，CGRP 不影响血浆 ET 的基础释放，但能抑制病理条件下 ET 的大量释放，CGRP 并不存在冠心病中医证型的特异性。

6.3.2.5　多指标联合检测

近来有学者对多项内分泌调节因子进行联合检测。黄惠勇等对 90 例不同证型冠心病心绞痛患者血浆 ANP、β－内啡肽（β－EP）、ET、Ang－Ⅱ等调节肽指标进行临床检测，结果与 30 例正常人比较，均有统计学意义（$P<0.05$，$P<0.01$）。且舒血管作用的 ANP 和 β－EP 检测结果呈现心气虚证组 > 心脉瘀阻证组 > 正常人组 > 心阴虚证组，且实验观察组 3 组间两两比较，均有统计学意义（$P<0.01$）。而缩血管作用的 ET、AngⅡ检测结果则呈现心阴虚证组 > 心脉瘀阻证组 > 正常人组 > 心气虚证组，且实验观察组 3 组间两两比较，均有统计学意义（$P<0.01$）。提示 ANP、β－EP、ET、AngⅡ等调节肽是冠心病心绞痛临床辨证的主要物质基础之一，似可作为客观化辨证的特异性指标。

蒋梅先等将 112 例充血性心力衰竭（CHF）按照中医辨证分为单纯心病（心气虚）组 45 例和心肾同病（心肾阳虚）组 67 例，观察比较两组患者的心功能及 ANP、肾素（Ren）、AngⅡ等检测指标，以探讨 CHF 患者“心肾同病”病机与循环激素的相关性。结果显示，心肾同病组的心功能分级和心衰评分显著高于心病组（$P<0.001$）；心病组 ANP 水平明显升高，心肾同病组 ANP、RAS 指标均明显升高，且后者与心病组比较有统计学意义（$P<0.001$）。提示 ANP 血浆浓度的上升是“心气虚证”的标志，RAS 的激活标志着“心肾同病”病机，上述指标也可作为 CHF 病情判断及药物疗效评估的依据之一。但有严重心衰者血浆 ANP 水平却不升高，反而有所下降，可能与严重心衰时心肌能量代谢

障碍，ANP 合成、排泌受阻，以及同时有 ANP 分子降解酶（NEP）活性升高有关。

谢梦州等检测心气虚Ⅰ组、心气虚Ⅱ组、气虚组、健康组小鼠心肌 NO、ANF、CGRP 和超微结构变化，结果显示，心气虚Ⅱ组 NO 均数减少，与其他各组比较有统计学意义（$P<0.05$）。心气虚Ⅰ组与对照组差别无统计学意义（$P>0.05$）。心气虚Ⅱ组 ANF 均数增大，与心气虚Ⅰ组、气虚组和对照组比较有统计学意义（$P<0.01$）。心气虚Ⅰ组和气虚组均数与对照组比较无统计学意义（$P>0.05$）。

6.3.3 心气虚证与免疫功能

中医认为“正气存内，邪不可干”“邪之所凑，其气必虚”。因此，气的防御功能表现为免疫功能的强弱，国内许多研究表明中医虚证者共同存在免疫反应较低。

廖家桢等对冠心病辨证为心气虚、心气阴两虚的患者做淋巴细胞转化试验、E－玫瑰花环试验和淋巴细胞酸性 a－奈－乙脂酸酶（ANAE）染色试验，并测定了血清中 IgG、IgM 和 IgA 含量；结果这两型患者的淋巴细胞转化、E－花环试验和 ANAE 染色阳性淋巴细胞百分率皆低于正常人，但此两组间差异无显著性意义，而免疫球蛋白变化不明显。赵家琪等重复了这一结论，并提出心气虚患者的淋巴细胞转化细胞中 cGMP 含量增高可能是细胞免疫功能低下的机理之一。易字明等观察到心气虚患者的淋巴细胞转化细胞转化率、E－花环形成和 ANAE 染色的测定均显示心气虚患者的细胞免疫功能降低；而反映体液免疫的三项免疫球蛋白中，IgM 有增高趋势。以上表明心气虚亦存在免疫功能的低下。

从上述研究看，心气虚证在神经内分泌免疫调节的研究有以下的进展：心气虚证患者存在迷走神经功能、交感神经功能减退，交感神经和迷走神经敏感性和协调功能紊乱，副交感神经功能偏亢，自主神经功能紊乱，中枢神经机能障碍，心脏自我调节功能减退。NE、E、PRA、AngⅡ、ALD、ANP、ET、降钙素基因相关肽含量增高。淋巴细胞转化、E－花环试验和ANAE染色阳性淋巴细胞百分率皆低于正常人，淋巴细胞转化细胞中cGMP含量增高，提示免疫功能低下。

6.4 中医诊治心血管系统疾病研究

6.4.1 中医诊治心力衰竭

心力衰竭是一种常见的复杂而严重的临床综合征，是一种进行性加重的疾患。

6.4.1.1 慢性心力衰竭中医病机与论治概要

中医对心力衰竭相关病证的治疗有着悠久的历史且疗效确切，特别是经过20余年中医治疗心力衰竭的实践和研究，中医界已就心力衰竭的基本病机（气虚阳亏、血瘀水停）基本达成共识，益气、温阳、活血、利水也就成为了被广泛认同的治疗心力衰竭的基本治疗大法。有人曾统计1982—1994年关于充血性心力衰竭的中医药治疗的报道，结果发现益气、活血、温阳、利水四大治法的运用达56%～93%。

中医病证的临床证候取决于该病证的中医病机，慢性心力衰竭中医病机核心为气虚阳虚、血瘀水停，与之相应，气虚证、血瘀证、水停证、阳虚证则是慢性心力衰竭四类基本证候。临床观察表明，气虚证为慢性心力衰竭必有的初始证候，血瘀证则见于除表现为单纯气虚证之外的所有慢性心衰患者，故而按此四类基本证候进行辨证分型，其常见证型必然是气虚证、气虚血瘀证、气虚血瘀水停证、气虚阳虚血瘀证、气虚阳虚血瘀水停证五种类型。按气虚、气虚血瘀、气虚血瘀水停、气虚血瘀水停阳虚顺序，从中医临床而言，患者的病情在逐步加重，研究结果更显示患者的心功能分级、左室重量指数和射血分数也呈逐步恶化的趋势，而心功能分级代表慢性心力衰竭患者临床症状的轻重不同，左室射血分数则是左室收缩功能的客观指标，左室重量指数则是作为心力衰竭核心病机的心室重塑的相关指标。结果提示气虚是慢性心力衰竭最初始的基本证候，病情较轻，血瘀、水停、阳虚证候的依次出现意味着心力衰竭心功能的逐步减退和心室重塑的逐步进展，也就是意味着慢性心力衰竭病情的逐渐加重，故而可以认为气虚、血瘀、水停、阳虚四类证候分别代表着慢性心力衰竭由轻到重的不同阶段，可以为本病中医临床辨病论治提供依据和有益的指导。

根据研究的结果，慢性心力衰竭中医证候的演变应是气虚→气虚血瘀→气虚血瘀水停→气虚阳虚血瘀水停，而这仅为传统中医宏观证候的演变。结合慢性心力衰竭的病理生理机制和现代中医对于慢性心力衰竭的研究成果，慢性心力衰竭的发生必然伴随着血瘀，一则因为心脏泵血功能的减退必然导致血流的瘀滞，二则因为慢性心力衰竭作为多种心脏疾病主要如冠心病、高血压、风湿性心脏病等终末期的综合征，在心衰发生之前即大多存在血脉瘀滞。对于水停证候而言，慢性心力衰竭的发生在导致血流瘀滞的同时也启动了水液停滞的进程，在这一点上，现代医学的“心－肾机制”和古代中医“血不利即为水”可以提供异曲同工的精妙注解。而根据中医阴阳理论，气属阳，血和水属阴，血瘀水停日久必然阴损及阳而导致阳虚，而阳虚也可以视为气虚的加重。综上，慢性心力衰竭中医证候的演变规律应是：气虚（隐性血瘀）→气虚血瘀（隐性水停）→气虚血瘀水停→气虚阳虚血瘀水停。根据这样的演变，在慢性心力衰竭的中医治疗中，益气是自始至终必用的关键治法，活血法也几乎贯穿治疗的全程，利水法在中后期则越来越重要，而温阳法则是慢性心衰后期的重要治法。根据气属阳的特性，以及中医“少火生气”的理论，温阳法在慢性心衰早期也有应用的价值。

研究的结果还提示此种按慢性心力衰竭四类基本证候进行辨证分型与心功能和左室重塑的相关指标相关性良好，左室重量指数和左室射血分数可以作为慢性心力衰竭中医辨病辨证的量化指标，为心力衰竭中医证候的规范化研究提供了一条新途径。

中医界广为认同心力衰竭的基本病机为气虚阳亏、血瘀水停，益气温阳、活血利水也就成为了治疗心力衰竭的基本大法。中医治法具体体现于具有相应功效的中药，研究以四大治法中十分常用从而极具代表性的中药组方，可以在很大程度上代表相应治法的作用，结果显示，益气温阳、活血利水法不仅在显性心衰期疗效显著，在心衰前期和早期也有良好的效果。在配伍方面，不论是在心衰前期和早期，还是显性心衰期，标本兼治的益气温阳、活血利水法均优于纯治本的益气温阳法和纯治标的活血利水法，而益气温阳法优于活血利水法，活血利水法则多在显性心衰期才显示明显的效益。以上结果提示，对于心梗后心室重塑而言，预防和治疗均宜标本兼治，早期应以治本为主，后期则宜治本治标并重。由此推论，对于心梗后心衰乃至所有慢性心力衰竭，中医论治的具体策略应是慢性心力衰竭的中医预防和治疗应以辨病论治为主，治疗大法为益气、温阳、活血、利水。对于心衰的预防和早期治疗应以益气温阳为主，以活血利水为辅；在显性心衰期，治以益气温阳、活血利水并重。在此辨病论治的基础上，再结合个体性证候予以辨证论治。

6.4.1.2　心力衰竭中医药治疗研究

(1) 心力衰竭中医药四大常用治法的配伍实验研究

黄平东在《益气温阳活血利水法干预心力衰竭心室重塑的临床及实验研究》一文中指出：

1) 目的

观察常用中医治疗大法益气温阳、活血利水法的常用不同配伍对于心梗后心力衰竭不同时相心室重塑、神经内分泌－细胞因子及基质金属蛋白酶的影响。探究中医预防和治疗心梗后心衰的效能和机制以及四大常用治法的配伍特点，探求慢性心力衰竭中医论治策略。

2）方剂

选用益气温阳、活血利水四大法的代表药组方，益气法选用人参、黄芪，温阳法选用熟附子、桂枝，活血法选用益母草、毛冬青，利水法选用车前子、葶苈子。具体剂量：人参10g，黄芪30g，熟附子10g，桂枝10g，益母草30g，毛冬青30g，车前子15g，葶苈子15g。

3）结论

对于心梗后心衰，益气温阳活血利水法常用配伍均可以明显改善心功能，降低血清BNP、AngⅡ、TNF－α、ET－1水平，降低心室重量指数和MMP－2、MMP－9活性，其效应的强弱顺序依次为益气温阳活血利水、益气温阳、活血利水。活血利水法的效益在显性心衰期优于心衰前期和早期。

（2）益气温阳活血化瘀法治疗实验性CHF的机理研究

沈雁等在《益气温阳活血化瘀法治疗实验性CHF大鼠的机理研究》一文中指出：

温心胶囊是导师曹洪欣教授基于大量临床实践，针对CHF中医病机特点，遵循益气温阳活血化瘀法研制而成的纯中药复方制剂。其源于临床，作用显著，疗效肯定。为深入探讨CHF发病机制及益气温阳活血化瘀法防治CHF机理研究，本文利用分子生物学前沿技术RT－PCR、免疫组化、光镜、电镜及放免等技术检测了心肌重构的相关调控因素TNF－α、ICAM－1、MMP－9、TIMP－1及神经内分泌系统在CHF发病中的作用及相互关系，同时观察了益气温阳活血化瘀法对其表达的影响，以期多基因、多靶点、多方位揭示该法防治CHF的作用机制，为中医药防治CHF提供有力的科学理论及实验依据。

1）药物配伍

益气温阳活血化瘀法由温心胶囊化裁而来（方取甘温之白

参、桂枝为君，重用白参大补元气，补脾益肺，还包含薤白、半夏、瓜蒌、川芎、赤芍、茯苓、泽泻、川连、麦冬、甘草等），是导师于大量临床实践基础上，谨审因机，详辨寒热而制。因CHF发生的根本原因是心阳亏虚，无力运血行津，致寒凝痰瘀，水停气滞，故治以温阳益气为首要；且“病痰饮者，当以温药和之”“血得温则行，得寒则凝”，温阳既可以化痰蠲饮利水，又能散寒化瘀行气，故温阳益气为“治病求本”之意。

2）益气温阳活血化痰法能够有效改善血流动力学

本实验研究结果显示该法对dp/dtmin的改善作用较其他各组更为明显（$P<0.01$），提示该法对舒张功能改善作用较收缩功能更为明显，具有良好CHF防治效应。益气温阳活血化痰法能有效改善血流动力学各项参数，调整心脏收缩和舒张性能，降低心率，提高心输出量，从而改善心功、延缓CHF进程，其机理可能与该法纠正RAAS紊乱有关。

3）益气温阳活血化痰法拮抗神经内分泌系统激活

①对血管紧张素Ⅱ和醛固酮的影响

实验发现，CHF大鼠BLD和AngⅡ浓度明显高于正常对照组，经益气温阳活血化痰法治疗后BLD和AngⅡ水平显著降低。由此可见，减少AngⅡ和BLD生成，抑制RAAS活性是益气温阳活血化痰法防治CHF的重要机制之一。

②对血浆心钠素的影响

心钠素（ANP）主要由心房合成、贮存和分泌的一种内分泌激素，具有强大利钠、利尿、扩张血管和对抗RAAS等作用，参与循环血容量的调节。

实验显示，CHF大鼠经益气温阳活血化痰法治疗后，心肌坏死程度减轻，数量减少，间质胶原纤维化得以明显改善，无论是病理形态学，还是血流动力学检测均提示心肌收缩和舒张功能已显著改善，心输出量及射血分数提高；另一方面，本法通过抑制AngⅡ生成，降低前后负荷，减少机械牵张力，特别是缓解水钠潴留，使静脉回流减少，上述因素促使ANP的合成和分泌减少，生物活性降低。实验结果也表明，益气温阳活血化瘀法能够显著降低CHF大鼠血浆ANP水平，改善心功能，且疗效优于卡托普利和参附注射液。

③对血浆内皮素的影响

益气温阳活血化瘀高、低剂量组血浆ET含量均显著下调，说明本法能够抑制CHF中血浆ET过度释放，并具有一定的剂量依赖性。由于该法能够抑制SNS和RAAS神经内分泌系统活性，从而减少了AngI、AngⅡ和BLD等ET－1生成刺激因子释放，故ET合成和释放减少；同时HE染色观察可见益气温阳活血化瘀法能显著改善肝肾等脏器充血情况，使肝肾血流量增加，血管阻力下降，促进ET的灭活与排泄，故血浆ET含量下降。益气温阳活血化瘀通过抑制ET合成和释放，能够扩张阻力血管和容量血管，减轻心脏前后负荷，故降低心肌耗氧量，改善了心功能；同时本法还可抑制ET介导的心肌细胞肥大，减少间质胶原沉积，具有延缓或逆转心肌肥厚及间质纤维化之功。因此，抑制ET过度分泌，从而调节血管张力，改善心肌重构，是本法有效防治CHF作用机理之一。

综上所述，神经激素系统的激活最初是CHF一种代偿性适应机制，目的是恢复心排血量。但是神经激素系统持续激活又进一步引发心脏和血管内靶器官的继发性损害，造成心室重构，使心功能不断恶化。由此可见，神经激素系统活化在CHF发生发展中占有举足轻重地位。因此，CHF治疗不应局限于纠正血流动力学紊乱，还应干预神经内分泌系统失调。实验结果显示，益气温阳活血化瘀法可以拮抗神经激素系统激活，降低活化后大量释放的AngⅡ、BLD、ANP和ET水平，从而消除上述物质对机体的不良影响。可见，有效调节神经内分泌系统活性及抑制内分泌激素过度释放，为本法有效阻止心肌重塑的重要机制之一。

4）益气温阳活血化瘀法抑制心肌细胞肥大

心肌重塑包括心肌细胞和细胞外基质重塑，而心肌细胞肥大是心肌细胞重塑的重要病理之一。

益气温阳活血化痰法能够有效减轻肥大心肌的重量，抑制心肌重构，表现在心脏重量指数明显下降（$P<0.01$），接近正常组；形态学检查示心肌细胞轻度肥厚，散在的纤维化区域；dp/dtmin 和 LVEDP 值均有所恢复（$P<0.05$）。综合心脏重量指数、病理学检查及血流动力学测定各项指标来看，益气温阳活血化痰法防治心肌肥大的效果优于中、西对照药物。其机理可能与抑制激活的 RAAS 及相关细胞因子的表达有关。一方面，本法有效抑制了 RAAS 活性，降低血浆 Ang Ⅱ、ET 水平，阻止心肌细胞蛋白质的过度合成，从而对抗心肌重塑，延迟和逆缓心肌肥大。另一方面，该法还能显著降低 TNF－α mRNA 和蛋白水平，从而抑制 TNF－α 所介导的心肌肥大。此外，另有研究证明钙超载是 ISO 诱导 CHF 大鼠心肌肥大的重要机制之一，与心肌细胞核钙转运功能降低有关。益气温阳活血化痰法能够阻止心肌细胞的肥大，还可能与其提高心肌细胞膜钙泵及钠泵活性、增加肌浆网（SR）Ca^{2+} 摄取能力，阻止钙内流，修复心肌作用有关。

5）益气温阳活血化痰法抑制心肌细胞坏死或凋亡

心肌细胞数量的逐渐减少是造成心功能恶化的主要原因，也是 CHF 重要的病理特征之一。

①细胞间黏附分子－1 与细胞坏死（或凋亡）

益气温阳活血化痰法、中西对照药能够不同程度抑制心肌细胞 ICAM－1mRNA 与蛋白表达，从而保护心肌，减少坏死心肌数量，其中各组蛋白水平较模型组显著性下降（$P<0.05$），而益气温阳活血化痰法效果最佳。

上述结果提示，ISO 引发的 CHF 大鼠心肌细胞 ICAM－1 表达增强是通过 mRNA 水平调节引起蛋白翻译增加，而益气温阳活血化痰法能够降低 CHF 中升高的 ICAM－Ⅰ表达，提示本法通过抑制 ICAM－1 基因转录及其蛋白表达，降低心肌细胞 ICAM－Ⅰ含量，从而减少中性粒细胞与心肌细胞的黏附，使细胞损伤减少，增加了心肌收缩单位，从而改善了心肌收缩与舒张功能。可见抑制心肌 ICAM－1 mRNA 和蛋白表达是益气温阳活血化痰法减少细胞死亡、提高心肌收缩力的重要机制。

②肿瘤坏死因子－α 与细胞凋亡及坏死

从 RT－PCR 和免疫组化的检测结果来看；益气温阳活血化痰法能够显著抑制心肌细胞上调的 TNF－α 表达，其疗效优于中、西对照药物。无论是 mRNA 相对含量，还是蛋白质浓度均较模型组显著下降，且二者变化趋势一致，说明本法能够改善心功能，通过抑制 TNF－α mRNA 表达降低其蛋白含量，拮抗 TNF－α 对心肌损伤，具有保护心肌、减少细胞死亡、增加心肌收缩力、调控细胞因子网络等重要作用。可能的机制为，益气温阳活血化痰法能够改善心肌缺血缺氧状态，调节神经内分泌系统，降低心脏前后负荷，并有效地抑制了TNF－α mRNA表达及蛋白合成，使心肌细胞 TNF－α 表达减少，因此抑制 TNF－α 等细胞因子表达是益气温阳活血化痰法有效防治 CHF 的重要机制之一。

③益气温阳活血化痰法对 TNF－α 和 ICAM－1 表达影响

益气温阳活血化痰法对 CHF 大鼠心肌 TNF－α 和 ICAM－1 蛋白及 mRNA 表达水平呈显著下调作用，表明该法可明显抑制 TNF－α 及其诱导的 ICAM－1 mRNA 及蛋白表达，能有效阻止黏附过程发生，减轻中性粒细胞对心肌细胞毒性损伤，从而保护心肌，提高心肌收缩力。因此，抑制 TNF－α 和 ICAM－1 等心肌细胞重塑相关调控基因的转录与表达，是益气温阳活血化痰法抑制心肌细胞凋亡和坏死，减少心肌细胞死亡数量，有效防治 CHF 的重要依据。

6）益气温阳活血化痰法抑制心肌间质重塑

①益气温阳活血化痰法抑制胶原增生

本实验经 HE 染色可见模型组心肌组织大量成纤维细胞增生，天狼猩红特异染色也证实胶原含量明显增加，偏振光下可见坏死与非坏死区域的心肌间质与血管周围折射出大量耀眼闪亮的猩红色光芒，且伴随益气温阳活血化痰法治疗而得以明显改善。提示ISO诱发CHF大鼠心肌中胶原大量增生，心肌间质纤维化，且修复性纤维化与反应性纤维化同时存在，这与AngⅡ、BLD、ET表达结果基本一致，也证明了胶原的增生系上述因素协同所致。益气温阳活血化痰法通过抑制神经内分泌系统的激活，减少血浆AngⅡ、BLD、ET等物质合成，有效阻止胶原增生，逆转心肌纤维化，抑制左室重构，从而降低心肌僵硬度，改善心肌舒缩功能。

②益气温阳活血化痰法抑制胶原降解

• MMPs和TIMPs与胶原降解

实验结果显示，益气温阳活血化痰法能够有效调节心肌细胞MMP-9和TIMP-1基因转录与表达，通过增强TIMP-1 mRNA转录及蛋白分泌，有力地抑制MMP-9基因转录与表达，从而有效阻止胶原降解及基质重构，防止左室扩张，延缓心室重构，明显提高了衰竭心脏左室射血功能。从免疫组化及RT-PCR法检测结果还可以看出，尽管卡托普利对MMP-9和TIMP-1也具有一定调节作用，但是不如益气温阳活血化痰法及参附注射液作用效果显著，特别是益气温阳活血化痰法能显著提高CHF中被抑制的TIMP-1表达，其水平与正常组相仿，从而有效阻止细胞外基质重塑。因此提高心肌细胞TIMP-1 mRNA和蛋白活性表达，同时降低MMP-9 mRNA和蛋白活性表达，可能是益气温阳活血化痰法有效干预间质重塑的重要机制之一。总之，本法不但能够抑制心肌细胞增殖和间质胶原沉积，还可以阻止胶原降解，既可延缓和逆转心肌纤维化，也可调整基质破坏性损伤，防止左室扩张，从而有效调控细胞外基质代谢。因此，抑制细胞外基质重塑，提高左室射血功能，也是本法有效防治CHF的重要机理之一。

• TNF-α与胶原降解

益气温阳活血化痰法不但能有效抑制TNF-α及其诱导的

MMP－9 mRNA 和蛋白表达，还能增强 TIMP－1 mRNA 和蛋白的表达来阻止 MMP－9 mRNA 和蛋白表达。可见，通过对上述多种影响基质重塑的相关基因进行有效调控，是益气温阳活血化痰法抑制胶原降解及改建，防止病变进行性发展的重要机制。

CHF 是一个由多系统、多基因、多环节的异常表达所介导的疾病，益气温阳活血化痰法不但能有效干预神经内分泌系统异常改变，还能调整细胞因子网络、基质金属蛋白酶及其组织抑制物，并调节心肌重塑相关的调控基因 TNF－α、ICAM－1、MMP－9 和 TIMP－1 转录与表达，从而抑制心肌细胞及细胞外基质重塑，可见多系统、多基因、多靶点、多方位的有效调节是益气温阳活血化痰法发挥显著 CHF 防治作用的重要依据。

7）益气温阳活血化痰法减轻脏器充血

益气温阳活血化痰法可使肝、肺重量指数明显下降，与模型组相比，差异有显著性意义（$P<0.05$），而参附注射液对肝肺充血状况的改善不甚理想（$P>0.05$），由于益气温阳活血化痰法能够抑制 RAAS 活性，降低血浆 AngⅡ、BLD 水平，扩张外周容量血管和阻力血管，从而减少水钠潴留，降低静脉压，故能有效缓解脏器充血。

8）益气温阳活血化痰法是防治 CHF 的有效治法

本研究结果表明，除神经内分泌系统外，细胞因子、细胞间黏附分子、MMPs 及 TIMPs 在心肌重塑中同样发挥了重要的调节作用，而益气温阳活血化痰法通过上述各个环节的综合调节作用，有效地阻止心肌重塑，延缓了 CHF 发生和发展，具有良好的 CHF 防治效果。

祖国医学认为，CHF 的发生多因素体阳虚、年高体弱、久病正虚，导致心中阳气亏虚，无力行津而生痰留饮，无力运血致瘀阻气滞，同时瘀痰血水又是介导 CHF 许多病理损伤的关键因素。一方面瘀痰血水难以速除，复伤心阳，阳气益虚，无力行血，即心肌收缩力降低；另一方面，痰瘀内阻还可造成心肌细胞肥大和心肌间质纤维化。总之，阳气亏虚、痰瘀内停是 CHF 心肌重塑的重要病理机制，也是疾病进行性发展的根本原因。其病理基础包括神经内分泌系统的异常激活、细胞因子网络调节紊乱、MMPs 及 TIMPs 调节失常等。

益气温阳活血化痰法既能振奋心阳、补益心气，增强心肌收缩力，还可通过活血化痰法调节心肌凋亡或坏死的相关调控基因 TNF－α 和 ICAM－1 介导的心肌细胞死亡，从而减少死亡心肌数量，提高心肌收缩力，具有显著的心肌保护效应。结果显示，本法对心肌细胞上调的 TNF－α 和 ICAM－1 mRNA 与蛋白表达的改善作用优于卡托普利和参附注射液，同时病理形态学及血流动力学检测结果也证明，本法对心肌细胞的保护效应以及对心肌细胞收缩性能指标的改善确实优于卡托普利和参附注射液，说明益气温阳活血化痰法能有效抑制心肌细胞的坏死及凋亡，从而增强心肌收缩功能。

本法主要通过活血化瘀、豁痰散结之功拮抗神经内分泌系统激活，改善心肌细胞肥大及间质纤维化，通过降低心肌 TNF－α 表达、提高金属蛋白酶组织抑制剂 TIMP－1 mRNA 与蛋白表达，降低了心肌 MMP－9 表达，从而改善心肌细胞肥大，逆转心肌纤维化及胶原降解，提高心肌舒缩功能。同时，从病理形态学观察结果、心脏重量指数到上述各项指标的改善，均表明益气温阳活血化痰法的疗效较无直接活血化痰作用的参附注射液显著，也从另一侧面反证痰瘀是造成心肌细胞肥大和心肌间质重塑的主要因素。

研究结果还显示，益气温阳活血化痰法对各项指标的改善，明显优于卡托普利及参附注射液，具有良好的综合疗效，这充分体现了中医学的整体观念和辨证论治的优越性。相信随着现代研究的不断深入，中医药防治 CHF 的作用机理将被不断发现，必将更好地造福于 CHF 患者。

6.4.2 中医诊治冠心病

冠状动脉粥样硬化性心脏病简称冠心病（CHD），又称缺血性心脏病，是危害中老年人健康的常见病、多发病，在心血管疾病中死亡率最高。

6.4.2.1 冠心病中医证候研究

（1）心阳虚是冠心病的主要病理基础

曹洪欣等在《冠心病心阳虚证的证候特点分析》一文中指出：

通过对 118 例冠心病病人的临床观察，认为心阳虚证是冠心病的常见证候，心阳虚证共 62 例，占 52.54%。冠心病心阳虚证临床表现具有一定的特点，主要体现为症有主次，虚实、寒热错杂，变化多端。提出心阳虚是冠心病的主要病理基础，气血运行不畅，痰浊、瘀血、水湿等病邪的形成是其病机关键，为温阳益心法治疗冠心病提供依据。

（2）冠心病心阳虚证研究

1）冠心病心阳虚证与心肌不同步运动的相关性研究

张琪等在《冠心病心阳虚证与心肌不同步运动的相关性研究》一文中指出：

循证医学发现心阳虚证和冠心病心力衰竭的临床表现相类似，提示心阳虚和心泵功能有关。我们应用定量组织速度成像技术研究时发现心阳虚证与左室心肌不同步运动存在相关联系。

2）冠心病心阳虚证与血小板功能及形态变化相关研究

张明雪等在《冠心病心阳虚证与血小板功能及形态变化的多元逐步回归分析》一文中指出：

应用多元逐步回归模型对冠心病心阳虚证大鼠模型血小板功能及形态变化进行了分析。结果显示，血小板功能亢进与心阳虚程度呈正相关，提示血小板变化可以作为冠心病心阳虚证的客观指标。

(3) 冠心病血瘀证研究

杨保林等在《冠心病血瘀证研究概况》一文中指出:

冠状动脉粥样硬化性心脏病发病率、病死率居内科其他疾病之首。研究表明,血瘀广泛存在于冠心病疾病过程中,大量研究资料也显示从瘀论治冠心病能取得良好疗效。笔者现将近年来对冠心病血瘀证的研究概况综述如下。

1) 客观化研究

①血液流变性、黏度及微循环的改变研究表明,血液流变学指标和甲皱微循环指标的异常变化与冠心病血瘀证的严重程度呈正相关;而且红细胞聚集性强,变性能力差(红细胞刚性异常)。另外,患者的甲皱微循环的管袢清晰度差、排列紊乱、血色暗红、管袢畸形以麻花状扭曲为多、血流速度缓慢、血流状态以粒线流和粒流为主。

②与血脂的关系

金氏等发现,冠心病兼血瘀证患者的脂蛋白(a)显著高于非血瘀证患者。孙氏等的研究也显示,冠心病血瘀证患者高密度脂蛋白标志物血载脂蛋白-I(apoA-I)水平低于健康人,而低密度脂蛋白标志物血载脂蛋白B(apoB)及apoB/apoA-I水平高于健康人的结果。

③免疫指标研究

临床观察显示,冠心病血瘀证患者细胞免疫功能降低而体液免疫应答增强,并表现为易受感染或病变处于慢性炎症过程。另外,单核细胞趋化游走能力增强。在单核细胞趋化游走之前,有一个与血管内皮黏附的过程,大量单核细胞黏附于血管内皮,和动脉硬化斑块一样能增加血流的阻力,可能是形成血瘀证的原因之一。

④凝血/纤溶活性研究

纤溶系统是内源性拮抗血管内血栓形成的重要机制,单核细胞可合成和表达组织型纤溶酶原激活物（t－PA）及其抑制剂PAI－1等纤溶组分，并从纤溶酶原和纤溶酶水平来调节机体纤溶活性。但血瘀、痰浊和气滞三证型的单核细胞促凝活性和PAI－1均明显升高，t－PA显著降低。

2）分型研究

①气滞血瘀型

本证型的高低切黏度、血浆黏度、红细胞聚集指数（AI）显著升高，PGI_2/TXA_2明显下降。且出现血载脂蛋白代谢紊乱，表现为apoA－Ⅰ降低，而apoB、apoB/apoA－Ⅰ升高。同时，患者红细胞C3b受体（RBC－CbR）花环率、OKT_3^+、OKT_4^+细胞、OKT_4^+/OKT_3^+比值及补体C3均较健康者显著降低，红细胞免疫复合物（RBC－Ic）花环率和血清IgG明显升高。

②气虚血瘀型

临床观察表明，本证型患者的apoA－Ⅰ降低，apoB、apoB/apoA－Ⅰ升高；且血载脂蛋白代谢紊乱较气滞血瘀证减轻。另外，血清总胆固醇（CH）、血细胞比容（HCT）、血浆纤维蛋白原（Fb）、AI各指标与健康人比较变化却不明显。

③阴虚血瘀型

目前，对阴虚血瘀型特异指标研究报道较少。邱氏对40例冠心病血瘀证进行分型研究，结果显示阴虚血瘀证患者的血清CH、HCT、Fb、AI明显增高，而气虚血瘀证变化不明显；并发现阴虚血瘀证的冠心病患者血液处于高浓、高凝、高聚状态，易使血栓形成，引起血管栓塞。而且在临床中也发现属阴虚血瘀证的患者较其他患者易于发生脑中风和心肌梗死，提示本证型是血瘀证分型中最危险的一种，值得重视。

④痰浊血瘀型

王氏等观察了44例冠心病患者的冠脉狭窄支数、程度及美国心脏病学会/美国心脏协会（ACC/AHA）病变分型等指标，发现痰浊血瘀与寒凝血瘀者冠脉狭窄程度相近，而气滞血瘀者明显减轻；从气滞血瘀证、痰浊血瘀证到寒凝血瘀证，冠脉病变ACC/AHA分型渐趋复杂，气滞血瘀证多见A、B_1型病变，后二者则以B_2、C型为多，提示冠心病证型与冠脉情况密切相关。

6.4.2.2 中医药治疗冠心病研究

（1）温阳益心活血化痰法防治冠心病的作用机理研究

龚其森等在《温阳益心活血化痰法对实验性心肌缺血大鼠的作用机理研究》一文中指出：

1）法则确立及方药分析

心阳虚是冠心病的主要病理基础，痰浊血瘀是冠心病发病的重要病理因素。冠心病本虚标实的病机主要体现于心阳虚为本，痰浊血瘀为标，阳虚痰瘀型是冠心病临床常见的证候，因此，确立温阳益心活血化痰法治疗冠心病。发作期运用本法，能使标实之证迅速缓解，有利于阴邪的消散，祛邪而不伤正。缓解期运用本法，以补虚治本为基础，配以活血化瘀药物治疗，寓通于补，补虚而不留邪。临床运用本法治疗冠心病取得了非常显著的效果。

导师立法主张以补为通，补中寓通，通补兼施。温心胶囊临床应用治疗冠心病效果显著，具有温阳益心、活血化痰之功效。温心胶囊药物配伍强调温补心阳之本，以扶助正气，温化痰饮，化瘀行气。以人参、桂枝为君药，臣药配以薤白、瓜蒌、半夏、厚朴、川芎、赤芍、茯苓，佐以柴胡、厚朴、黄连，甘草为使药，调和诸药，并有补中气益脾胃、化气血以滋心之阳的功效。以上诸药，既可温阳通阳，又可豁痰化瘀，共奏温阳益心活血化痰之功效。

2）温阳益心活血化痰法对大鼠高脂血症的影响

与模型组比较，温阳益心活血化痰法方药高、低剂量组血清TC，LDL－C含量有不同程度的降低，尤其是温阳益心活血化痰法方药高剂量作用较显著，说明温阳益心活血化痰法具有明显的降脂作用。同时，温阳益心活血化痰法可以升高 HDL－C 含量，降低 TG 含量。可见，温阳益心活血化痰法除具有降脂调脂作用外，还通过降低 TG，升高 HDL－C，阻止 LDL－C 氧化修饰，减少血管内皮细胞损伤，保护血管内皮，抑制血栓形成和平滑肌增生，起到防治动脉粥样硬化的作用。

3）温阳益心活血化痰法对血液流变学影响

各治疗组中，温阳益心活血化痰法方药和中成药改善血液流变学的各项指标作用较好。温阳益心活血化痰法方药高剂量可以显著降低低高切变率下的血液黏度，降低血浆黏度、红细胞压积、红细胞聚集，升高红细胞变形指数，与模型组比较差异有显著性意义。综合本法对高血脂的作用，分析温阳益心活血化痰法能够改善血液流变学作用机制，可能是通过降低 TC、TG，导致血浆黏度下降，从而降低红细胞压积、红细胞聚集，升高红细胞变形指数，最终降低血液黏度。温阳益心活血化痰法通过改善血液流变学的各项指标，减轻心脏负荷，增加心输出量，改善微循环，从而有效地防治心肌组织缺血缺氧，防止动脉粥样硬化及血栓的形成。

4）温阳益心活血化痰法对内皮血管活性物质释放的调节

本实验通过对实验各组大鼠血浆内皮素（ET－1）、血栓素（TXA_2）代谢产物 TXB_2 和前列环素（PGI_2）代谢产物 6－Keto－$PGF_{1\alpha}$的测定，探讨温阳益心活血化痰法的作用机制。

①内皮素（ET）

本实验采用放射免疫法，检测内皮素（ET－1）血浆含量，结果表明，模型组 ET－1 含量明显增多，与空白组比较，差异有显著性意义（$P<0.001$）。各治疗组均能降低 ET－1 含量，其中温阳益心活血化痰高剂量组作用显著，与模型组比较差异有显著性意义（$P<0.01$）。可见温阳益心活血化痰法通过显著降低血浆 ET－1 含量，从而缓解冠状动脉痉挛，以达到缓解冠心病急性发作和加重的目的，同时又可起到保护内皮细胞的作用，有效防治

心肌缺血和内皮损伤。

②调节 TXA_2/PGI_2 平衡

本实验研究结果表明，模型组大鼠血浆 TXB_2 含量与空白对照组比较明显升高，有统计学意义（$P<0.05$），6－Keto－$PGF_{1\alpha}$ 含量明显降低，差异具有显著性意义（$P<0.01$），说明 TXA_2/PGI_2 比例失衡，血管内皮细胞损伤，引起冠脉血管痉挛，心肌缺血损伤。各治疗组均能降低血浆 TXB_2 含量，升高 6－Keto－$PGF_{1\alpha}$ 含量，纠正 TXA_2/PGI_2 比例失衡，其中温阳益心活血化痰法高剂量组作用略高于中、西药对照组，说明温阳益心活血化痰法能通过降低 TXA_2 活性，升高 PGI_2 活性，恢复内皮功能，改善心肌缺血损伤，抑制血栓形成。

5）温阳益心活血化痰法对炎症反应作用

本实验运用免疫组化方法，检测实验各组大鼠心肌和主动脉肿瘤坏死因子（TNF－α）、基质金属蛋白酶（MMPs）、黏附分子（ICAM－1、VCAM－1）的表达，观察温阳益心活血化痰法对冠心病炎症反应的作用。

①肿瘤坏死因子（TNF－α）

从实验结果还发现，温阳益心活血化痰法能有效抑制心肌细胞 TNF－α 蛋白含量的升高及 TNF－α mRNA 的高表达，其疗效优于中、西药物对照组，较模型组显著下降。说明本法通过降低心肌 TNF－α 蛋白含量、抑制 TNF－α mRNA 表达，减少心肌细胞损伤，增强心肌细胞功能，从而改善心肌缺血缺氧，增强心肌收缩力，改善心功能。

同样，主动脉组织 TNF－α 蛋白含量及 TNF－α mRNA 检测表明，温阳益心活血化痰法能有效抑制 TNF－α 蛋白含量的升高及 TNF－α mRNA 的高表达，作用显著。本法通过抑制炎性细胞因子的产生，减轻炎症反应，减少黏附分子黏附，降低冠状动脉粥样硬化的发生。

②基质金属蛋白酶（MMPs）

本实验通过免疫组化方法对大鼠心肌和主动脉的内皮细胞和平滑肌细胞上 MMP－9 的蛋白含量检测。发现模型组心肌、主动脉均表达增高，与空白对照组差异显著。而温阳益心活血化痰法可抑制 MMP－9 的蛋白含量表达，作用优于中、西药对照组，且有效量关系。说明温阳益心活血化痰法通过降低 MMP－9 蛋白含量表达能起到抑制平滑肌增生，改善血管重构，稳定动脉斑块作用，从而有效地防止动脉粥样硬化斑块的形成及破裂，减轻心肌缺血损伤。

3）细胞间黏附分子1（ICAM－1）和血管细胞黏附分子1（VCAM－1）

各治疗组中，温阳益心活血化痰法高剂量能明显抑制大鼠主动脉组织中 ICAM－1 及 VCAM－1 表达，与模型组比较差异有显著性意义（$P<0.01$，$P<0.001$）。说明温阳益心活血化痰法使主动脉组织中 ICAM－1、VCAM－1 表达降低的同时，能有效地抑制单核细胞向内皮黏附及迁移，从而防止动脉粥样硬化的形成。经相关性分析显示 TNF－α 表达与 ICAM－1、VCAM－1 表达在冠心病发病中具有相关性，这与本实验结果是一致的，说明 TNF－α 是诱导和调节 ICAM－1、VCAM－1 表达的重要细胞因子，其作用较为突出，温阳益心活血化痰法可以通过抑制 TNF－α 蛋白及基因表达，减少黏附分子 ICAM－1、VCAM－1 产生和黏附，从而抑制炎性细胞浸润。

另外，本实验也对各组大鼠心肌组织 ICAM－1 表达进行了检测。结果发现，模型组大鼠心肌组织 ICAM－1 表达明显增强，与空白组比较差异有显著性意义（$P<0.001$），各治疗组可抑制和下调其表达，其中温阳益心活血化痰法高剂量组和西药对照组药物作用较显著，而温阳益心活血化痰法高剂量组药物又强于西药对照组药物。说明温阳益心活血化痰法也可通过下调心肌组织 ICAM－1 表达，而抑制心肌组织炎性细胞的浸润，保护和减轻心肌细胞损伤。

7）温阳益心活血化痰法对大鼠心肌缺血作用机制的影响

温阳益心活血化痰法高剂量组的大鼠心电图 ST 段位移明显改善，与模型组比较差异有显著性意义（$P<0.01$）；光镜下心肌组织心肌纤维结构分布基本正常，仅偶见肌纤维内轻度充血；电镜下心肌线粒体结构正常。说明温阳益心活血化痰法能较好防治心肌缺血及心肌损伤。

8）温阳益心活血化痰法对心肌缺血大鼠内皮功能作用机制的影响

温阳益心活血化痰法高剂量组大鼠血浆 ET－1、TXB_2含量减少，6－Keto－$PGF_{1\alpha}$含量增多；光镜下主动脉内膜内皮基本光滑，结构完整，偶见内皮粗糙。说明温阳益心活血化痰法能有效保护内皮细胞，改善内皮功能，防止动脉粥样硬化的发生。其作用机制主要表现为以下三个方面：

①运用温阳益心活血化痰法可以显著降低大鼠血浆 ET－1、TXB_2含量，升高 6－Keto－$PGF_{1\alpha}$含量，从而有效降低血管收缩功能，减轻血管痉挛，改善内皮功能。

②温阳益心活血化痰法通过抑制大鼠主动脉组织 TNF－α 蛋白及 TNF－α mRNA 表达，可以明显抑制黏附分子 ICAM－1、VCAM－1 的表达，说明温阳益心活血化痰法能显著降低单核细胞、淋巴细胞等的黏附功能，减轻内皮损伤，有效防止动脉粥样硬化的发生和发展。

③温阳益心活血化痰法能明显改善高血脂，通过降低血清 LDL－C、TG 浓度，升高 HDL－C 水平，达到保护内皮细胞的功能，防止内皮通透性增高，减轻内皮细胞活化，延缓动脉粥样硬化的形成。

9）小结

温阳益心活血化痰法的确立，主要基于心阳虚是冠心病的主要病理基础，痰浊瘀血是发病的重要病理因素；心阳虚为本，痰浊血瘀为标的病理改变的认识，本法在温补温运心阳的同时，兼以活血化痰。实验结果表明，对照用中成药、西药都能防治冠心病，但作用各有侧重。西药对照组所用药物是阿伐他汀，降脂作用明显，改善内皮功能、心肌缺血及炎症反应的各项指标综合作用不及温阳益心活血化痰法方药。中成药对照组所用药物是复方丹参片，作用侧重改善血液流变学，降低血液黏度、红细胞压积等，调节血脂，改善内皮功能、心肌缺血及炎症反应的各项指标综合作用亦不及温阳益心活血化痰法方药。温阳益心活血化痰法通过有效地降低高血脂，改善血液流变学，调节 ET－1、TXA_2/PGI_2代谢，抑制炎性物质释放和表达，起到扩张冠状动脉，改善微循环，保护内皮细胞及内皮功能，抑制炎症反应，防治心肌缺血损伤和动脉粥样硬化形成发展的作用。可见，温阳益心活血化痰法的作用机制是多层次、多环节、多靶点，具有综合调节优势。

（2）温阳益心活血化痰法对冠心病大鼠纤溶系统的影响

尹晶等在《温阳益心活血化痰法对冠心病大鼠纤溶系统的影响》一文中指出：

本课题采用高脂饮食和垂体后叶素腹腔注射的方法，复制了冠心病模型，并从血脂、血液流变学、纤溶系统等方面进行系统的观察，探讨了温阳益心活血化痰法防治冠心病的作用机理，研究结论如下：

1）温阳益心活血化痰法通过降低血清中总胆固醇、甘油三酯、低密度脂蛋白的含量，升高血清中高密度脂蛋白的含量，对血脂的代谢失衡具有良性的调节作用。

2）温阳益心活血化痰法通过降低反映血液黏度的全血黏度、血浆黏度的指数，改善反映红细胞流动性和变形性的聚集指数、变形指数、压积指数，从而使心脏的负荷降低，心输出量增加，微循环改善，抑制了心肌的缺血缺氧。

3）温阳益心活血化痰法能够保护心脏的超微结构，改善心肌缺血的病理状态，抑制动脉斑块形成。

4）温阳益心活血化痰法能够降低血浆中 PAI－1 的含量，抑制其在心肌、主动脉组织中蛋白及基因表达；升高 t－PA 在血浆中的含量，促进其在心肌、主动脉组织中蛋白表达。提示该法对向有利于机体双向调节 PAI－1、t－PA 的方面优于其他治法，具有增强纤溶系统活性的作用。

5）温阳益心活血化痰法是防治冠心病的有效方法。其作用是通过调节血脂代谢，改善血液流变学，增强纤溶系统活性，从而抑制纤维蛋白沉积和抗血栓形成来实现的。

（3）益气活血法治疗气虚血瘀型冠心病研究

王炎焱等在《复方黄芪无糖颗粒冲剂治疗气虚血瘀型冠心病的临床与实验研究》一文中指出：

复方黄芪无糖颗粒冲剂是导师于忠学教授经多年临床经验，以益气活血为组方原则总结出的治疗气虚血瘀型冠心病的有效方剂。本课题结合现代科学方法对益气活血法组成的方剂复方黄芪无糖颗粒冲剂（由黄芪、丹参、延胡索、降香、三七、水蛭等组成）治疗冠心病心肌缺血进行了实验研究及临床观察，从而较全面和深入地揭示了复方黄芪无糖颗粒冲剂防治冠心病的作用机理。

结论：

1）本研究成功地复制了 ISOP 所致大鼠心肌缺血损伤模型。

2）复方黄芪无糖颗粒冲剂具有显著的改善心肌缺血损伤大鼠心肌细胞 $Ca^{2+}-Mg^{2+}$－ATPase、$Na^{+}-K^{+}$－ATPase 活性的作用，提示复方黄芪无糖颗粒冲剂具有显著改善缺血心肌能量代谢的作用。

3）复方黄芪无糖颗粒冲剂能够显著上调缺血损伤大鼠血清 NO 水平及降低血浆 ET 水平，并显著促进血管内皮细胞的再生，提示复方黄芪无糖颗粒冲剂可能具有改善缺血损伤大鼠血管内皮依赖性舒张功能障碍的作用。

4）复方黄芪无糖颗粒冲剂可使 FaVⅢ表达轻度增强，提示其具有加速和增强侧支循环的建立和新血管再生的作用。

5）复方黄芪无糖颗粒冲剂能够显著抑制和阻断心肌细胞发生凋亡，并显著减轻心肌损伤的程度，提示复方黄芪无糖颗粒冲剂能够通过抑制和阻断心肌细胞过度凋亡的发生而起到保护心肌的作用。

6）复方黄芪无糖颗粒冲剂可显著下调 *Fas* 基因的蛋白表达，上调 *Bcl*－2 基因的蛋白表达，提示 *Fas* 基因、*Bcl*－2 基因可能参与了缺血损伤心肌细胞凋亡的调控过程。复方黄芪无糖颗粒冲剂抑制和阻断细胞凋亡发生的作用可能与调节此二基因的表达有关。

7）临床观察表明，复方黄芪无糖颗粒冲剂可降低血浆 ET，增加 NO 释放，升高血清 SOD，降低 MDA，从而表明，复方黄芪无糖颗粒冲剂可调节自由基代谢，保护血管内皮细胞。

第7章 肝主疏泄调控系统

“肝藏血。”（《素问·调经论》）“肝藏血，血舍魂。”（《灵枢·本神》）肝为藏血之脏，主疏泄，喜条达，恶抑郁。肝主藏血，是指肝脏具有贮藏血液、调节血量和防止出血的功能。肝主疏泄是肝的最核心的生理功能。疏，即疏通；泄，即发泄、升发。如果说肝主藏血的生理功能是借解剖学而产生，那么肝主疏泄的生理功能则是通过整体观察而赋予，它涉及了神经、循环、消化、内分泌、生殖等系统。

7.1 肝主疏泄的生理病理学基础

7.1.1 肝主疏泄机理

马月香在《肝主疏泄机理探析》一文中指出：“解剖学中的肝脏是肝主疏泄形成的形态学基础。通过古代的解剖观察，古人认识了肝的名称、大体解剖部位和大体解剖形态，在对肝脏形态学观察的基础上，认识了肝主藏血的生理功能。中医学的整体观念是表象综合、援物类比肝主疏泄的主要依据，人与自然界的整体统一观以及其在自然环境的影响下所表现出来的宏观的生理、病理现象和对治疗的反证，是认识肝主疏泄功能的主要基础。”

7.1.1.1 在时间和空间上

《素问·宝命全形论》云：“人以天地之气生，四时之法成。”可见，四时的更替对人体的生理病理产生着重要的影响。《素问·阴阳应象大论》云："东方生风，风生木，木生酸，酸生肝，肝生筋，筋生心，肝主目。"《素问·金匮真言论》云："东方色青，入通于肝……是以春气在头也……"《素问·藏气法时论》说："肝主春……"《素问·六节藏象论》说："肝者……通于春气。"可见，肝与东方、春天有着整体的联系。日出东方，为一天之始，初阳布和，温暖如春，万物荣美。春天为一年之始，阳气渐升，气候转暖，万物复苏，如《素问·四气调神大论》说："春三月，此谓发陈，天地俱生，万物以荣……"因此，肝应阳升东方，行春令之气，便使肝气内藏"生长""生发"之性。

7.1.1.2 在生理上

《黄帝内经》虽未明确提出"肝主疏泄"，但在其篇章中多处论述了肝气具有生发、条达、舒畅的特性。如《素问·五常政大论》云"木曰敷和""敷和之纪，木德周行，阳舒阴布……其性随，其用曲直……其政发散……其藏肝""苍气达，阳和布化，阴气乃随，生气淳化，万物以荣，其化生，其气美，其政散，其令条舒"。王冰注："敷和，敷布和气，物以生荣。"《素问·气交变大论》云："东方生风，风生木，其德敷和，其化生荣，其政舒启……"王冰注："舒，展也；启，开也。"《素问·五运行大论》云："东……风……木……在藏为肝……其德为和，其用为动……其政为散，其令宣发……"可见，《黄帝内经》记载了肝木在生理上具有生发、舒达之性。同时也得到了后世医家的认可，如清代医家叶天士云："肝为风木之藏……其性刚，主动，主升……"唐容川说："肝属木，木气冲和条达。"周学海也指出："肝之性喜升而恶降，喜散而恶敛。"

7.1.1.3 在病理上

从病理现象来反推内脏的某些生理功能，也是藏象学说形成的一个重要方面。《素问·标本病传论》云："肝病头目眩，胁支满，三日体重身痛，五日而胀。"满、胀皆为气机不畅而郁滞的表现，可知肝与气机运行有关。《素问·举痛论》云："怒则气上……悲则气消，恐则气下，惊则气乱……"可见，惊恐悲怒等情志刺激，皆损伤肝气而导致气机紊乱。何以知道惊恐悲怒损伤的是肝气而不是其他脏气?《素问·金匮真言论》云："东方色青……藏精于肝，其病发惊骇。"《素问·藏气法时论》云："肝病者，令人善怒，善恐，如人将捕之。"《素问·风论》云："肝风之状，善悲，善怒，时憎女子。"《素问·痹论》云："肝痹者，夜卧则惊。"《素问·经脉别论》云："疾走恐惧，汗出于肝。"《素问·刺热论》云："肝热病者，热争，则狂言及惊。"可见，惊恐悲怒等不愉快情志多与肝有关。因而肝病出现气机运行不畅，明智的古人据此可知肝有调畅气机的作用。《素问·五藏生成》云："多食辛，则筋急而爪枯。"肝在体合筋，其华在爪，辛能发散，多食辛，使肝气发散太过，损伤肝气之本性，则使筋、爪出现病变。

7.1.1.4 在治疗上

就治疗而言，《素问·藏气法时论》云："肝苦急，急食甘以缓之，肝欲散，急食辛以散之……"《素问·六元正纪大论》云："木郁达之。"《难经·十四难》云："损其肝者，缓其中。"可见，对肝病的治疗多用缓和、散发、条达的方法来治疗，以恢复肝气条达、舒畅之本性。这进一步证明了肝气具有条达、散发、缓和之性。隋代巢元方《诸病源候论》云："肝脏病者，忧愁不乐，头旋眼痛，可气出而愈。"意指肝病能使气机郁滞，气出可使气机畅达而愈。清代何梦瑶则更加明确地提出以"达"治肝。

7.1.1.5 在养生上

中医学十分重视养生，在《黄帝内经》开篇即提出"恬淡虚无，真气从之，精神内守"的养生思想。对于肝应春天的养生，《素问·四气调神大论》云："春三月，此谓发陈，天地俱生，万物以荣，夜卧早起，广步于庭，被发缓形，以使志生，生而勿杀，予而勿夺，赏而勿罚，此春气之应，养生之道也。逆之则伤肝……"又云："逆春气则少阳不生，肝气内变。"意指春天应顺应肝木之气的升散、升发之本性，以防止疾病的发生，否则，可伤肝引起病变。

可见，无论是从肝脏所对应的时间、空间上，还是从肝脏的生理现象、病理现象以及治疗的反证观察方面，皆反映了肝具有生长、升发、条达、舒畅之性。

7.1.2　肝主疏泄的现代生理学基础

岳广欣等在《肝主疏泄的生理学基础探讨》一文中指出："从现代信息控制系统理论的角度，探讨了肝主疏泄的生理学基础，认为本能需求为肝主疏泄的核心，动机和情绪中枢大脑边缘系统为肝主疏泄的调控中枢；下丘脑－脑干－自主神经通路和交感－肾上腺髓质通路是其信息通路；平滑肌系统是肝主疏泄功能得以实现的效应器，其通过舒缩运动引起气血津液分布的变化而使肝能疏泄，又通过感觉传入系统将这种变化传入边缘系统进行反馈调节；肾上腺皮质激素对肝主疏泄功能的维持和变化有重要的调节作用。"

肝作为主疏泄、调畅人体气机的脏器，在五脏中占有举足轻重的地位，具有调畅气机、调畅情志、调畅血行、分泌排泄胆汁、维持脾胃的升降功能、助脾散精、泄浊解毒、疏利三焦水道、调畅月经、疏泄肾精、疏散外邪等作用。另外，肝脏之藏血、藏魂、主筋等诸种生理功能无不与疏泄功能有关。如果疏泄失常则气机紊乱，脏腑功能失调，诸病丛生。中医肝病涉及到临床各科，多达几十种疾病，因而有"肝病十居六七""肝病贼五脏"之说。虽然肝脏致病广泛，但气机郁滞是其病理基础，疏泄不利是其发病的根本，因此本文欲从现代信息控制学的角度进行探讨，以期揭示肝主疏泄的生理学基础。

7.1.2.1　边缘系统是肝主疏泄的高级中枢

中医肝脏并非解剖意义的肝脏，它涉及了神经、循环、消化、内分泌、生殖等系统，很难给予解剖学定位，这种中西医对照的方法也使中医研究陷入了困惑之中。如果用信息控制系统的理论，把中医的脏看成一个信息控制系统，似乎更容易理解中医的五脏及其功能。

（1）疏泄、藏魂与本能

疏泄本身寓有疏通、外达、发泄，从而获得某种满足和心身愉悦之意。人的本能欲求冲动是一种源于内的潜能发泄与外达过程，舒畅得泄即达目的。因此，从本能欲求冲动来诠释肝主疏泄理论，更符合原意，也更切合临床实际。从心理学来分析，人都有不同层次的本能性需求，若本能性需求适度，心理调整及时，称为肝主疏泄正常，条达舒畅；若需求太过，称疏泄太过，表现出易怒烦躁，甚至侵犯性行为等；若需求受挫，称为疏泄不及，在情绪、饮食、生殖系统等方面会出现众多病理反应。肝藏魂，魂为五神之一，亦与肝的疏泄功能有关。王氏提出："魂也是生命活动过程中一些本能的现象。"这些本能现象主要是：先天既有的运动、感觉和反射，以及在此基础上逐渐发展起来的一种整体调控能力，实际上都属于躯体性、生物性的范畴。因此，可用"躯体生物本能"一词来概括其实质，它是排除了社会文化、道德规范、自我意识、心理结构等后天社会心理因素的影响，以生命本来的节律运行着的状态；是无意识、非自我、无社会文化影响、无认知理性的、低级的、躯体化的、本能的精神活动；是"生物学"个体的行动，而非"社会的自觉的"个体的行动。

（2）动机和情绪与边缘系统

动机是对所有引起、支配和维持生理心理活动过程的概括。所有的生物有机体都会趋向于某些刺激而远离某些刺激，这由它们的喜好和厌恶来决定。例如，饿了就要吃东西，渴了就要喝水。弗洛伊德提出人类体验到的动机来源于生的本能（包括性欲）和死的本能（包括敌对行为），他认为本能的冲动指引心理能量去满足身体的需要。情绪是一种由客观事物与人的需要相互作用而产生的包含体验、生理和表情的整合性心理过程，它是人的需求与刺激相互作用后认知评价的产物。由上可知，动机和情绪都和本能需求有关，其中动机是本能需求的外显表现，情绪是本能需求内在驱动的产物，而本能需求是肝主疏泄功能产生的核心，因此，动机和情绪属于肝主疏泄调节的范畴。

大脑中与动机和情绪形成关系密切的区域是大脑的边缘系统，它包括梨状皮层、内嗅区、眶回、扣带回、胼胝体下回、海马回、脑岛、颞极、杏仁核群、隔区、视前区、下丘脑、海马以及乳头体等部位。实验证明，刺激或损伤哺乳动物的扣带回、杏仁复合体、隔区、海马等部位，动物会出现假怒、逃避、防御或淡漠、嗜睡、温驯等情绪反应。另外，边缘系统还与人体本能活动有关。如下丘脑内侧区是饱食中枢，外侧区是摄食中枢，控制着摄食活动；下丘脑与促性激素的基础水平和周期性变化有关，控制着机体的生殖功能；下丘脑调节交感神经和副交感神经以维持和调节人体内环境；杏仁体与下丘脑相连，用于控制摄食活动；杏仁体与下丘脑及脑干中许多部位有双向纤维联系，从而控制情绪行为的表达。由于边缘系统，特别是海马、下丘脑、杏仁体，不但是动机和情绪形成和调节的中心，而且还调控着人体的本能性活动，维持内环境的自稳态，因此，边缘系统为肝主疏泄的调控中枢。

7.1.2.2 自主神经系统和交感－髓质系统是肝主疏泄的信息通路

本能和动机欲求产生后，通过一定的途径把这种信息指令传递到效应器部位，才能产生疏泄的生理效应。

（1）自主神经通路

情绪的表达除主观体验外，还有生理唤醒，生理唤醒主要是为了动员躯体对引起情绪的来源做出反应。自主神经系统是生理唤醒的重要组成部分，它通过交感和副交感系统同时为躯体的情绪反应做好准备。此外，自主神经系统还调节着人体的一些生物本能活动，如：呼吸、消化、觉醒等，甚至在睡眠状态仍在发挥作用。大量的中医临床实验研究显示，肝病各证候都存在自主神经功能的失调，如肝病实证各证以交感神经偏亢为主，肝病虚证各证以副交感偏亢为主。表明肝的功能与自主神经系统有密切关系。因此可以认为，自主神经系统是肝主疏泄的信息通路。边缘系统是动机和情绪的发源地，它主要通过下丘脑－脑干－自主神经系统来调控疏泄功能。下丘脑一直被认为是自主神经系统皮质下的高级中枢，其受大脑皮质的调节，与皮质边缘叶及脑干网状结构有密切关系。下丘脑有交感神经中枢和副交感神经中枢，因此肝主疏泄的自主神经通路分为两条，一为交感神经通路，即下丘脑后区、腹内侧区→中脑中央灰质→延髓腹外侧前区→交感传出系统→效应器；一为副交感神经通路，即下丘脑副交感中枢、中缝核、孤束核→复合迷走背核和疑核副交感节前神经元→副交感传出神经系统→效应器。

（2）交感－肾上腺髓质通路

金氏等对中医肝病五类证候病人进行血浆去甲肾上腺素和肾上腺素测定，结果显示，肝脏各证除肝气郁结证外，都显示一定规律的异常变化，实证偏高，虚证偏低。说明肝主疏泄的信息传递与交感－肾上腺髓质系统也有关系。边缘系统的调控信息可通过脊髓侧角交感节前神经元－肾上腺髓质引起儿茶酚胺的释放入血，产生类似交感神经通路兴奋的效应，对自主神经通路起到补充作用。

7.1.2.3　平滑肌系统是肝主疏泄的效应器

肝主疏泄最主要的作用是调畅气机，它调节物质流动和分布，即疏通、发泄全身气、血、津液，使其畅达宣泄。气、血、津液在体内的运行大多是通过以平滑肌为主体的各种管腔来完成的。平滑肌在边缘系统的控制下，通过下丘脑－脑干－自主神经通路和交感－肾上腺髓质通路，产生舒缩活动，完成疏泄的具体过程。因此平滑肌就是肝主疏泄整个信息控制系统的效应器。

（1）平滑肌舒缩以适应外环境的变化

正常生理状态下，肝主疏泄功能是由血管平滑肌有规律的舒缩来充分展现的。《素问·五藏生成》说："人卧，血归于肝。"即平滑肌的收缩与舒张功能改变着血管容积而使血有所藏，调节着人体的气机，使之与人体的状态相适应。大多数部位的平滑肌受交感和副交感神经的双重支配，两者的平衡协调维持着正常平滑肌的舒缩活动。当人受到刺激与人的本能需求或动机一致时，动机和情绪信息可正常产生，经过边缘系统内部的协调平衡，确定交感神经通路和副交感神经通路的兴奋程度，再通过两条通路支配平滑肌的舒张和收缩程度，产生相应的生理效应，即本能需求得到了满足，气机处于调畅状态，人即产生愉悦的外在表现。当人受到刺激与人的本能需求或动机相矛盾时，本能需求被压抑，边缘系统处于权衡矛盾的紊乱状态中，两条通路的兴奋性也就失去了常态，或一方过度兴奋，或一方过度抑制，或时而兴奋时而抑制，无有节制，支配的平滑肌出现过度的收缩或松弛，或收缩与松弛无规律，致使物质和能量不能正常运送和输布到需要的部位，使人产生了气不得伸的感觉，即肝失疏泄，气机郁滞。

（2）病理状态平滑肌舒缩失去节律

疏泄失常、气机不利是肝病的基本病机，它包括两种情况：一为疏泄太过，一为疏泄不及。疏泄太过即肝气升发太过，使气血上冲，呈现亢奋状态。若眼、面、舌的血管平滑肌过度舒张，毛细血管充血，则见面红、目赤、舌红等；若因颅内外诸部血脉充血，则见头晕、头胀等；若因头部血管异常扩张，平滑肌受到牵拉，则见头痛；若因肝升气张，阻力血管平滑肌异常收缩，脉管内压力增高，则见弦脉。阻力血管平滑肌紧张性收缩过度是肝气升逆、肝阳上亢，甚至破裂而致阳升风动等病理变化之关键所在。实验表明，肝阳上亢证、肝阳化风证以微血管收缩为主，肝火上炎证、肝胆湿热证血管舒张占优，此皆为肝疏失畅不达，平滑肌运动紊乱所致。肝气升发、宣泄受阻，呈抑郁状态，即所谓肝疏泄不及，临床上称肝郁气滞。研究显示，肝气郁结证中枢交感神经功能活动偏低，而外周交感－肾上腺髓质功能偏亢，血管舒缩功能的活性物质 TXB_2 含量升高，6－Keto－$PGF_{1\alpha}$ 含量下降。以上情况表明在肝主疏泄信息通路上出现兴奋和抑制相矛盾的现象，因此血管平滑肌的运动也就发生紊乱，出现低效运动和无效运动，甚至是产生与脏器需求相反的舒缩反应。

总之，平滑肌作为肝主疏泄的效应器，具体执行着调畅气机的功能。正常情况下，平滑肌产生自律运动和受到刺激产生舒缩反应，以使气血津液的分布与各脏器功能状态相适应；在病理情况下，长期的系统信息紊乱，或过于兴奋，或过于抑制，或出现矛盾，使平滑肌的舒缩异常，甚至出现恶性循环的现象，最终可损伤脏器而致疾病发生。

7.1.2.4　肾上腺皮质激素与肝主疏泄功能状态的关系

肝主疏泄与肝脏体阴而用阳的特点关系密切。“体阴”指肝所藏之血，“用阳”是指肝的生理功能和病理变化多以阳为主，如肝为少阳、内舍相火、主升主动、喜条达、为刚脏。其中最关键的是“内舍相火”，正是肝有相火，作为其疏泄的动力，向外发散，疏通气机，才使肝有疏泄的功能。

（1）肾上腺皮质激素与相火的关系

人体内生理之火有二，一为君火，藏于心；一为相火，主要藏于肾，亦寄于肝，还分布于胆、膀胱、三焦、心包。相火具有“水中之火”的特性，它寄寓下焦肝肾精血之中，以肝肾之阴为物质基础，为人身动气，主持诸气，通行三焦，是人体生命活动的原动力。肾阳虚（相火衰）的患者肾上腺皮质功能均处于低下状态，血浆皮质醇低于正常水平。在使用激素治疗免疫性疾病（如肾病综合征）中观察到，大剂量激素应用早期患者临床上所表现的证候大多属阴虚火旺型，常见兴奋、失眠、多汗、面红、五心烦热、口干、痤疮、多毛、舌质红等症状。由此看来，激素与中医学“少火”的性质相似。临床应用激素相当于外源性补充“少火”，从而发挥扶正祛邪的治疗作用。但是，在外源性激素超生理量长期使用的情况下，其变为“壮火”，损伤肾阴，耗散元气，还能抑制机体内源性“少火”的生成，从而导致气阴两虚，这就是激素初治阶段多表现为阴虚内热证，而在减量和维持阶段多可表现出明显的气阴两虚或阳气虚衰症状的原因。也就是说，激素具有类似“壮火”样副作用。因此，肾上腺皮质激素与相火功能十分相似。一方面，两者皆对全身各脏腑的功能有激发和调控作用；另一方面，肾上腺皮质激素长期升高会产生一系列不利的影响，如抵抗力下降、生长发育迟缓、抑郁、性欲减退、月经紊乱等，这与相火的两面性也不谋而合。

（2）激素与边缘系统的兴奋性和敏感性的关系

作为肝主疏泄的调节中枢——边缘系统，一方面接受内外环境的刺激和反馈调节，另一方面对整个疏泄系统的兴奋性进行调节，使之与内外环境相适应。类似于人体相火的皮质激素在上述调节中起着重要的作用，其在血浆水平的异常变动，影响着边缘系统的兴奋性和敏感性，进而影响到疏泄各方面的生理效应。糖皮质激素是通过与其受体相结合而发挥生理作用的，其受体包括糖皮质激素受体（GR）和盐皮质激素（MR）两种受体。在正常生理情况下，糖皮质激素通过 MR 维持着大脑海马区域的稳定兴奋输入以使其有一定的兴奋性输出。若再加上 GR 的激活作用，如在急性的应激之后，通常会使海马兴奋输出减少。皮质激素通过边缘系统的（海马）MR 对基础的下丘脑 - 垂体 - 肾上腺轴活动有维持效应，而且与中枢反应系统的敏感性或刺激阈值有关联。肾上腺皮质激素还通过 GR 调节兴奋性和抑制性神经输入到下丘脑。因此，MR/GR 的平衡对神经元的兴奋性、应激反应和行为适应极其重要。在持续应激或糖皮质激素浓度过高状态下，过量的糖皮质激素与 GR 结合，发挥对 MR 的调节作用，同时还会引发对边缘系统神经元的损伤。Sloviter 将大鼠双侧肾上腺皮质切除后，导致糖皮质激素缺乏，结果发现海马齿状回颗粒细胞发生丢失。由此可见，在过高或过低水平的糖皮质激素作用下，极易导致神经元的损伤，从而影响边缘系统的兴奋性和敏感性，造成情绪紊乱、记忆功能下降以及对刺激反应异常，出现精神紊乱、焦虑、抑郁、易激惹等情绪反应异常、肝疏泄失调的现象。

7.1.2.5 结论

肝主疏泄是肝脏的核心生理功能，疏泄功能失常致病范围广泛，疏泄不利、气机失调是其基本病理机制。肝主疏泄的生理学基础如下：①边缘系统是肝主疏泄的调控中枢，是动机和情绪产生的发源地，它一方面接受内外环境的刺激，及时做出反应；另一方面接受体内状态的反馈信息，调整其状态，产生适应性反应。②边缘系统的信息传递主要通过边缘系统－脑干－自主神经通路和交感－肾上腺髓质通路来实现，其中自主神经通路又分为交感神经通路和副交感神经通路。③平滑肌系统是肝主疏泄的效应器，通过平滑肌的舒张和收缩活动，最终完成在边缘系统控制下的整个疏泄过程。④糖皮质激素通过对边缘系统兴奋性和敏感性的影响，调节着肝主疏泄的功能状态和强弱。

7.1.3 肝疏泄太过与肝失疏泄机制

7.1.3.1 肝疏泄太过深层机制探索

高冬梅在《肝疏泄太过深层机制探索——PMS 肝气逆证猕猴模型中枢关键受体基因差异表达研究》一文中指出：

本学位论文在导师提出的“肝主疏泄与调节单胺类神经递质和性激素及其调节激素水平有关”科学假说指导下，在导师 20 余年研究基础上，采用基因芯片技术检测经前期综合征（Premenstrual syndrome，PMS）肝气逆证猕猴模型边缘系统 5－HT1A 受体、5－HT2A 受体、GABAA 受体、ERα 受体、ERβ 受体、PGR 受体。集中探讨中枢内单胺类神经递质、甾体受体在 PMS 肝气逆证发病机制中的作用，取得如下新发现和新认识：PMS 肝气逆证发病与中枢内单胺类神经递质、甾体受体密切相关，支持导师“肝主疏泄与调节机体单胺类神经递质和性激素及其调节激素有关”假说的科学性，深化并丰富了该假说的科学内涵。

（1）通过采用基因芯片技术进一步筛选造模猕猴中枢内表达差异性的单胺类神递质 5－HT1A 受体、5－HT2A 受体、GABAA 受体、ER－α 受体、ER－β 受体、PGR 受体，实验结果显示，PMS 肝气逆证中枢发病机制是通过调节边缘系统的上述六个受体基因 mRNA 表达量而实现的。

这一研究结果，不仅为假说提供基因方面的证据和理论支持，而且为今后 PMS 肝气逆证中枢发病机制蛋白组学研究提供可借鉴的经验和分析平台，丰富和深化中医肝主疏泄理论。

（2）除上述筛选到的差异表达受体基因外，还有若干有差异性表达的基因。因绝大多数发病率高、危害性大的疾病是多基因疾病，是有多个调控基因失常所致，本实验筛选到的基因数量较多，说明不同脑区有多个基因参与其发病机制的调控，提示中枢病变机制复杂性。

马月香在《肝主疏泄调节人体功能的理论与实验研究》一文中指出：

本文运用现代分子生物学技术，以肝失疏泄所导致的始发证候肝气逆证、肝气郁证为切入点，特别对肝失疏泄产生肝气逆证时的主要改变指标（5－HT、EZ、P）的受体基因表达在中枢不同脑区 mRNA 水平上的变化做了探讨：

（1）在下丘脑中，E_2受体基因表达在 mRNA 水平上的变化不明显（$P>0.05$）；5－HT1A 受体的基因表达在 mRNA 水平上有显著性降低（$P<0.0001$）；P 受体的基因表达在 mRNA 水平上也有明显的降低（$P<0.001$）。

（2）在边缘叶中，E_2受体的基因表达在 mRNA 水平上有降低的趋势（$P<0.01$）；5－HT1A 受体的基因表达在 mRNA 水平的

变化略有降低（$P > 0.05$），无统计学意义；P 受体的基因表达在 mRNA 水平的变化略有升高，但不明显（$P > 0.05$），也无统计学意义。

7.1.3.2 从心理应激的角度揭示中医肝疏泄功能失常的病理机制

李艳在《从心理应激探讨“肝主疏泄”的中枢神经生物学机制》一文中指出：

情志与心理应激在概念、发病条件以及临床范畴方面均有着极大的可沟通之处。从心理应激的角度来研究情志、情志疾病和脏腑功能失调的本质在理论上有着坚实的基础。情志疾病多与肝有关。中医多从肝入手治疗情志疾病，疗效显著。肝的脏腑功能失调可以表现为神经－内分泌功能紊乱。心理应激病理特点是以下丘脑－垂体－肾上腺皮质轴（HPAA）被激活为基本变化的一系列神经内分泌反应的过程。可见，肝脏功能失常与心理应激的内在联系是神经内分泌网络。对于情志因素（心理应激）引起的各种变化，肝是机体调节心理应激反应的核心。因此从心理应激的角度可能在更深层次上揭示中医肝主疏泄的生理机制以及肝失疏泄的病理机制。

本实验在参考国内外造模方法以及联系中医情志致病特点的基础上，采用反复限制制动的方法建立心理应激动物模型。制造模型的原则是尽量模仿人情绪异常发生过程，尽量排除躯体应激因素。我们根据中医“肝喜调达而恶抑郁”“肝为刚脏，体阴而用阳”等理论以调肝为主要治法进行组方用药，根据其对应激大鼠调节作用机制，从而探讨“肝主疏泄”的神经生物学机制。

（1）建立反复制动心理应激动物模型

本实验连续 21 天动态观察了反复制动心理应激大鼠血浆皮质醇（CORT）与 β－内啡肽（β－EP）水平的变化。第 15 天血浆 CORT 和血浆 β－EP 水平均同时达到了最高值，初步确定 15

天是大鼠应激反应较为强烈的时期，神经内分泌反应较为明显。故本实验初步选择15天模型大鼠作为观察对象。

而后，观察了反复制动心理应激15天模型大鼠的一般行为学（旷场行为和鼠尾悬挂测定）、血清CORT、血浆ACTH以及其他生理常数（体重、脾脏指数、胸腺指数、垂体指数、肾上腺指数等）。结果发现本模型大鼠HPAA功能亢进，并出现抑郁样行为。生理常数符合应激改变。根据对造模大鼠的一般行为学观察和一些经典反应心理应激状态的指标，本实验初步确定了本造模方法的可行性，结合对模型大鼠血浆CORT和β-EP动态观察，根据中医病因病机理论，初步确认反复束缚制动心理应激模型适合于研究中医所讲述的“怒伤肝，肝失疏泄”的病理改变。

（2）肝主疏泄的中枢神经生物学机制初步研究

1）各组应激大鼠血浆、垂体、下丘脑β-EP检测

方法：采用放射性免疫分析。结果：应激大鼠血浆β-EP水平明显升高，垂体和下丘脑β-EP明显降低。结论：①反复制动应激2W Wistar模型大鼠下丘脑和垂体β-EP水平明显下降，血浆β-EP水平明显升高。②反复制动应激2W模型Wistar大鼠中医病理变化机制之一可能是肝疏泄功能失常，调肝法的本质与上调下丘脑β-EP有关。

2）各组大鼠下丘脑CRH、血浆β-EP、血清CORT测定

方法：采用放射性免疫分析法。结果：模型组大鼠下丘脑CRH、血浆β-EP和血清CORT水平与正常对照组相比均明显升高。调肝组下丘脑CRH和血清CORT水平与模型组相比明显下降。人参总皂苷组下丘脑CRH和血清CORT水平与模型组相比明显下降，其血浆β-EP水平明显高于模型组。补肾组血浆β-EP明显低于模型组。结论：①反复制动2W Wistar心理应激大鼠HPAA功能明显亢进。②肝主疏泄功能与调整HPAA的功能有关。

3）各组大鼠下丘脑及海马Glu、Asp、GABA和Tau含量变化

方法：采用 OPA 柱前衍生反相高效液相色谱法。结果：模型组海马 Glu 和 Tau 水平明显下降。调肝组下丘脑 GABA、Tau 水平和下丘脑指数均明显下降。补肾组海马 Glu、Asp、GABA、Tau 海马指数和下丘脑 EA/IA 均明显升高，补肾组下丘脑 GABA 水平明显下降。健脾组下丘脑 Asp、GABA 和 Tau 水平明显降低，健脾组海马 Glu、Asp、GABA、Tau、海马 EA/IA 和海马指数均明显升高。人参总皂苷组下丘脑 Glu、Asp、GABA 和 Tau 水平明显下降，人参总皂苷组海马 Glu、Asp、GABA 和 Tau 海马指数水平均明显升高。结论：①反复制动应激 2W 后 Wistar 模型大鼠下丘脑神经元可能具有抑制倾向，而海马神经元可能具有兴奋倾向。②调肝法本质可能在于下调下丘脑氨基酸的含量；健脾法本质可能与其降低下丘脑 Asp、GABA、Tyr、Tau，升高海马各氨基酸水平，尤其是 GABA 有关；补肾法本质可能与其下调下丘脑 GABA 水平，上调海马各氨基酸水平（尤其是 Glu 与 Asp）有关。③疏泄法与调补法的内在机制在调节海马氨基酸水平方面是有差别的。

4）各组大鼠下丘脑酪氨酸羧化酶（TH）和酪氨酸（Tyr）的变化

前者方法采用免疫组织化学观察 ABC 法。后者方法采用 OPA 柱前衍生反相高效液相色谱法。模型组弓状核与下丘脑腹内侧核 TH 阳性细胞数量以及阳性纤维均明显增多。调肝方药对两核 TH 阳性细胞数明显增加。肾气丸对两核 TH 阳性细胞数量无明显的影响。四君子汤和人参总皂苷明显上调两核 TH 阳性细胞数量。

结论：①本实验反复制动心理应激大鼠下丘脑弓状核和下丘脑腹内侧核的 TH 细胞功能明显增强。②调肝、健脾和人参总皂苷能增强 TH 阳性细胞的功能，进而增强机体应对应激的能力。

5）各组大鼠血清及下丘脑 DA、E、NE、5－HT

方法：采用高效液相色谱分析。结果：模型组大鼠下丘脑 DA、5－HT、5－HT/NE、血清 DA、5－HT/E、NE/E 明显降低，血清 E 明显升高。调肝组下丘脑 NE、Tyr 明显降低，下丘脑 5-HT、血清 NE 明显升高。健脾组下丘脑 Tyr 明显降低，血清 NE、5-HT/F、NE/E 明显升高。补肾组血清 DA、E、NE 均明显升高。人参总皂苷下丘脑 Tyr、血清 DA、NE、S-HT/E、NE/E 均明显升高，血清 E 明显降低。结论：①反复制动心理应激 2W Wistar 大鼠儿茶酚胺的变化特点与下丘脑、血清 DA 明显下降，血清 E 明显升高有关。②反复制动应激 2W Wistar 模型大鼠具有抑郁倾向。③“肝主疏泄”主要与降低下丘脑 Tyr、NE，升高 5-HT 以及增强下丘脑弓状核和下丘脑腹内侧核 TH 细胞活性等有关。④健脾可能与降低下丘脑 Tyr，增强下丘脑弓状核和下丘脑腹内侧核 TH 细胞活性以及升高血清 NE 有关。⑤补肾法可能与升高血清儿茶酚胺有关。⑥人参总皂苷的抗应激机制可能与降低下丘脑 Tyr，增强下丘脑弓状核和下丘脑腹内侧核 TH 细胞活性，升高血清 DA、NE，降低血清 E 等有关。

根据有关情志致病和心理应激的有关理论以及结合实验结果，从心理应激角度研究与情志异常有关的“肝失疏泄”的病理机制以及“肝主疏泄”的生理机制是具有科学依据的。情绪异常导致的心理应激反应与“肝”密切相关。结合调肝方药的具体作用环节以及反复制动心理应激模型大鼠特点，对“肝主疏泄”作用于限制制动心理应激大鼠的神经生物学机制有一个较初步的认识。

7.2 疏肝理气解郁治疗抑郁症

7.2.1 肝郁气滞证与“现代气”

7.2.1.1 肝郁气滞证及其实质的研究

黄柄山等在《肝郁气滞证及其实质的研究》一文中指出：

肝郁气滞证为临床最常见的中医证候之一。它不仅涉及多种疾病，而且常常衍化为其他证候，证情复杂多变，危害人体健康。近年来，国内一些单位从不同的角度对肝郁进行了研究，积累了不少经验，如湖北中医学院对肝郁病人进行了内分泌方面的研究，湖南医学院对肝郁脾虚病人进行了多项指标的测定，力求探讨肝郁脾虚证的本质。为了提高对本证的认识，自1978以来，我们对肝郁气滞证进行了从基础到临床以至实验方面的较为全面系统的研究，收集病例近三千例，目的在于揭示本证的发病原因、病理生理学、证候衍化规律、探求新的诊察方法及治疗手段，充实证候学理论，提高辨证施治水平。

（1）肝郁气滞证是肝病证候的核心

在临床资料中，肝病占五脏发病率的36.56%，肝郁气滞及相兼证候则居其首，占肝病总数的41.9%。另外，肝病各种证候多轻重不同地表现有肝郁气滞征象，综合上述资料，从肝主疏泄的生理和病理来分析，完全可以证明肝郁气滞证是肝病证候的基本病理变化，肝病的多种证候都是在肝郁气滞的基础上发展而成的，因此说肝郁气滞是肝病证候的核心。

（2）肝郁气滞证的病理生理基础研究

我们曾观察分析了440例肝郁气滞及其相关证候，所涉及西医病种40个，中医病种32个。单纯肝郁气滞225例，占总数的半数以上，而其余均在肝郁气滞的基础上兼见证候；肝郁气滞克脾犯胃者共236例；肝气上逆形成气逆呕吐，吞酸气厥者13例，肝气上逆又可以引动肝阳偏激，致肝阳上亢者12例，肝气上冲可以形成奔豚气2例，气有余便是火，肝气化火，肝火胃犯2例，肝火犯肺者1例，气与痰交结阻于咽喉，形成梅核气9例，肝郁气滞，气滞则血瘀，血瘀则为癥为积共189例，肝郁血虚，心神扰动形成脏躁证者6例，由上述转化来看，肝郁气滞的证候是非常复杂的。

尽管本证涉及病种较多，症状又颇为复杂，但是我们将其常见症状仔细分析，发现肝郁气滞及其有关证候的病理生理基础与下列因素有关：神经系统，首先是脑皮质的兴奋及抑制过程的功能紊乱（内抑制过程的减退），影响到皮质下自主神经中枢间脑——下丘脑，而致自主神经功能紊乱，主要是交感神经兴奋性增强，包括腹腔交感神经丛的功能紊乱，在这种情况下，可影响到人的情绪上的异常改变，可影响到消化系统、内分泌腺、代谢和电解质的平衡的紊乱。而其中交感神经偏亢是一个重要的环节，几乎所有证候均与之有关。

（3）肝郁气滞证的实验研究

为了探讨肝郁气滞证的实质，我们对若干病人做了尿环核苷酸 CAMP、CGMP 水平和 CAMP/CGMP 比值测定；尿 MHPG－SO_4 测定、自主神经系统机能状态综合检查、尿儿茶酚胺测定、血液流变学测定、甲皱微循环观察及血浆 TXB_2、6－Keto－$PGF_{1\alpha}$ 含量测定等八项客观指标，还做了解郁灵冲剂保肝作用的实验研究。

我们所选的客观指标主要是根据肝郁气滞证的症状和病机拟定的。

肝郁气滞证病人的临床表现主要为情志变化和肝郁气滞两个方面。情志的异常变化是肝郁气滞证的主要临床症状，也是肝郁气滞证发生的主因，反过来，情志的异常变化又可加重病情，所以研究肝郁气滞证情志异常变化的机制，具有重要意义。

我们曾对 440 例肝郁气滞及其相关证候进行过现代病理生理学基础的临床观察，认为中医所说肝的功能与脑皮层的兴奋及抑制以及自主神经，特别是交感神经的功能等多种因素有很密切的关系。比如肝失疏泄的第一表现为情志的异常改变——心烦易怒及精神抑郁。我们分析，许多外界因素可以直接引起病人的情绪变化，而机体本身病变，也与情绪变化有关。如脑皮层抑制过程的损害就可表现出急躁、易怒，皮层活动受抑制常可见反应性抑郁而致精神郁闷不舒。经实验推测，肝郁气滞证的患者所见到的情志改变是有一定物质基础的。

肝郁气滞证患者尿 MHPG－SO_4 的测定值低于健康人组，统计学处理差异有显著性意义，而该项指标能较正确地反映脑内NE的代谢变化，说明病人中枢NE含量也是下降的，提示中枢交感活动处于偏低水平。24例肝郁气滞证病人尿环核苷酸测定，呈cAMP含量降低、cGMP含量升高、cAMP/cGMP比值下降，从环核苷酸的调节机制及其变化，推测肝郁证患者自主神经功能紊乱的存在。从所检查的34例肝郁气滞证病人自主神经功能结果来看，出现功能障碍者31例，占93%，其中交感神经亢进者占76%，证明肝郁气滞证的发生，确实与自主神经系统功能状态有密切的关系。

中医认为气有余便是火，肝郁日久，郁亦可化热，出现五心烦热、舌红、苔黄、脉数、尿黄、便干等，可伴心悸、不寐、梦多等症状。我们分析这些症状也与交感神经偏亢有关。通过34例肝郁化火证患者尿儿茶酚胺含量测定，表明尿儿茶酚胺排出量明显高于正常对照组，证实了交感神经偏亢是肝郁化火证的客观基础之一。

中医认为气为血帅，血为气母，气行则血行，气滞则血瘀。通过测定病人血黏度及甲皱微循环检查，发现该证患者全血比黏度、全血还原黏度及血沉方程K值明显高于正常人，并有微循环障碍存在，障碍程度与病情呈一致性改变。另测52例肝郁气滞证病人TXB_2、6－Keto－$PGF_{1\alpha}$及二者比值均高于健康人，差异有显著性意义，说明有血小板聚集和血管收缩现象。以上实验表明，肝郁气滞证有出现血瘀的客观基础。

从我们的若干实验结果来看，肝郁气滞证的病理生理基础有：脑皮质功能的紊乱，自主神经系统机能紊乱，环核苷酸cAMP/cGMP比值失调，血黏度增高；微循环障碍，血栓素TXB_2、前列腺素PGI_2的平衡失调。

以上变化说明肝郁气滞及相关证候涉及神经系统脑皮质、皮质下自主神经中枢、内分泌体液调节功能、血液运行等多方面。

7.2.1.2 肝气郁结证病理生理机制及辅助实验指标

张震报道53例中医肝病患者，其中有42例有不同程度的自主神经功能失调，经辨证以肝郁居多（37例）。自主神经紊乱类型则以交感神经偏亢较为常见（20例），副交感偏亢13例，双向紊乱9例。肝对情志、气机、脾胃、月经和爪甲的影响，与自主神经功能有惊人的相似之处。李大桥的报道与此相似。黄炳山等研究肝气郁滞证发现：①A型性格的人易患肝郁气滞证；②大多数肝郁气滞证患者自主神经功能状态障碍，且以交感神经偏亢为主；③其血液流变性（全血比黏度、全血还原黏度、血沉方程K值）明显高于正常组；④其血浆TXB_2、6-keto-$PGF_{1\alpha}$含量均高于正常组，⑤肝郁化火者尿儿茶酚胺排出量高于正常组。李凤文等对高血压病、冠心病、胃溃疡病辨证属肝郁证患者进行多指标的实验观察，发现情志异常为肝郁证的主要病因，且多伴有血瘀证的存在；用疏肝理气方药对上述病例进行治疗，各项指标的测定结果均有不同程度的好转和恢复；肝郁能导致血瘀，气与血是相关的，调肝气可以疏通血脉，改善血瘀；肝郁是高级神经活动紊乱而表现的一组综合征，情志异常（伴5-HT增高）是主要病因。严灿等为了阐明肝郁证免疫功能改变的机制，研究观察了50例肝郁证患者及实验性肝郁证大鼠的免疫机能、尿木糖排泄率、血浆cAMP、cGMP以及血浆皮质酮等的变化，结果表明，肝郁证患者及大鼠的细胞免疫功能低下，患者尿木糖排泄率下降，血浆cAMP下降，cGMP升高，cAMP/cGMP下降，大鼠血浆皮质酮水平升高。研究提示，肝郁证患者免疫机能的改变与环核苷酸的代谢紊乱，尿木糖排泄率下降以及血浆皮质酮水平升高有关。陈泽奇等研究发现肝气郁结证患者的血浆亮脑啡肽（L-ENK）、心房利钠肽（ANP）、胃泌素、6-keto-$PGF_{1\alpha}$水平均低于健康人对照组，抗利尿激素（AVP）、TXB_2水平显著高于健康对照组，cGMP升高，cAMP/cGMP下降。吴涛等对肝气郁结证进行中医肝藏象情绪量表测量，认为该证患者的情绪状态为焦虑与抑郁并存，并与血浆神经降压素（NT）水平有关。

7.2.1.3 肝气郁结大鼠胃黏膜结构和功能的变化

丁杰等在《肝气郁结大鼠胃黏膜结构和功能变化的实验研究》一文中指出：

目的：通过动物实验揭示肝郁及胃的病理生理基础，以指导临床辨证施治。方法：采用“束缚法”复制大鼠肝郁模型。14天后，观察正常组、肝郁组、复健组大鼠胃黏膜病理组织学变化，检测大鼠胃液中游离黏液量、前列腺素 E_2（PGE_2）含量及胃黏膜组织匀浆液中超氧化物歧化酶（SOD）、一氧化氮（NO）水平。结果：肝郁组大鼠胃黏膜出现炎性改变，余两组无显著性变化；肝郁组大鼠胃液中游离黏液量、PGE_2含量低于余两组；且胃黏膜组织匀浆液中的 SOD、NO 水平均低于余两组；复健组与正常组比较差异无显著性意义。结论：肝郁可致胃黏膜产生炎性改变。胃液游离黏液量、PGE_2含量及胃黏膜组织 SOD、NO 水平降低，是肝郁引起胃黏膜炎症的病理生理基础之一。疏肝解郁中药可有效预防肝郁及胃病理变化产生，内在机制与其能够调节上述指标，增强胃黏膜防御保护机能有关。

7.2.1.4 肝郁动物模型肝细胞线粒体超微结构

吕志平等在《肝郁动物模型肝细胞线粒体超微结构观察》一文中指出：

肝郁证，指肝疏泄不及，肝气郁结所出现的证候。肝郁证的研究日益引起人们的关注。为深入揭示肝郁证的本质，我们采用捆绑式限制大鼠活动的方法制作肝郁模型，观察动物模型的肝细胞线粒体的超微结构变化，并以逍遥散治疗做对照，现报告如下。

肝郁造模组大鼠肝细胞超微结构观察示：线粒体较空白对照组明显肿胀，基质减少，线粒体部分溶解，内外膜结构不清，核膜模糊，染色质减少，细胞膜溶合，胞浆内成分严重脱落；肝郁服药组病理改变明显减轻，接近空白对照组。提示肝郁大鼠模型的肝细胞、线粒体结构损伤。肝主疏泄，对维持气血调达，各类物质的代谢起重要作用。作者曾报道，肝郁大鼠模型的血浆、肝组织 MDA 明显增高；SOD 明显降低。肝脏是容易生成自由基及过氧化脂质的场所。许多文献指出，肝组织细胞的损伤与自由基毒性反应极为密切。有研究表明，自由基介导了多种肝损伤，其共同特点是肝组织的自由基的产生增多而清除减少，其致损伤机制主要是自由基引起的生物膜脂质过氧化。本实验结果，肝郁大鼠的肝细胞膜、线粒体的损伤有可能是由于其过氧化作用增强，清除自由基能力下降，积累过剩的自由基首先与线粒体内膜不饱和脂肪酸发生脂质过氧化反应，破坏膜脂质结构，继之肝细胞损伤，导致其功能改变。逍遥散的作用反证了这一理论的确立。因此，脂质过氧化增强，肝细胞结构和功能的改变可能是肝郁证的重要病理基础之一。

7.2.1.5 肝郁致瘀机理

吕志平等在《肝郁致瘀机理探讨》一文中指出：

采用捆绑式限制大鼠活动，复现肝郁大鼠模型，观察了肝郁大鼠血浆血栓素 B_2（TXB_2）、6 - keto - $PGF_{1\alpha}$、红细胞膜流动性变化，并以逍遥散治疗做反证。结果提示，造模大鼠的动态反应与乔明琦观察的结果一致。肝郁可致：血浆 TXB_2升高，6 - keto - $PGF_{1\alpha}$降低，TXB_2/6 - keto - $PGF_{1\alpha}$失衡，红细胞膜流动性降低。认为各项观察指标的病理改变存在着复杂的内在联系，其协同导致血瘀的病理改变。逍遥散可降低肝郁大鼠血浆 TXB_2浓度，提高 6 - keto - $PGF_{1\alpha}$水平，提高肝郁大鼠红细胞膜流动性。结果表明，逍遥散对肝郁导致或诱发的血瘀倾向有防治作用。其反证了肝郁致瘀的理论。

7.2.2 四逆散方治疗抑郁症研究

四逆散为《伤寒论》首载，后世用于疏肝解郁颇效，故成为疏肝解郁之祖方，目前治疗抑郁症的最常用方剂逍遥散、柴胡疏肝散均是其加减方。四逆散由柴胡、芍药、枳实、炙甘草组成，主治气机不畅、阳气内郁所致之“四逆，其人或咳，或悸，或小便不利，或腹中痛，或泄利下重者”。经后世医家的发展，逐渐扩大了该方的应用范围，成为中医调畅气机法的代表方剂，凡外感病抑或内伤杂病，只要见有气机不畅之病机，即可加减用之。导致气机不畅的原因有很多，其中肝气郁结是最主要的原因之一。

7.2.2.1 四逆散及其活性成分抗抑郁作用的实验研究

畅洪昇等在《四逆散抗抑郁作用的理论与实验研究》一文中指出：

四逆散临床应用广泛，有文献报道该方对精神疾病如抑郁证、癔病性失语、痴呆等的治疗有良效，且其类方逍遥散、柴胡疏肝散是目前治疗抑郁症的最常用方剂之一。通过中医药治疗抑郁证效方及四逆散组方分析，在理论上也显示该方有治疗抑郁证的良好前景，现通过动物实验对四逆散抗抑郁作用及其活性物质、作用机制做初步研究。

对四逆散神经药理学方面研究表明，本方可使人脑电图波形变规整，促进网状结构与大脑皮层的正常电活动，但动物实验尚未能证实。相关研究表明加味四逆散（柴胡 5g，白芍 15g，枳壳 6g，枸杞子 15g，山楂 5g，干地黄 18g，石决明 30g）水煎剂可以升高应激大鼠下丘脑和血浆中 DA、5 - HT 含量，并能降低血浆中 NE、E 含量，升高下丘脑和血浆 5 - HT/NE 以及血浆 5 - HT/E，作用优于人参总皂苷，故加味四逆散可显著增强反复心理应激状态大鼠的抗应激能力。以上对四逆散神经药理研究有一定参考价值。

四逆散中单味药物的抗抑郁样作用也有初步研究，实验证实柴胡皂苷虽然不能减少强迫游泳的不动时间，却可以加强氟西汀在强迫游泳模型上的抗抑郁作用。但目前尚缺乏四逆散原方抗抑郁相关实验研究，特别是四逆散复方药效物质基础的报道。

本实验采用了四种常用的动物模型和多种实验技术，旨在明确四个问题：①四逆散是否具有抗抑郁样作用；②四逆散抗抑郁样作用的有效部位；③四逆散活性成分抗抑郁样作用的可能机制；④结合实验结果对今后的进一步研究方向和《伤寒论》四逆散方证实质进行讨论。

根据本实验对 SNPRC（四逆散活性成分）抗抑郁效果及机制的研究，我们提出如下结论和假说：

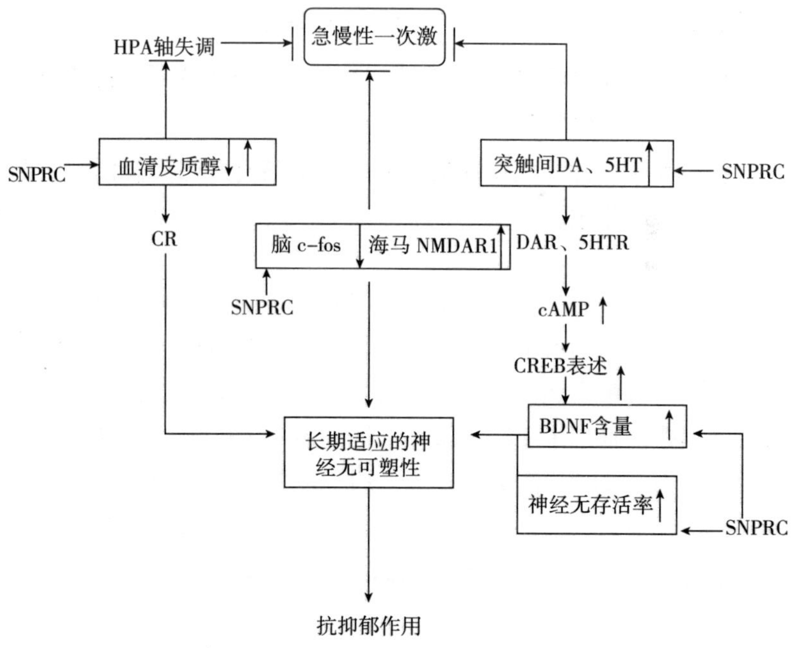

图 7-1 SNPRC 抗抑郁作用机制

SNPRC 的抗抑郁作用及机制：

SPNRC 在 TST（小鼠悬尾试验）、FST（大鼠强迫游泳试验）、CUS（大鼠慢性不可预知应激模型）三种应激模型上显示出：①保护动物免于急性不可避免应激的行为绝望结局；②恢复动物重复应激导致的慢性快感缺失状态。说明 SNPRC 有抗抑郁的作用。

SNPRC 产生这一效应的机制是：①调节应激造成的机体皮质醇紊乱状态，减轻 Cor 造成中枢神经系统负荷；②增强脑内 5－HT 和 DA 水平，改变应激导致的神经元之间的通讯失常；③提高神经营养物质 BDNF 含量，通过调节 *c－fos*、NMDAR 或其他途径降低神经元兴奋毒性，调节神经元应激时或损伤后的重塑。

总之，应激对大鼠行为学和神经内分泌的影响可以被长期 SNPRC 治疗恢复，SNPRC 有一定的抗抑郁作用。

7.2.2.2 加味四逆散治疗溃疡性结肠炎肝郁大鼠模型机制的研究

谷松等在《加味四逆散治疗溃疡性结肠炎肝郁大鼠模型机制的研究》一文指出：

结论：

加味四逆散对 UC 肝郁大鼠模型的疗效确切，其中中剂量组疗效最佳，这与中医临床以疏肝解郁、调畅气机法治疗疾病时药物剂量不宜过重是相符的。该方改善 UC 肝郁病变的机制，与抗自由基损伤，抑制了 UC 肝郁时上调的 IL－1β、IL－6 等炎性细胞因子及 IL－1R mRNA 的表达，纠正异常的免疫功能，降低免疫细胞对炎症的反应性，从而有利于炎症的消除及组织的修复有关。同时，本实验也为调畅气机法在临床治疗肝郁证 UC 提供部分实验依据。

7.2.2.3 四逆散对功能性消化不良的神经元及神经递质的影响

牛路芳等在《四逆散治疗功能性消化不良的神经元及神经递

质实验研究》一文中指出：

目的：观察四逆散对NOS阳性神经元，NO、ACh神经递质的影响，从而探明四逆散促胃动力作用及作用机理。方法：采用NADPH－黄递酶组化法染色显示大鼠胃窦部NOS阳性神经元，医学彩色图像分析仪图像定量分析；采用放射免疫法检测大鼠胃窦组织中NO、ACh含量。结果：四逆散组和阳性对照组大鼠胃窦黏膜肌内NOS阳性神经纤维及其末梢的面积及平均吸光度值较空白对照组明显降低，差异具有非常显著性意义（$P<0.01$）。四逆散组及阳性对照组大鼠胃窦组织中NO含量明显减少，ACh含量增多，与空白对照组相比差异有非常显著性意义（$P<0.01$）。结论：四逆散可显著减少胃窦组织中NOS阳性神经元，降低NO含量并同时增加ACh的含量，从而促进胃肠运动，缓解胃肠动力障碍，治疗功能性消化不良。

7.2.2.4 四逆散实验研究

谷松等在《加味四逆散治疗溃疡性结肠炎肝郁大鼠模型机制的研究》一文综述如下：

（1）药理研究

1）中医肝郁证的药理学基础

现代医学认为，当肝脏有病变时，可影响一些胺类物质代谢，使神经突触传递发生障碍，出现精神与神志症状。它说明神经与肝功能关系密切，是肝主疏泄的病理生理基础。四逆散具有安定样中枢抑制作用，同时还能兴奋呼吸，增加气体交换，提高血氧分压，增强心脏功能，改善循环，使机体得以气体引行，恢复肝喜条达的疏泄功能，这是四逆散治疗气郁证的药理学基础。

2）抗休克作用

用2.4亿大肠杆菌/kg内毒素给予狗和家兔，可引起内毒素性休克，然后静脉分别给予四逆散醇沉液0.5g/kg和1.0g/kg，可见血压明显升高，其效果类似去甲肾上腺素（NA）；结扎家兔冠状动脉前降支根部，造成心源性休克模型，给予本药醇沉液 1.0g/kg，可见血压急剧回升，且存活时间比对照组明显延长，并且心电图逐步改善，心肌切片观察心肌细胞亦无异常改变，而对照组心肌细胞肿胀，界限不清，说明本药具有抗实验性心源性休克作用。此外，本方具有对抗狗、家兔失血性休克的作用；使实验中麻醉意外所致的低血压回升；还可延长胰岛素休克动物的存活时间。

3）抗心率失常作用

动物实验研究显示，四逆散可降低氯化钙诱发的大鼠室性心率失常和氯仿－肾上腺素诱发的家兔室性心率失常的发生率。2.0g/kg 四逆散水醇沉液可对抗乌头碱、氯仿分别诱发的心率失常，从而对节律不整的休克病人可能有益。

4）升高血压作用

以狗动脉血压作指标，当用妥拉苏林阻断 α 受体后，静脉注射 0.5g/kg 四逆散醇沉液，其升压作用消失；当用心得安阻断 β 受体后，其升压作用明显增强。提示其升压机理可能与兴奋心血管系统的 α、β 受体有关。四逆散醇沉剂对麻醉狗的血压有较明显的升高作用，但此作用可被静脉注射 α 受体阻断剂妥拉苏林对抗；在狗心实验中观察到本品可使心肌收缩力加强，心搏加快。用于治疗戊巴比妥钠引起的急性心肌损害，本品 0.5g（生药）的疗效优于 0.2mg 西地兰。

5）强心作用

采用多导生理记录仪同步记录麻醉猫心功能指标及推算指标，发现 CO（心缩力）、MAP（后负荷）、dp/dtmax 明显增高。由此推测本方通过增加心室舒张时心肌纤维收缩的最大速度及后负荷而加强心功能。此作用类似去甲肾上腺素（NA），且作用持续时间长。对离体兔心乳头肌和心房肌的观察中表明，四逆散提高心肌兴奋性和自律性，而对收缩性则无影响。

6）对血液循环的作用

四逆散煎液正常健康者服用后脑血流图无明显变化，而患有轻、中度脑动脉硬化者服后脑血流图波型、波幅、上升时间和流入容积速度均有明显改善。这些作用可能是四逆散治疗脑动脉硬化的药理作用基础。四逆散能使小白鼠耳郭血管口径增加。通过拆方结果提示，该方改善微循环的重要组分可能是柴胡、芍药。临床实验研究显示，口服四逆散煎液后，能使人甲襞微循环袢数增加，球结膜静脉及动脉扩张，舌毛细血管网饱满，舌网状毛细血管团数增加，乳头下静脉丛的可见排数增加。提示本方能改善微循环。

7）抗血栓形成作用

四逆散醇提液具有明显抑制家兔体外血栓形成及血小板黏附的功能。其煎液能降低实验性小白鼠血胆固醇含量，由于该实验模型为外源性脂质进入肌体过多所致，因此其药效可能与通过影响脂质吸收和排泄有关。四逆散可抑制 ADP 诱导的血小板聚集，抑制率可达 90% 以上，且呈量效关系，而对正常小白鼠、家兔血小板计数和家兔的血流变学参数均无显著影响。本方对体外血栓形成有明显抑制作用，四逆散组所形成的血栓长度、湿重和干重均明显低于对照组。提示本方用于休克时对弥漫性血管内凝血具有一定防治作用。

8）调节胃肠动力作用

四逆散醇沉剂对离体兔肠呈明显抑制作用，并能对抗乙酰胆碱及氯化钡所致的肠肌痉挛性收缩。小鼠经口给四逆散后，相对胃内色素残留率明显小于对照组（$P<0.01$），小肠推进比则明显增大（$P<0.01$）。提示四逆散具有明显增进小鼠胃排空及小肠推进功能的作用。

9）对免疫系统的作用

四逆散具有显著增强由氢化可的松（HC）诱导免疫抑制小鼠的巨噬细胞吞噬功能、提高 T 淋巴细胞转化率及增强 NK 细胞活性的作用。同时，对正常小鼠的免疫功能也有促进和增强作用。

10）对神经系统的作用

应用四逆散对神经衰弱患者治疗后脑电图分析：18 名患者中，α 波幅均增高，其中 8 名 α 指数增加；11 名有 β 波者，在用药后 β 波均减少，此外有 δ、σ 波者也都消失，波型变规整。上述结果提示四逆散能改善脑组织微循环，提高脑血流量，促进网状结构与大脑皮质的正常电活动。这些作用可能是四逆散治疗神经衰弱患者电活动异常的药理作用基础。

11）对子宫平滑肌的作用

四逆散醇沉剂对兔离体子宫呈抑制作用，但对兔在体子宫则呈兴奋作用。

（2）作用机理研究

1）消化系统

①胃肠

彭成等采用胃排空试验、胃阻抗测定、胃条离体试验、血浆胃动素测定、胃肌细胞超微结构观察等方法，观察了中药复方四逆散治疗功能性消化不良的作用强度和作用机理，结果表明，四逆散能增加昆明种小鼠胃排空流体和固体的能力，提高 SD 大鼠离体胃条的兴奋性和整体动物 IGG 胃运动的频率，升高血浆胃动素的水平，促进胃壁平滑肌细胞的收缩，从而达到治疗功能性消化不良的目的。国外研究显示，四逆散通过维持、增加胃黏膜血流量（GMBA）及胃黏液，从而提高防御功能。其作用机制不是介导作为防御因子之一的黏膜内 PG，而是直接作用于血管壁，防止血管挛缩或扩张血管。四逆散尚有轻度抑制胃酸分泌的作用。

②肝胆

赵国荣等用小牛血清白蛋白（BSA）造成大鼠肝脏免疫损伤，对比观察四逆散及其配伍丹参或桃仁对 BSA 免疫性肝损伤大鼠的影响。结果：a. 四逆散配桃仁有较好改善肝细胞炎性水肿的作用，该作用似与降低血浆 TXB_2 及 T/K 比值有关；而四逆散配丹参则具有较佳改善脾重的效果。b. 四逆散、四逆散配丹参、四逆散配桃仁均对谷丙转氨酶（ALT）有效，但对谷草转氨酶（AST）只有四逆散配丹参或桃仁才有效，提示当 AST 值升高时，四逆散宜配伍活血药。c. 四逆散、四逆散配桃仁均能升高 SOD 活性作用。魏屏等为研讨加味四逆散防治肝损伤的作用机理，通过动物试验，先用加味四逆散预防给药，再采用 D－氨基半乳糖（D－GalN）造成大鼠急性肝损伤模型，然后检测大鼠血清 SOD、MDA、还原型谷胱甘肽（GSH）水平，同步观察该方对急性肝损伤大鼠体内脂质过氧化反应及肝脏病理改变的影响，结果表明该方可明显升高大鼠血清 SOD、GSH 水平，降低 MDA 水平，肝脏病理学检查亦表明该方使肝细胞变性坏死程度减轻。提示加味四逆散有抗脂质过氧化的作用，这正是该方防治肝损伤的主要机制之一。四逆散能抑制 α－萘基异硫氰酸（ANIT）所致的血清 LPO 浓度升高，该作用可能参与了四逆散抑制 ANIT 所致的肝、胆道损害的进展，而这种抑制作用主要是通过对肝细胞系损害的改善作用而完成的，这种作用方式与柴胡桂枝汤有所不同。四逆散对 ANIT 所致的肝胆损害伴有的血清及肝中胆固醇的变化也有抑制作用，且该作用强于柴胡桂枝汤。

彭汉光等观察了加味四逆散抗急性肝损伤的作用。一是采用四氯化碳（CCl_4）一次性皮下注射造成急性肝损伤大鼠模型，检测血清 ALT、AST、SOD、MDA、GSH 水平及肝组织 MDA、GSH 水平。二是采用 D－GalN 造成急性大鼠肝损伤模型，检测血清 SOD、MDA、GSH 水平，并做病理学观察。三是观察加味四逆散对小鼠的急性毒性作用。结果表明，a. 加味四逆散能降低 CCl_4 所致的急性肝损伤大鼠模型血清升高的 ALT、AST 及 MDA 值，并使降低的 SOD 及 GSH 值升高；b. 加味四逆散能降低 CCl_4 所致的急性肝损伤大鼠模型肝组织中升高的 MDA 值，并使降低的 GSH 值升高；c. 加味四逆散能降低 D－GalN 所致的急性肝损伤大鼠模型血清中升高的 MDA 值，并使降低的 SOD 及 GSH 值升高；d. 加味四逆散能使 D－GIaN 所致的急性肝损伤大鼠模型肝脏的病变程度明显减轻，尤以变性、坏死的程度减轻明显；e. 加味四逆散对小鼠的半数致死量 LD50 为（305.80±32.55）g/kg。研究表明，加味四逆散具有防治 CCl_4、D－GaIN 所致急性肝损伤作用，其抗肝损伤的作用机制与其降酶、抗过氧化作用有关，且该制剂口服安全无毒。

孙守才等观察研究了加味四逆散（由柴胡、枳壳、白芍、丹参、黄芪、冬虫草、桃仁、甘草等药组成）临床治疗慢性乙肝肝纤维化的效果。采用自身前后对照研究法，结果显示，加味四逆散能使肝纤维化过程中升高的 PCⅢ、HA、LN 含量明显下降，能修复肝损害，改善肝功能，保护肝细胞，缓解减轻肝纤维化的程度，改善病情，对于慢性肝炎及早期肝硬化存在着治愈的可能。同时又观察研究了该方对大鼠免疫性肝纤维化的防治效果，初步探索该方的防治机理。实验结果显示，预防组和治疗组大鼠在应用加味四逆散后，血清 ALT、AST、TBil 明显降低，ALB 升高，A/G 值改善；肝脏组织病理学损害明显减轻，胶原沉积减少，肝细胞坏死得以修复，肝脏微循环有明显改善。与病理模型组比较差异有显著性意义。与西药秋水仙碱对照组比较差异也有显著性意义。结论：加味四逆散能有效地保护肝细胞，恢复肝功能，抑制星状细胞活性，减少肝内胶原蛋白的合成与沉积，促进胶原降解；具有肯定、良好的预防和治疗肝纤维化作用，其预防效果优于治疗效果，并且明显优于秋水仙碱。

周春祥等通过运用 Picrylchloride 致迟发性变态反应（PCIDTH）肝损伤动物模型及细胞生物学、分子生物学方法对四逆散改善细胞免疫性肝损伤作用机理的研究，揭示该方在临床肝炎治疗中的作用特色。实验结果显示，四逆散醇提物于上述动物模型诱导相给药作用显著，效应相给药有改善趋势。该制剂高浓度 10^4g/ml 可明显抑制 Co-nA 致小鼠脾淋巴细胞转化，10～10^4g/ml 四个不同浓度呈剂量依赖性地抑制致敏小鼠脾细胞分泌 MMP_2 和 MMP_9，改善自 PCIDTH 肝损伤模型小鼠分离所得的肝非实质细胞（NPC）杀伤肝细胞（HC）。结论：四逆散醇提物通过影响免疫细胞活化、移动及杀伤能力，发挥改善细胞免疫性肝损伤的作用。上述作用是该方在临床上治疗肝炎取得疗效的基础。

2）免疫系统

徐宗环等在布氏菌病发病机理研究的基础上，采用加味四逆散对动物进行抑菌实验研究。经过治疗，感染后的小鼠脏器病理性组织损伤基本恢复正常。脏器平均分菌率由治疗前的88.9%减少到仅有个别小鼠的个别脏器有菌。血清抗体下降，皮肤过敏反应有所减弱，对照组则无明显改变。实验研究表明，加味四逆散有明显的抑菌、调节免疫作用。小林等应用作为遗传性自身免疫性疾病模型 MRL/MP－LPr/LPr 小鼠，探讨四逆散对其免疫系统的影响。观察到 MRL 小鼠周身的淋巴结、胸腺、脾脏以及肝脏均显著地肿大，经四逆散治疗后胸腺肿大得到明显的抑制。四逆散具有使胸腺内 T 细胞分化异常的情况转为正常的作用。

3）生殖系统

刘之椰等观察四逆散加味方对用苯酚制成家兔输卵管炎症模型的影响，以探讨该方临床疗效机理。实验用 21 只兔，分为对照组、大剂量组、小剂量组，造模前后用插管胃饲法给药共 13 天。结果：肉眼观察输卵管管腔积水阳性率大剂量组为 10.0%，小剂量组为 30.0%，对照组为 64.3%（$P<0.05$）；输卵管与周围组织粘连阳性率大剂量组为 20.0%，小剂量组为 50.0%，对照组为 92.9%（$P<0.01$）。组织学观察，三组兔输卵管的上皮、皱襞、固有层、肌层等各层及输卵管总体炎变程度，大小剂量组均轻于对照组（P 分别 <0.05 或 <0.01），提示四逆散加味方具有对抗输卵管炎症的作用。

4）神经、内分泌系统

徐志伟等观察了慢性心理应激对大鼠神经内分泌和行为学的

影响以及加味四逆散（由柴胡、白芍、枳壳、枸杞子、栀子、干地黄、石决明等中药组成）的调治作用。方法：大鼠随机分为3组，即正常、模型组、加味四逆散组。采用放射免疫方法检测大鼠血浆皮质醇和促肾上腺皮质激素含量；以旷场实验和鼠尾悬挂实验研究慢性心理应激对大鼠行为学的影响。结果：慢性心理应激大鼠下丘脑－垂体－肾上腺皮质轴（HPAA）功能亢进，并出现抑郁样行为。加味四逆散可抑制慢性心理应激大鼠HPAA的兴奋性，改善慢性心理应激大鼠的抑郁表现。结论：慢性心理应激可使大鼠神经内分泌及行为发生异常改变，而加味四逆散对此具有一定的调治作用。严灿等观察了加减四逆散（柴胡5g，白芍15g，枳壳6g，枸杞子15g，栀子5g，干地黄18g，石决明30g）对慢性心理应激大鼠胸腺细胞糖皮质激素受体作用的影响。结果显示，加减四逆散能显著减轻糖皮质激素对胸腺的抑制作用。其作用途径可能是通过抑制慢性心理应激大鼠GCR由胸腺细胞胞浆向胞核转位来实现的。结合实验结果，亦初步反映出中医学所论之“肝失疏泄，气机紊乱”是慢性心理应激反应的主要病理变化。实验研究也表明，调肝法及其方药具有良好的抗心理应激损伤作用。李艳等观察了反复心理应激大鼠血浆和下丘脑内DA、5－HT、E、NE的变化以及加味四逆散（柴胡5g，白芍15g，枳壳6g，枸杞子15g，山楂5g，干地黄18g，石决明30g）的影响。结果显示，加味四逆散可以升高应激大鼠下丘脑和血浆中DA、5－HT含量，并能降低血浆中NE、E含量，升高下丘脑和血浆5－HT/NE以及血浆5－HT/E，作用优于人参总皂苷。结论：加味四逆散可显著增强反复心理应激状态大鼠的抗应激能力，其机制与其升高中枢和血浆中5－HT及DA含量，降低血浆中NE和E含量有关。

5）抗病毒作用

四逆散在细胞培养内具有一定的抗病毒作用，表现为该方具有直接灭活病毒，抑制病毒的繁殖和对病毒攻击细胞的保护作用。为探讨四逆散抗病毒作用的机理，在小鼠体内进行了促诱生和诱生干扰素的观察。结果显示，四逆散对 NDV（新城鸡瘟病毒）诱生干扰素有促进作用，并具有直接诱生干扰素作用，说明在病毒感染状态下，四逆散能促进机体产生干扰素，调节机体免疫功能，从而增强抗病毒能力。

（3）配伍研究

李岩等采用葡聚糖蓝 2000 为胃肠内标记物，就芍药甘草汤、四逆散对小鼠胃排空及小肠推进功能的影响，进行了拆方研究。结果表明，芍药甘草汤及甘草有明显抑制胃排空及小肠推进功能的作用，甘草为方剂中的抑制成分，芍药可加强其对胃排空的抑制作用；四逆散及其组成药物柴胡、柴胡枳实合煎及分煎合用，均有明显增强胃排空及小肠推进功能的作用。柴胡枳实合煎的增强作用明显大于分煎合用，且此二味药为四逆散中的增强成分。进而又以钡放射法，证明了柴胡枳实合煎剂有明显增强功能性消化不良患者胃排空及小肠推进功能的作用。龚传美等运用方剂分解法，以兔动脉血压和 LD50 作指标，探讨四逆散抗休克作用的更优配方：以四逆散方中枳实为主，将该方分解组合成七种不同配方的水醇沉液制剂。结果以枳实、柴胡、白芍相配伍的制剂和枳实、柴胡、甘草配伍的制剂升压效果最强（+37%），而以枳实、柴胡、白芍相配伍的制剂和四逆散制剂腹腔注射的 LD50 为最大，即毒性较之最低。并且上述各配伍制剂的 LD50 均比单味枳实的 LD50 大。可见各种配伍不同程度上均降低了单味枳实的毒性。据上述结果推测，可能以枳实、柴胡、白芍为伍的配方，在抗休克应用上具有更大的优越性（作用较强，毒性较低）。赵莹等在四逆散对大鼠胆汁流量影响的实验研究中发现，四逆散能使麻醉大鼠的胆汁流量提高 1.3 倍。处方中各味药配比不同，对胆汁流量的影响也不同。当柴胡、白芍、枳实、炙甘草配比为 5∶5∶1∶1 时，与四逆散比较，胆汁流量提高 3.4 倍。柴胡影响最显著，其次为白芍、枳实、炙甘草。枳实与白芍存在较显著的交互作用（$P<0.05$）。

7.2.2.5 调肝方药加味四逆散（JWSNS）防治应激性抑郁症的基础研究

吴丽丽等在《运用肝主疏泄理论防治应激性抑郁症的基础研究》一文中指出：

研究结论：

①调肝方药 JWSNS 可能通过下调 NMDA 受体功能介导抗抑郁行为效应。

②调肝方药 JWSNS 可以抗海马神经元兴奋性毒性，具有保护海马神经元的作用。

③调肝方药 SNS 主要是通过调节海马神经元 NMDA 受体的通道动力学特性，调节亚基磷酸化程度，下调 NR1、NR2A、NR2B 等亚基的数量等方式来抑制慢性应激性抑郁症 NMDA 受体的过度激活。

④调肝方药 SNS 可以通过调节 NMDA 受体功能调节应激性抑郁症 HPA 轴的兴奋性。

⑤“肝主疏泄”在下丘脑的高位脑区——海马的调控机制：下调兴奋性氨基酸受体，保护海马神经元，恢复海马对 HPA 轴的调控作用，防止 HPA 轴过度激活，使得机体对应激反应关闭机制得以正常实施。

综上所述，可以认为调肝方药 JWSNS 的抗应激性抑郁症的作用机制主要是通过调节海马神经元 NMDA 受体的通道动力学特性，调节亚基磷酸化程度，下调 NR1、NR2A、NR2B 等亚基的数量等方式抑制海马 NMDA 受体的过度激活，防止海马神经元兴奋性毒性，保护海马神经元，调控 HPA 轴，防止 HPA 轴的持续激活，保护海马，从而起到抗抑郁效果，具体效应见下图。

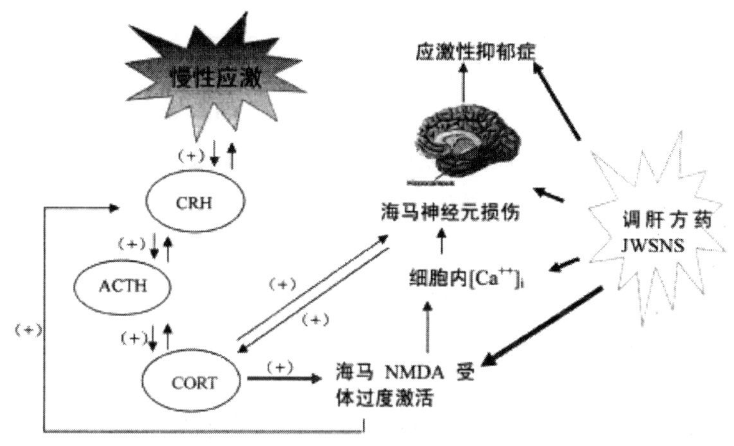

图 7－2 调肝方药 JWSNS 抗应激性抑郁症作用机制示意图

7.2.2.6 加味四逆散改善慢性心理应激所致抑郁机理研究

严灿等在《加味四逆散抗慢性心理应激损伤的机理研究——对下丘脑促肾上腺皮质激素释放激素及环核苷酸系统的影响》一文指出：

我们立足于中医藏象及病因病机学说，结合心理应激理论，以中医“调肝”立法，研制成调控慢性心理应激反应和抗心理应激性损伤的复方——加味四逆散（JSS）。以往的临床及实验研究证实，JSS（组成及剂量：柴胡 5g，白芍 15g，枳壳 6g，枸杞子 15g，山栀 5g，干地黄 18g，石决明 30g）神经内分泌免疫网络紊乱具有良好的整体调节作用和神经免疫药理活性。本研究旨在从 CRH 及环核苷酸系统角度进一步探讨 JSS 调控慢性心理应激反应的有关神经药理学作用靶点及机理。

结论：JSS 可通过影响下丘脑 CRH 和环核苷酸系统参与对慢性心理应激反应的调控，CRH 和 cAMP 可能是 JSS 抗慢性心理应激损伤的作用环节或靶点。

7.2.3 柴胡疏肝散方治疗抑郁症研究

柴胡疏肝散出自《景岳全书》，系从《伤寒论》“四逆散”化裁而来，在原方君柴胡的基础上，又加入香附、川芎、陈皮三味理气之品，并易枳实为枳壳，由陈皮（醋炒）、柴胡、川芎、香附、枳壳（麸炒）、芍药、甘草（炙）组成，具有疏肝解郁、行气止痛的功效，主治胁肋疼痛，或寒热往来，嗳气太息，脘腹胀满，脉弦的肝气郁滞证。现代临床上用于反流性食管炎、冠心病心绞痛、胆心综合征、胃轻瘫、胆囊炎、慢性胰腺炎、慢性浅表性胃炎、消化性溃疡、肠易激综合征、脂肪肝、抑郁症、失眠、紧张性头痛、神经官能症、带状疱疹后遗神经痛、乳腺增生等疾病。认为有消炎抗菌、缓解冠脉痉挛、治酸止痛、促进胃肠蠕动、降脂、安神、解郁等作用。

7.2.3.1 柴胡疏肝散调节下丘脑-垂体-肾上腺轴

朱清静等应用慢性束缚应激方法建立肝郁证动物模型，观察柴胡疏肝散对大鼠促肾上腺皮质激素、皮质酮及β-内啡肽的影响，及对大鼠下丘脑β-EP阳性细胞表达的影响。结果：柴胡疏肝散能降低应激导致的大鼠促肾上腺皮质激素、β-EP，使大鼠下丘脑β-EP阳性细胞的表达减少。柴胡疏肝散对慢性束缚应激模型大鼠的下丘脑-垂体-肾上腺轴功能具有一定的调节作用。应用同一肝郁证动物模型，观察大鼠体重、10%蔗糖水摄取量，放射免疫法测定血浆促肾上腺皮质激素（ACTH）水平。结果：柴胡疏肝散能部分对抗应激导致的大鼠体重增长缓慢和高ACTH，能增加应激大鼠的蔗糖水摄取量。结论：柴胡疏肝散可调节慢性束缚应激模型大鼠的功能紊乱。

赵歆等在《疏肝中药复方对慢性束缚应激大鼠下丘脑-垂体-肾上腺轴的调节》一文中指出：

目的：从神经内分泌学角度探讨慢性束缚应激的发生机制及

疏肝中药对其调节作用。方法：建立慢性束缚应激大鼠模型，通过行为学实验评估大鼠应激状态下的行为变化，并测定大鼠肾上腺、胸腺指数及体内单胺递质含量变化，通过对疏肝中药复方柴胡疏肝散的防治作用的观察，探讨中药复方的作用机理。结果：柴胡疏肝散可对抗应激引起的体能及情绪改变，并对各种单胺递质有不同的调节作用。结论：柴胡疏肝散在一定程度上调节了慢性束缚应激模型动物的行为表现，而且使不同组织单胺递质含量呈现动态变化趋势，提示其参与慢性束缚应激的内在调节。

7.2.3.2 柴胡疏肝散调节免疫功能

李家邦等应用夹尾激怒加肾上腺注射法复制肝郁模型。采用 RT－PCR 法以及 Western－blot 法检测柴胡疏肝散对肝郁证模型大鼠 T 细胞 NF－ATc mRNA 及蛋白质表达水平的影响。结果与正常组比较，肝郁组 NF－ATc mRNA 及蛋白质表达明显降低，用柴胡疏肝散治疗后，与正常组比较，肝郁组 NF－ATc mRNA 及蛋白质表达上调，基本恢复了正常水平。柴胡疏肝散通过疏肝行气，活血止痛，进一步调节机体的免疫功能，恢复其平衡状态。有人采用夹尾应激加肾上腺素注射法复制肝郁证模型，观察分别代表细胞免疫与体液免疫功能的 T、B 淋巴细胞活性变化，血液 IgG、IgM 的水平及柴胡疏肝散对它们的影响，结果肝郁证模型大鼠 T、B 淋巴细胞转化率显著升高，IgM 水平显著降低，通过灌服柴胡疏肝散可明显预防前者的升高，而对后者的降低无明显影响，认为肝郁证淋巴细胞活性增强，IgM 水平降低，柴胡疏肝散治疗通过降低淋巴细胞活性而发挥作用。

7.2.3.3 柴胡疏肝散对心理应激大鼠胃黏膜的保护作用

吴先哲等在《疏肝理气法对心理应激大鼠胃黏膜的保护作用及其机理研究》一文中指出：

目的：以柴胡疏肝散为载体，研究疏肝理气法对心理应激大鼠胃黏膜的保护作用及其机制。

结果：①疏肝理气法能减轻心理应激对受试大鼠情绪及行为的影响。②强烈的心理应激可以引起大鼠胃黏膜出现不同程度的损伤，疏肝理气法能减轻胃黏膜的损伤程度。③疏肝理气法能减轻因心理应激所致 GMBF 降低；增加胃黏膜黏液凝胶的厚度，改善黏液凝胶的连续性。疏肝理气法不影响胃黏膜 EGF 的表达，但可以增进 EGFR 的表达；能增加胃黏膜 CAMP 的含量，抑制 *c－fos* 基因过度表达。

结论：疏肝理气法可以调适大鼠抗心理应激的能力，能维护胃黏膜屏障系统，保护胃黏膜。

7.2.3.4　柴胡疏肝散调节 PGI_2 与 TXA_2 平衡

王蕾将造模大鼠用绷带细条束缚其四肢，使之“行走困难，活动受限，郁怒而不得发”复制肝郁模型。用柴胡疏肝散后 TXB_2 明显下降，6－keto－$PGF_{1\alpha}/TXB_2$ 值上升，与肝郁组相比，差异有显著性意义，说明柴胡疏肝散具有调节 6－keto－$PGF_{1\alpha}$ 与 TXB_2 平衡的作用，反证肝调节血量是通过调节体内血管活性物质 PGI_2 与 TXA_2 平衡实现的。

7.2.3.5　柴胡疏肝散抗抑郁抗焦虑作用

有人将试验小鼠和大鼠随机分为柴胡疏肝散高、低剂量组和未服药组，比较各组小鼠悬尾和强迫游泳实验的不动时间、自主活动时间，以及大鼠群居接触时间。发现柴胡疏肝散能明显缩短悬尾及强迫游泳实验中小鼠的不动时间，能对抗群居实验所引起的矛盾冲突状态，减轻动物的焦虑程度，而对其自主活动无显著影响。认为柴胡疏肝散均有较好的抗抑郁作用和一定的抗焦虑效果，且无中枢兴奋性作用。

7.2.3.6　柴胡疏肝散保肝作用

陈梁等用 CCl_4 造成大鼠急性实验性肝损伤模型，观察柴胡疏肝散对四氯化碳（CCl_4）所致大鼠急性肝损伤的防治作用。检测大鼠血清中丙氨酸转氨酶（ALT）、天门冬氨酸转氨酶（AST）、超氧化物歧化酶（SOD）、脂质过氧化物丙二醛（MDA）和谷胱甘肽（GSH）含量，同时检测肝组织中 MDA 和 GSH 的含量。发现该方能显著降低 CCl_4所致急性肝损伤大鼠血清中 ALT、AST 含量，升高其 SOD 水平，并可显著降低该模型大鼠血清及肝组织中 MDA 的含量，而升高 GSH 水平。认为柴胡疏肝散对此模型大鼠的肝损伤具有显著的防治作用，其机制可能与降低、抑制脂质过氧化反应以及抗自由基损伤有关。

总之，药理作用研究表明，柴胡疏肝散作用于神经－内分泌－免疫系统，对肝脏有保护作用，有较好的抗抑郁和抗焦虑作用，并对心血管循环系统有很好的调节作用。这些药理作用都与其疏肝解郁功能有关。柴胡疏肝散广泛运用于临床内、外、妇、男、儿、精神、神经等各科属肝气郁滞者，与其广泛的药理作用是分不开的。

7.2.4 畅郁方治疗抑郁症研究

付义等在《女性肝郁患者心身状态初探及畅郁方药效作用实验研究》一文中指出：

肝郁是一种复杂的病理状态，是心身功能失调的综合表现，其外在表现为躯体症状伴情志异常。病机以气血违和为主，兼有痰、火、瘀等病理因素，并牵连脾、胃、胆等脏腑。研究显示肝郁表现为 NEI 网络失调状态，而中药复方具有从多靶点、多层面调摄心身功能的作用，在整体调节 NEI 网络方面具有鲜明特色与优势。本题所涉及畅郁方是导师姜良铎教授针对肝郁状态而设，是导师多年临证经验的总结，疗效显著，具有坚实的临床基础。

7.2.4.1 畅郁方组成及方义

（1）畅郁方组成

醋柴胡、枳壳、郁金、炒山栀、赤白芍、百合、灵芝、炒枣仁、珍珠粉、合欢皮、五味子。

（2）畅郁方方义

柴胡味薄气升，功擅疏肝解郁、宣畅气血，用为君药。醋制则疏散风热力弱，而疏肝解郁力强，并可防其劫肝阴。枳壳善走气分，功专下气开结、行散消胀、宽胸快膈。与柴胡相配，柴胡升散疏郁，枳壳下气开郁，二者一升一降，升降相辅。郁金辛散苦泄，既入气分，又走血分，行气解郁，凉血破瘀，《本草经疏》称其为“血分之气药”，与枳壳相配，气血并调。炒山栀苦寒，泻火除烦，善清肝经郁火。赤芍清热凉血散瘀。四药相合，可行气解郁，清火散瘀，共为臣药。白芍养血敛阴，平抑肝阳，柔肝止痛。与柴胡相配，疏肝和胃，可防肝郁犯胃乘脾，《傅青主女科》谓：“妙在白芍之平肝，柴胡之开郁。”百合气味稍缓，甘中有收，滋阴清热，敛气养心，安神定魄。灵芝补精益气，宁神定志。炒枣仁味甘而润，能收敛肝、脾津液，养血安神。珍珠体坚质硬，其色光明，气寒无毒，善除心肝经之热，而镇心安神，清热养阴，平肝潜阳，又有悦泽肌肤之功。五药相合，或酸敛，或甘缓，或清降滋润，可养血滋阴，宁心安神，补肝体而制肝用，与君臣药散敛相因，升降得宜，刚柔相济，体用兼顾，并可防其升、疏、散太过，共为佐药；合欢皮既能安神解郁，又可理气止痛、活血散瘀，因其能安五脏，和心志，令人欢乐无忧而得名。五味子性温，但温而不热不燥，敛阴生津，养心安神，其皮肉甘酸，核中辛苦而咸，因其五味俱全而得名。二者相伍，可安和五脏，调和诸药，共为佐使药。

综观畅郁方，疏散清降与酸敛甘润配伍是其显著特点，全方有升有降，有散有敛，有清泄有滋补，共奏疏肝解郁、清火宁神、和畅气血之功。

7.2.4.2 实验研究

本部分运用慢性应激套枷法模拟大鼠 NEI 网络失调状态，并对畅郁方的药效作用进行观察。

（1）套枷法模拟大鼠 NEI 网络失调状态

结果显示：模型大鼠 COR 水平升高，IL－2 水平降低，IL－10 水平升高；TXB_2升高，6－Keto－$PGF_{1\alpha}$降低，T/K 值升高（$P<0.05$）。

提示：模型鼠神经内分泌紊乱，HPA 轴兴奋性升高，免疫功能紊乱、下降，血小板功能异常，表现为 NEI 网络失调状态。

（2）畅郁方对 NEI 网络失调大鼠的影响

结果显示，畅郁方可明显降低 NEI 网络失调大鼠的 COR 水平，升高 IL－2 水平，降低 IL－10 水平，使 TXB_2水平降低，6－Keto－$PGF_{1\alpha}$升高，T/K 值下降。而尤以畅郁方大、中剂量组明显，并优于阳性对照药舒肝片（$P<0.05$）。

提示：畅郁方可明显改善模型鼠 NEI 失调状态，其机制在于抑制 HPA 轴兴奋性，调节、增强免疫功能，改善血液循环。说明本方具有从多靶点、多环节整体调节 NEI 网络作用。

第8章 肺主呼吸调控系统

“诸气者皆属于肺。”（《素问·五藏生成》）“肺朝百脉，输精于皮毛……脾气散精，上归于肺，通调水道，下输膀胱。”（《素问·经脉别论》）“肺者，相傅之官，治节出焉。”（《素问·灵兰秘典论》）中医学认为，肺居胸，上开窍于鼻，通喉，与心同居上焦。肺的生理功能可概括为主气、司呼吸、主宣发和肃降、通调水道、朝百脉、主治节。中医肺脏的生理功能很多，但最主要的是主气、司呼吸。

8.1 肺气虚与呼吸系统病证

肺主气、司呼吸是肺最基本的生理功能。肺气虚证为肺系病的常见病理证候，以肺的功能减退为主的全身性病变。

8.1.1 肺气虚证与呼吸功能

彭波等在《肺气虚证与呼吸功能的研究进展》一文中指出：

呼吸功能检测包括肺功能测定、气道反应性测定、血气分析及肺阻抗血流图等。

8.1.1.1 肺气虚证与肺功能关系的研究

肺功能测定是以呼吸生理为基础的医学计量测试技术，是现代肺科不可缺少的检测项目，对呼吸系统疾病诊断、鉴别诊断、治疗效果评定等具有重要意义。王会仍对68例肺气虚证Ⅰ度或

Ⅱ度舌下瘀筋患者组与 25 例健康正常组进行肺功能及动脉血气测定的对照观察。结果发现：①肺活量（VC）、肺活量占预计值百分比（VC%）、每分钟最大通气量（MVV）和 MVV%、1 秒钟最大呼气量（FEV_1）和 1 秒用力呼气容积占肺活量比值（FEV_1%）、最大呼气中期流量（MMEF）、50% 肺活量最大呼气流速（V_{50}/H）和 25% 肺活量最大呼气流速（V_{25}/H）的变化：正常对照组与舌下瘀筋Ⅰ度组及Ⅱ度组比较，差异有非常显著性意义（$P<0.01$）。Ⅱ度组 80% 患者表现为中、重度肺功能损害，而Ⅰ度组仅 1 例为重度，余皆为轻度或中度的肺功能损害，表明舌下瘀筋程度越重，则 VC、VC% 下降愈加显著。从肺通气功能障碍的程度看，Ⅱ度组仅 1 例为轻度，余均为中、重度的通气功能障碍；Ⅰ度组除 1 例为重度、9 例为中度者外，余均属轻度通气功能障碍。同样显示出 MVV 和 MVV% 的降低随舌下瘀筋程度的加重而加重。在Ⅱ度组中，FEV_1 和 FEV_1% 的均值远低于正常值，中、重度通气功能障碍者占半数以上，其舌下瘀筋程度越重，FEV_1 和 FEV_1% 下降越明显。MMEF 的降低明显受舌下瘀筋轻重程度的影响。V_{50}/H 和 V_{25}/H 的变化中，Ⅰ度组仅 5 例正常，Ⅱ度组则全部异常。舌下瘀筋是小气道病变患者血瘀证的重要指标。②气道阻力（Raw）的变化：正常对照组与舌下瘀筋Ⅰ度组及Ⅱ度组 Raw 差异有非常显著性意义（$P<0.01$）。Ⅰ度组仅 3 例异常，而Ⅱ度组异常率却为 43% 左右。此结果表明，只有在舌下瘀筋较重时才会出现 Raw 的异常变化。③残气/肺活量百分比（RV/TLC%）的变化：正常对照组与舌下瘀筋Ⅰ度组及Ⅱ度组 RV/TLC% 比较，差异有非常显著性意义（$P<0.01$）。舌下瘀筋Ⅰ度组及Ⅱ度组的均值均高于正常，但以Ⅱ度组尤甚。综合上述各项肺功能的变化，可以看出肺功能损害程度与舌下瘀筋的轻重程度密切相关。同时进一步证明，气虚可导致血瘀的产生，血瘀的出现也必然有气虚存在。

郭一钦等应用肺灌注扫描、肺功能检查，对 50 例慢性支气管炎（以下简称慢支）的肺气虚患者进行分析，探讨“肺气虚”的血流情况与通气功能。结果发现，肺功能正常者16例，占32.00%，其中Ⅰ级肺气虚患者11例，占68.75%；Ⅱ级肺气虚患者24例中，肺功能正常者占16.66%。故认为轻度肺气虚——Ⅰ级肺气虚者肺功能损害也不显著。

王会仍等将慢性阻塞性肺病患者分为肺气已虚及肺气未虚两组，同时以无肺气虚表现的健康人做对照，研究发现肺气已虚组与正常对照组及肺气未虚组比较，肺功能各项指标差异均有显著性意义（$P<0.01$），且均值均异常于正常值范围。表明肺气虚患者不仅存在明显的小气道通气功能损害，而且大气道通气功能也同样存在明显的异常。

李力等选择Ⅰ期煤工尘肺66例，中医辨证为肺气已虚组46例，肺气未虚组20例。发现肺气已虚组大气道通气功能指标FVC、V_{75}、PEF、$FEV_{1.0}$、MVV明显低于肺气未虚组（$P<0.01$）；肺气已虚组的小气道通气功能指标MMEF、50%肺活量（V_{50}）、25%肺活量（V_{25}）亦低于肺气未虚组（$P<0.01$）；肺气已虚组VC显著低于肺气未虚组（$P<0.01$）；RV肺气已虚组显著低于肺气未虚组（$P<0.01$）；而功能残气量（FRC）、肺总量（TLC），肺气已虚组与肺气未虚组差异无显著性意义（$P>0.05$）。结果提示，肺气虚患者表现为全气道通气功能障碍、气道阻力增加、肺弹性回缩力降低。该研究也表明，肺气虚与Ⅰ期煤工尘肺发生发展密切相关，其病理演变呈现肺气未虚→肺气已虚→肺脾肾虚的发展过程，了解尘肺证型演变规律及证型与各项客观指标的关系，对早期防治是十分必要的，如果把肺功能测定值作为肺气盛衰的指标，将有益于尘肺诊断水平的提高。

周庆伟的研究表明，慢性阻塞性肺病肺气虚患者VC、FVC、$FEV_{1.0}\%$、V_{50}、V_{25}、MMEF均明显低于正常人，表明慢性阻塞性肺病肺气虚患者存在着通气功能障碍。李若钧等采用肺功能仪检测120例肺肾气虚型慢性阻塞性肺气肿患者的肺功能。结果显示，随着肺肾气虚证的逐级加重，通气功能障碍亦逐渐加重，二者呈正相关关系。

张立研究发现，心肺气虚时肺通气功能各项指标与正常对照组有明显差异。黄开珍等对 120 例缓解期支气管哮喘肺气虚证患者进行临床研究，观察补肺片防治缓解期哮喘的远期临床疗效。结果发现，观察组肺通气功能改善优于对照组（$P<0.05$），治疗后 VC、FVC 都显著增加。说明补肺片有较好的疗效。

周庆伟等测定 120 例慢性阻塞性肺病患者口服“血神口服液”（由黄芪、当归、血余等提取物等组成）前后的肺功能，结果表明，VC、FVC、$FEV_{1.0}\%$、V_{50}、V_{25}、MMEF 均明显低于正常人，表明慢性阻塞性肺病肺气虚患者存在通气功能障碍。

赵勤萍等以补肺止嗽胶囊治疗慢性支气管炎肺气虚证 53 例。结果临床控制 8 例，显效 22 例，好转 18 例，无效 5 例，总有效率为 90.86%。治疗后肺功能与治疗前相比明显改善（$P<0.05$，或 $P<0.01$）。说明补肺止嗽胶囊在补益肺气、降气平喘、止咳化痰的同时，能纠正肺通气、换气障碍，改善机体低氧状态，从而获得较好的疗效。

耿宏伟对 120 例慢性阻塞性肺病肺气虚患者用黄芪及丹参注射液治疗，并于治疗前后对肺功能进行了测定。结果肺气虚症状得到改善，VC、FVC、FEV_1、V_{25}、V_{50}、MMEF 比治疗前明显改善（$P<0.01$）。结果表明，黄芪、丹参能提高慢性阻塞性肺病肺气虚证患者的免疫功能和改善肺通气功能，具有益气养血活血功能。

齐幼龄等对肺气虚患者进行 4 年康复治疗的研究。治疗组（82 例）施以呼吸操锻炼及扶正固本中药（以玉屏风散为基础，加党参、麦冬、蛤蚧、绞股蓝等配制成补肺丸），每年服药 3～6 个月，间断服药者，每年总疗程不少于 5 个月。连续用药 3～4 年，并配合内病外治、冬病夏治等疗法。设对照组 32 例。从症状、体征、肺功能等方面进行综合疗效评价。结果康复治疗组总有效率为74.3%，对照组为48.1%（$P<0.05$）。该实验证明，呼吸操锻炼可以改善肺气虚患者肺功能，内服“补肺丸”亦起了不可低估的作用。结果表明，三伏天药物穴位敷贴对减轻咳喘症状、减少急性发作确有一定效果，该康复治疗方案可推广为COPD的康复措施。

韩云等的研究发现，COPD患者存在阻塞性通气功能障碍，FVC、FEV_1、FEV_1/FVC、MVV均明显下降，而脾气虚组比肺气虚组下降更明显，表明COPD脾气虚患者比肺气虚患者阻塞性通气功能障碍更为严重。COPD肺气虚患者最大吸气压（MIP）降低，最大呼气压（MEP）无降低；而脾气虚组MIP、MEP均降低，且与肺气虚组比较，MIP降低更为显著。结果表明COPD患者确实存在呼吸肌肌力的下降。两组比较，脾气虚患者肺通气功能下降更为明显，更易发生呼吸肌疲劳，但是两者的呼吸运动均增强，表明无论是在通气功能还是在呼吸肌疲劳方面，从肺气虚到脾气虚是病情逐渐加重的过程。

8.1.1.2 肺气虚证与气道反应性关系的研究

气道反应性是指气道对于各种物理、化学、药物或生物刺激的收缩反应。若这种刺激在正常人呈无反应或反应程度很轻，而在某些人却引起了明显的支气管缩窄，即称为气道高反应性。

徐锡鸿等对158例受试者进行气道反应性测定，结果发现，健康对照组肺功能基本正常，肺气虚组和肺气未虚组肺通气功能均较健康组低，而气道反应性则较健康组高，吸入组胺的累积剂量肺气虚组明显少于肺气未虚组。研究表明，肺气未虚者的肺通气功能较健康者下降，肺气虚者又较肺气未虚者下降。肺气虚组和肺气未虚组患者的支气管激发试验均呈阳性，而吸入组胺的累积剂量前者明显少于后者［分别为（2.40 ± 0.52）和（6.70 ± 1.25）］。提示肺气虚和肺气未虚的哮喘患者都存在气道高反应性，但肺气虚患者的气道反应性明显高于肺气未虚者，这一点可作为哮喘肺气虚患者辨证的客观指标之一。郭安等的研究与徐氏同。

柴秀娟等对 43 例受试对象进行气道反应性检测，发现气道反应性阈值，肺气虚组较肺气未虚组明显降低（$P<0.05$）。无论是反应点的浓度或是累积浓度剂量，两组间差异均有显著性意义。但两组哮喘病人均出现气道高反应性增高后，其持续时间和收缩强度（阻力上升程度）差异并无显著性意义。由此可见，哮喘患者气道反应性增高，但肺气虚者较肺气虚未虚者的基础阻力更高，反应阈值更低。提示哮喘患者都存在气道高反应性，但哮喘肺气虚患者的基础阻力明显高于肺气未虚者，反应阈值明显低于肺气未虚患者，可作为哮喘肺气虚证的客观指标之一。

徐锡鸿等对哮喘肺气虚型患者的情志因素与气道反应性的关系进行调查分析，研究结果表明，中医辨证分型和气道反应性以及五志属性之间存在着某种客观联系：气道反应性增高的 74 例肺气虚患者多表现为悲忧志和思志，气道反应性增高的 42 例肺气未虚患者多表现为喜志和怒志，提示哮喘肺气虚患者气道高反应性与五志属性之间存在着某种相关联系，为临床治疗哮喘疾病提供了客观依据。

8.1.1.3 肺气虚证与血气分析的研究

血气分析系指对血液中的 O_2、CO_2 和 pH 值的测定，及由上述 3 项所衍生出的有关氧代谢及酸碱平衡的一系列指标的分析。

程惠娟等应用免疫扩散法对 30 例肺气虚证患者进行血浆纤维结合素（Fn）测定，并与 21 例正常对照组患者对比。结果发现，正常对照组血浆 Fn 为（410.18 ± 29.70）μg/ml，肺气虚组为（198.53 ± 89.66）μg/ml，两者相比，差异有显著性意义。同时发现肺气虚时血浆 Fn 水平与动脉血二氧化碳分压（PCO_2）呈负相关，与动脉血氧分压（PO_2）呈正相关。因此血浆 Fn 水平在一定程度上反映了肺气虚患者呼吸功能的代偿程度。

王会仍测定了68例肺气虚证舌下瘀筋Ⅰ度组及Ⅱ度组与25例正常组的肺功能及动脉血气。结果发现，舌下瘀筋程度与动脉血气的关系：不论是男女各组，还是正常对照组、舌下瘀筋患者Ⅰ度组及Ⅱ度组比较，pH值均无明显差异（$P>0.05$）。PCO_2、HCO_3^-浓度在正常对照组、舌下瘀筋患者Ⅰ度及Ⅱ度组之间，虽随舌下瘀筋轻重程度的不同而异（$P<0.05$），但均值全在正常范围内，表明机体代偿功能良好，尚能维持自身的酸碱平衡。PO_2、动脉血氧饱和度（SaO_2）在正常对照组、舌下瘀筋患者Ⅰ度组及Ⅱ度组之间差异有非常显著性意义（$P<0.01$）。这些结果充分表明，肺气虚患者舌下瘀筋程度越重，肺的换气功能及组织低氧状态也越重。

王会仍等研究发现，肺气已虚组与正常对照组及肺气未虚组比较，动脉血气分析结果表明，肺气已虚组除pH值和PO_2与正常对照组及肺气未虚组差异无显著性意义外（$P>0.05$），而PO_2、SaO_2和肺泡－动脉血压分压差［P（A－a）O_2］3项指标却明显异常于前两组（$P<0.01$）。若以文献规定的低氧分级标准，（即PO_2 10.53～8.00kPa为轻度低氧，7.87～5.33kPa为中度低氧，低于5.33kPa为重度低氧），则肺气已虚组约30%患者存在低氧表现，且3例已趋向于中度低氧水平。同时肺气已虚组极少数患者PCO_2略高于6.0kPa，提示有轻度的二氧化碳潴留的情况。此外，从P（A－a）O_2这一指标看，肺气已虚组约近40%患者高于正常值。据此，肺气虚患者不仅存在肺通气功能低下，而且不少患者已从通气功能障碍发展至换气功能障碍，并导致机体处于低氧状态。

黄开珍等对120例缓解期支气管哮喘肺气虚证患者进行临床研究，观察补肺片防治缓解期哮喘的远期临床疗效。结果发现，治疗后观察组PO_2、PCO_2改善程度优于对照组（$P<0.05$）。赵勤萍等以补肺止嗽胶囊治疗慢性支气管炎肺气虚证53例，治疗后血气分析结果与治疗前相比明显改善，差异有显著性意义（$P<$

0. 05 或 $P<0.01$)。

齐幼龄等对肺气虚患者进行 4 年康复治疗的研究，结果康复治疗组总有效率为 74. 3%，对照组为 48. 1%（$P<0.05$)。该实验证明，呼吸操锻炼可以提高血氧分压。

8. 1. 1. 4 肺气虚证与肺阻抗血流图的研究

肺阻抗血流图又称肺积压图，系利用抗生素技术检测肺血管在心动周期中的血流容积的变化，是一种无创检测肺循环血流动力学的生理物理新技术。张立发现，心气虚证患者可见肺静脉瘀阻的表现，左房压力增高，故见 α 波与 S 波高度的比值（Hα/HS)、D 波与 S 波的高度比值（HD/HS）增大。心肺气虚证患者，肺阻抗血流图除见 Hα/HS、HD/HS 增大外，还见 α、S 波上升的最大速率（VMAX）减小，说明肺动脉积压流量明显减少，肺静脉血流明显受阻。由此可见，肺气虚与心气虚导致循环障碍的环节是有一定区别的，也说明心气虚与肺气虚证患者的病理生理学基础是不一致的。

8.1.2 肺气虚证与肺组织病理

杨牧祥等在《实验性“肺气虚证”肺组织病理学研究》一文中指出：

（1）本实验采用 SD 大鼠，根据《医学动物实验方法》慢支动物模型和《实用中医证候动物模型学》“烟熏法肺气虚证动物模型”的方法复制，12 天后实验组大鼠出现症状和体征改变，并通过大鼠肺组织的病理切片证实，本实验动物模型是成功的。

（2）“肺气虚证”大鼠肺组织的病理学改变说明，在肺气虚的状态下，无论是在小支气管黏膜下，还是在肺泡组织间，均有显著的小静脉扩张。多数腔内有红细胞聚集，组织间隙有慢性炎性细胞浸润，而且肺组织中血管分布变少，呈现瘀血与缺血区并存的现象。

（3）“肺气虚证”肺组织出现“瘀血与缺血并存”的机理分析：根据中医“气非血不和，血非气不运”的相关理论，气虚或气滞均可导致血行瘀滞，血行瘀滞也必然影响气的生成和功能的发挥，二者互为因果。本实验以烟雾刺激导致大鼠的缺氧状态，使大鼠对“自然之清气”吸入不足，以致宗气合成减少，影响其“走息道行呼吸、贯心脉行气血”的能力，进而出现“血行瘀滞”之象。这与祖国医籍中记载的“肺者，气之本”“诸气者，皆属于肺”“肺朝百脉”“助心以行血”的理论相吻合。

有关炎性细胞的浸润现象说明，无论气虚还是气滞，皆可影响气的推动和防御作用的发挥，造成局部组织细胞的炎性浸润，这是本组临床采用补气法或补气活血化瘀法治疗慢性支气管炎的理论基础。

此外，徐锡鸣等用扫描电镜进行观察，发现肺气虚证患者的气管基底层的结缔组织中可见有较多数量的白细胞；纤毛数量减少，纤毛细胞的纤毛数量减少，纤毛与绒毛的比例失调，胞质中线粒体数会减少并存有损伤；杯状细胞数量增多，内质网发达，分泌颗粒增多，分清排浊旺盛。高雪等实验结果证明，补益肺气的方药能保护呼吸道抵御外界有害气体的伤害，或者促进受损的呼吸道组织修复。窦红漫等观察到，肺气虚模型大鼠气道病理组织学及超微结构改变显示慢性支气管炎及肺气肿病变，提示实验性肺气虚证气道病理改变采用形态计量及观察指标评分法，是肺气虚证本质研究客观量化指标之一。

8.1.3　肺气虚证肺组织细胞凋亡机制

李泽庚等在《肺气虚证肺组织细胞凋亡及 Fas、FasL 蛋白表达变化》一文中指出：

笔者采取透射电镜的形态学观察和免疫组化法观察肺气虚证模型大鼠肺组织细胞凋亡情况，为进一步阐明肺气虚的发病机制提供理论依据。

研究表明肺气虚证患者存在不同程度的免疫功能低下。Fas、FasL 是一对介导细胞凋亡的膜蛋白，它们是细胞凋亡的重要信号通路之一，炎症时 Fas 抗原表达上调与靶细胞上 FasL 结合形成复合体而诱导靶细胞凋亡。

本研究发现，对照组 Fas、FasL 表达很低，模型组与对照组相比，Fas、FasL 表达明显上调，差异有显著性意义（$P<0.01$），且模型组肺组织细胞（包括肺泡Ⅰ型细胞、肺泡Ⅱ型细胞及炎性细胞等）的凋亡明显增加。说明肺气虚证模型大鼠 Fas、FasL 蛋白表达与细胞凋亡增加呈平行关系，与文献报道一致。也提示细胞凋亡机制，参与肺泡实质细胞（肺泡Ⅰ型细胞、肺泡Ⅱ型细胞）的生长、发育，对肺泡结构重建有一定的意义。

本实验还发现，凋亡基因蛋白表达不仅见于肺实质细胞（支气管黏膜上皮细胞、肺泡上皮细胞），也见于炎性细胞，可能提示炎性细胞表达凋亡基因（Fas 和 FasL），有利于炎性细胞以凋亡的形式被清除，对于限制炎症、消散炎症具有重要意义，这或许正反映了肺气虚病理变化中肺组织反复损伤修复的特点，为进一步阐明肺气虚的病理机制提供了新的实验依据。

实验表明，肺气虚的发病机制中，Fas、FasL 蛋白表达增加，参与了肺气虚的发病和肺组织细胞凋亡的调控，为肺气虚证的深入研究开辟了新的领域，也从细胞及分子水平阐明了肺气虚证的本质。

8.2 肺虚与“现代气”

8.2.1 肺气虚与“现代气”

肺气虚证是肺系疾病的常见病证，临床表现为以肺的功能减退为主的全身性病变，已成为老年人死亡的第一位直接病因。肺气虚与“现代气”

8.2.1.1 慢性阻塞性肺疾疾气虚血瘀痰阻证与 TGF－β_1 及 IL－8

苏惠萍在《益气活血化痰法对慢性阻塞性肺疾病患者血清中 TGF－β_1 及 IL－8 表达的影响》一文中指出：

目前普遍认为，慢性阻塞性肺疾病（COPD）以气道、肺实质和肺血管的慢性炎症为特征，气道壁结构重构、胶原含量增加及瘢痕组织形成是 COPD 发病过程中的重要病理改变，在此病理改变基础上形成气腔狭窄，引起固定性气道阻塞。虽然 COPD 的发病机制尚未完全明了，但转化生长因子－β_1（TGF－β_1）因其强大的促进细胞外基质沉积的作用已被证实与气道壁结构重构的病理过程密切相关。白细胞介素 8（IL－8），是一种对炎症细胞具有较强趋化作用的细胞因子，在 COPD 气道炎症反应和变态反应中具有重要的调节作用，近年来许多研究证实，COPD 患者血浆中 IL－8 水平明显增高，所以 IL－8 可以反映气道炎症程度。

8.2.1.2 血浆 ET 含量可作为肺气虚证的客观辨证指标之一

雷明盛等在《参芪肺宝合剂对 COPD“肺气虚证”大鼠的作用及对血浆 ET 的影响》一文中指出：

ET 是新近所知作用最强、持续最久的缩血管活性多肽，肺组织是 ET 主要代谢器官之一，具有明显的致病作用。近年来的研究表明，ET 和 ET 受体广泛地存在于肺组织血管、气管、支气管上皮细胞及肺组织中的巨噬细胞内，肺既是 ET 的靶器官，又是 ET 合成和代谢场所。同时证明，ET 在支气管哮喘、慢性阻塞性肺疾病、肺动脉高压等发病机理中起着十分重要的角色，其对人体和动物支气管有强烈的收缩作用，尤以 ET－1 作用最强，并能增加肺血管通透性，调节炎性细胞的激活，诱导 PAF、LTs、组胺等炎性介质产生，进一步增强 ET 的收缩支气管作用，加重气道炎症反应。李君等的实验结果表明，肺气虚证模型大鼠血浆

ET 含量大大高于健康大鼠（$P<0.01$），并且，随着肺气虚证的逐渐形成，大鼠血浆 ET 含量也呈正斜率上升，认为血浆 ET 含量可作为肺气虚证的客观辨证指标之一。

8.2.1.3 生物化学方面的研究

（1）分子生物学研究

江明等发现，肺气虚患者 cAMP、cGMP 与对照健康组相比显著减低（$P<0.01$），cAMP/cGMP 明显上升，与对照组相比差异有显著性意义（$P<0.01$）。宋卫东等临床研究表明，肺气虚证肺泡巨噬细胞（AM）内 cAMP 和 cGMP 与局部内环境密切相关，认为 AM 内 cAMP 和 cGMP 变化对于研究肺组织局部内环境及肺气虚本质有一定意义。李君等通过测定肺气虚证模型大鼠的血浆内皮素 ET，认为血浆 ET 含量可作为肺气虚证辨证的客观指标之一。许涛等采取动物实验和临床观察同步研究的方法，认为血浆心钠素（ANP）含量与肺气虚证有相关性，可以作为肺气虚证的诊断和判断病情严重程度的参考标准。李泽庚等发现肺气虚患者肺功能减退，肺动脉压力升高，血栓素、前列环素平衡失调，而且这些变化互相关联、互为因果。李泽庚等还深入探讨了肺气虚证细胞凋亡机制，认为 Fas、FasL 蛋白可能参与了肺气虚的发病及肺组织细胞凋亡的调控。

（2）自由基的研究

李泽庚等研究揭示，体内自由基代谢紊乱与肺气虚证严重程度密切相关，并发现自由基代谢紊乱也与肺通气功能、血气分析、肺动脉压力估测及血液流变学等指标间密切相关。赵江云等临床检测结果表明，BALF 中 LPO 明显升高，而 SOD 明显下降。提示 BALF 中 SOD 和 LPO 是评价肺气虚的指标。杨牧祥通过实验表明，在“肺气虚”状态下巨噬细胞免疫活性中 NO 具有重要介导作用。NO 合成增多，可作为“肺气”御邪的积极反应。同时，当邪气持续侵害致“肺气”虚乏时，肺组织供血状态则呈现出

NO 扩张血管作用减退所致的“瘀血”征象。这是肺气虚证气虚血瘀的又一解释和可能的物质基础。

（3）微量元素的研究

杨作成测定了大鼠皮毛中的微量元素含量。结果表明，肺气虚证与皮毛中微量元素之间存在一定相关性。

（4）肺功能改变的研究

徐锡鸣等临床研究提出，气道反应性可作为哮喘肺气虚证辨证的客观指标之一。赵蜀军等通过对慢性支气管炎致肺气虚证大鼠模型组和对照组血气分析指标 ET、血栓素（TXB_2）的含量测定，发现肺气虚证大鼠存在着低氧血症和高碳酸血症，PaO_2 和 $PaCO_2$ 的改变与 ET、TXB_2 的含量变化存在着相关性。

（5）免疫功能状态的研究

侯辉等认为 BALF 中嗜中性粒细胞降低，淋巴细胞升高，IgA 含量下降可能与肺气虚证有关。徐锡鸣等经临床观察发现，肺气虚哮喘组、肺气虚慢支组、多脏器虚慢支组患者均表现为免疫功能下降，这种免疫功能低下的现象，随着机体“正气”的逐渐减弱而显示加重趋势。李平等进一步证实肺气虚证患者 C3b 受体花环形成率显著低于正常对照组（$P < 0.01$），尤其是三期中明显。徐小玉等研究结果提示，益气免疫冲剂能明显改善气虚症状，显著增强机体细胞免疫功能，调节免疫功能紊乱。王永华等发现肺气虚患者红细胞变形能力下降，滤过障碍，从而造成机体免疫功能的下降。由此可见肺主气主卫外与红细胞的功能有关。吕磊等的实验揭示 IL－6、IL－8 和 TNF－α 作为重要炎症因子，促进肺气肿肺气虚证的发生和发展。

8.2.1.4 血液流变学方面的研究

杨牧祥等通过动物实验证明，肺气虚证存在血瘀状态，并且认定对肺气虚证的血瘀状态，只有补益肺气，辅以活血化瘀，才能最有效地促进气血运行，改善组织器官的供血供氧。蔡圣荣等的实验研究结果显示，肺气虚大鼠存在“血瘀”现象，且血浆中的 ET、TXB_2 含量随肺气虚证逐渐加重而呈上升趋势。

8.2.1.5 综合指标研究

蔡圣荣等的实验研究认为，肺气虚证大鼠血浆中 TNF－α、ET、MDA 含量的变化可作为肺气虚证重要的客观指标之一。窦红漫等经动物实验证实，补肺汤为治疗肺气虚证有效方剂之一，在降低血浆 ET 含量、纠正低氧血症和高碳酸血症方面有一定的作用。提出血浆 ET 含量测定及血气分析可作为肺气虚证辨证和疗效观察的客观量化指标。

8.2.2 肺阳虚与“现代气”

张新芳等在《肺阳虚证研究进展》一文中指出：

肺阳虚证是指肺阳不足、机能衰退及一系列温煦失职临床表现的概称。肺阳虚证总以畏寒肢冷、短气、神疲、咳嗽不已、痰涎清稀或色白如泡沫、胸闷不适、面色白、虚浮或自汗、易于感冒、唇舌色淡、苔白滑腻、脉沉细无力为主证，亦即在肺气虚的基础上兼见寒象。关于肺阳，历代医著中都有记载，但对肺阳虚证的研究甚少。

8.2.2.1 辨证治疗

肺阳虚证的治疗以温法为主，虚则补之，寒者热之，是治疗肺阳虚证的原则。冯松杰据个人经验提出了温阳补肺汤（自拟），药物：（制）附子、干姜、党参、黄芪、山药、（炙）甘草、苏子。陈燕等提出的治疗为：①肺脾阳虚，方用加味理中汤加减：党参、茯苓、炮姜各 18g，（炒）白术、陈皮、大枣各 15g，（制）半夏、甘草各 12g，细辛 1～3g。②肺肾阳虚，以真武汤加减：干姜、（炒）白术、生姜各 18g，五味子、（制）附子、茯苓、款冬花、紫菀各 12g，白芍 16g，细辛 1～3g，甘草 6g。杨容青提出的治疗为 5 点：①温肺益气，甘草干姜汤。②益气养阴，生脉散加沙参、玉竹、贝母等药味，随证变通，求补肺润肺、益气养阴之效。③补土生金，方药运用多以二陈汤、参苓白术散、六君子汤、苓桂术甘汤、小青龙汤等加减化裁，殊可收“补土生金”、扶脾保肺之功效，如李士材所云：“扶土即所以保肺，土能生金也。”④补肾纳气，方药以金匮肾气丸、安肾丸、三子养亲汤、苏子降气汤等随证化裁运用，当有效验。另因肺主气，通调水道，下输膀胱，而肾主水，司水液开阖，故水肿病亦与肺肾二脏有关，但其根本仍在肾脏，治应温肾利水兼以宣肺。⑤温肺固表，可取补中益气汤加味以益气升阳，兼解表邪；亦可取玉屏风散加味温肺益气，固表御邪。

8.2.2.2 证候微观机制的研究

（1）分子生物学的相关研究

邝安堃对 20 多种疾病的研究结果发现，阳虚证血浆 cGMP 占优势，相应治疗后皆复常，提示血浆 cGMP 含量改变是阳虚的特征之一。陈树森发现 cGMP 升高或 cAMP/cGMP 下降与阳虚有一定的对应关系。王鹏等实验结果亦表明肺阳虚组大鼠肺组织中 cAMP 含量与正常组织非常接近；肺气虚组 cGMP 含量与正常组亦非常接近，而肺阳虚组 cGMP 含量明显升高，cAMP/cGMP 比值明显下降。但董祥等实验发现肺阳虚证 cAMP、cAMP/cGMP 及肺气虚组 cAMP/cGMP 与正常人比较差异无显著性意义，此结果与以往结果不同，有待于进一步的实验研究，但 cGMP 含量明显升高，与正常组、肺气虚组相比差异有显著性意义。因此，cGMP 可能间接反映肺阳虚证的变化。

（2）免疫学的相关研究

文小敏等研究发现，肺阳虚组大鼠外周血 T 淋巴细胞转化率和呼吸道 sIgA 均较正常组下降，说明其免疫功能低下。郑星宇通过对 506 例肺阳虚与肺气虚咳嗽患者的整理、对比分析也发现，肺阳虚组患者的 IgG、IgM、IgA、C3 指标较肺气虚组降低，说明其免疫力下降。

(3) 血气分析的相关研究

董祥等研究结果显示肺心病肺阳虚组 PCO_2 较正常组明显升高，而 PO_2、O_2Sat 及 pH 均较正常组明显降低，提示肺阳虚组患者存在通气功能障碍和换气功能减退，并伴有低氧和二氧化碳潴留状态。

(4) 血液流变性的相关研究

郑星宇通过对 506 例肺阳虚与肺气虚咳嗽患者对比分析发现，其心电图、胸片和血液流变性的异常率均较肺气虚组降低更多。王鹏等实验结果表明，肺阳虚组大鼠全血比黏度、血浆比黏度、红细胞比容、红细胞变形指数比正常组、肺气虚组升高，两两比较，差异均有显著性意义。

(5) 病理切片的相关研究

文小敏等的研究结果显示，肺阳虚组大鼠气管支气管、肺组织均有不同程度损害，说明肺阳虚证模型大鼠的气管、支气管黏膜、肺组织存在广泛严重的缺损性病变。

(6) 其他

董祥等研究发现，肺阳虚组一氧化氮（NO）含量明显升高，与正常组、肺气虚组差异有显著性意义；而肺气虚组 NO 含量与正常组差异无显著性意义。因此，NO 可能间接反映肺阳虚证的变化。

附　　录

抢救脑出血的87岁岳母的日日夜夜

作者靠中医知识，运用中医的针刺、艾灸与中药，抢救脑出血的87岁岳母，帮助岳母渡一个又一个的难关，资深的专业医师来看后认为是“创造了奇迹”。180多个忘我的日日夜夜，让我刻骨铭心。

2011年10月4号中午接到电话，87岁的岳母中风病危，下午我们即坐飞机从广州赶往太原市。望诊：躺在床上全身不能动，昏迷，双瞳孔散大。大家叫我拿主意，我擅长治中风后遗症，但没有见过岳母的这种病情。决定先针刺放血急救，同时联系做CT检查。

针刺放血急救：头保持稳定；针刺穴位：耳尖、十二宣、涌泉。

⑤号上午做CT检查，确诊为脑出血，出血量为100ml。大家开会决定，不送医院，在家由我负责治疗。

病因分析：发病的主要病因是高血压，其次是4号要参加亲朋的活动而在3号晚因激动则一个晚上不睡眠，其三是连续几天多食不好消化的食品；病情急剧加重的直接原因是发病后请人进行按摩治疗。以上几点应该说也是教训。

1. 急救治疗方案

（1）针刺放血：十二宣、百会、涌泉，1天1次。

（2）艾灸关元，1 天 2 次，每次 1 小时。

（3）安宫牛黄丸 2 个，5、6 号各服 1 个。

（4）三七粉冲水喝。

原来二便失禁，6 号有一次小便量相当于平常的几倍，这是大好事，治疗方案对脱水、止血、调控血压、防止血肿扩大，改善预后意义重大。

中风起病急骤，病死率、致残率高，是三大主要死因之一，约 1/4 中风患者在 24 小时内死亡，约半数 3 周内死亡。急救的目的是先把命保下，起病 2～3 天内死亡是脑组织直接病损所致，这一关已经安全渡过；如果病后一周死亡，多系肺部感染和消化道出血并发症所致。

肺部感染预防与治疗：

肺部感染预防：①看护人员注意保健，若感冒则换人；②亲朋来探望后即用老陈醋对空气消毒。

2. 主攻方向　脑出血急性期昏迷（从 2011 年 10 月 18 号开始实行）

治疗方案：

（1）石学敏院士的醒脑开窍针刺法：主穴：内关、人中、三阴交。配穴：极泉、尺泽、委中。

（2）艾灸关元、百会，1 天 2 次，每次 1 小时。

（3）针剂：血栓通、醒脑静，每天各 1 针。

（4）中药汤剂：活血化瘀、涤痰通腑开窍法

黄芪 30g，当归 10g，赤芍 10g，丹参 12g，地龙 10g，水蛭 6g，生大黄 10g，三七粉 6g，牡丹皮 15g，生地 15g，胆南星 10g，石菖蒲 15g，葶苈子 10g，郁金 10g，半夏 15g，茯苓 15g。

二剂。（考虑到十多天没有大便，生大黄后下）

服后连续两天拉大便，而且拉出许多陈旧的硬便，后来第一次睁开眼，说明上述治疗方案起作用。

路在何方？在治疗过程中，有时感到跌进黑洞，看不到光

明；有时感到身处惊涛骇浪之中，真是惊心动魄；可怜天下儿女心，是否孝心感动了“天地”？尽管一个又一个坎，我们还是走出来了。主要的问题有：烧伤、褥疮、血压急降、满口黄白疮、气喘、抗拒进食与治疗。

由于用电暖器不小心，腿部烧伤，在治理过程中西医护士使用清创术减菌措施，引发血压急降（高压 90mmHg 以下，低压 60mmHg 以下）；由于不方便变动躯体体位，引发褥疮；虽然请专科医生治好了烧伤与褥疮，但前后经历了近二个月时间，期间岳母又开始嗜睡，出现满口黄白疮，右边上下肢（患侧）肌肉痿缩，加上本来就有吞咽功能障碍，我们不愿意插胃管鼻饲流汁，主要靠人工日夜从口饲服营养，后增加给脂肪乳剂注射液（脂肪乳）、人血白蛋白、氨基酸或能量合剂等，由于进口商品量大，一次吊针要 20 ~ 30 多个小时，又多次引发血压急降，血压急降有可能引起脑细胞加速死亡和多脏器功能衰竭（MOF）等并发症，我们必须立即抢救，由于一个又一个意想不到的磨难，我们也接二连三地病倒了。不小心烧伤，这是一个惨痛的教训。

治疗方案：

保留以上（1） ~ （3），增加措施。

（5）每天量温度、血压，检查大、小便，并做好书面记录。

（6）针剂：参附注射剂，每天 1 针。

（7）满口黄白疮治疗：用维生素水、竹沥水搽患部。

（8）11 月 5 号、6 号用的中药汤剂：

黑附子 60g，干姜 30g，炙甘草 10g，红参 10g，肉桂 15g，砂仁 30g，三七粉 10g。

煮药方制法：用自制紫煲，三碗水煮黑附子 2 小时，后放其余药再煮 1 小时。

气喘：11 月 17 号受寒，咳，特别是气喘严重；治疗：①针刺：头针双胸腔，耳针：支器管、肺；②服复方甘草液。

抗拒进食与治疗：岳母一直抗拒进食与治疗，这也是我们最无奈、最头痛与最伤心的，给治疗与康复增加了许许多多意想不到的困境。真的“可怜天下父母心”，同时也要“可怜天下儿女心”。

3. 康复治疗（12 月 2 号开始）

（1）调理身体汤剂

1）高丽参 15g，红枣 10 个，生姜 10g。如痰多则用

2）黄芪 30g，高丽参 10g，炙甘草 10g，茯苓 10g，半夏 10g，红枣 10 个，生姜 10g。

（2）治右边瘫痪中医方剂（根据情况加减）

黄芪 30g，全当归 10g，赤丹参 15g，全瓜蒌 12g，炒葶苈子 9g，郁金 10g，法半夏 10g，茯苓 10g，炙甘草 10g，生姜 10g，白芍 10g，制首乌 20g，广橘红 10g，炒杜仲 12g，沙参 15g，仙灵脾 12g。

（3）治失语（12 月 17 号开始）

1）焦顺发头针：语言 1、2、3 区。

2）解语丹加减：白附子 10g，天麻 10g，胆南星 10g，石菖蒲 10g，郁金 10g，蝉衣 10g，僵蚕 10g，远志 6g，全蝎 5g，红花 5g，羌活 15g，木香 15g，川芎 15g。，

经治疗后，开始能说一些简单的话，后来能说一些有逻辑性的话，如她不想喝汤药就说“已经喝了很多啦”！又如女儿帮她换衣服，看我在一边，就大声叫：“立希还在这！”春节时，年三十说，但初一以后又不说了，后来经不断询问，才说“不爱说”。什么原因？在我心中还是一个谜。

（4）解决吞咽功能障碍问题

本来就有吞咽功能障碍，我们不愿意插胃管鼻饲流汁，主要靠人工日夜从口饲服营养，是护理中的一大难点。

1）体针：廉泉。

2）头针：额中带，额顶带前 1/3，顶颞前斜带下 2/5 对侧，

顶颞后斜带下 2/5 对侧。边针边按摩。

经治疗，吞咽功得到改善，能张开口吃喝，能用左手（健侧）拿着奶瓶自己喝奶。

（5）解决坐的问题

坐的问题包括能在床上坐稳、在床边坐稳（脚踏实地）、能长时间坐等几步。

1）中医方剂

黄芪 30g，山萸肉 10g，郁金 10g，法半夏 10g，茯苓 10g，炙甘草 10g，生姜 10g，制首乌 20g，炒杜仲 12g，沙参 15g，仙灵脾 12g。

3）头针：头针运动疗法，扎针与运动并重。

主要穴位：额中带，顶中带，额顶带，顶颞前斜带上 2/5、中 2/5。

第一疗程：2012 年 1 月 7 号 ~ 13 号，第二疗程：2012 年 1 月 16 号 ~ 21 号。

年三十晚（22 号）岳母能自己坐着与大家一起吃年饭。过年后继续治疗，后可以在轮椅坐几个小时。后来学站立、走路，因我病了而没有达到目标。

附　图

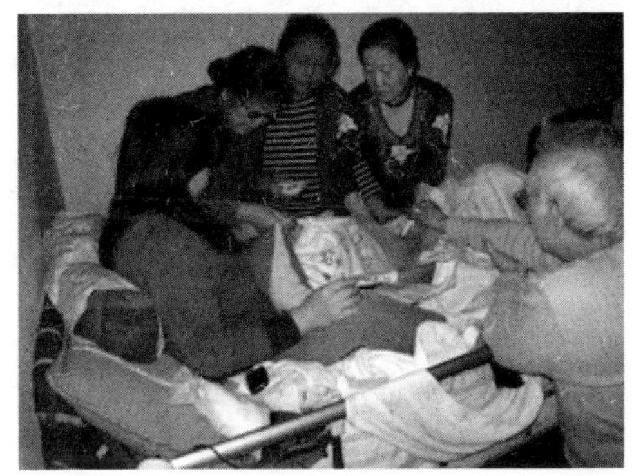

作者在艾灸关元

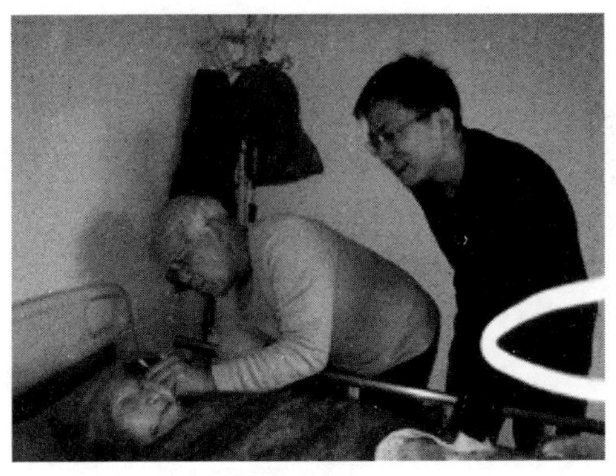

作者在扎头针

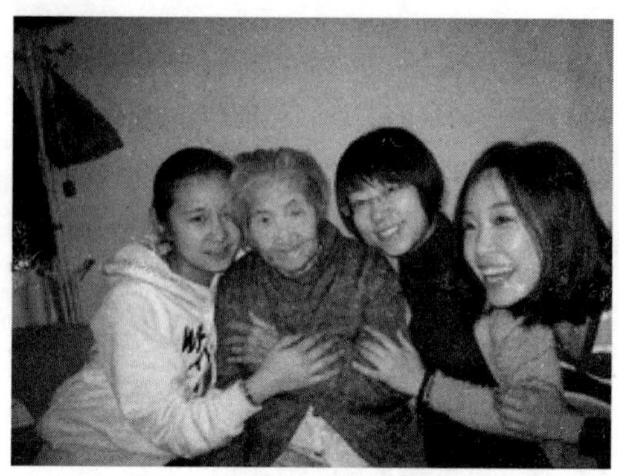

姥姥终于醒了！